"十四五"时期国家重点出版物出版专项规划项目

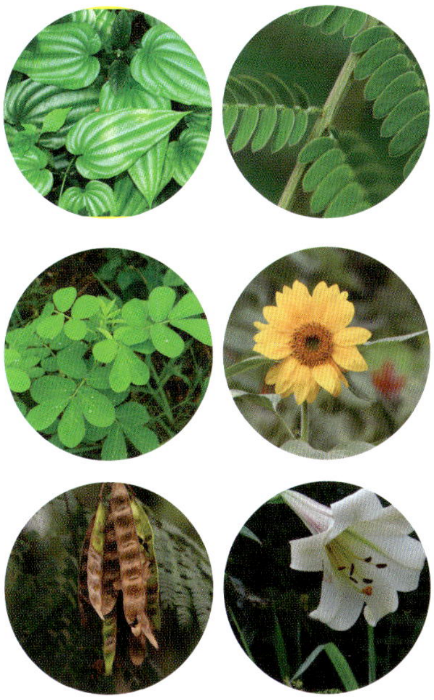

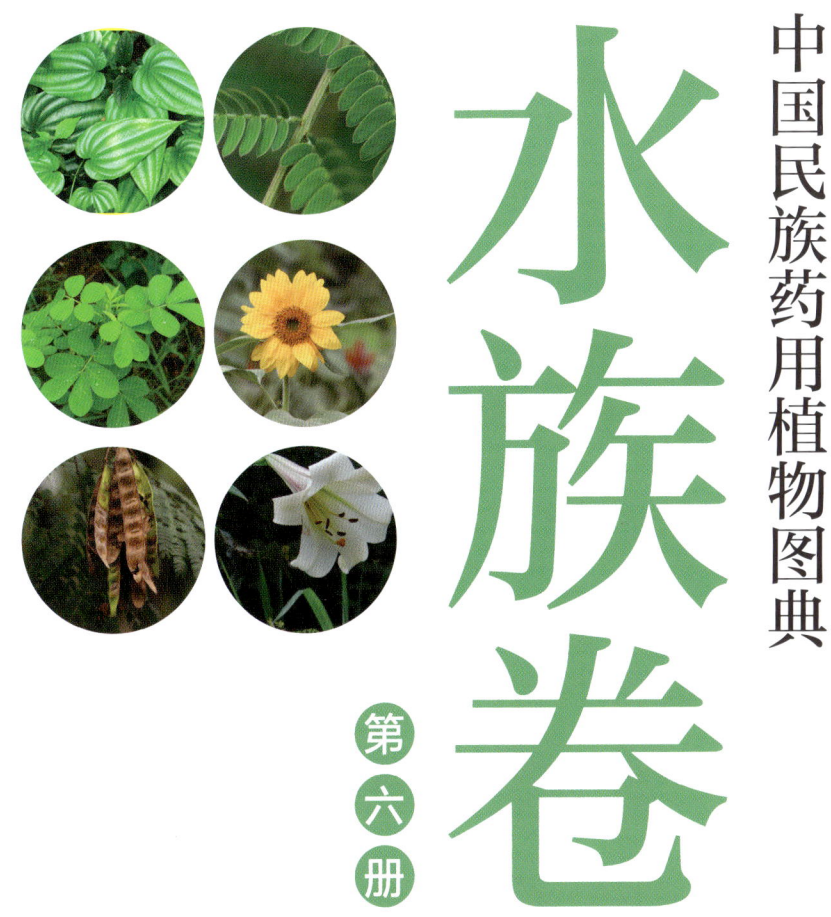

中国民族药用植物图典

水族卷

第六册

总 主 编： 肖培根　诸国本

主　　编： 司有奇

副 主 编： 司岚清　司勤国

编　　委： 姜　雷　司高飞　马永春　司勤元　杨光海　杜　蓉　袁树华

图片摄影： 周重建　谢　宇　裴　华　邬坤乾　袁井泉　孙骏威　谢　言　钟炯平　司有奇　夏云海

湖南科学技术出版社 · 长沙

国家一级出版社　全国百佳图书出版单位

“十四五”时期国家重点出版物出版专项规划项目

《中国民族药用植物图典》丛书编委会

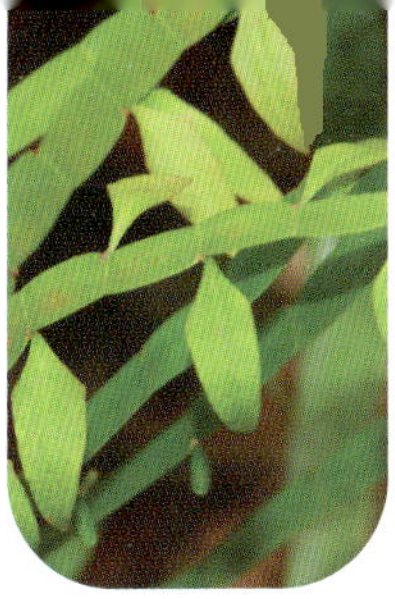

目录

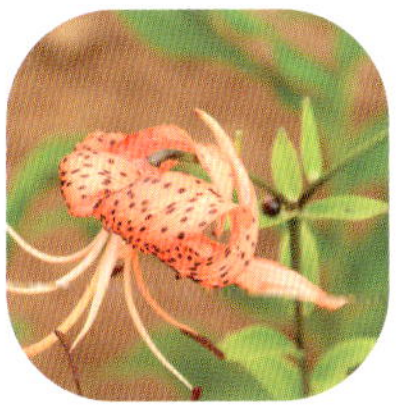

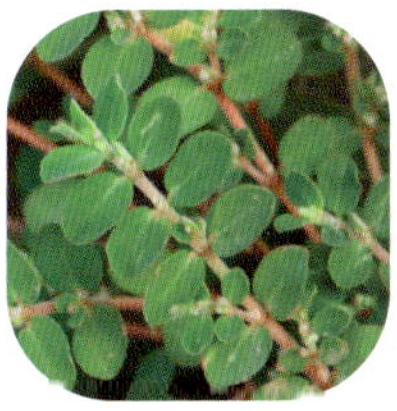

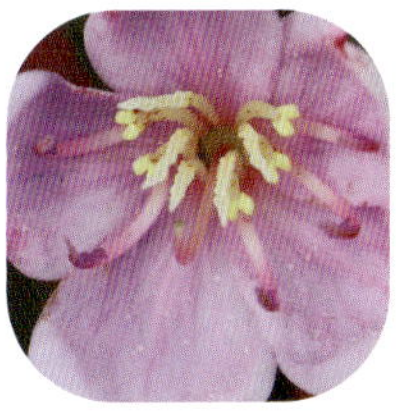

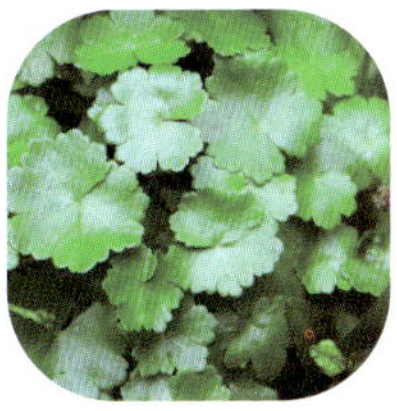

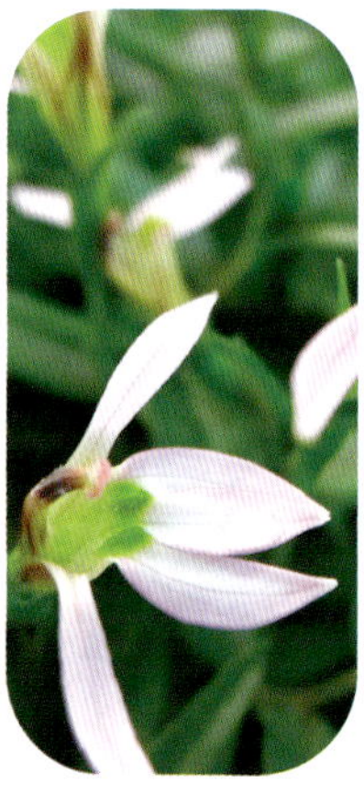

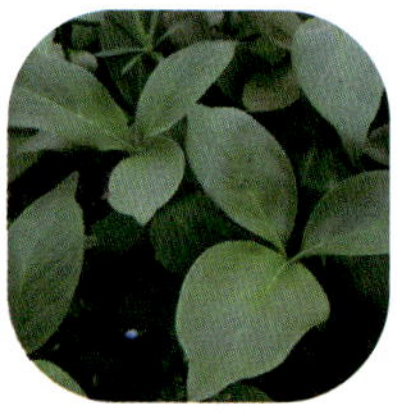

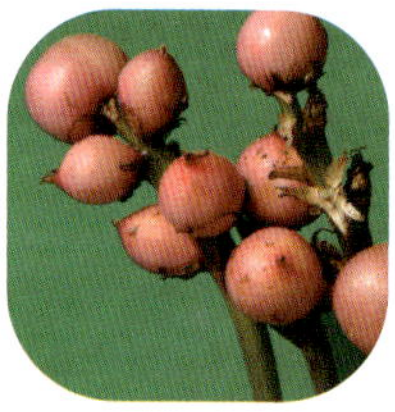

中国民族药用植物图典（第一辑）

水族卷（第六册）

中国民族药用植物图典·苗族卷
中国民族药用植物图典·壮族卷
中国民族药用植物图典·藏族卷
中国民族药用植物图典·蒙古族卷
中国民族药用植物图典·水族卷
中国民族药用植物图典·维吾尔族卷

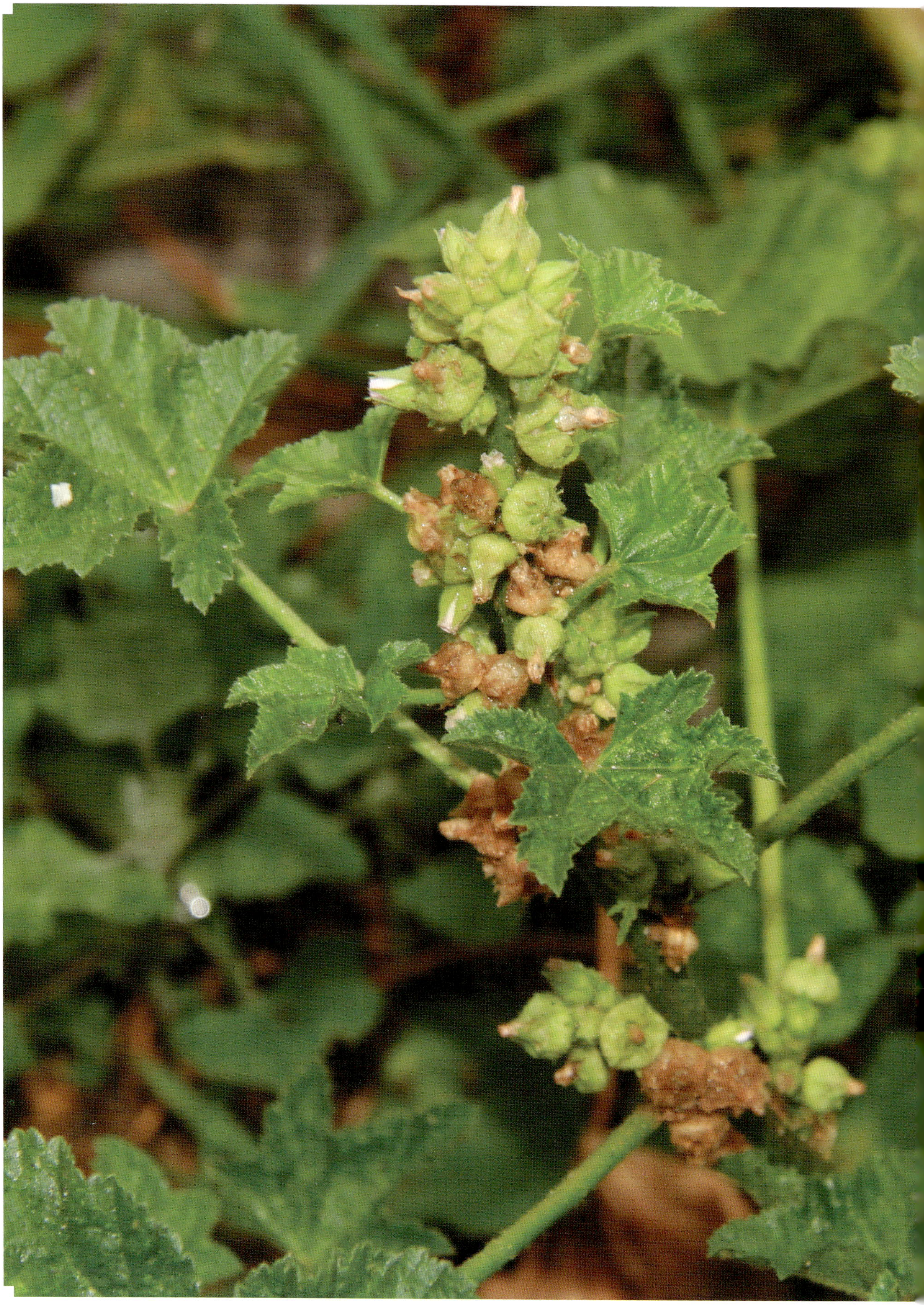

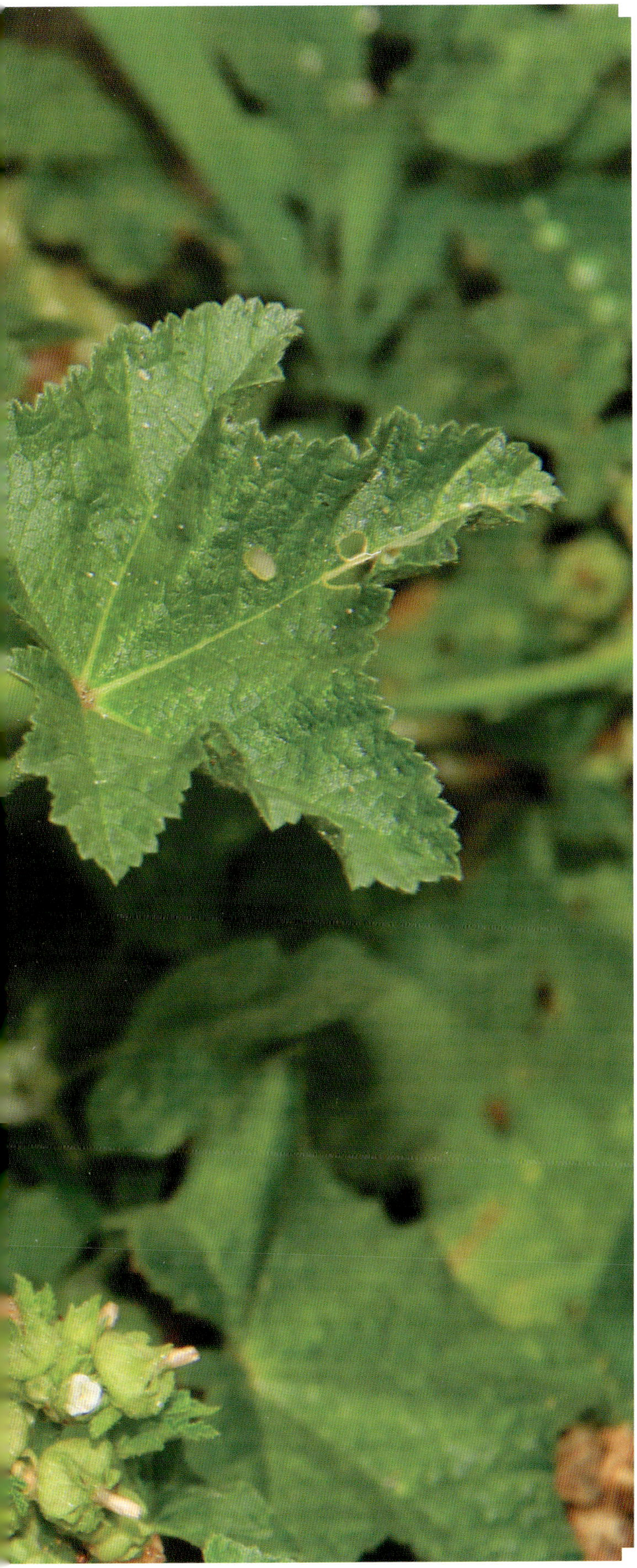

冬葵子

【水药名】骂凡哪。

【别　名】滑滑菜、荠菜、冬葵菜、蕲菜、冬寒菜、奇菜。

【来　源】本品为锦葵科植物冬葵 *Mealva crispa L.* 的根、嫩苗和种子。

【性味归经】味甘，性寒。归大肠、小肠、膀胱经。

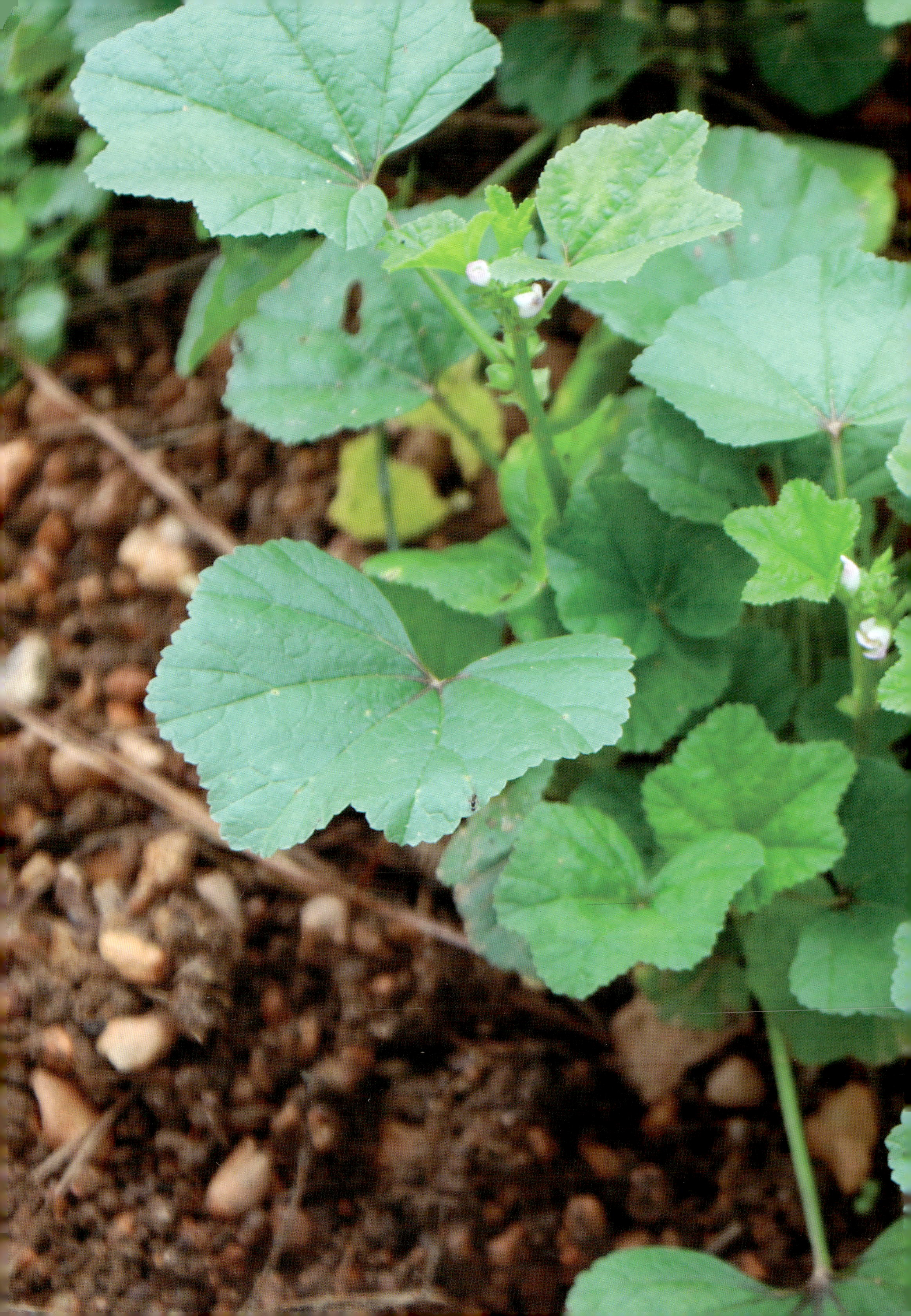

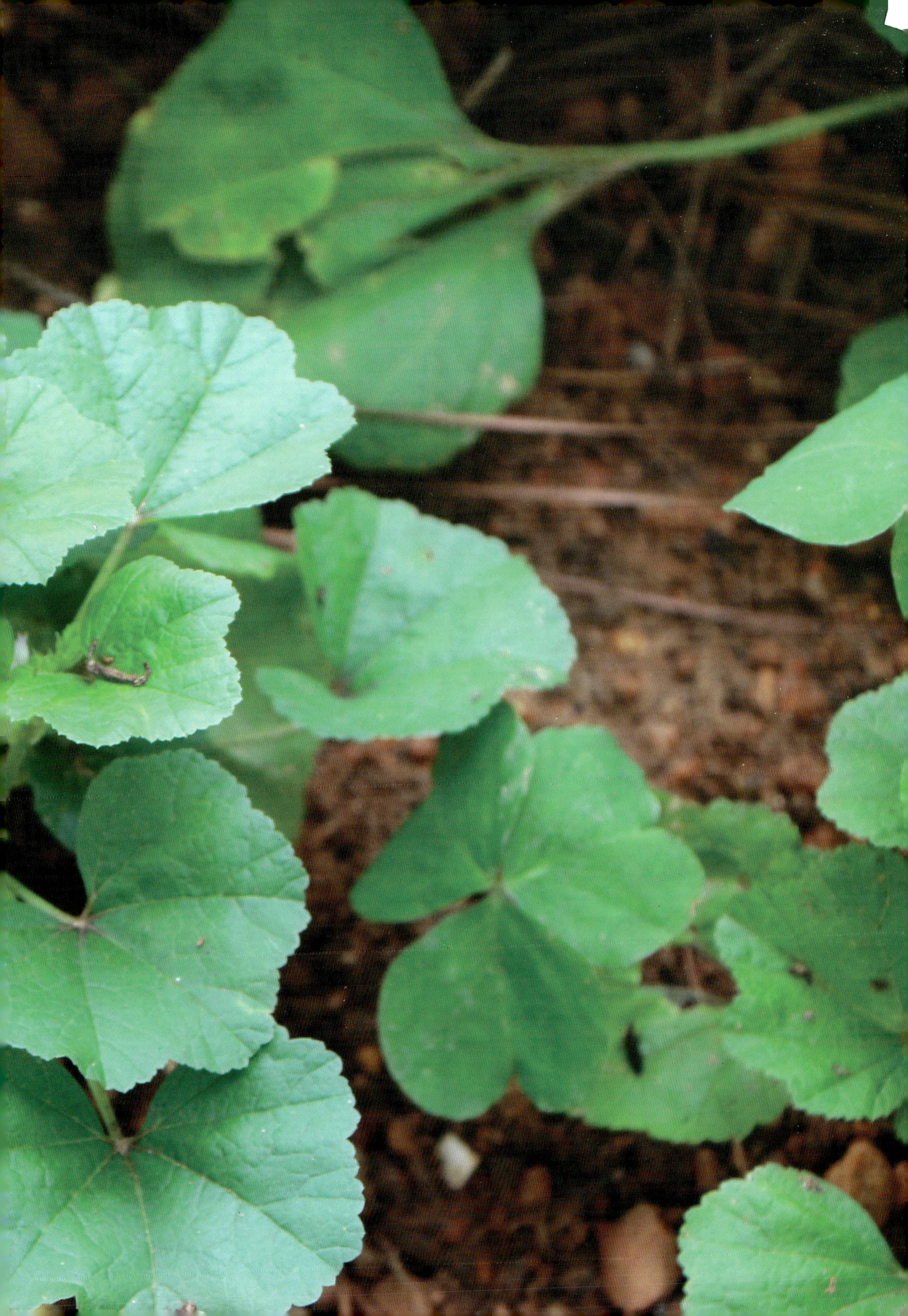

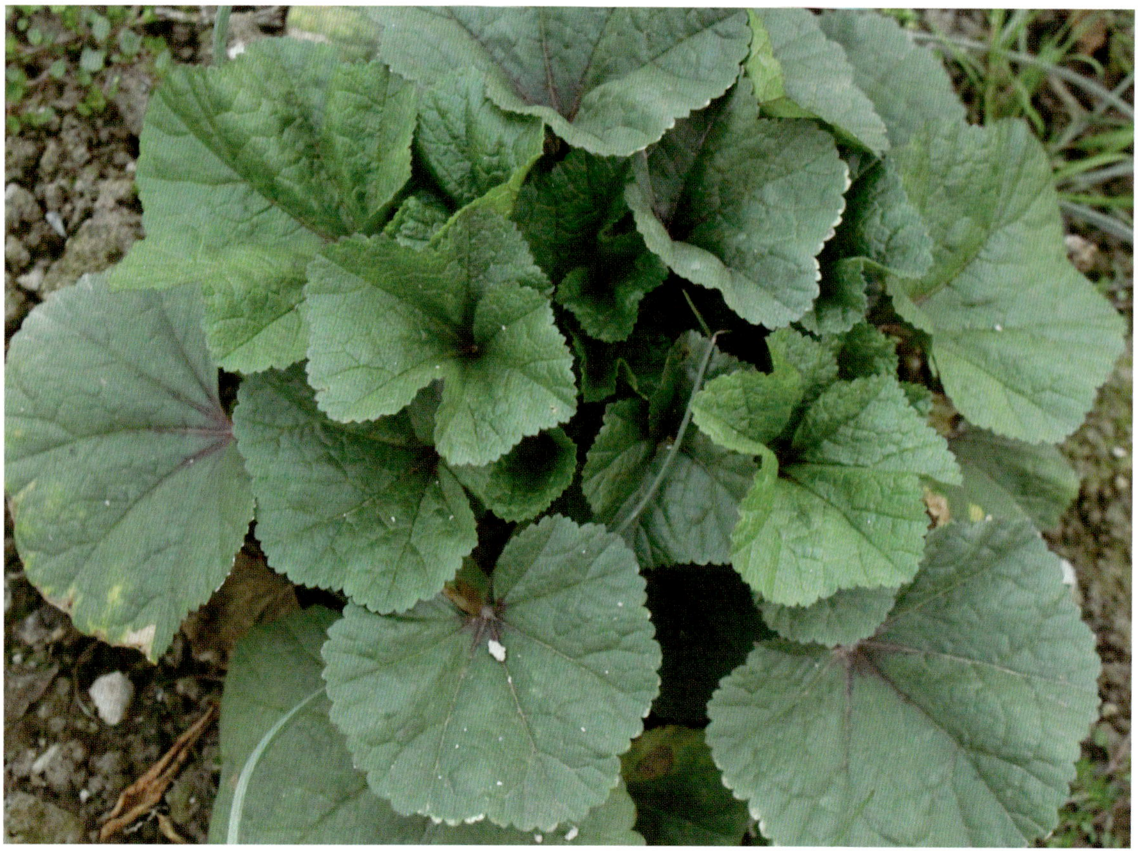

冬葵

识别特征

一年生草本，高 30 ~ 90 cm。茎直立，被疏毛或几无毛。叶互生，掌状 5 ~ 7 浅裂，圆肾形或近圆形，基部心形，长 7 ~ 12 cm，宽 5 ~ 10 cm，边缘具钝锯齿，掌状 5 ~ 7 脉，有长柄。花小，丛生长于叶腋，淡红色。果实扁圆形，由 10 ~ 12 心皮组成，果熟时各心皮彼此分离，且与中轴脱离，心皮无毛，淡棕色。花期 5—6 月，果期 7 月。

生境分布

田园栽培。分布于全国各地。

采收加工

夏、秋二季种子成熟时采收。除去杂质，阴干。

药材鉴别

干燥种子呈圆形扁平之橘瓣状，或微呈肾形，细小，直径 1.5 ~ 2 mm，较薄的一边中央凹下，外表为棕黄色的皮壳（果皮），具环形细皱纹。搓去皮壳后，种子呈棕褐色，质坚硬，破碎后微有香味。种子以颗粒饱满、坚硬者为佳。

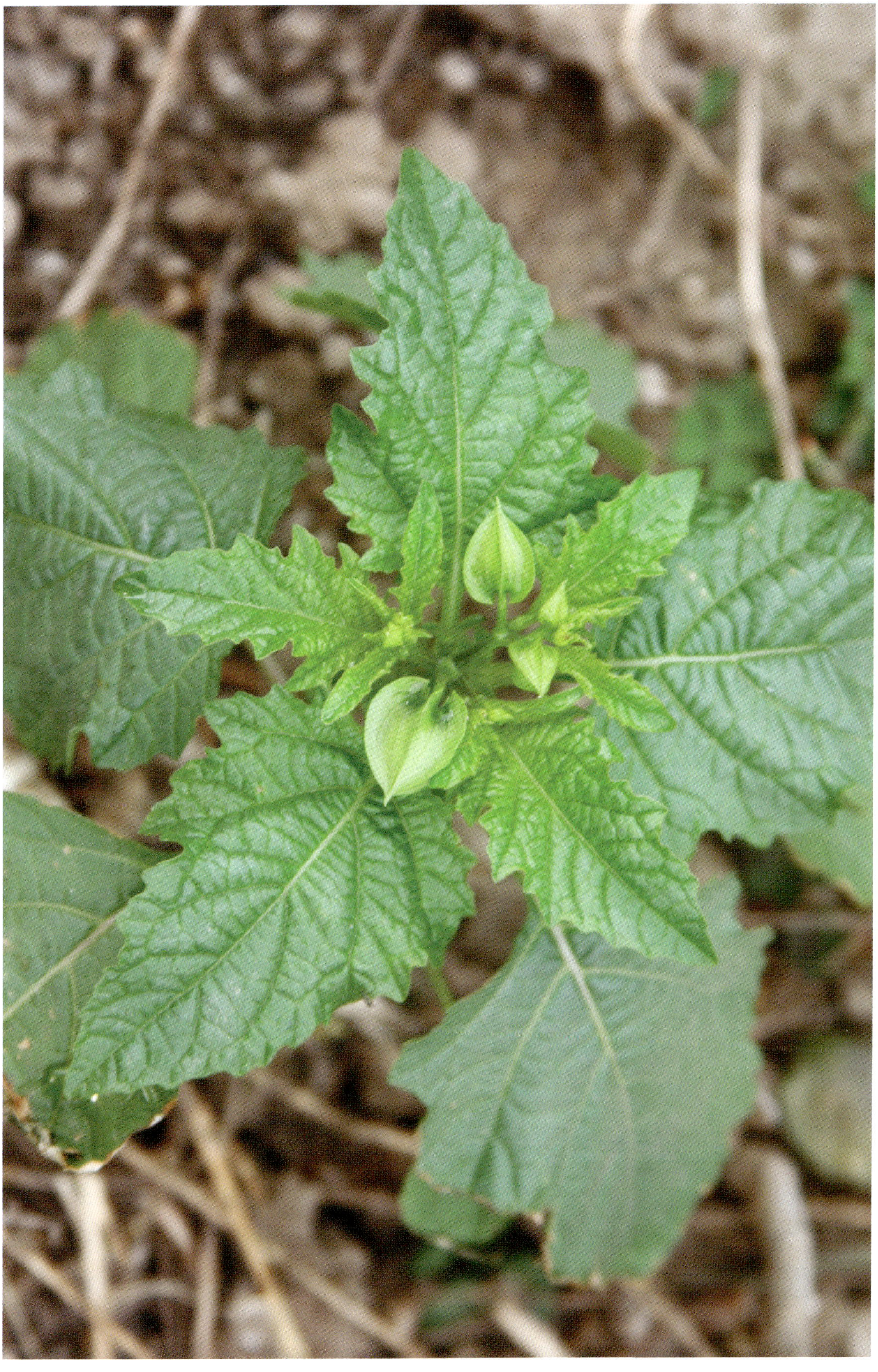

冬葵

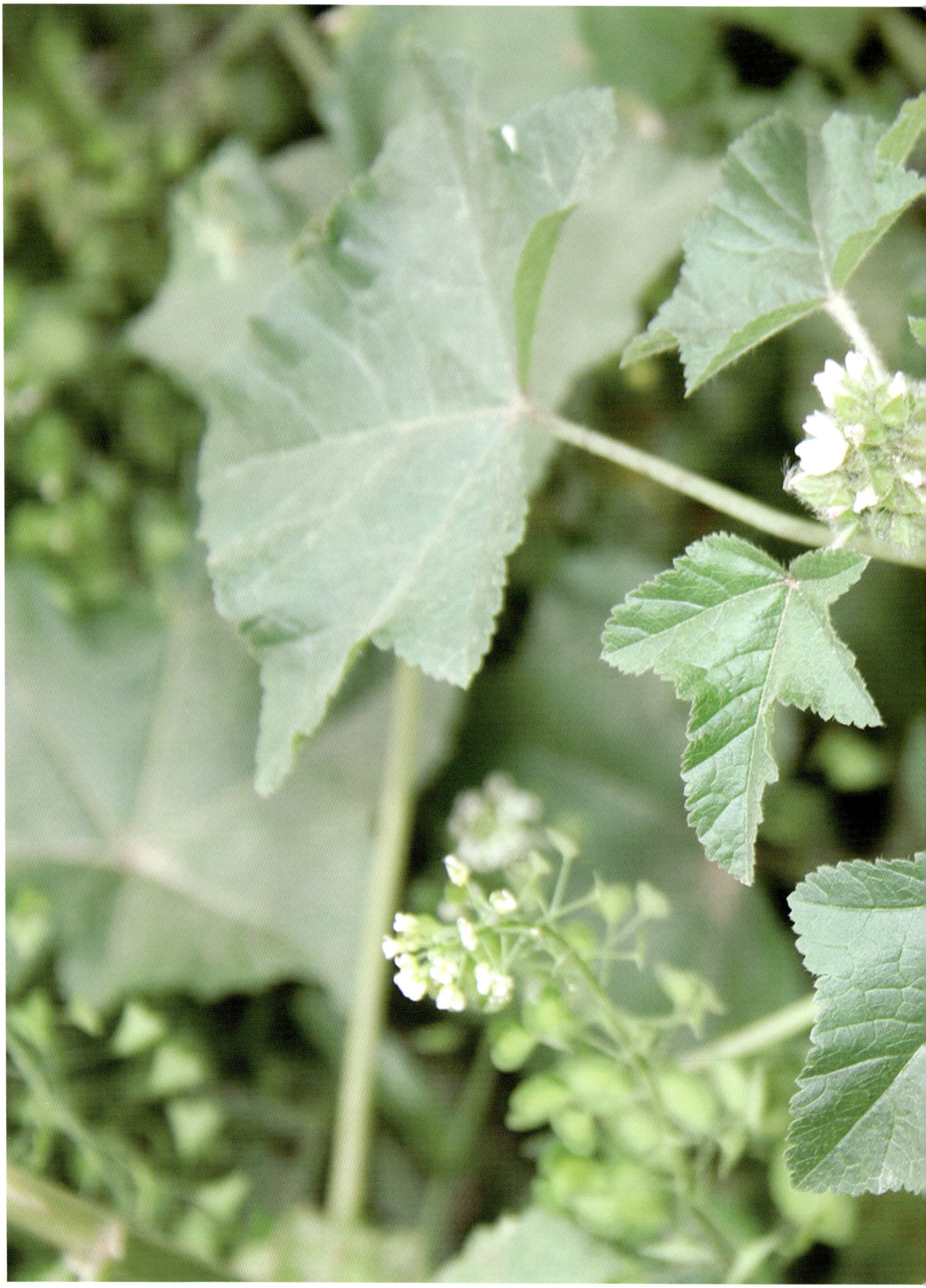

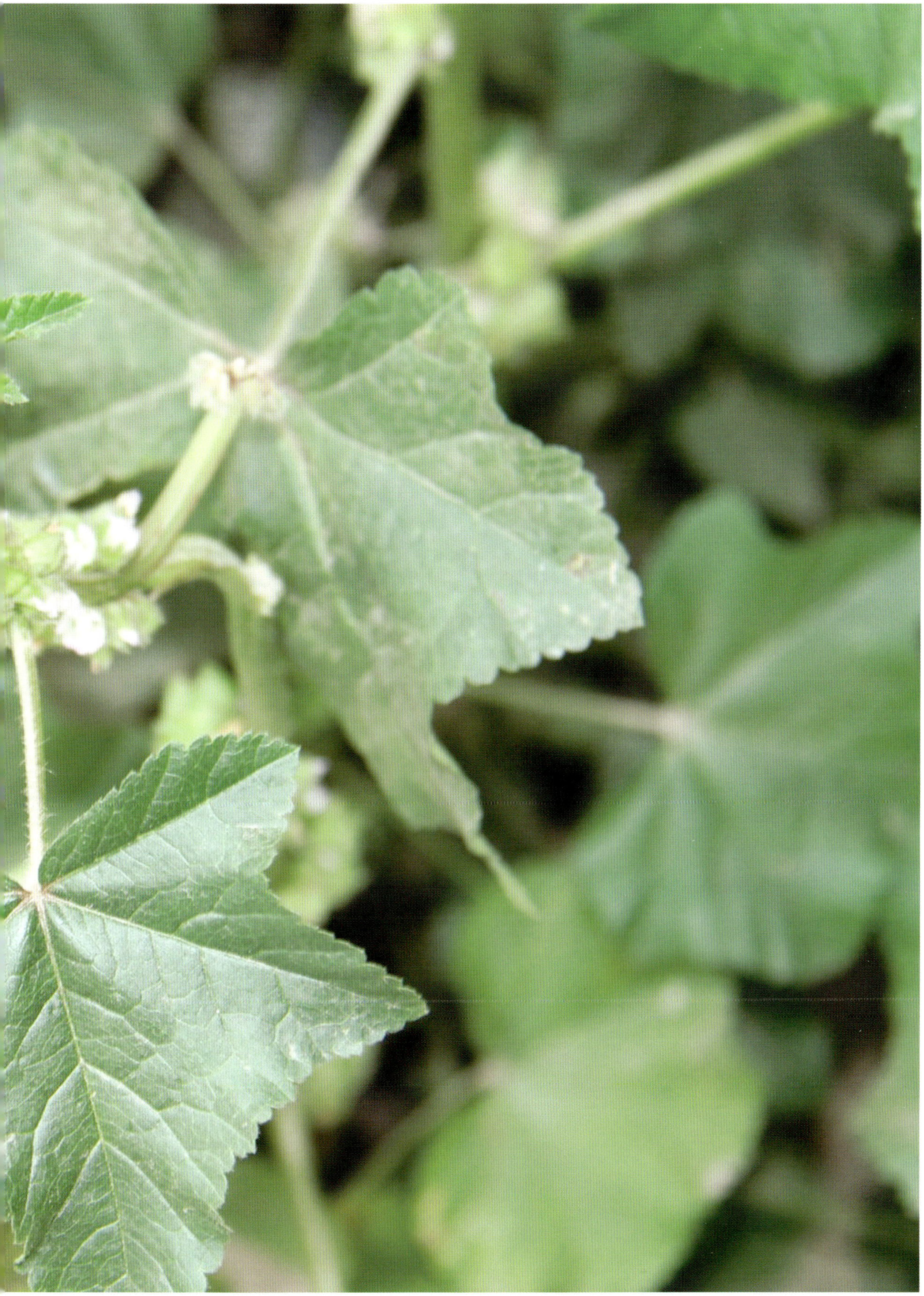

冬葵

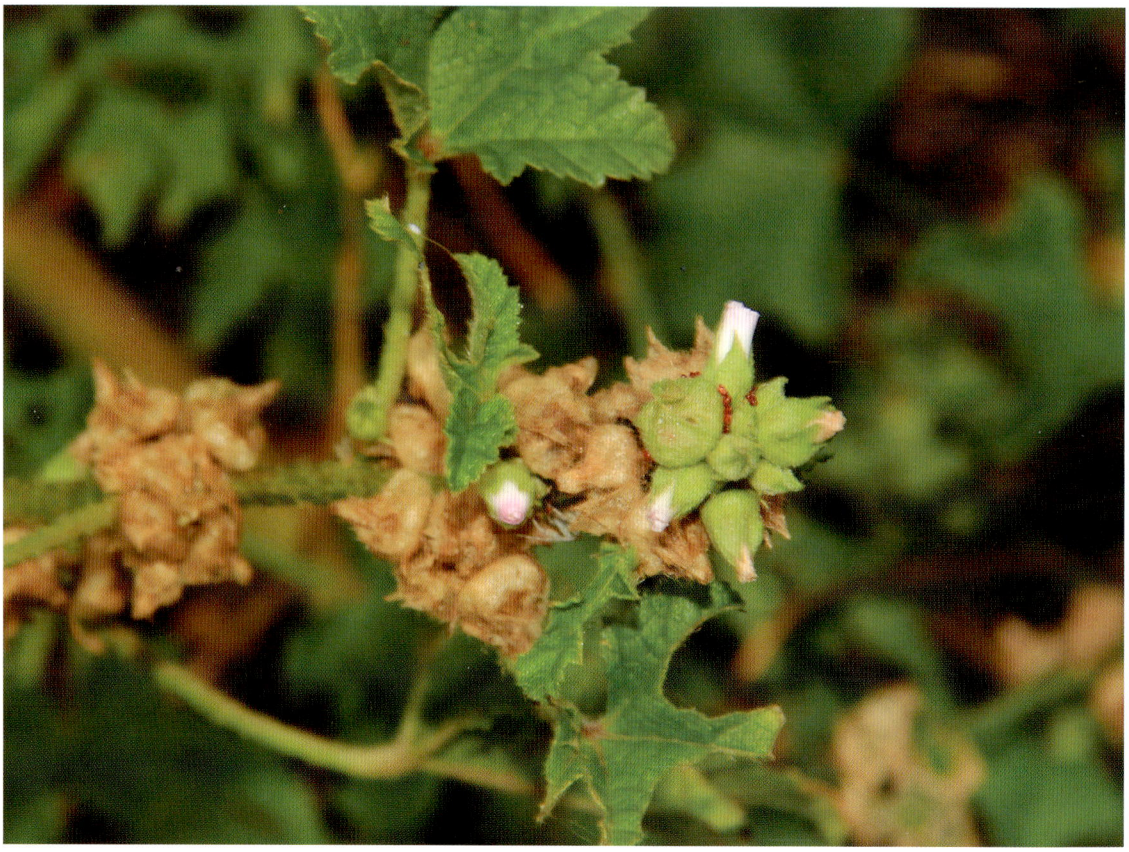

冬葵

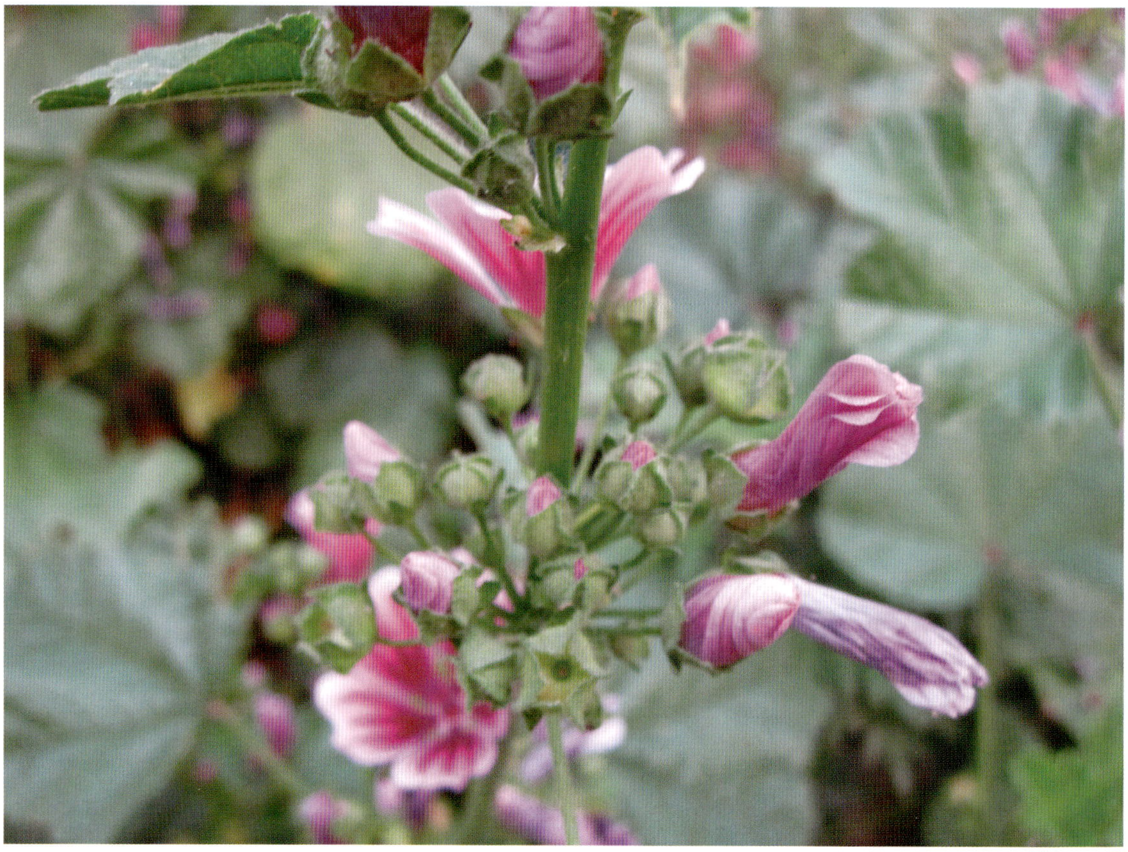

冬葵

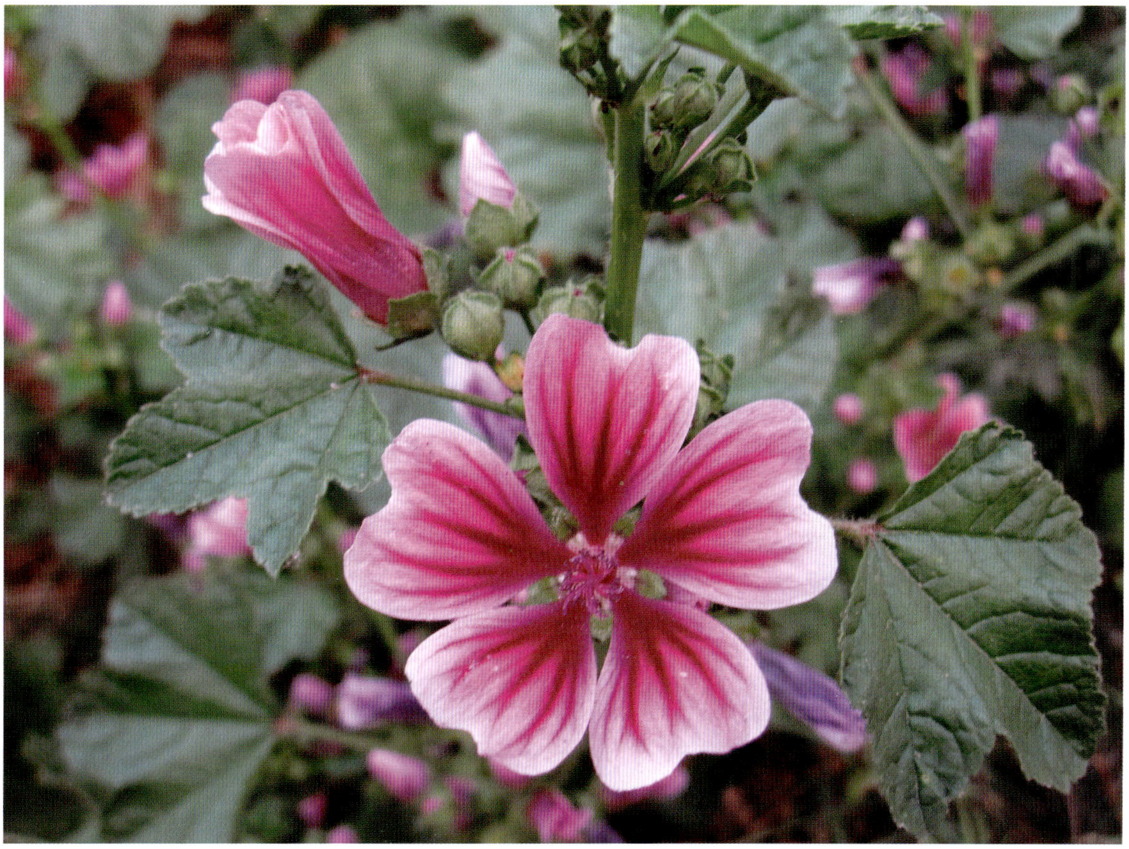

冬葵

功效主治

利水，滑肠，下乳。主治二便不通，淋病，水肿，乳汁不行，乳房肿痛。

用法用量

内服：30 ~ 60 g，煎汤；或研末，入丸、散服。亦常作菜肴。

民族药方

1. **小便不利，大便秘结** 冬葵子、大米各适量。煮稀饭吃。
2. **孕妇乳汁不下** 冬葵子、黄芪各 30 g。炖猪蹄服。
3. **尿路感染、小便不利** 冬葵子、泽泻各15 g，茯苓皮25 g，车前子20 g。水煎服。
4. **盗汗** 冬葵子 10 g，浮小麦 30 g。水煎服。
5. **胎盘滞留** 冬葵子 30 g，红牛膝 25 g。水煎服，每日 2 次。
6. **风热咳嗽** 冬葵子 100 g，鸡蛋 1 ~ 2 枚。加水共煮熟，加食盐少许，吃蛋喝汤。
7. **水肿** 冬葵子 15 g，冬瓜皮 30 g。水煎服。

使用注意

脾虚肠滑者忌用，孕妇慎用。

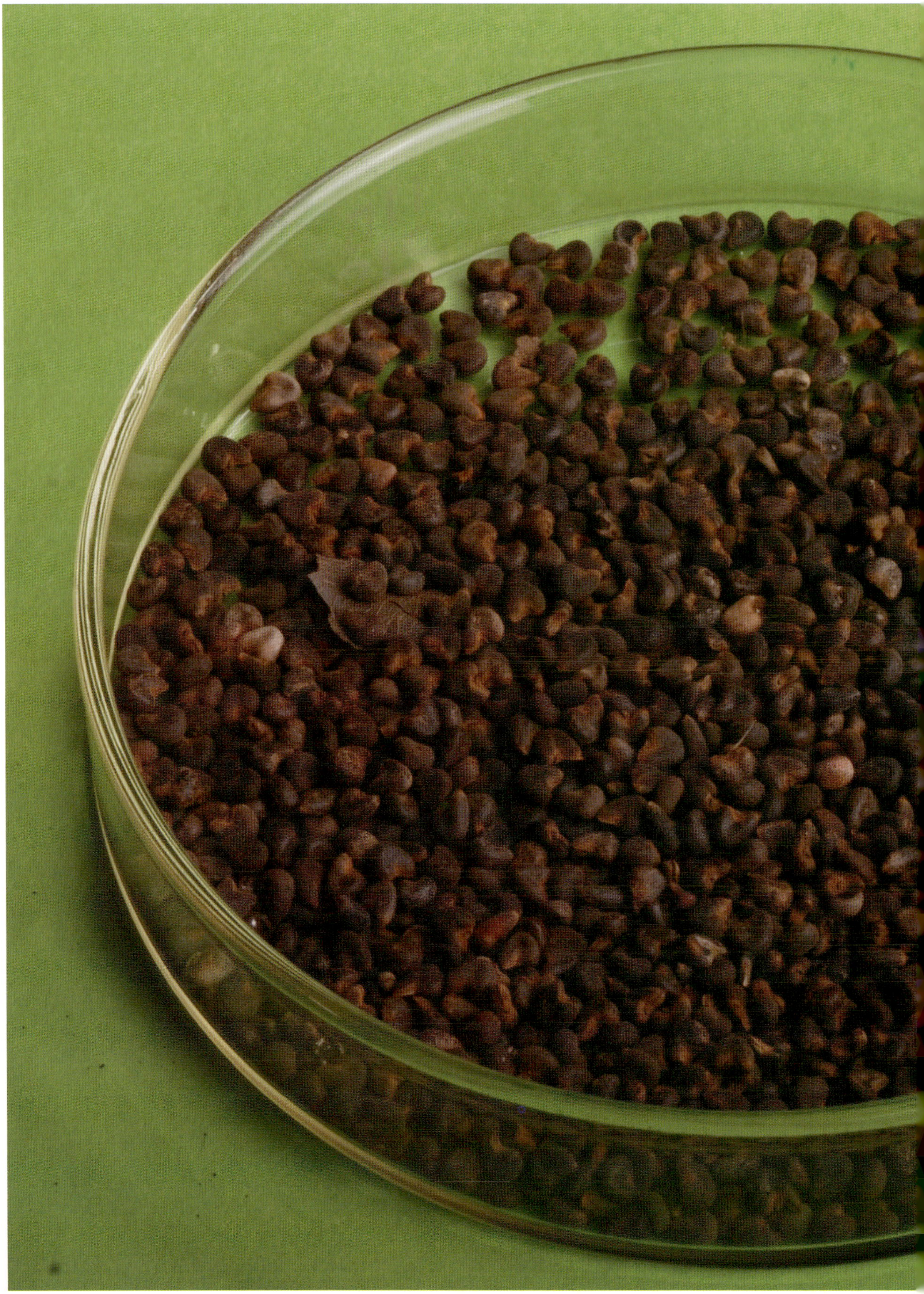

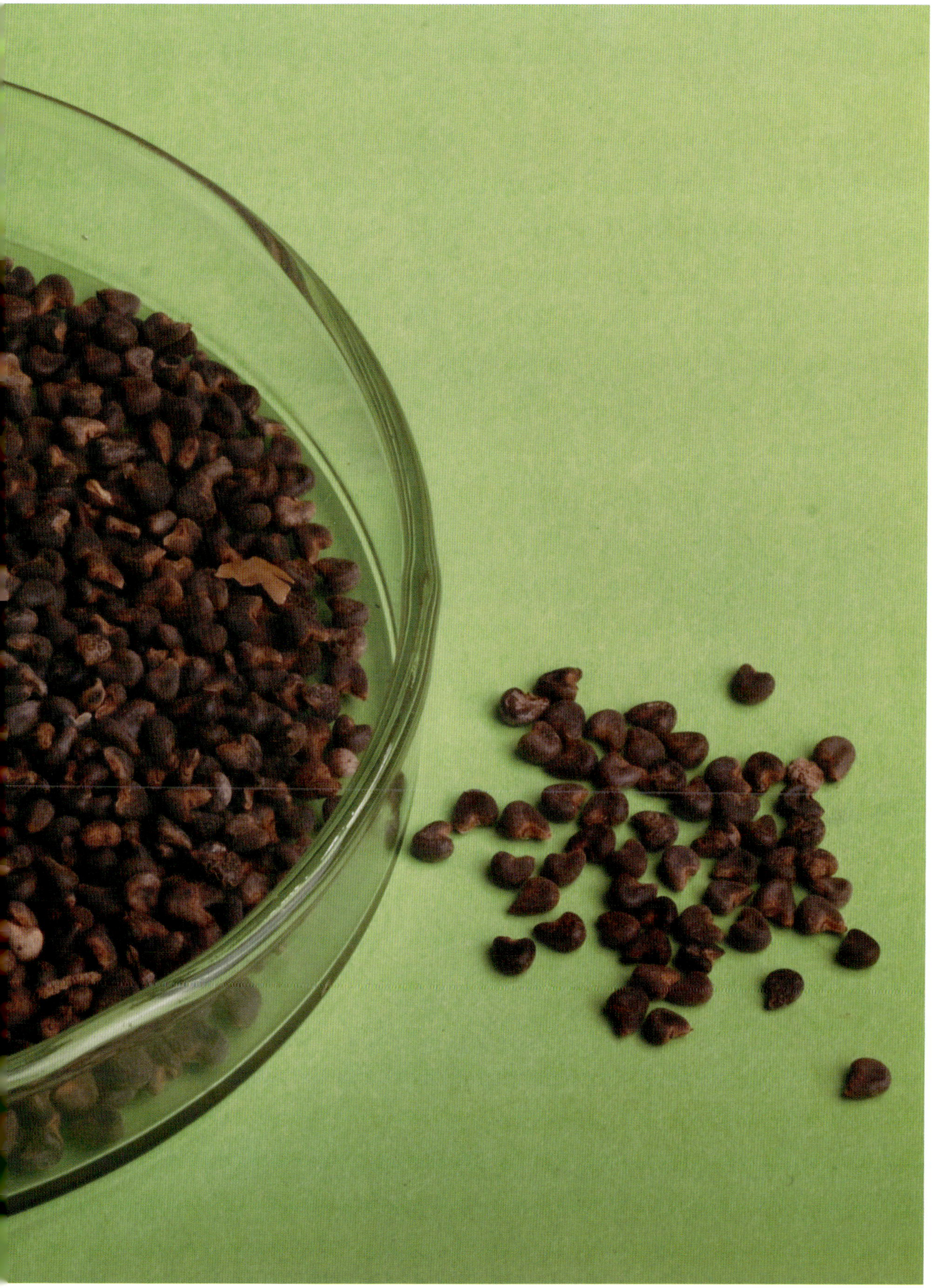

冬葵子饮片

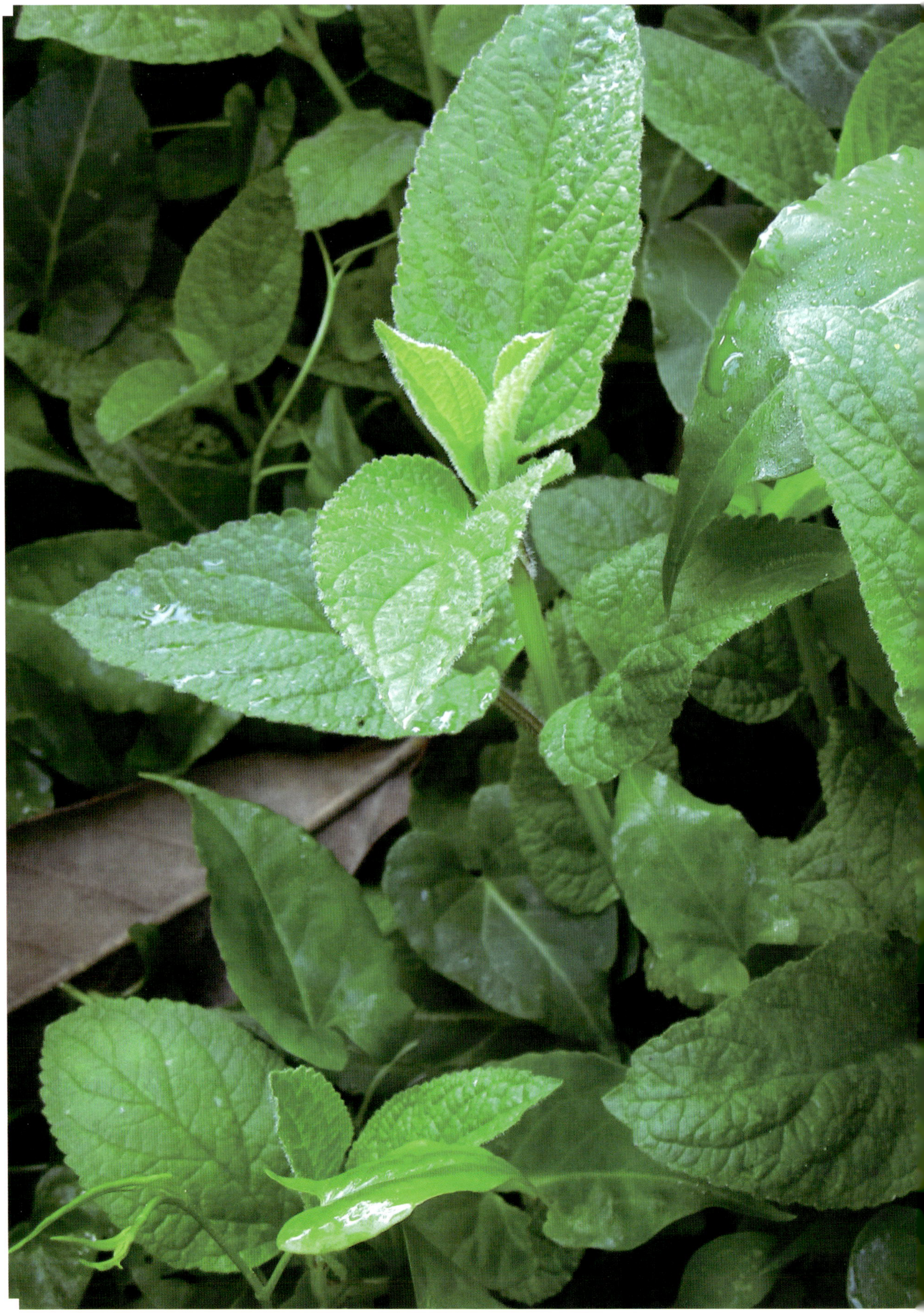

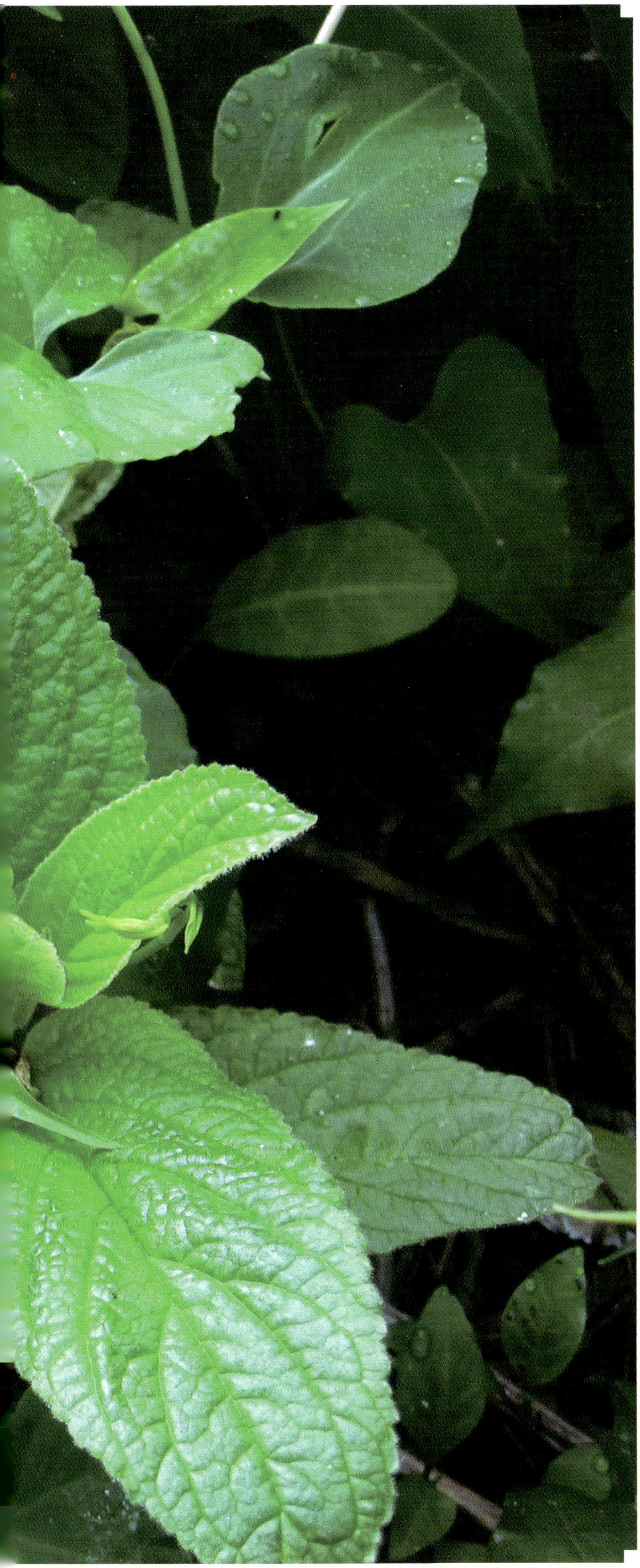

玄参

【水药名】骂娃。

【别　名】元参、浙玄参、乌元参、玄台、黑参、野脂麻。

【来　源】本品为玄参科植物玄参 *Scrophularia ningpoensis* Hemsl. 的根。

【性味归经】味甘、苦、咸，性微寒。归肺、胃、肾经。

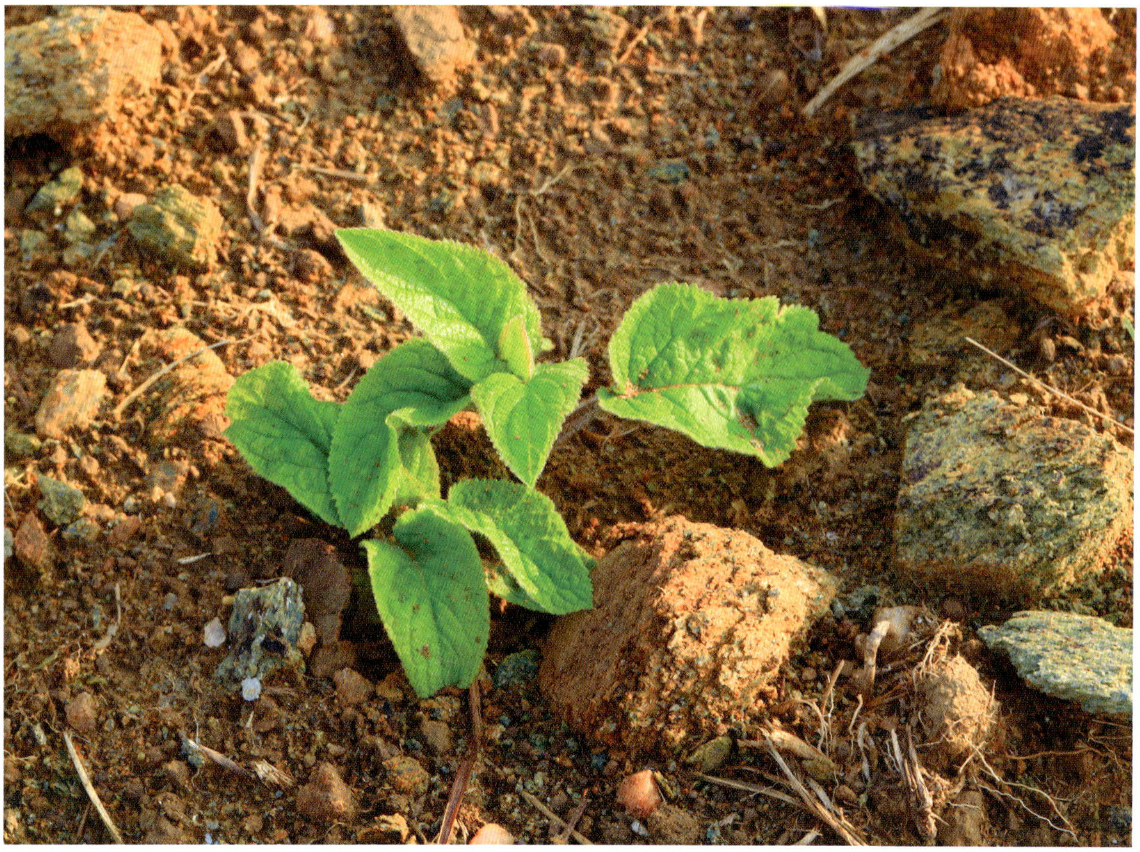

玄参

识别特征

多年生草本。根圆柱形或纺锤形。茎具四棱，有沟纹。下部叶对生，上部叶有的互生，卵形至披针形，长 10 ~ 15 cm，宽 5 ~ 7 cm，边缘具细锯齿，齿缘反卷，骨质，并有突尖。聚伞圆锥花序大而疏散，轴上有腺毛；花萼 5 裂，裂片边缘膜片；花冠褐紫色，上唇长于下唇；退化雄蕊近圆形。蒴果卵形。花期 7—8 月，果期 8—9 月。

生境分布

多为栽培。分布于安徽、江苏、浙江、福建、江西、湖南、湖北、贵州、陕西等省区。

采收加工

栽种 1 年，在 10—11 月当茎叶枯萎时采收。挖起全株，摘下块根晒或炕到半干时，堆积盖草压实，经反复堆晒，待块根内部变黑，再晒（炕）至全干。

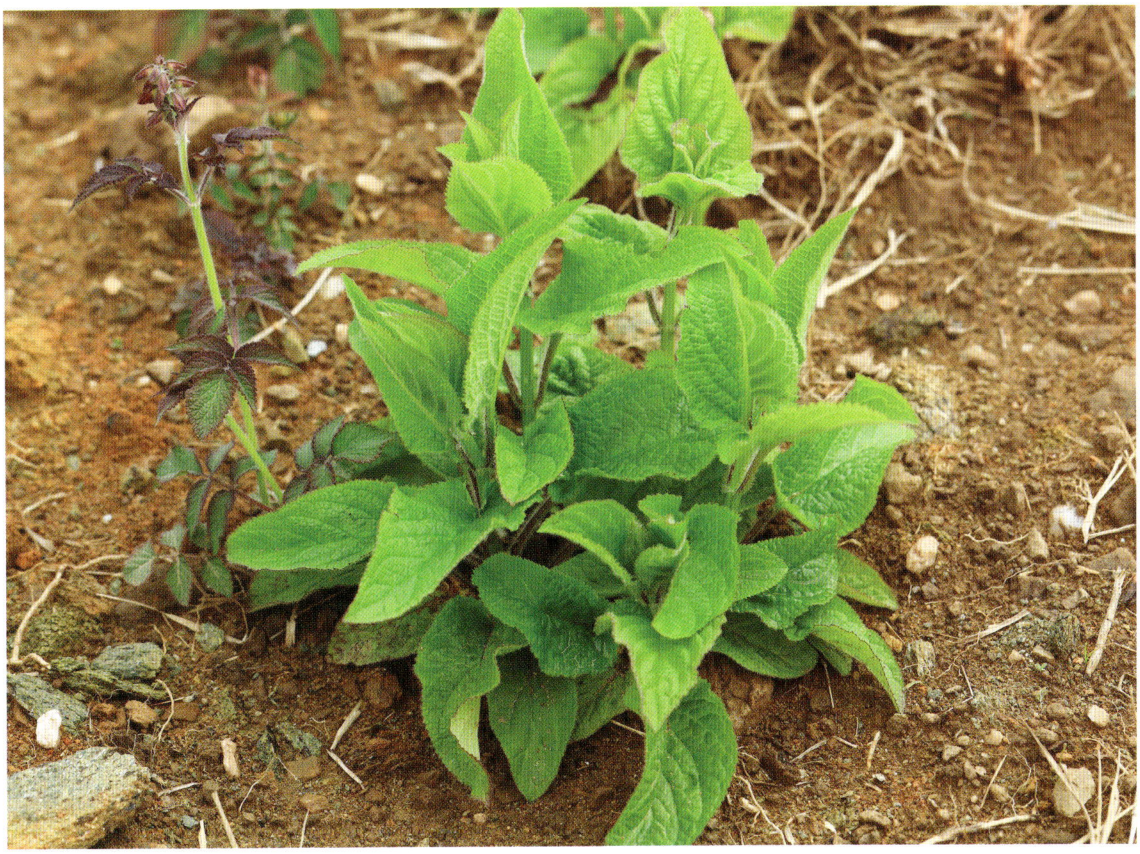

玄参

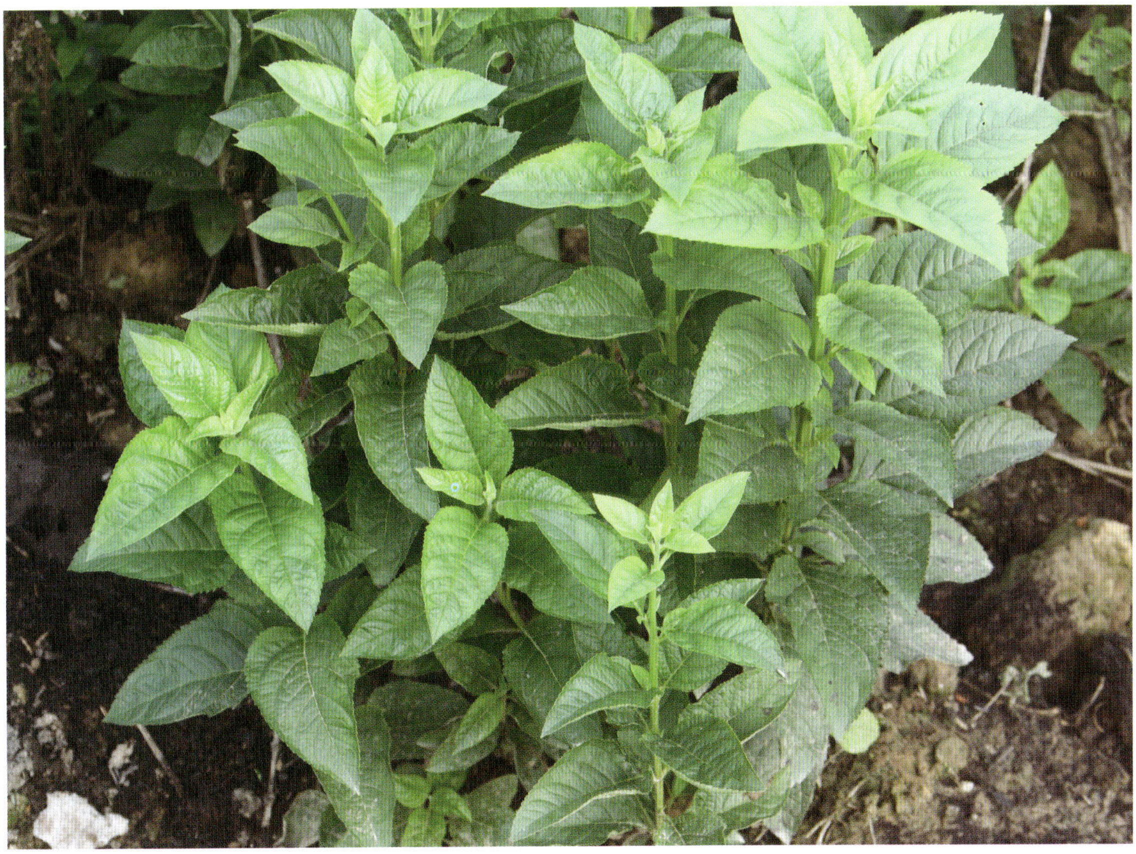

玄参

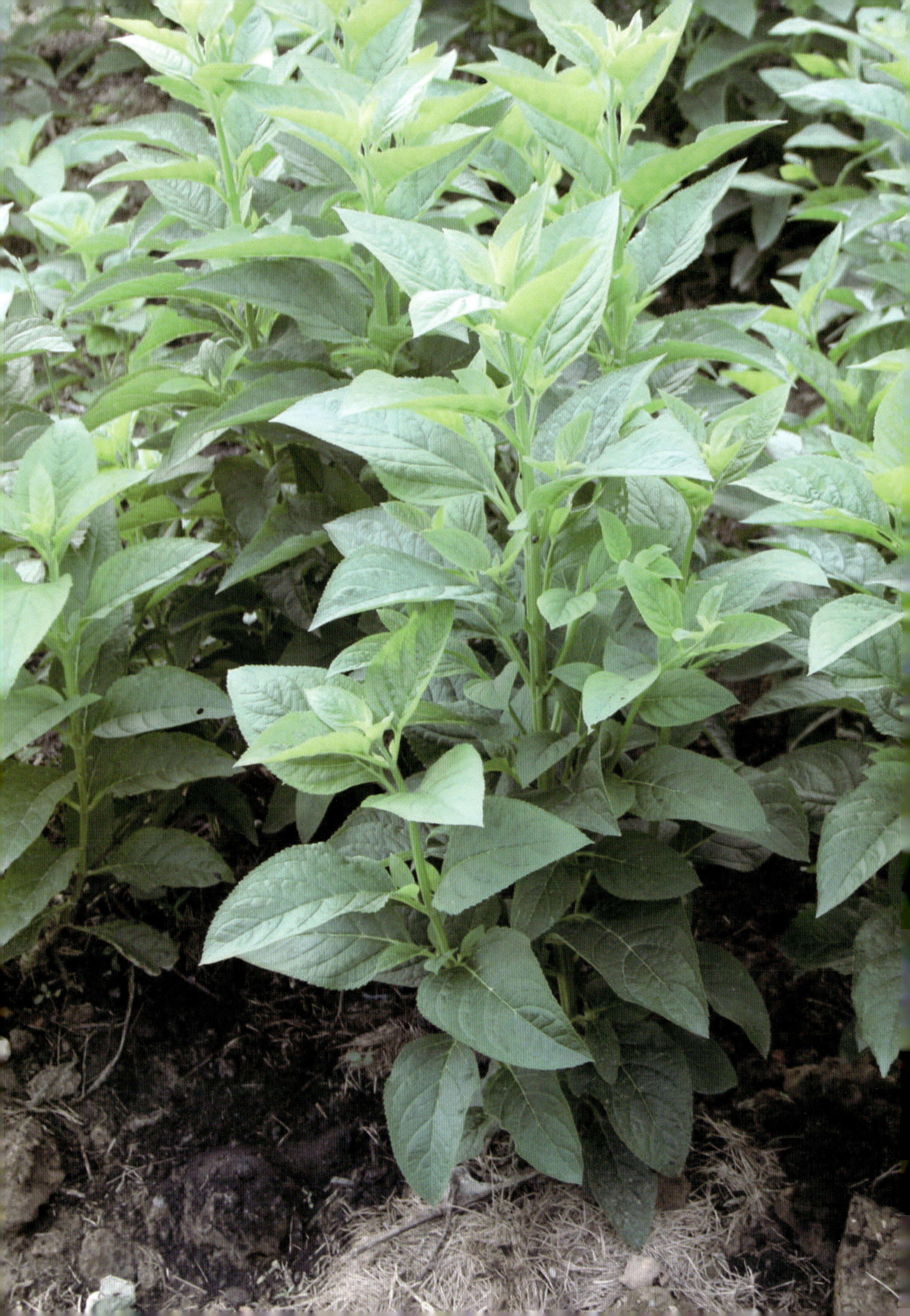

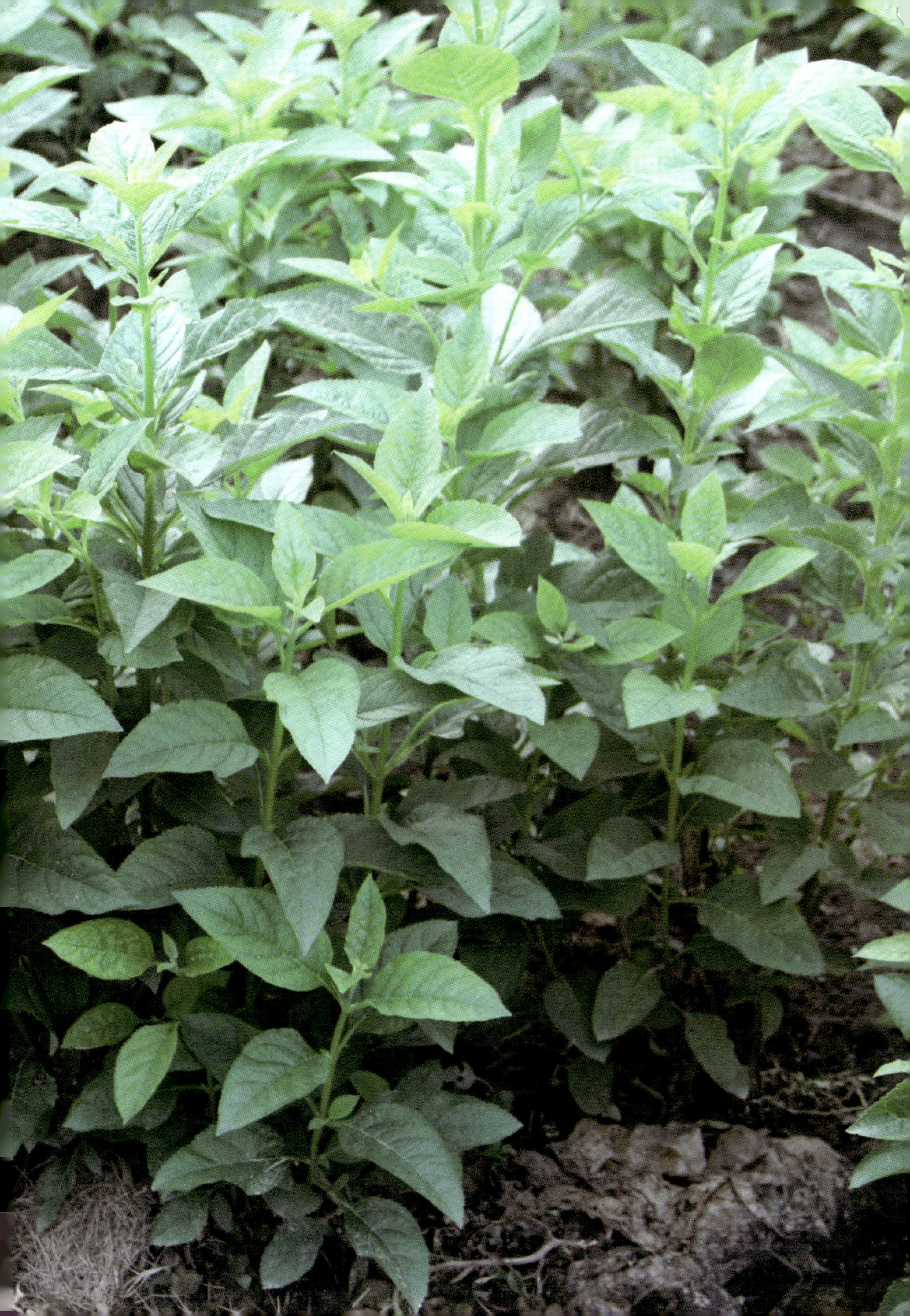

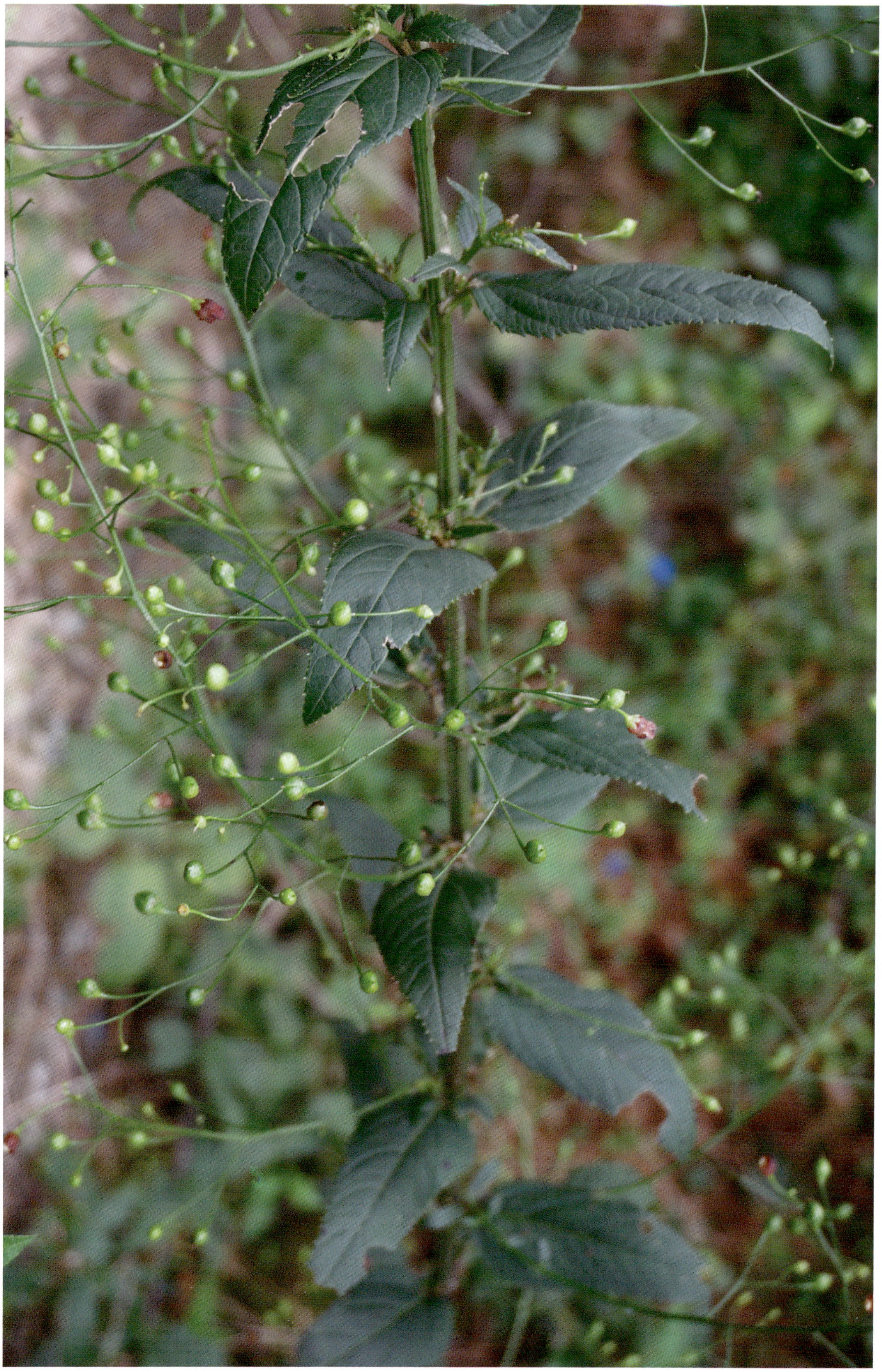

玄参

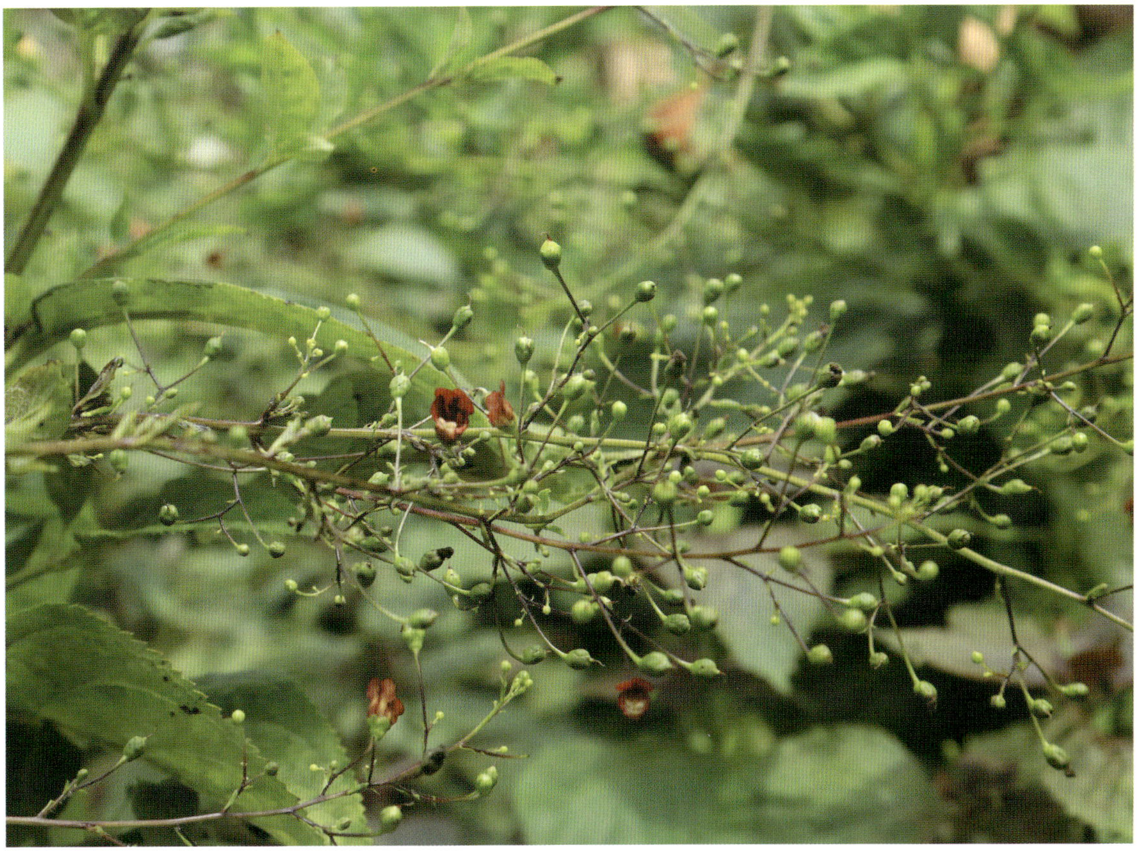

玄参

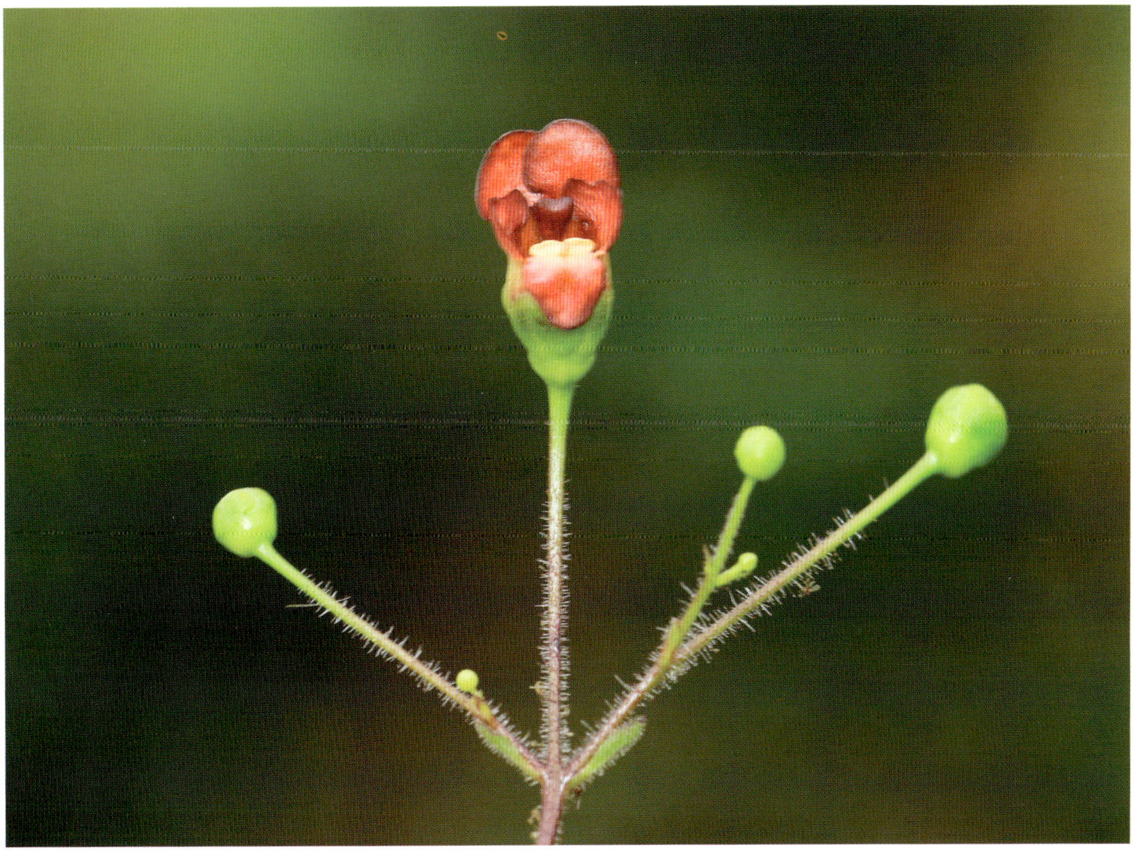

玄参

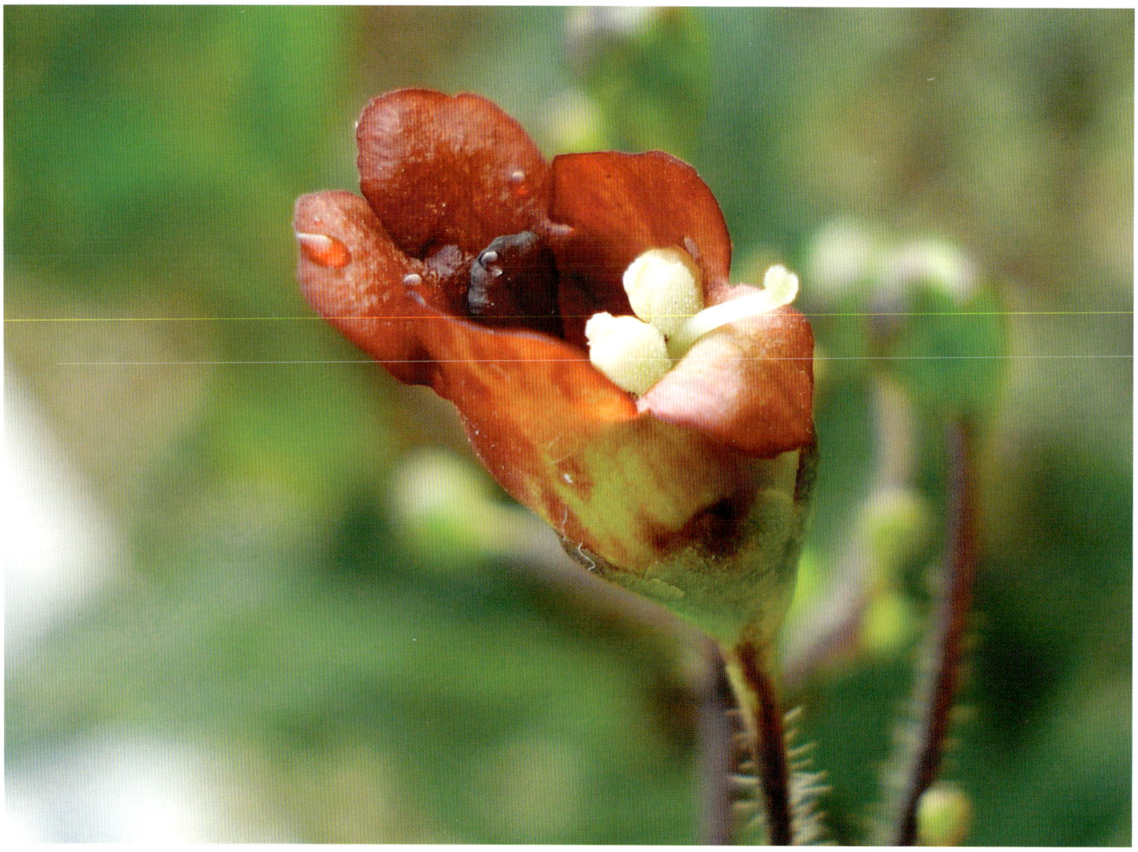

玄参

药材鉴别

本品干燥根圆柱形，有的弯曲似羊角。中部肥满，两头略细，长 10 ~ 20 cm，中部直径 1.5 ~ 3 cm。表面灰黄色或棕褐色，有顺纹及小沟，间有横向裂隙（皮孔）及须根痕。顶端有芦头均已修齐，下部钝尖。质坚实，不易折断。断面乌黑色，微有光泽，无裂隙。无臭或微有焦糊气，味甘，微苦咸，嚼之柔润。以支条肥大、皮细、质坚、芦头修净、肉色乌黑者为佳。支条小、皮粗糙、带芦头者质次。

功效主治

清热凉血，泻火解毒，滋阴。主治温邪入营，内陷心包，温毒发斑，热病伤阴，舌绛烦渴，津伤便秘，骨蒸劳嗽，目赤，咽痛，瘰疬，白喉，痈肿疮毒。

用法用量

内服：10 ~ 30 g，煎汤；或研末，入丸、散服。

民族药方

1．风热感冒 玄参 60 g。加水煎取浓汁 500 mL，温饮，每日 1 ~ 2 次。

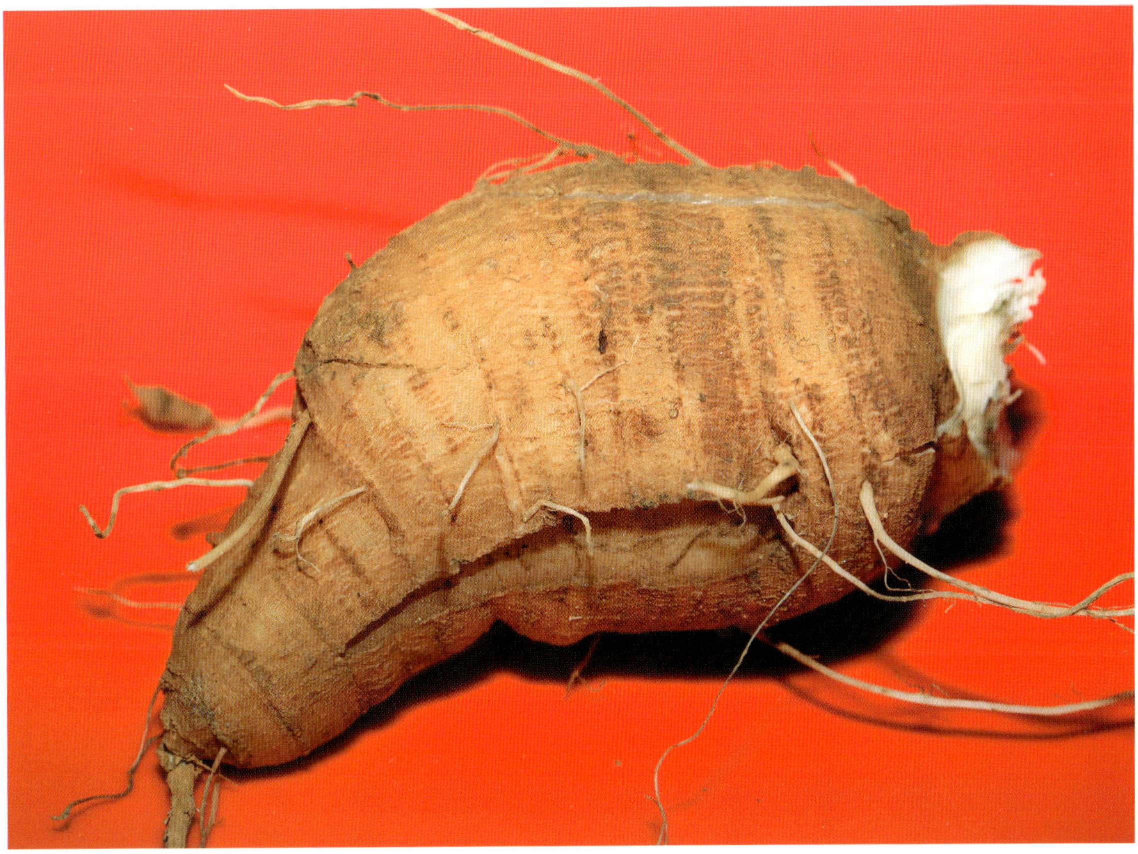

玄参药材

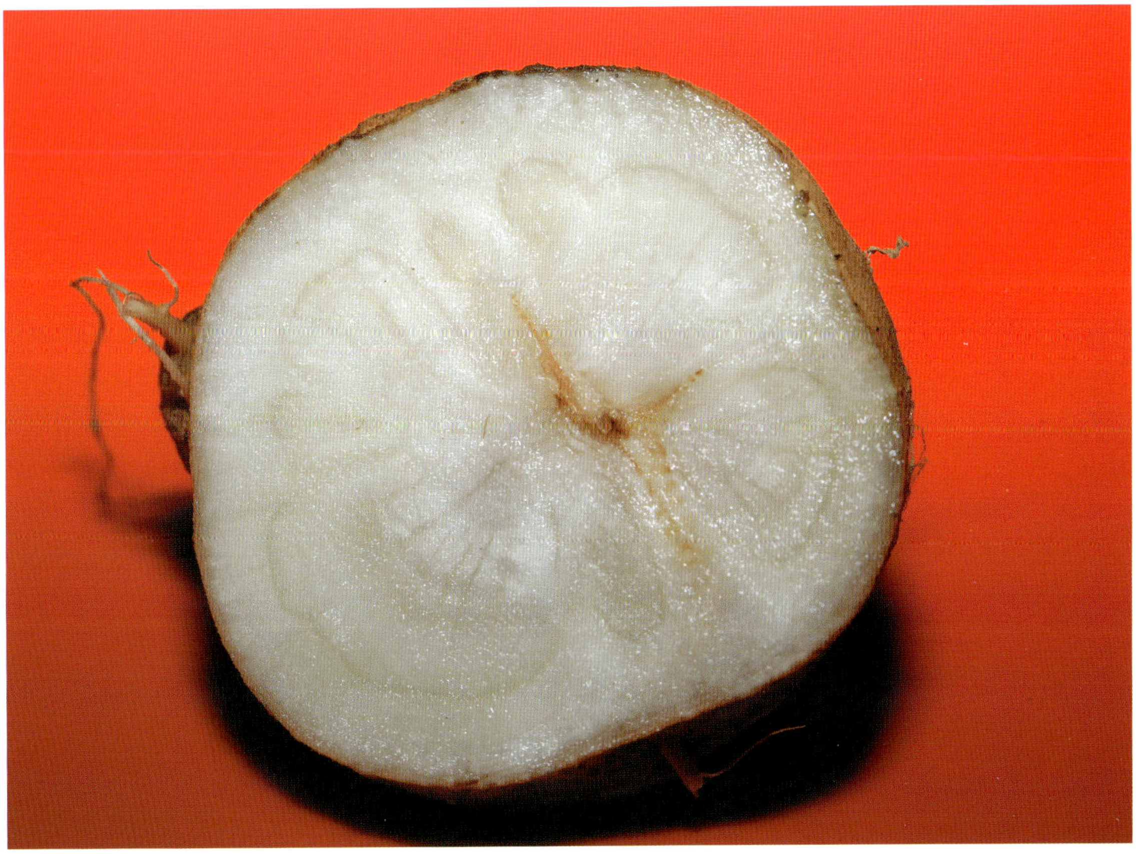

玄参药材

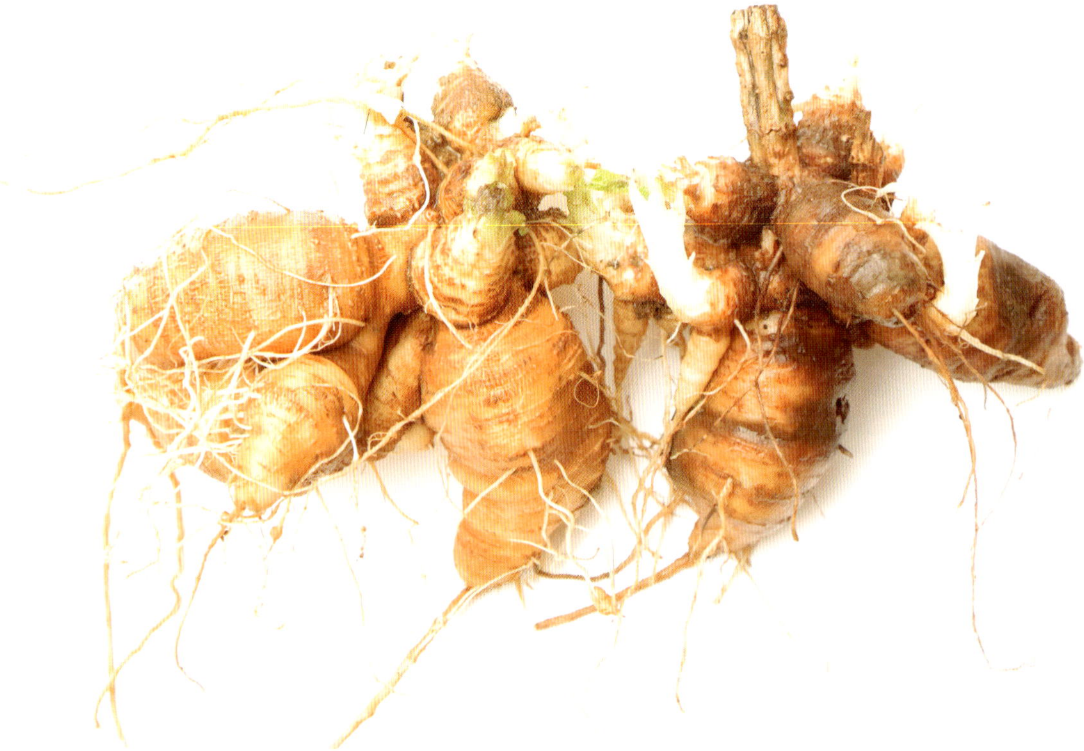

玄参药材

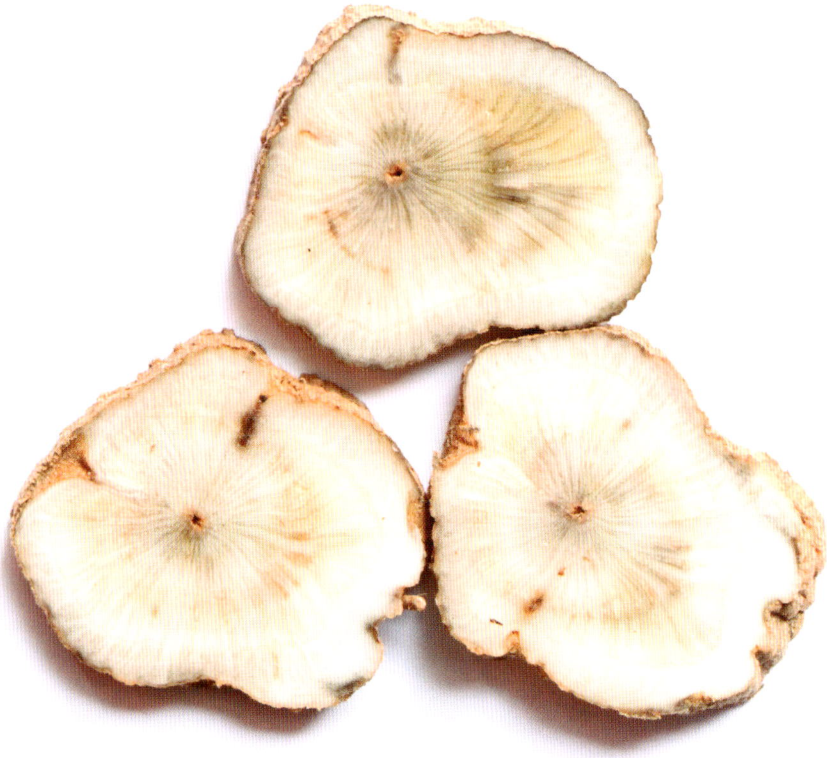

玄参药材

2．老年便秘 玄参 50 g，炒莱菔子（碎）30 g，黄芪、枳实各 15 g，白术 10 g，陈皮 6 g。水煎服，每日 1 剂，每日 2 次。

3．慢性咽炎 玄参 10 g，桔梗 5 g，甘草 3 g。水煎服。

4．鼻衄 玄参 30 g，麦冬、生地黄、白茅根（鲜）各 30 g。开水浸泡，每日 1 剂，代茶频饮。

5．长期功能性发热 玄参 30 g，生地黄、地骨皮、青蒿、银柴胡、生龙骨（先煎）、生牡蛎（先煎）各 15 g，牡丹皮 12 g。水煎服，每日 1 剂，每日 3 次。

6．淋巴结结核（瘰疬） 鲜玄参 30 g，向日葵子 15 g。水煎服。

7．急性黄疸型肝炎 玄参 12 g，茵陈、板蓝根各 15 g，泽泻、青皮各 10 g。水煎服。

8．慢性鼻窦炎 玄参 40 g，菊花、金银花、蒲公英各 30 g，连翘 20 g，桔梗 15 g，生甘草 10 g，升麻、白芷、薄荷各 6 g。水煎服，每日 1 剂，每日 2 次。

9．阴虚口燥，便秘 玄参 15 g，麦冬、桑椹各 12 g。水煎服。

10．口腔溃疡 玄参、太子参各 15 g，麦冬、生地黄、淡竹叶各 10 g，莲子心 6 g，甘草 3 g。水煎服，每日 1 剂，每日 2 次。

11．胃火牙痛 玄参 30 g，生石膏（先煎）20 g，牡丹皮、黄连、升麻各 10 g，当归、大黄各 6 g。水煎服，每日 1 剂，每日 2 次。

12．热病伤津，咽干，便秘 玄参、生地黄各 15 g，麦冬 5 g。水煎服。

13．齿龈炎 玄参、生石膏（先煎）、生地黄各 15 g，牛膝、麦冬各 10 g。水煎服。

使用注意

脾胃有湿及脾虚便溏者忌服。

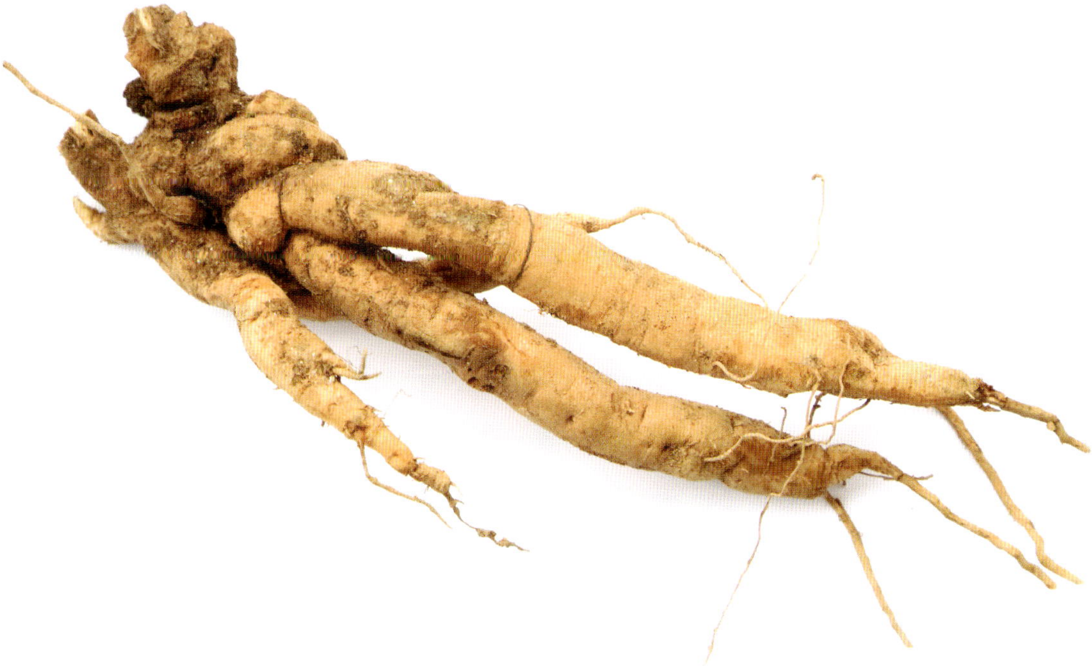

玄参药材

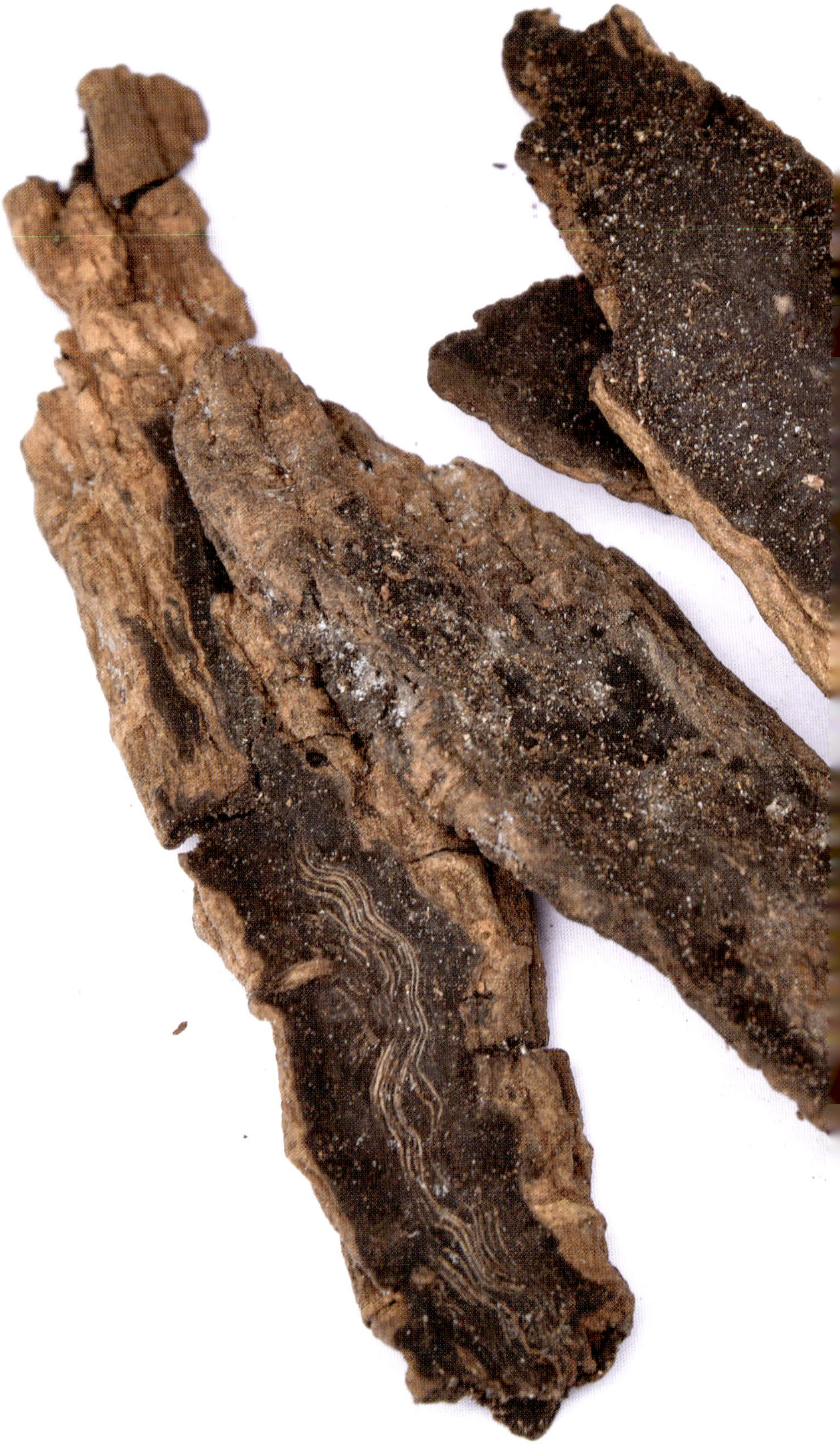

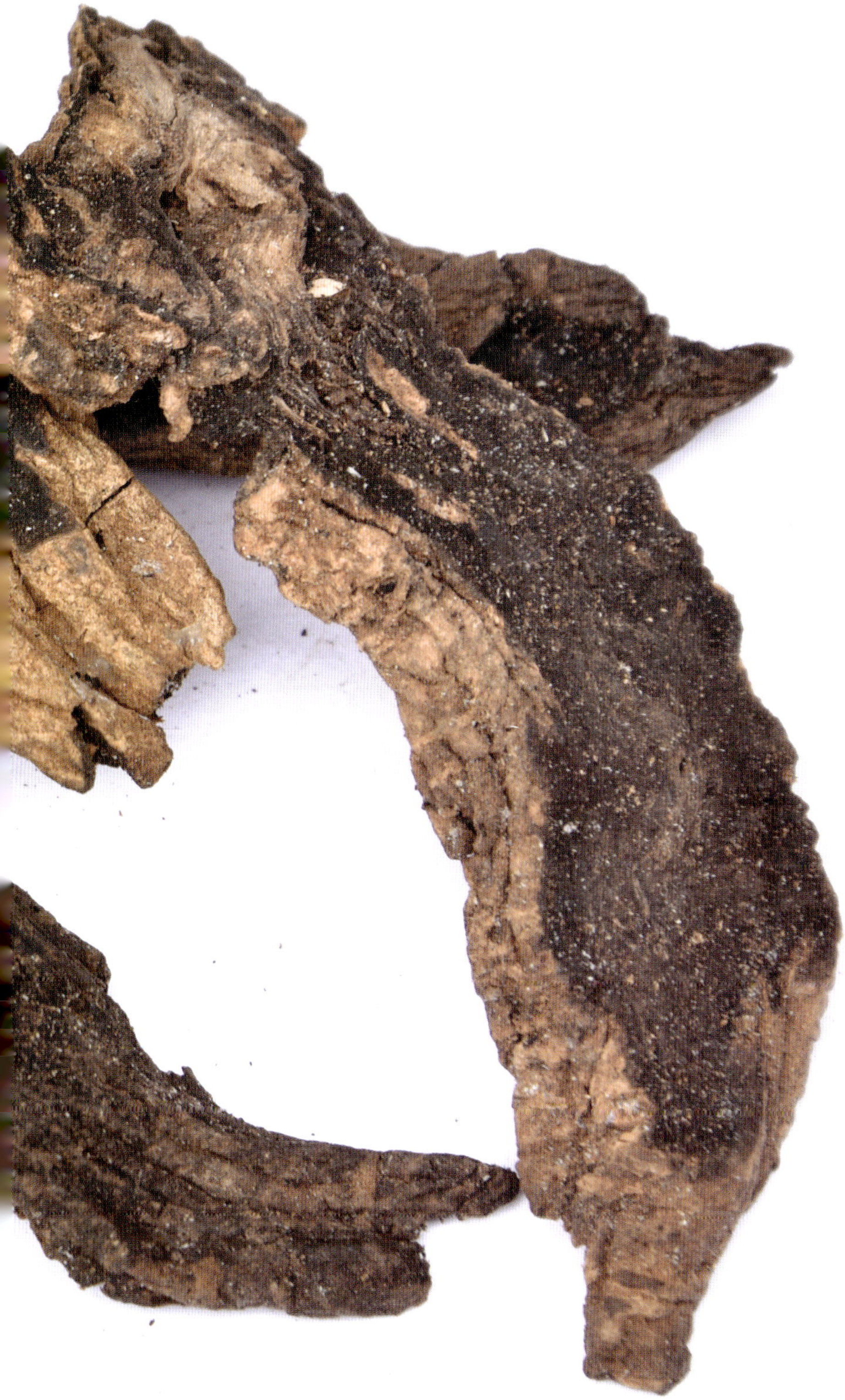

玄参饮片

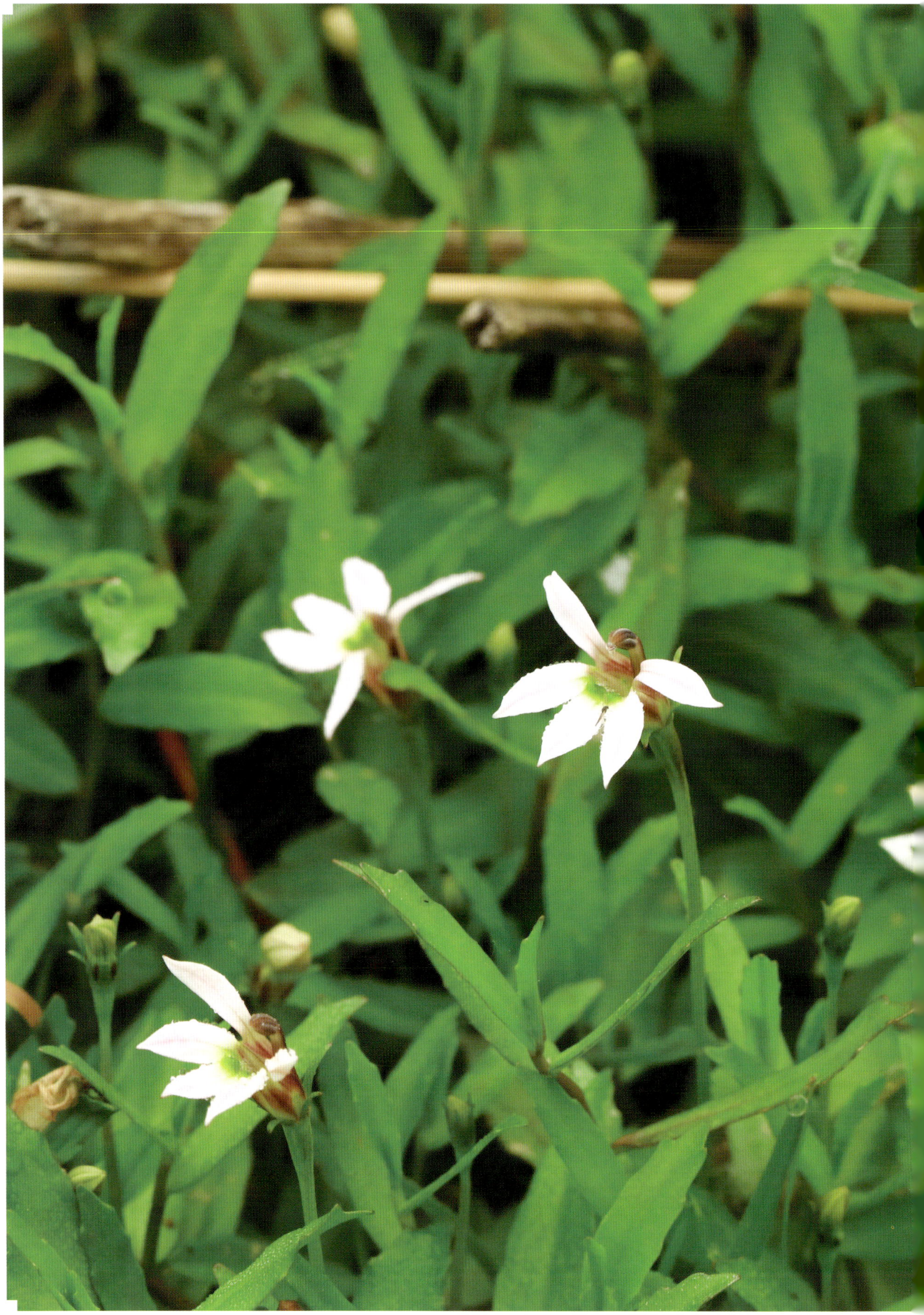

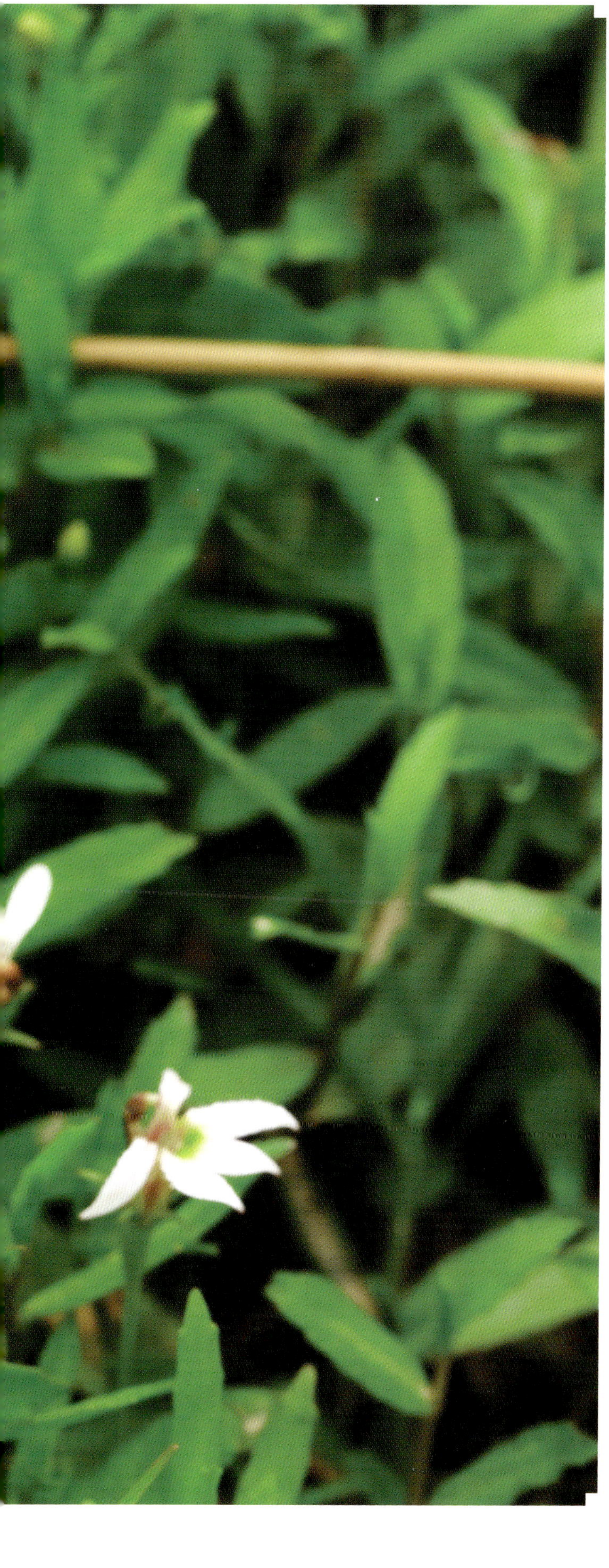

半边莲

【水药名】骂熬放。

【别　名】急解索、细米草、半边花。

【来　源】本品为桔梗科植物半边莲 *Lobelia chinensis* Lour. 的带根全草。

【性味归经】味辛，性凉。归心、小肠、肺经。

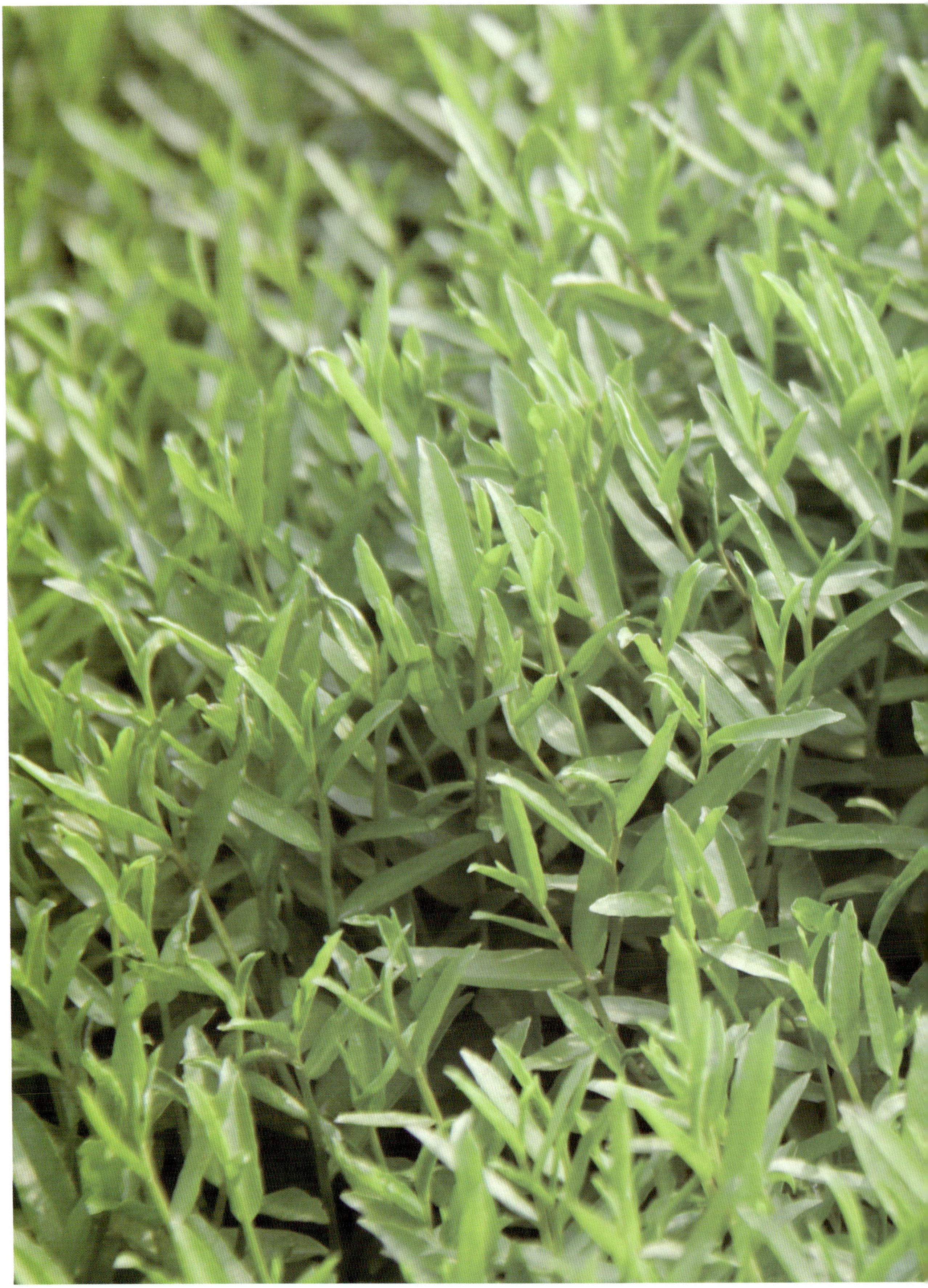

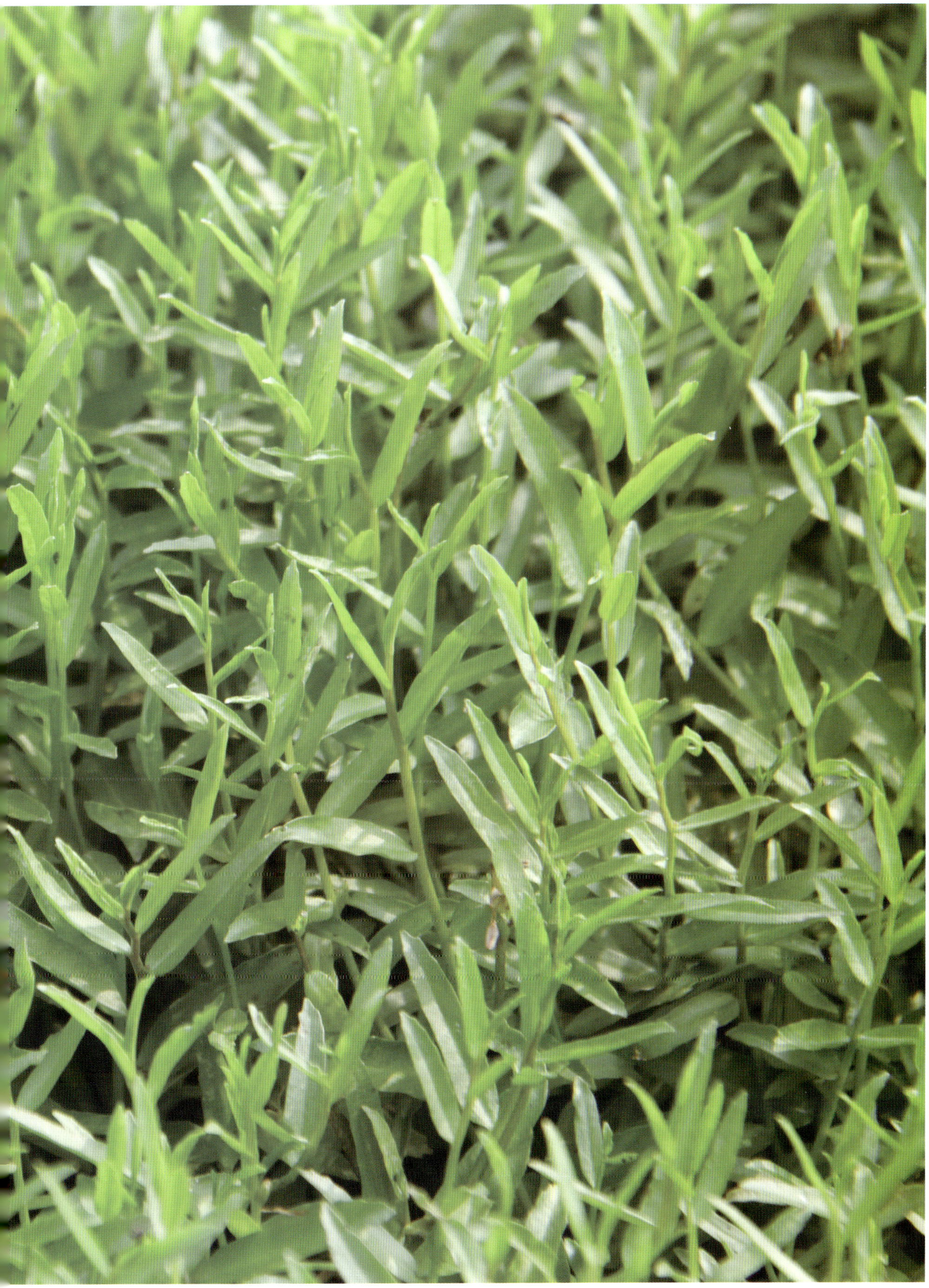

半边莲

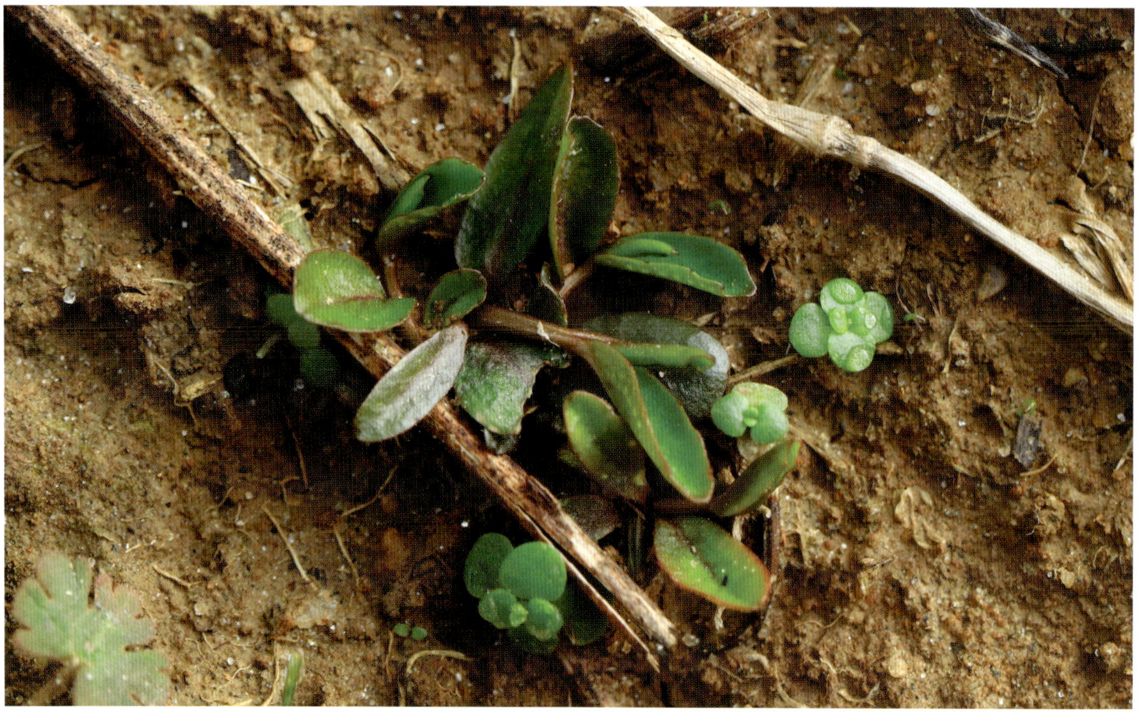

半边莲

识别特征

多年生蔓性草本。茎细长，折断时有黏性乳汁渗出，直立或匍匐，绿色，无毛，多节，节上有互生的叶或枝，匍匐茎节上附生细小不定根，根细长，圆柱形，有时旁出须根。叶绿色，无柄，多数呈披针形，少数长圆卵形或剑形，长 5 ~ 12 mm，宽 3 ~ 6 mm，先端渐尖，基部截形或楔形，平滑无毛，叶缘具疏锯齿。花单生长于叶腋，有细长花柄，细小，5 瓣，呈半边莲花样，故名。花萼绿色；花冠浅紫色或白色，一侧开裂，偏向一方。蒴果基部锐尖。种子细小。花期 5—8 月。

生境分布

生长于稻田岸畔、沟边和荫湿的荒地。分布于江苏、浙江、安徽、四川、贵州、湖南、湖北、江西、福建、台湾、广东、广西等省区。

采收加工

多于夏季采收，带根拔起，洗净，晒干或阴干。

药材鉴别

本品为干燥带根全草，多皱缩成团。根细长，圆柱形，带肉质，表面淡棕黄色，光滑或有细纵纹，生有须根。茎细长多节，灰绿色，靠近根茎部呈淡紫色，有皱缩的纵向纹理，节上有时残留不定根。叶互生，狭长，表面光滑无毛，多皱缩或脱落。花基部筒状，花瓣 5 片。臭微，有刺激性，味初微甘，后稍辛辣。以干燥、叶绿、根黄、无泥杂者为佳。

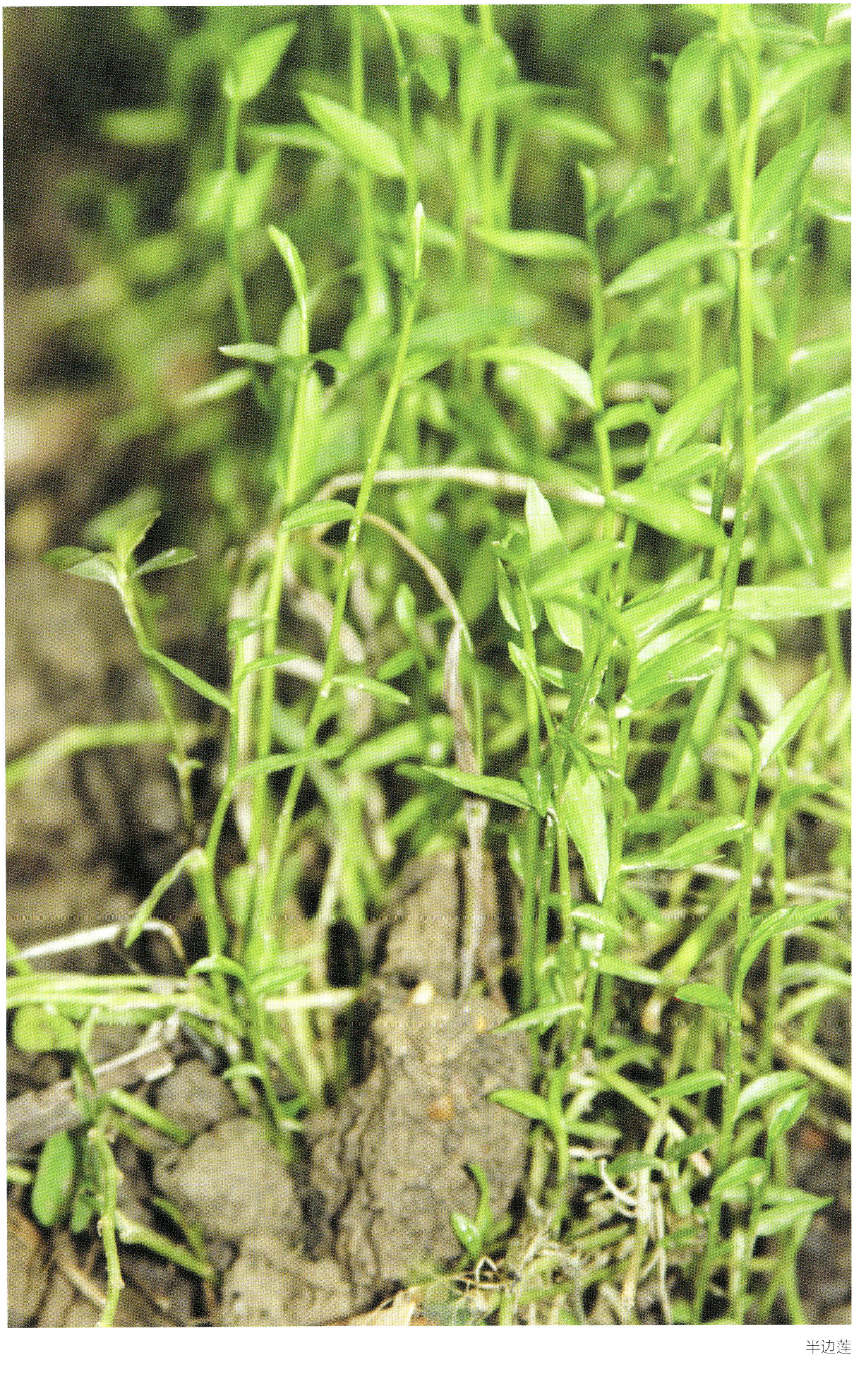

半边莲

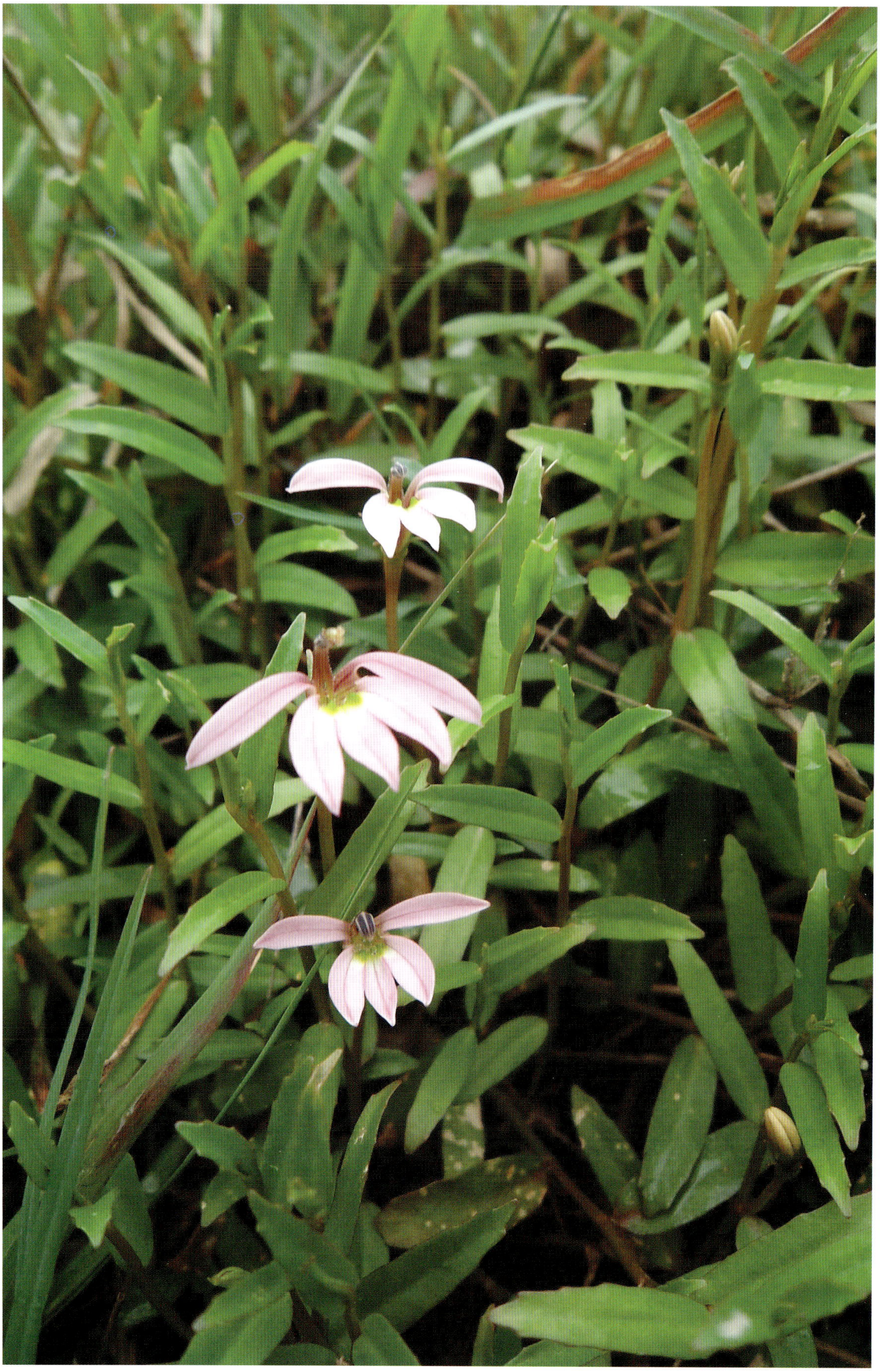

半边莲

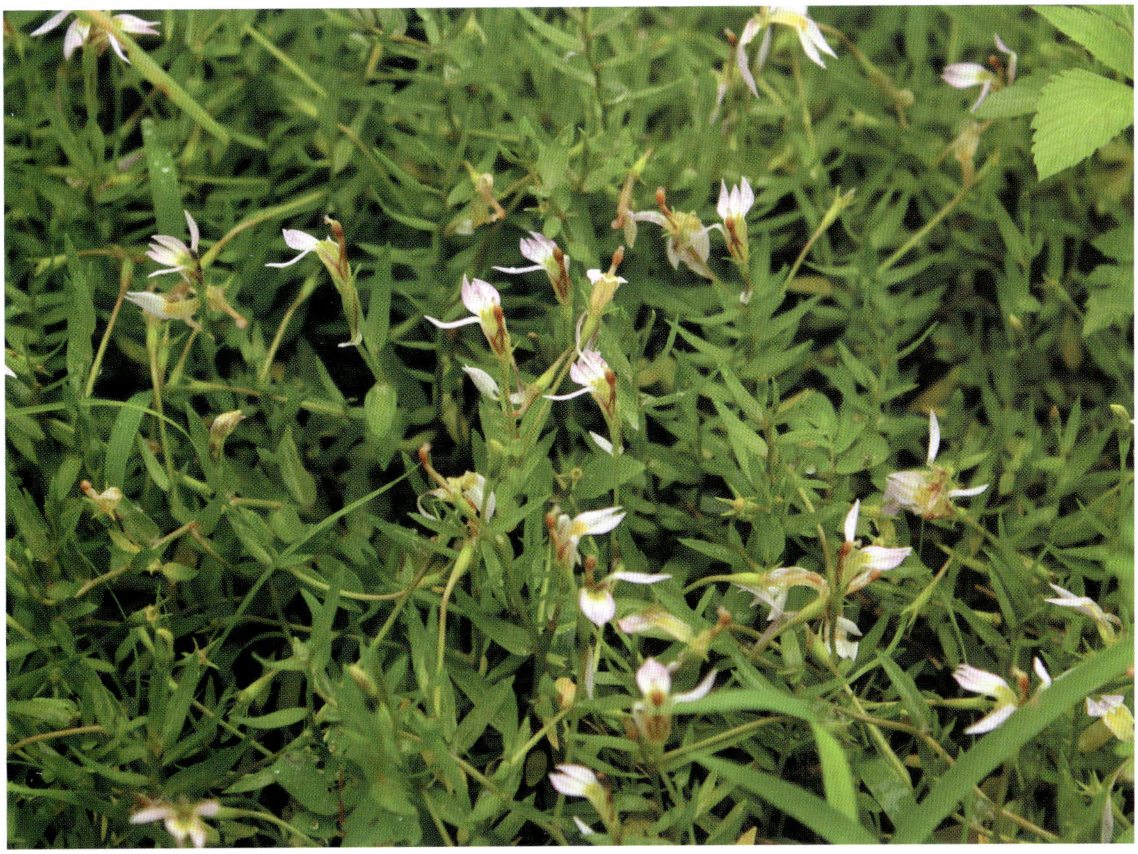
半边莲

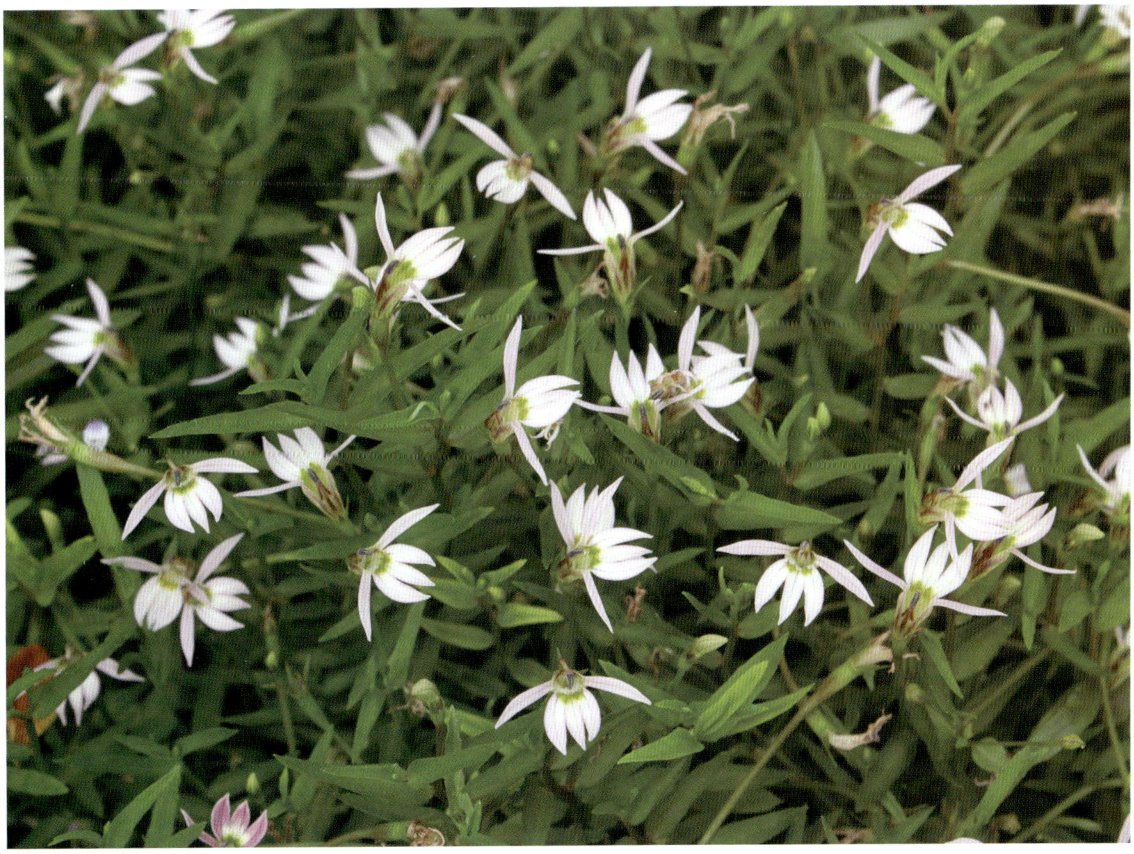
半边莲

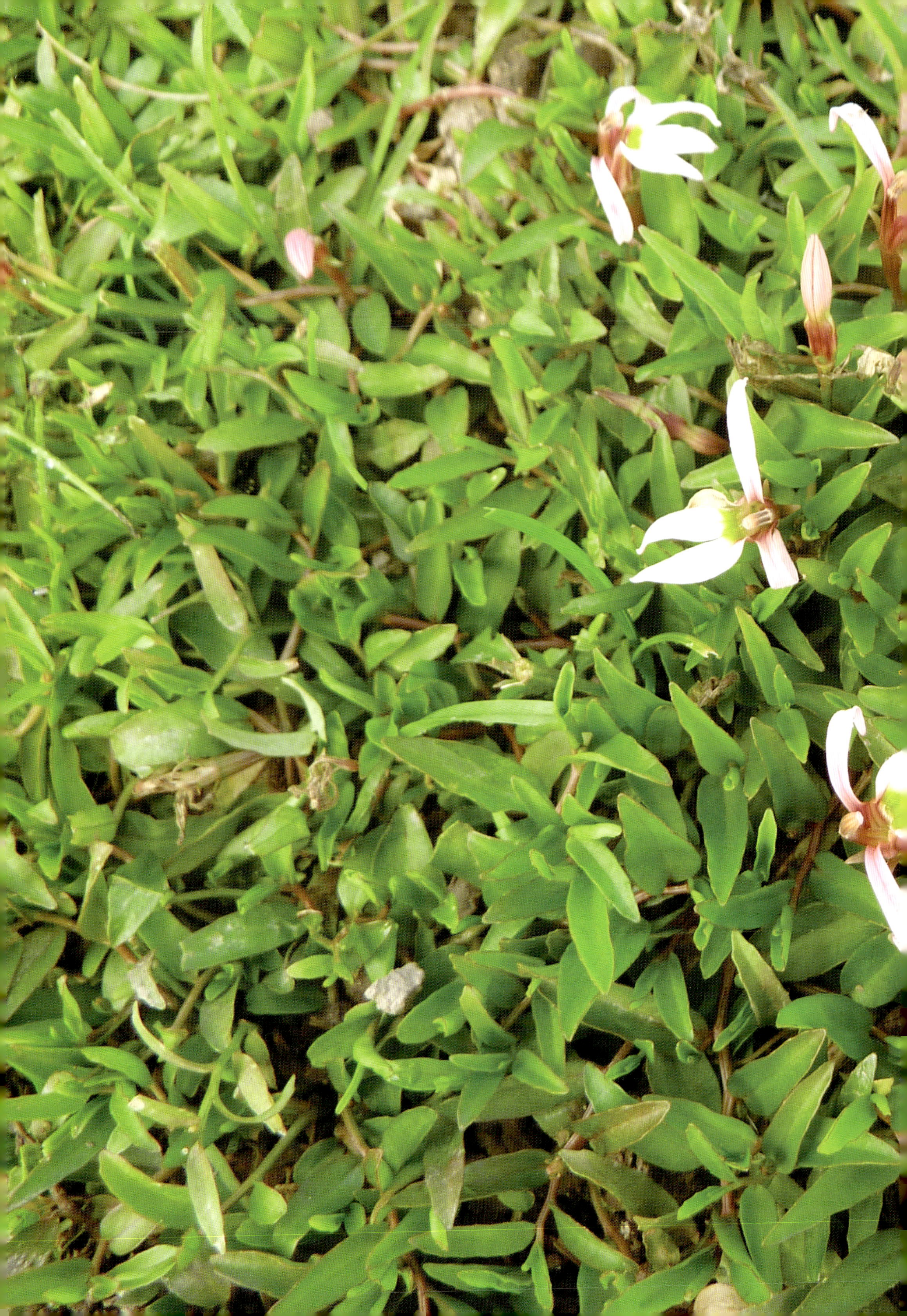

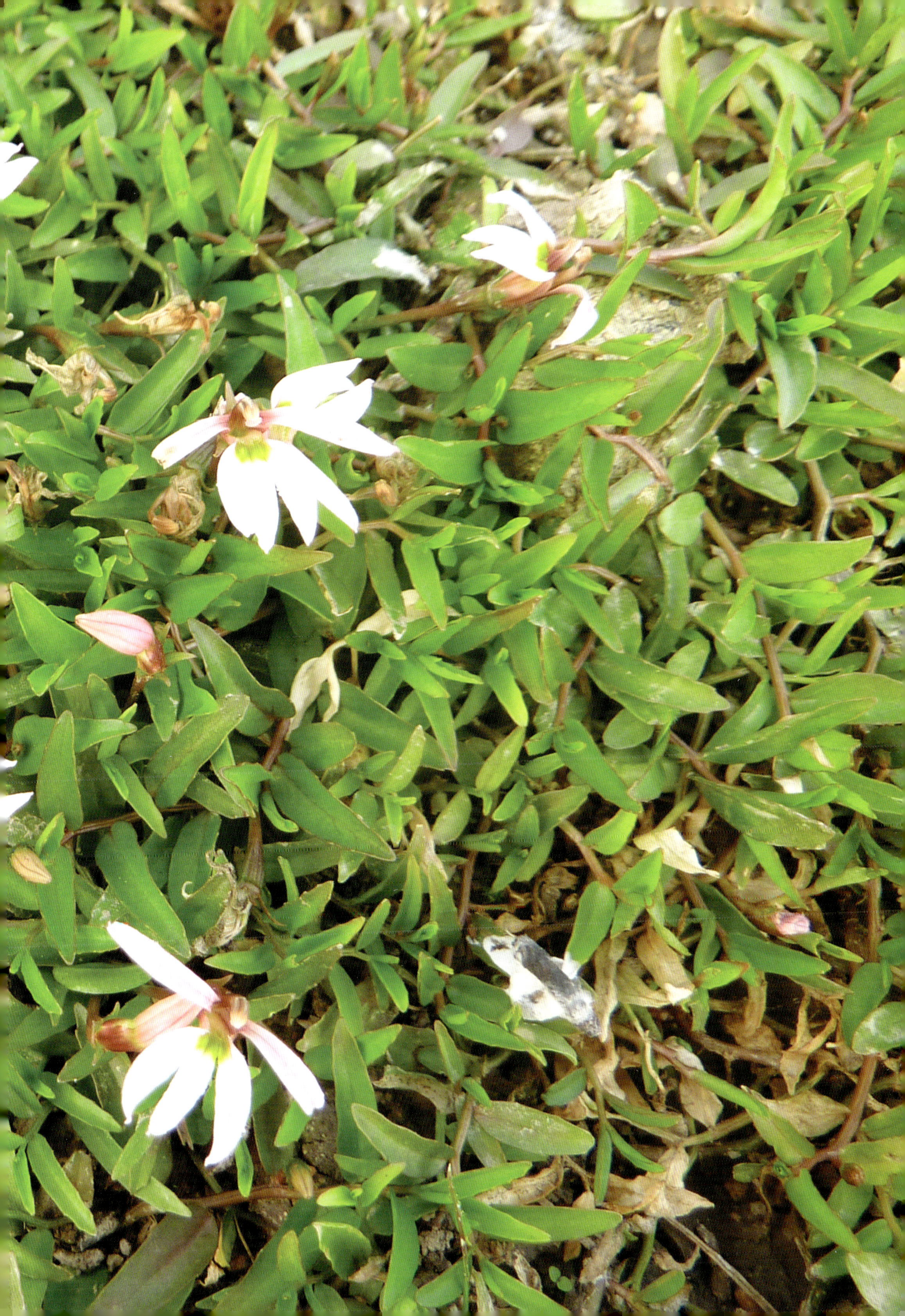

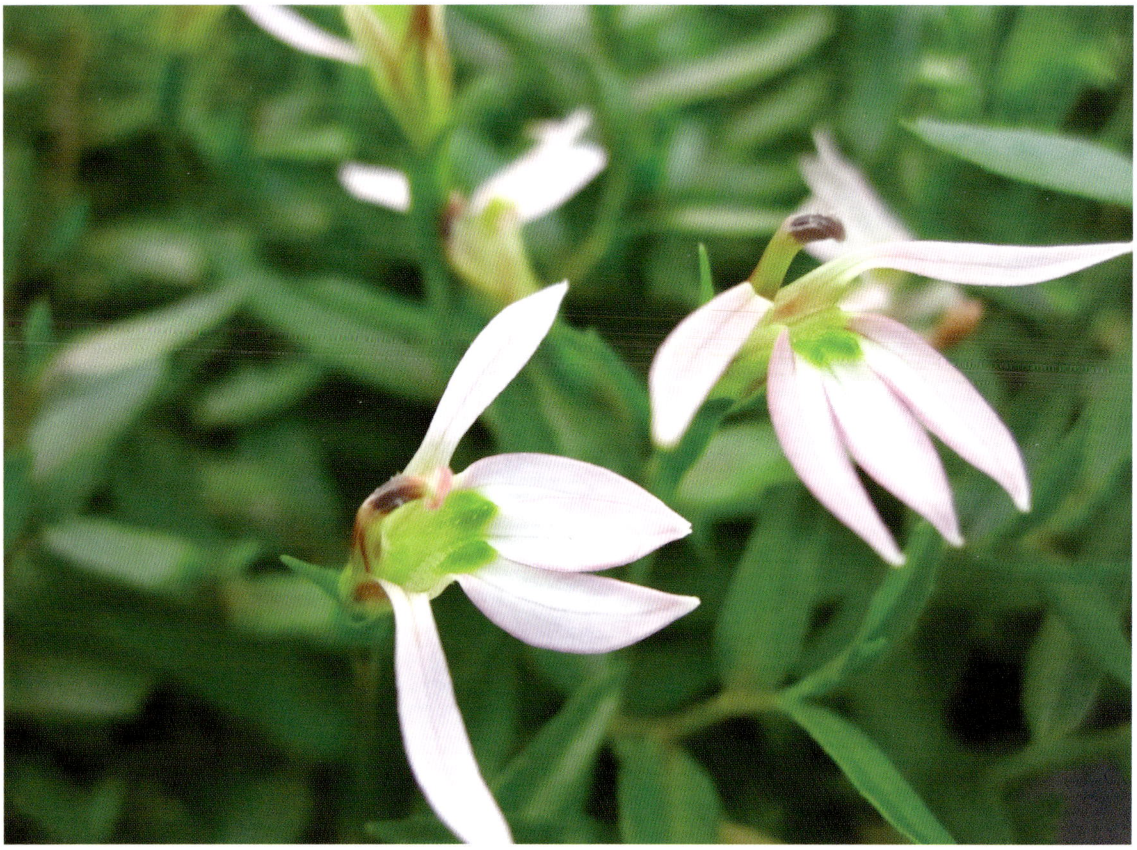

半边莲

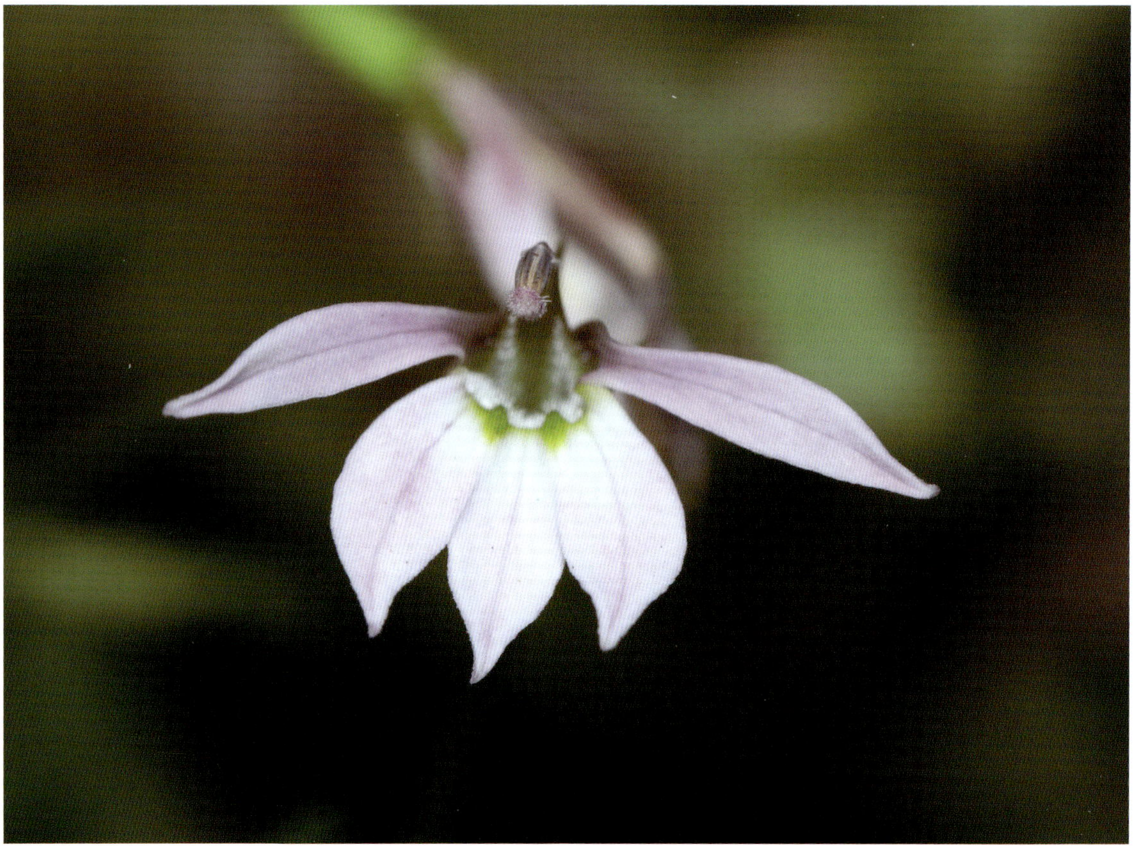

半边莲

功效主治

利水，消肿，解毒。主治黄疸，水肿，腹胀，泄泻，痢疾，毒蛇咬伤，疔疮，肿毒，湿疹，癣疾。

用法用量

内服：15 ~ 30 g，煎汤；或捣汁服；或研末，入丸、散服。外用：鲜品捣敷。

民族药方

1. 毒蛇咬伤　鲜半边莲适量。捣茸，绞汁约 50 g，加冷开水 100 mL，顿服，余渣外敷患处。

2. 一切阳性疮毒，无名肿毒　鲜半边莲适量。捣烂外敷。

3. 黄疸，水肿，小便不利　半边莲、白茅根各 30 g。水煎，分 2 次用白糖调服。

4. 乳腺炎　鲜半边莲适量。捣烂敷患处。

5. 无名肿毒　半边莲适量。捣烂加酒敷患处。

6. 湿热泄泻　半边莲 30 g。水煎服。

7. 痢疾　半边莲 60 g。水煎和黄糖服。

8. 急性中耳炎　半边莲适量。擂烂绞汁，和酒少许滴耳。

使用注意

虚证水肿忌用。

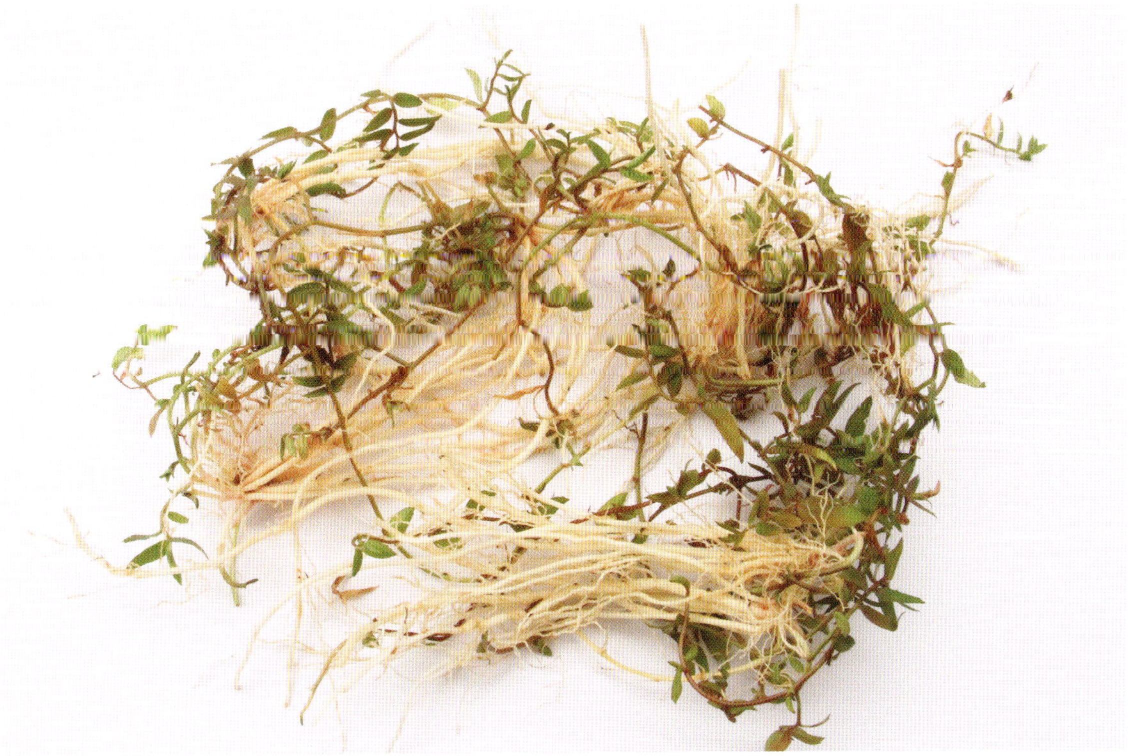

半边莲药材

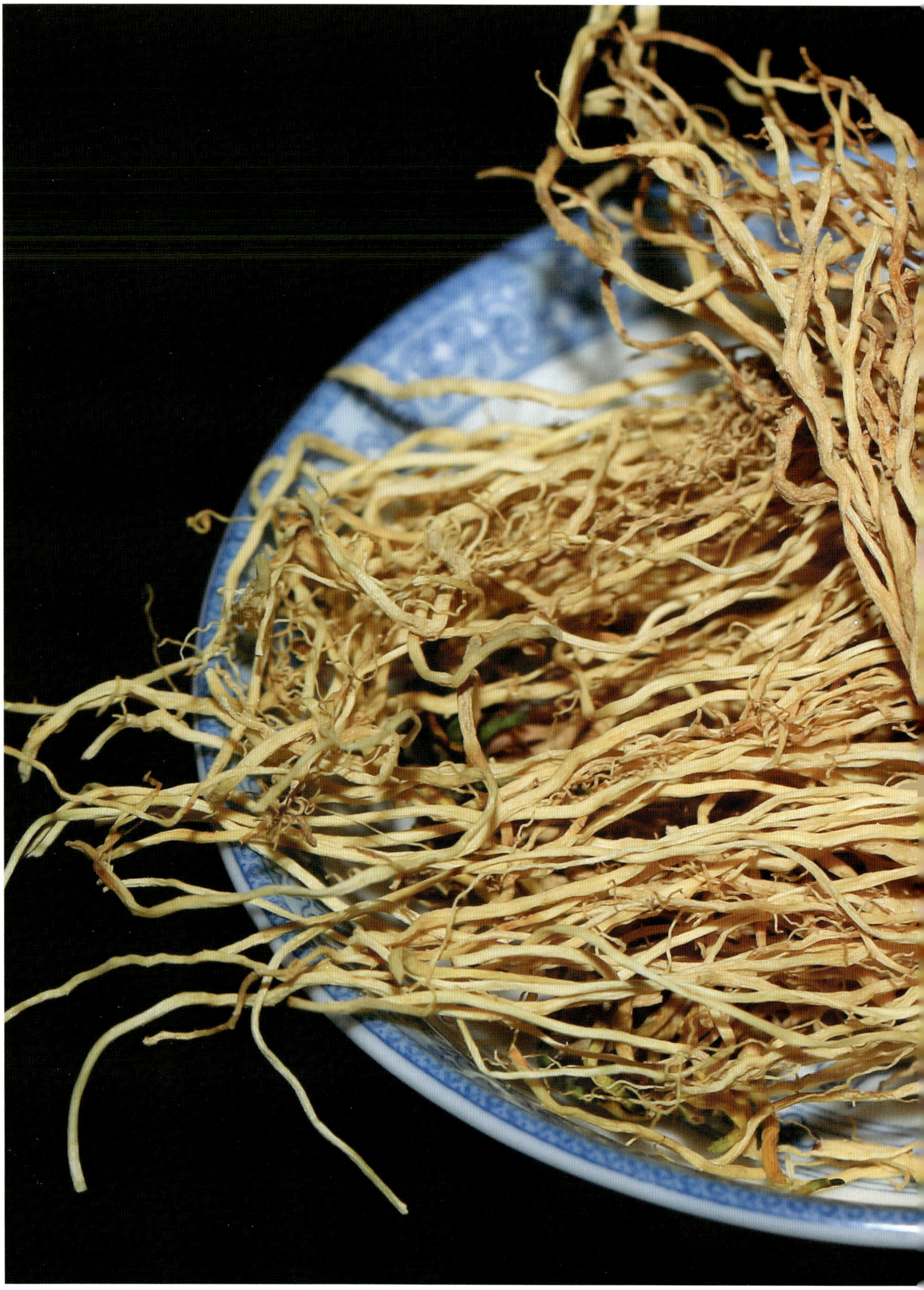

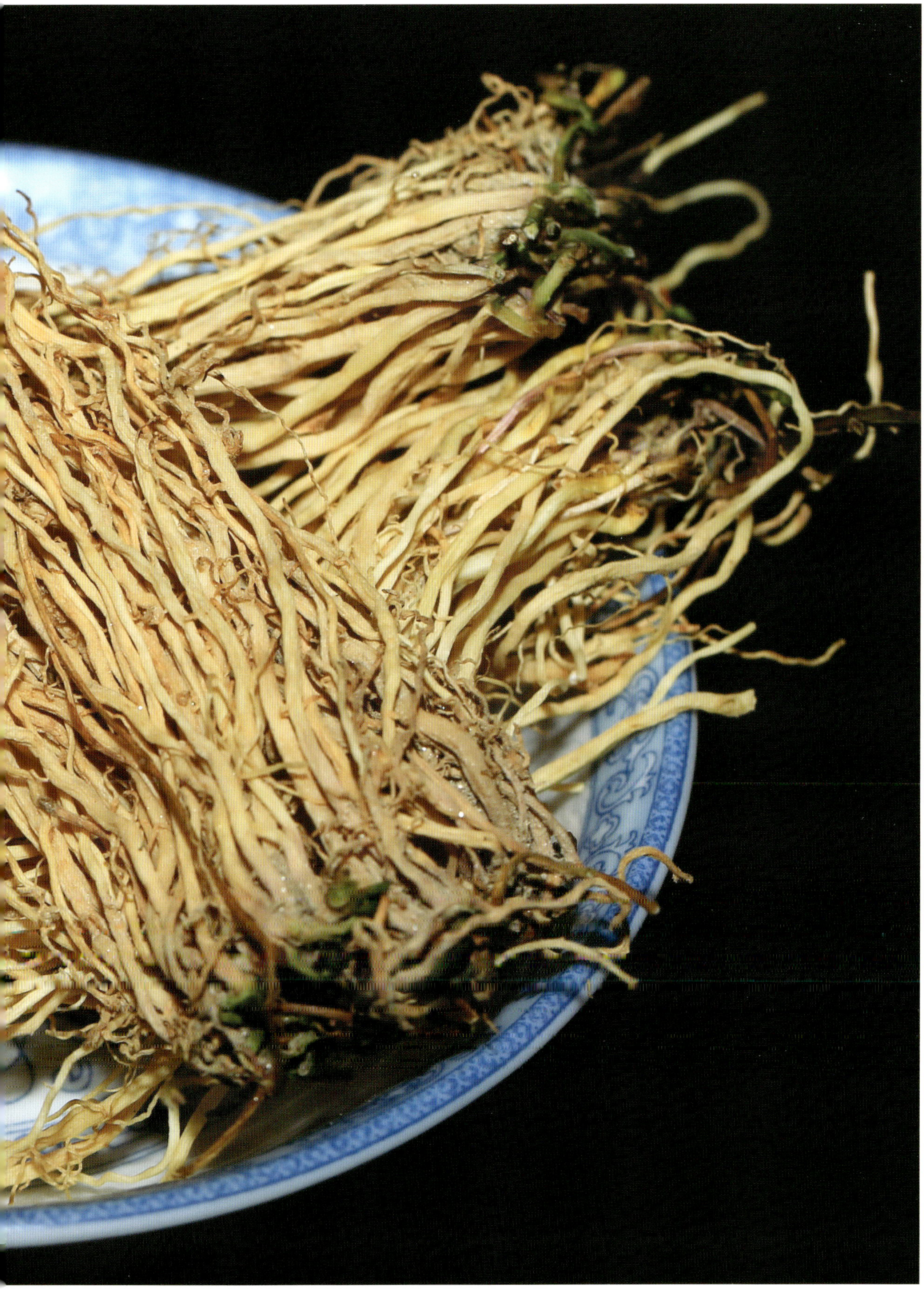

半边莲药材

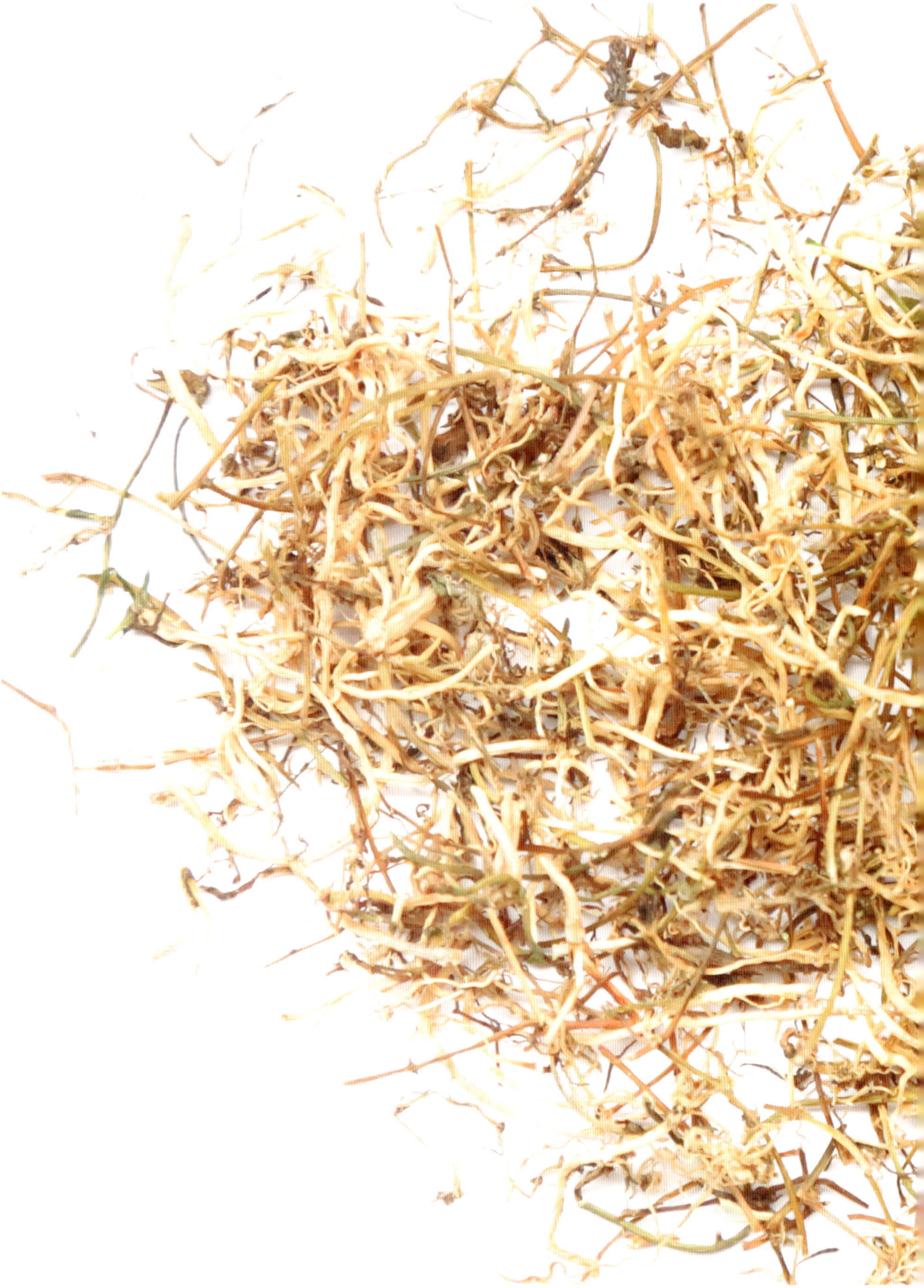

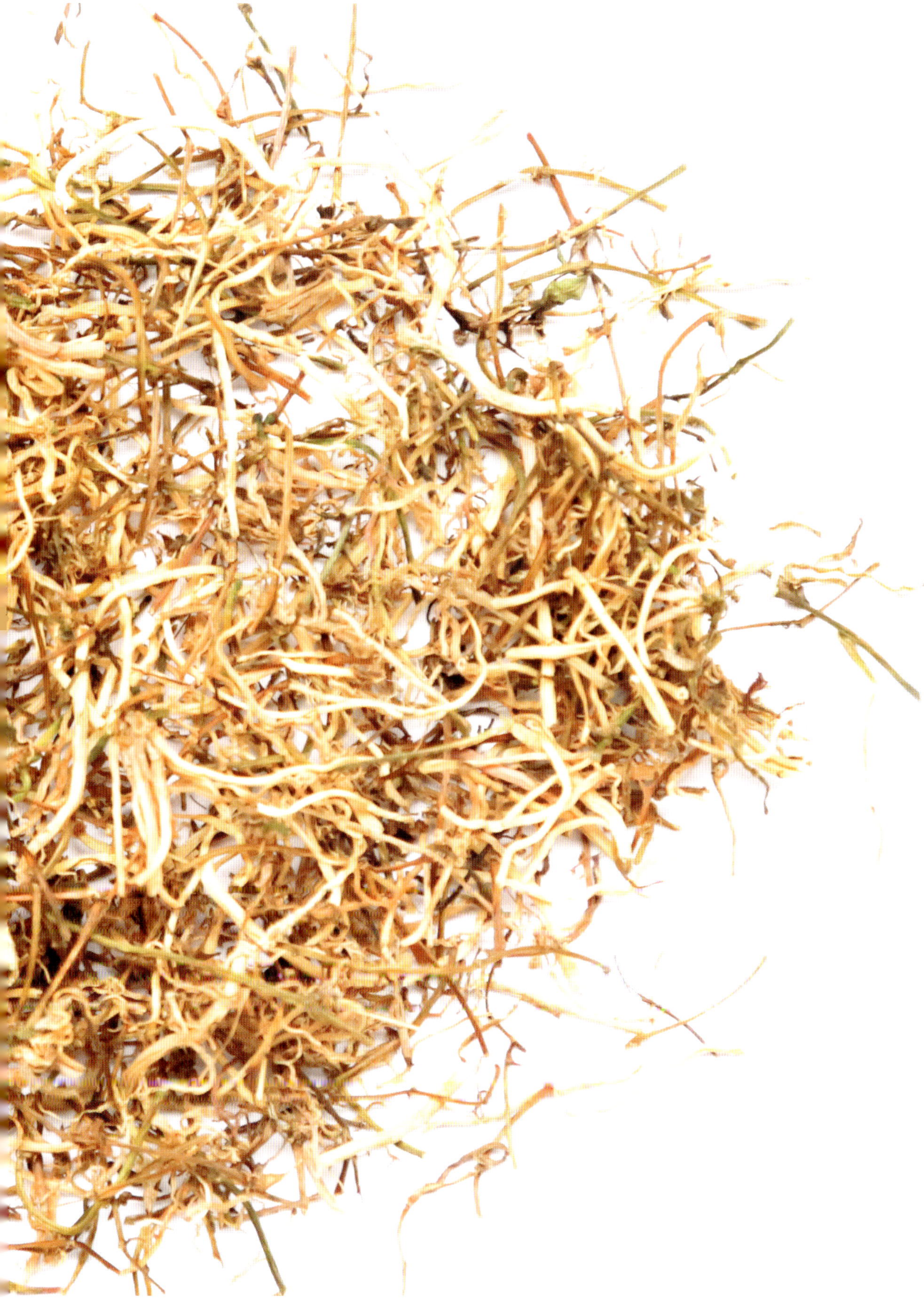

半边莲饮片

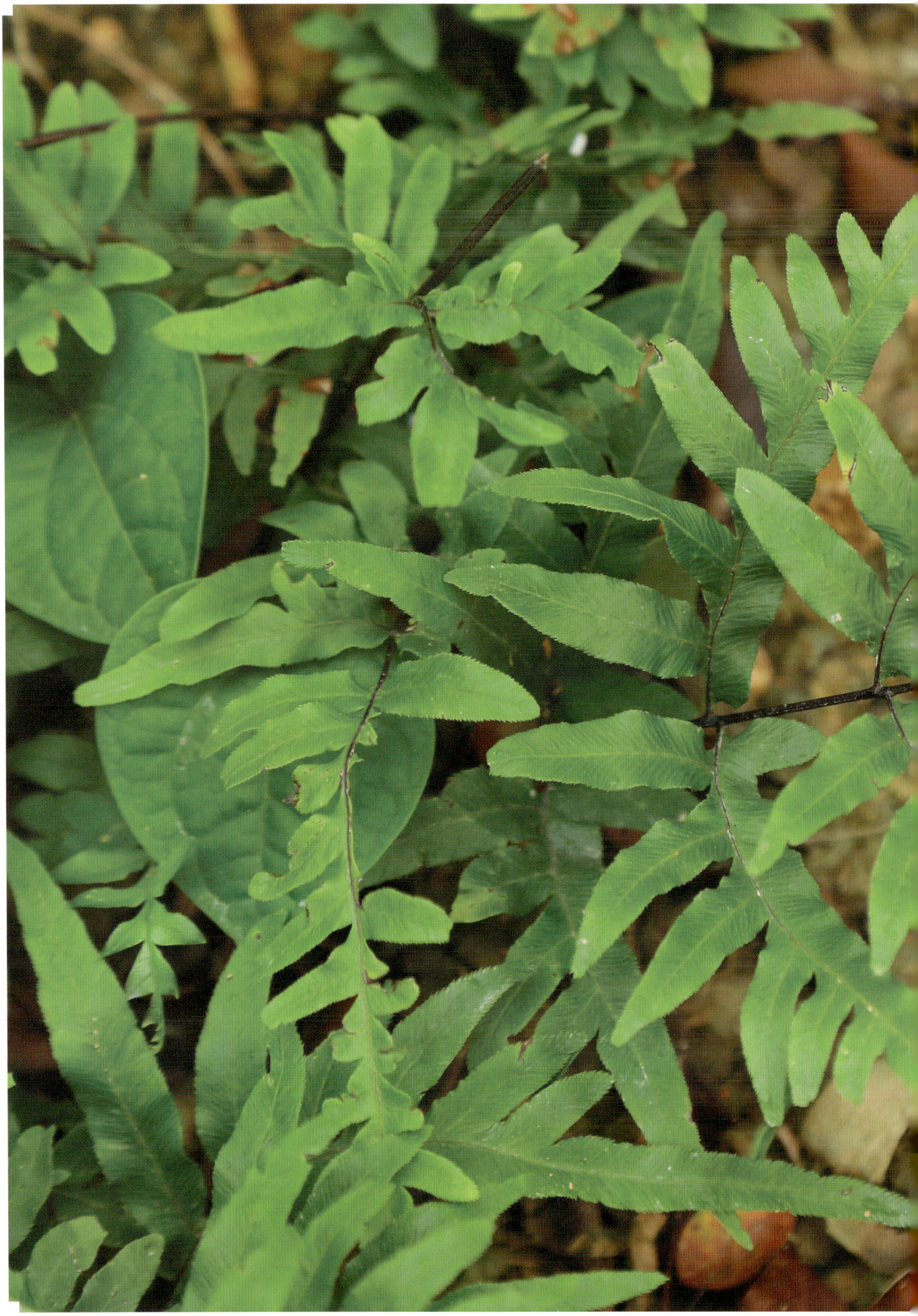

半边旗

【水 药 名】骂灰秀低。

【别 名】甘草蕨、甘草凤尾蕨、半边梳、半边风药。

【来 源】本品为凤尾蕨科植物半边旗 *Pteris semipinnata* L. 的全草。

【性味归经】味甘、微辛，性凉。归肝、大肠经。

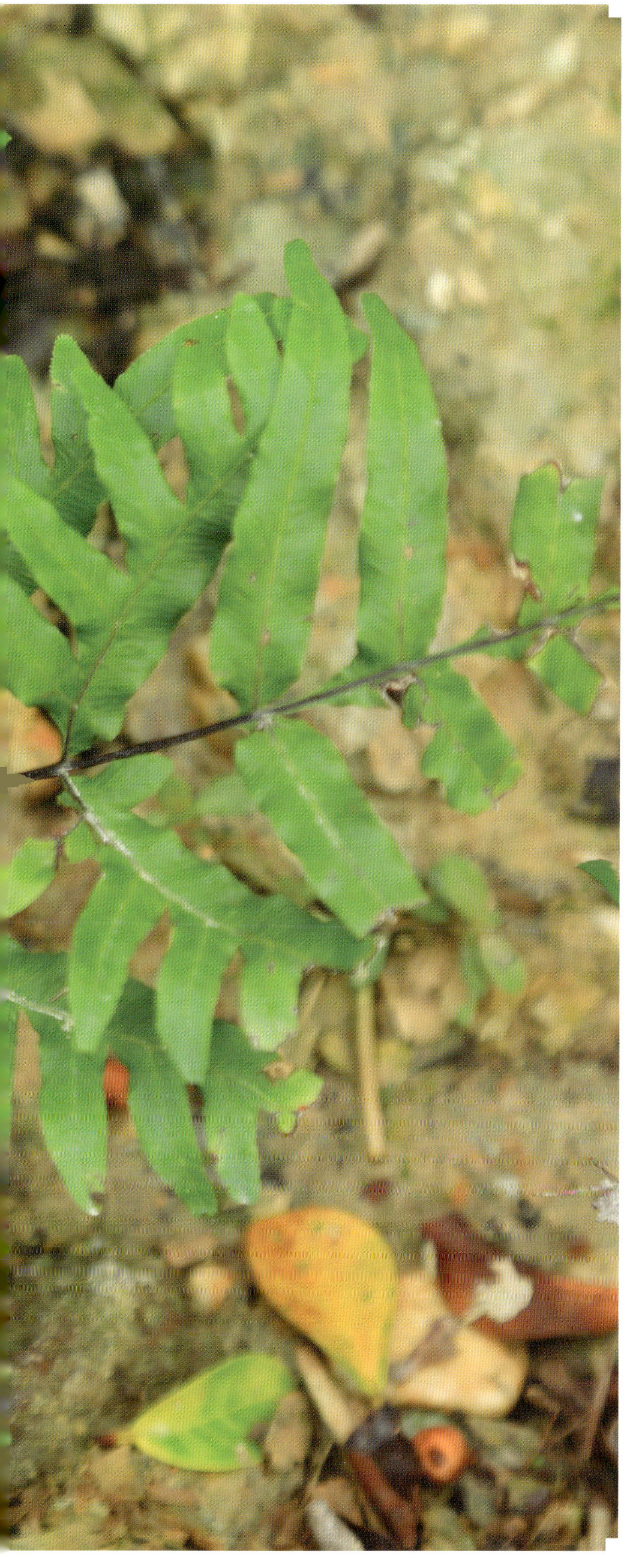

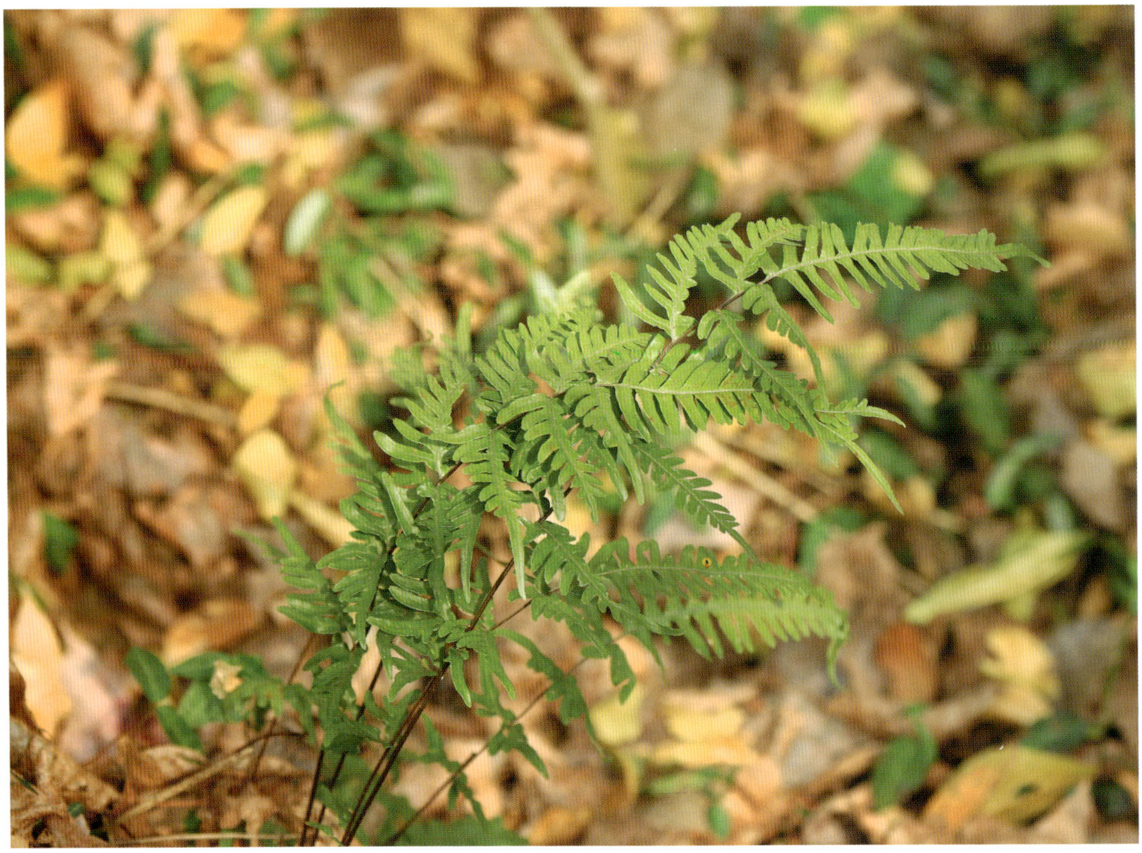

半边旗

识别特征

多年生草本，高 30 ~ 100 cm。根茎短，匍匐，密被狭披针形、黑褐色鳞片。叶疏生；叶柄粗壮，直立，深褐色，或近基部呈黑色，光亮，裸净与叶轴同；叶近革质，两面无毛，卵状披针形；一回羽状分裂，上部羽状深裂达于叶轴，裂片线形或椭圆形，劲直或呈镰形，全缘，基部下延；下部约在 2/3 处，有近对生半羽状羽片 4 ~ 8 对，疏生，顶端长尖，全缘，上缘不分裂，下缘深裂达于中脉，裂片线形或镰形，基部下延；叶脉明显，单出或分枝。孢子囊群线形，连续排列于叶缘。

生境分布

生长于林下、溪边或墙上等阴湿地。分布于华南、西南及浙江、江西、福建、台湾、湖南等地。

采收加工

全年可采，全草洗净，鲜用或晒干。根茎采挖后，除去叶须、根和鳞叶，洗净，趁鲜切片，干燥。

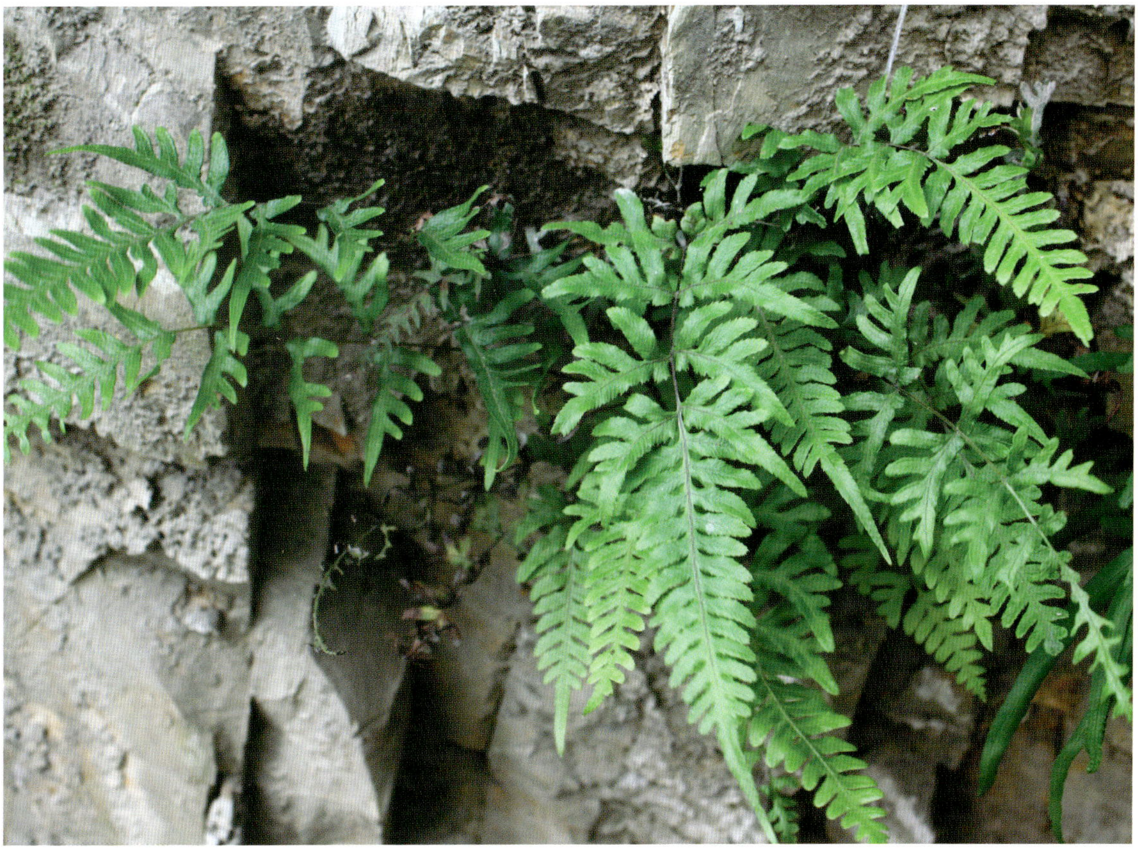

半边旗

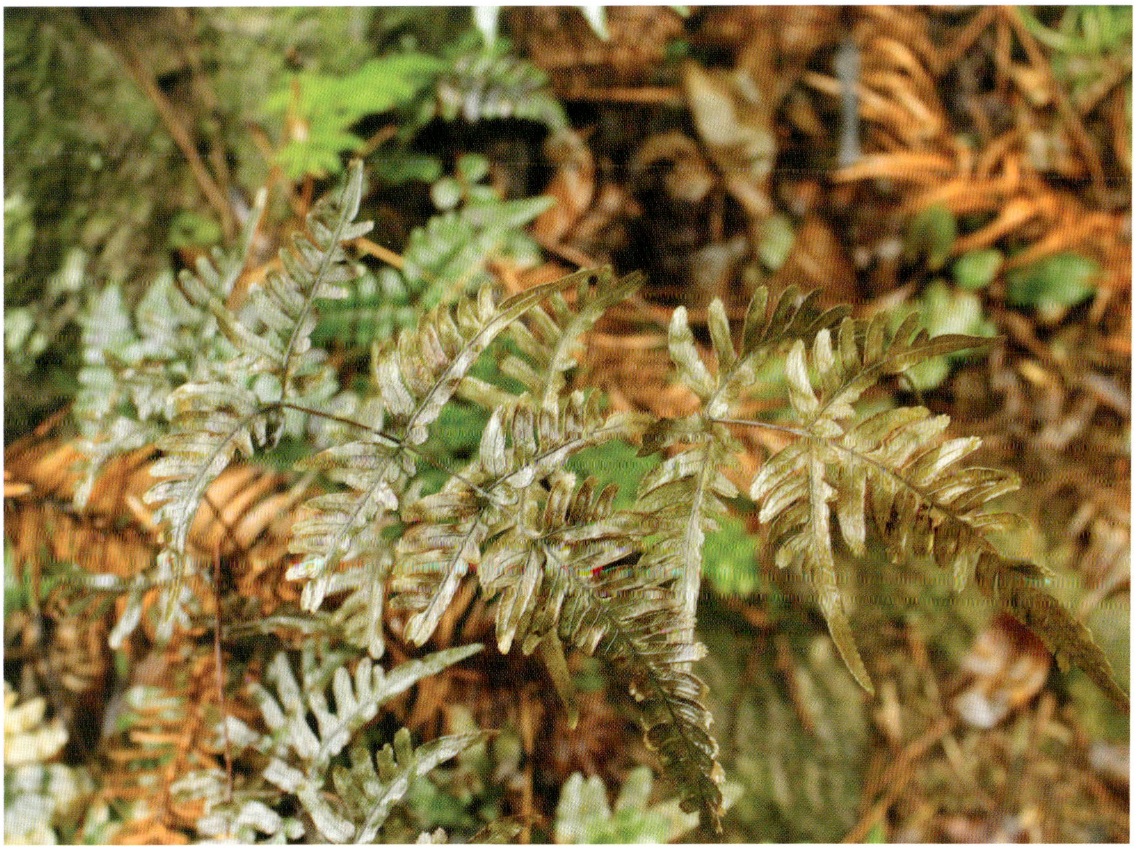

半边旗

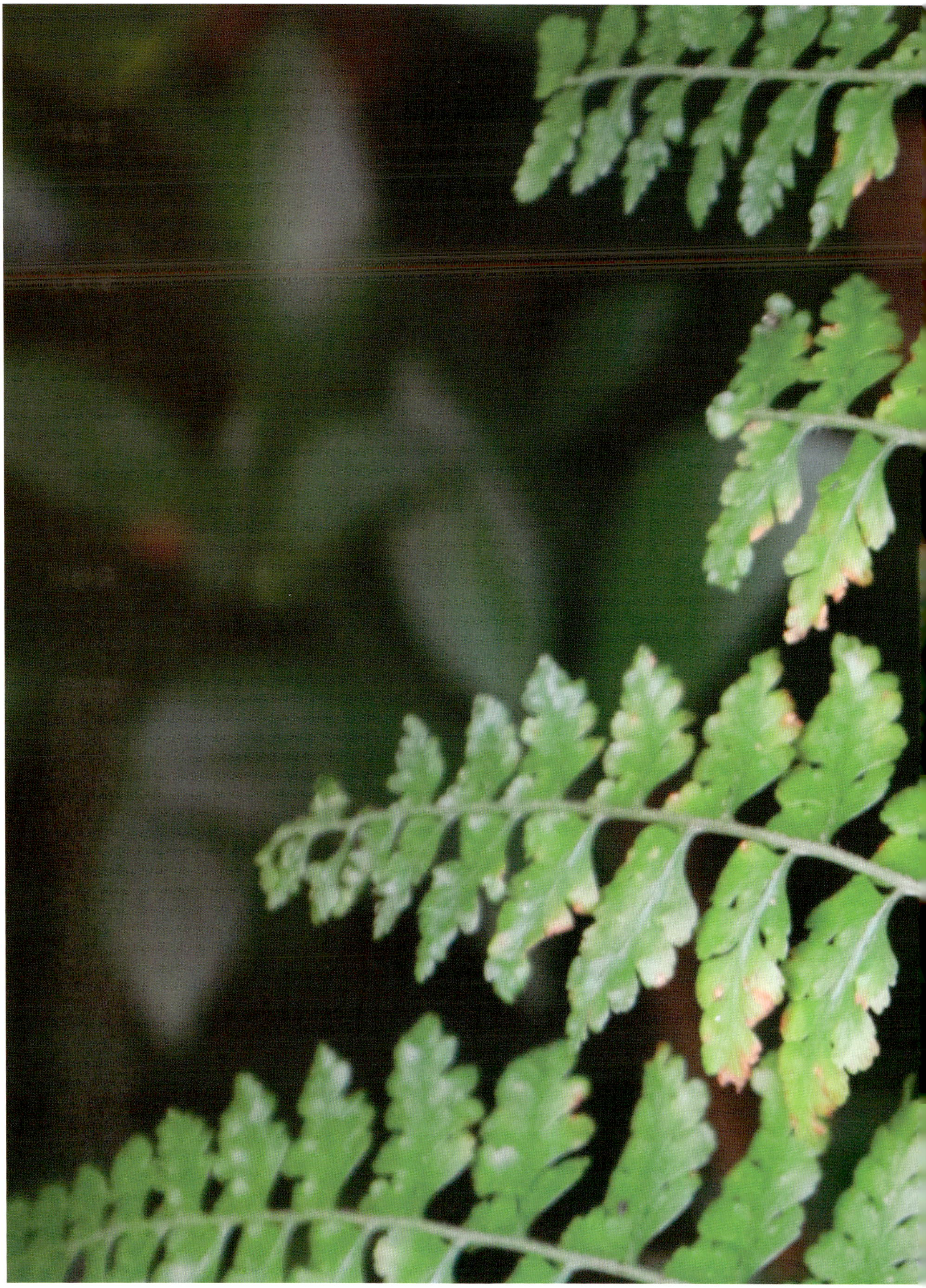

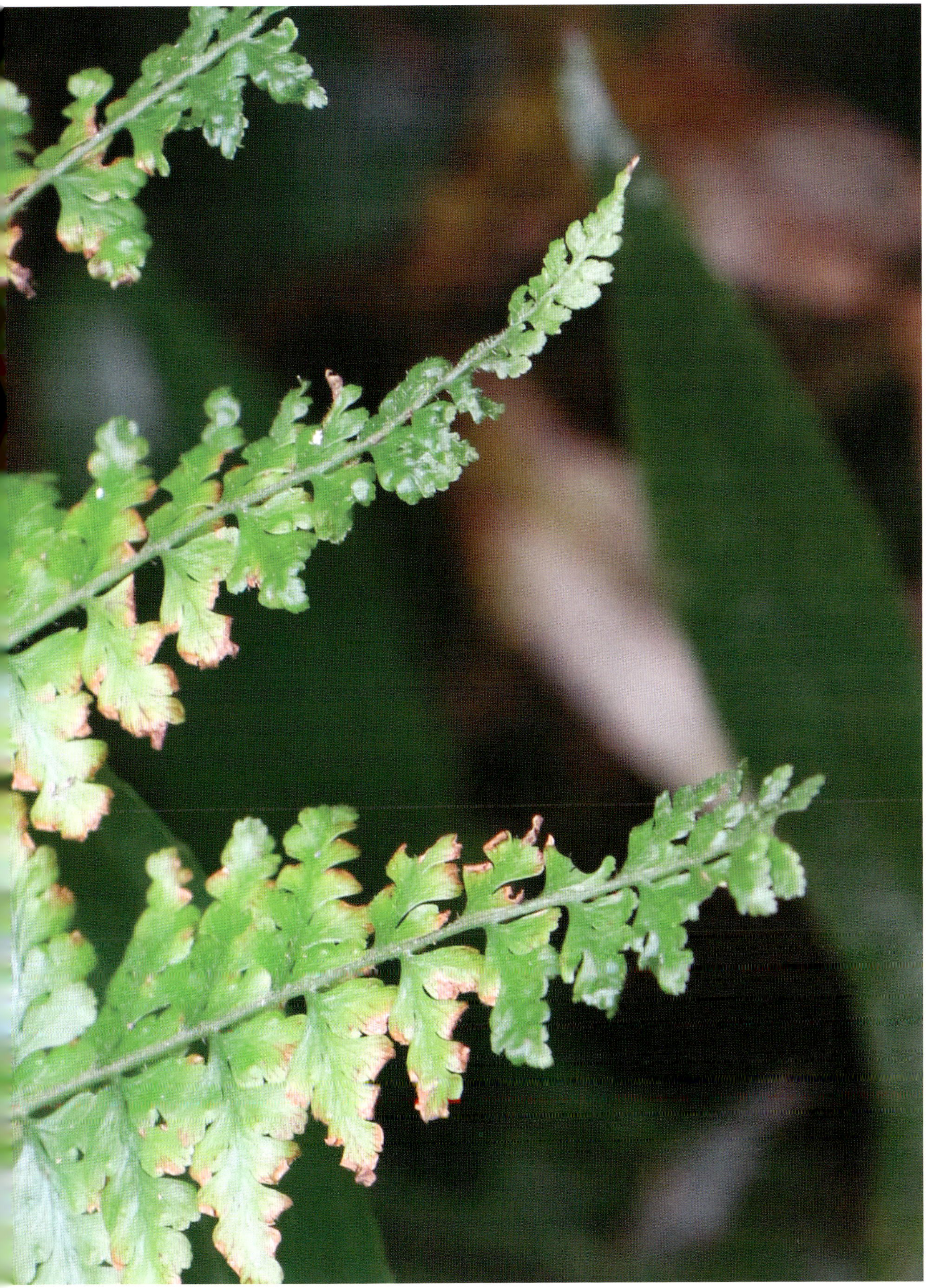

半边旗

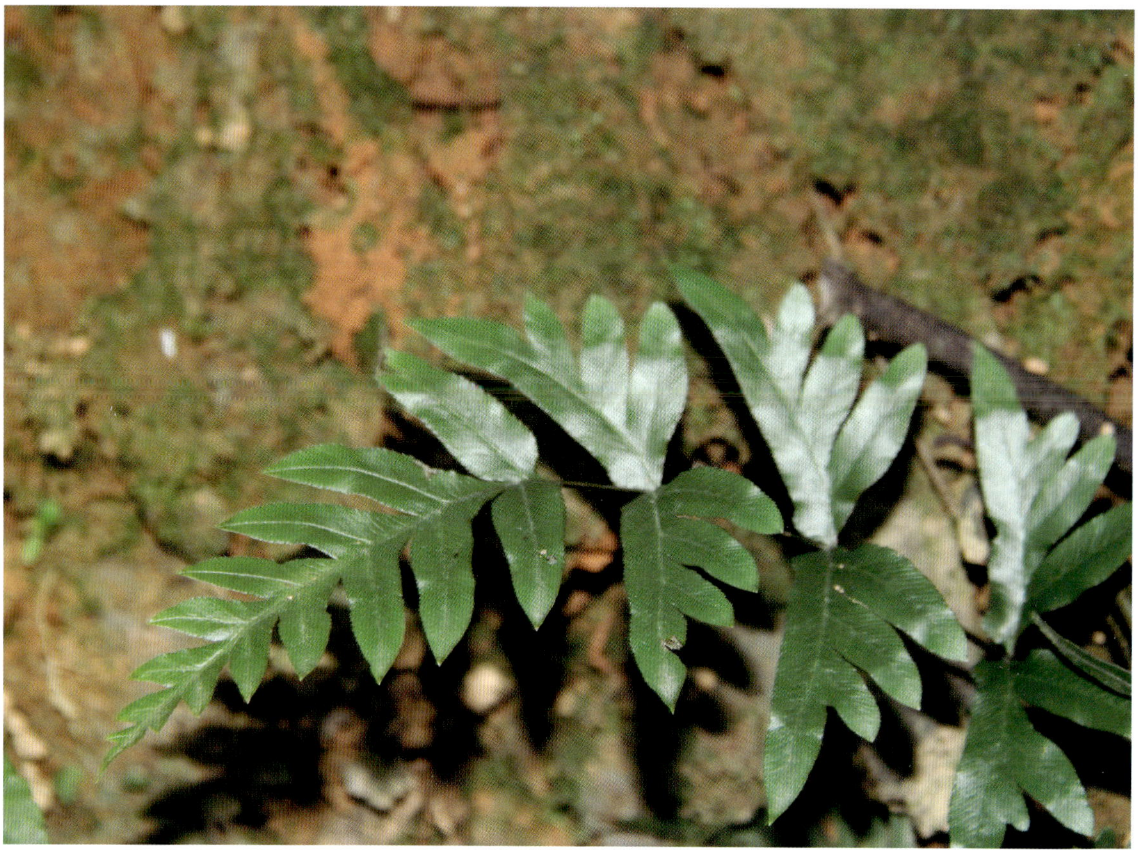

半边旗

药材鉴别

本品长 30 ~ 60 cm。根状茎短，横生，密被黑褐色鳞片，下有稀疏黑褐色须根。叶片疏生于茎节处，叶柄粗壮而直立，紫褐色至黑色光亮，略具棱；叶片二型，草质，青绿色至淡紫绿色，具有孢子囊的叶片卵状披针形，二回羽状深裂，顶部为羽状深裂，羽片近三角形，侧生的羽片不对称或近于对生，只半边有羽状分裂，另半边不分裂，下部羽片有短柄，故称为“半边旗”；无孢子囊的羽片，其裂片有细锯齿；叶片两面无毛，叶脉通常二叉分歧。孢子囊群线形，连续排列于叶缘。气无，味辛，嚼之有灼舌感。以叶片青绿色、带细小根茎者为佳。

功效主治

止血，生肌，解毒，消肿。主治吐血，外伤出血，发背，疔疮，跌打损伤，目赤肿痛。

用法用量

内服：10 ~ 15 g，煎汤。外用：捣敷、研末撒或煎水洗。

民族药方

1．疔疮肿毒　半边旗 30 g，紫花地丁、野菊花各 15 g。水煎服，同时用上三味鲜草捣烂外敷。

2．目赤红肿　半边旗 30 g，细叶小龙胆草 10 g。水煎服。

3．止吐血　生半边旗 1 握。捣烂，米泔水冲取汁饮。

4．止血埋口　生半边旗适量。捣烂敷或干粉撒刀斧伤处。

5．马口疔　半边旗嫩叶 2 份，红糖 1 份。捣烂敷。

6．中风　半边旗、石菖蒲、马蹄决明各 9 g。水煎服。

使用注意

虚证水肿忌用。

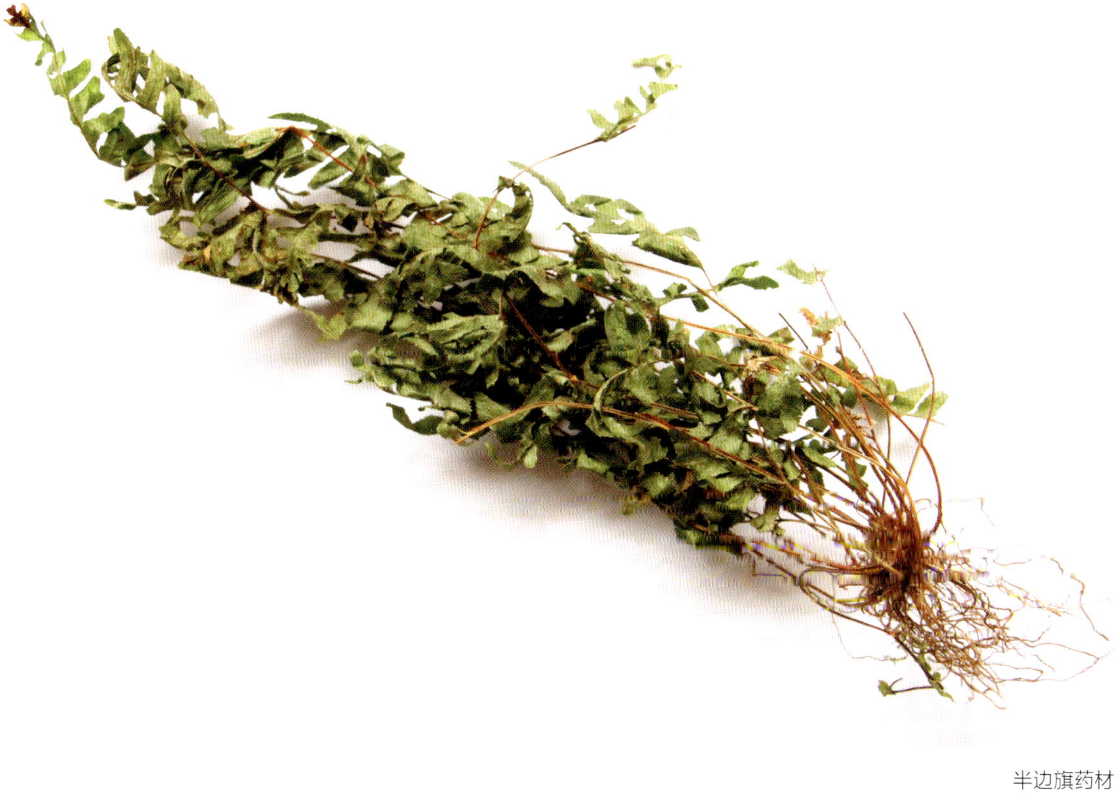

半边旗药材

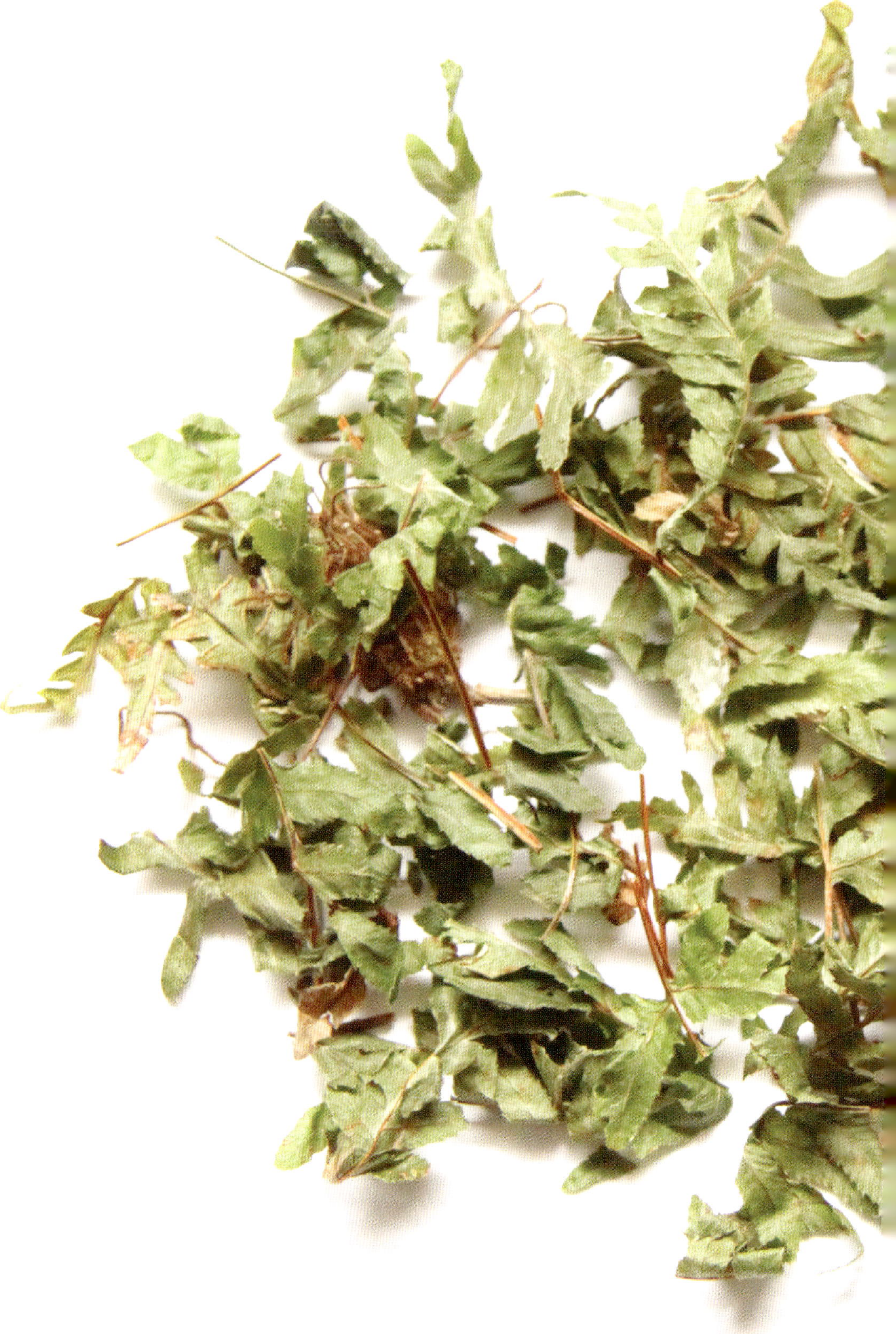

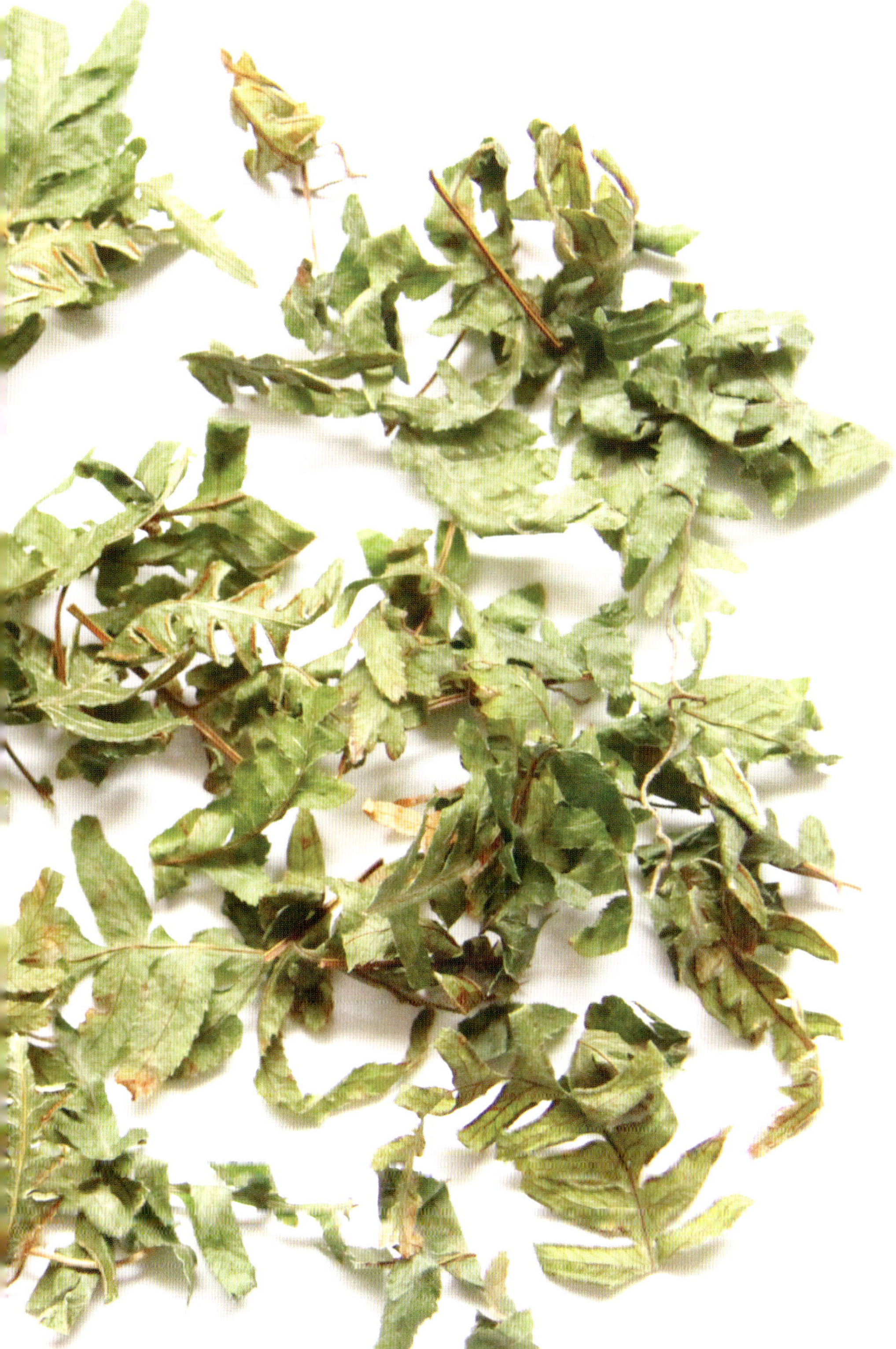

半边旗饮片

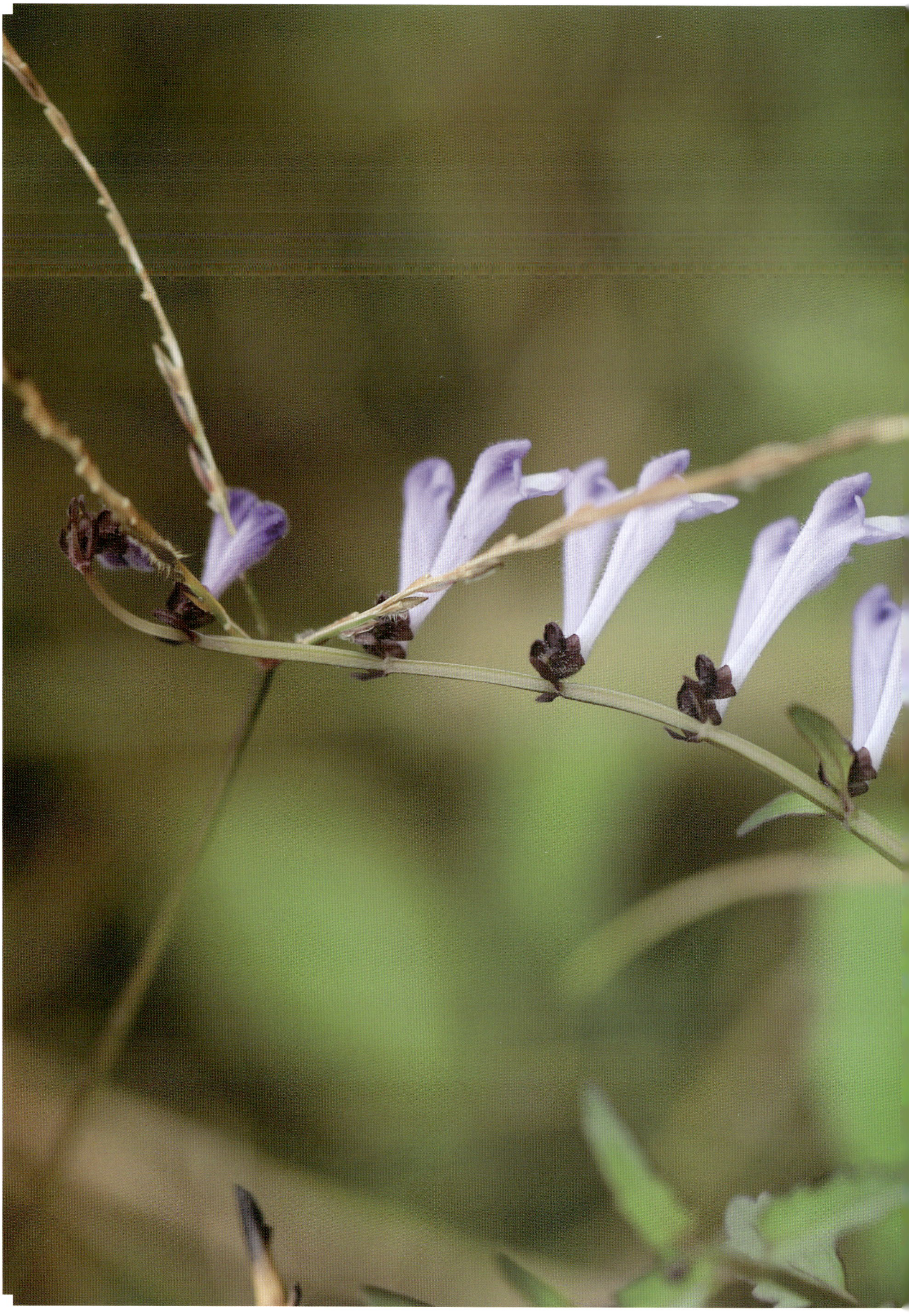

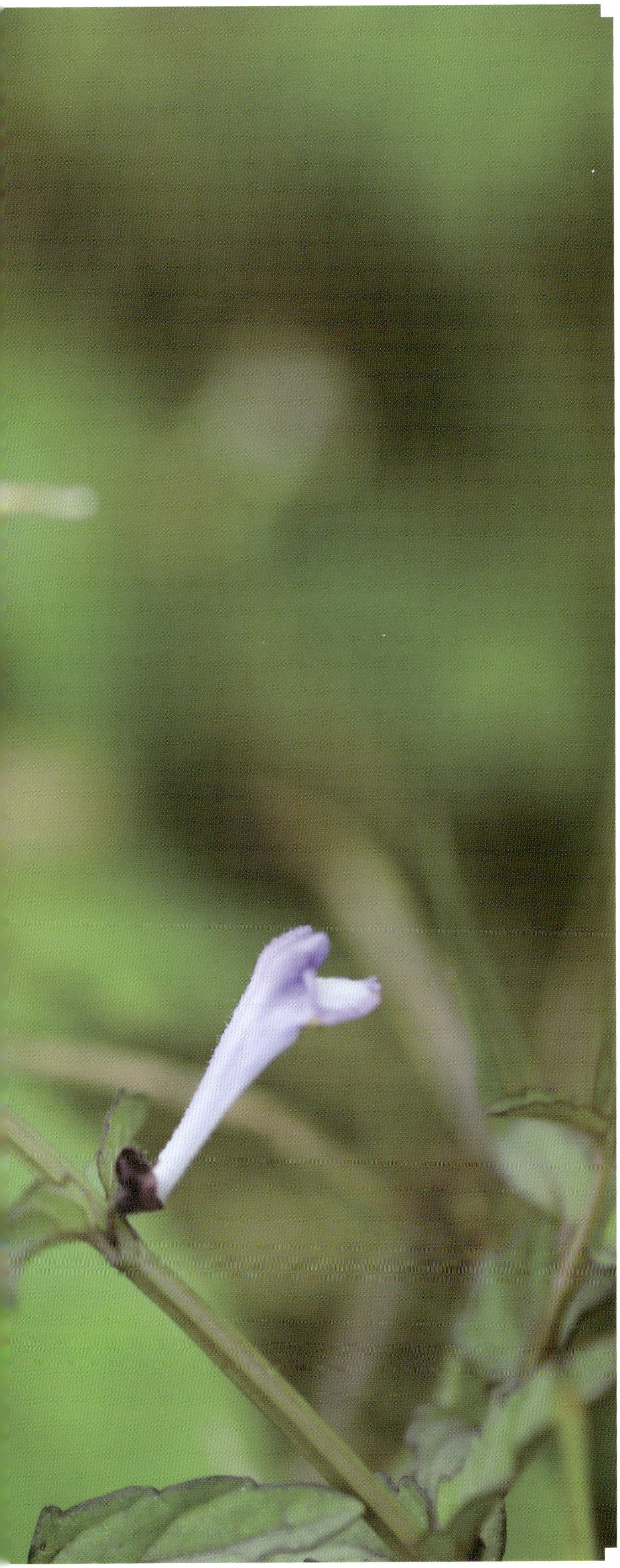

半枝莲

【水药名】仰拢。

【别　名】通经草、半向花、四方草、狭叶向天盏、狭叶韩信草。

【来　源】本品为唇形科植物半枝莲 *Scutellaria barbata* D.Don 的全草。

【性味归经】味辛，性凉。归心、小肠、肺经。

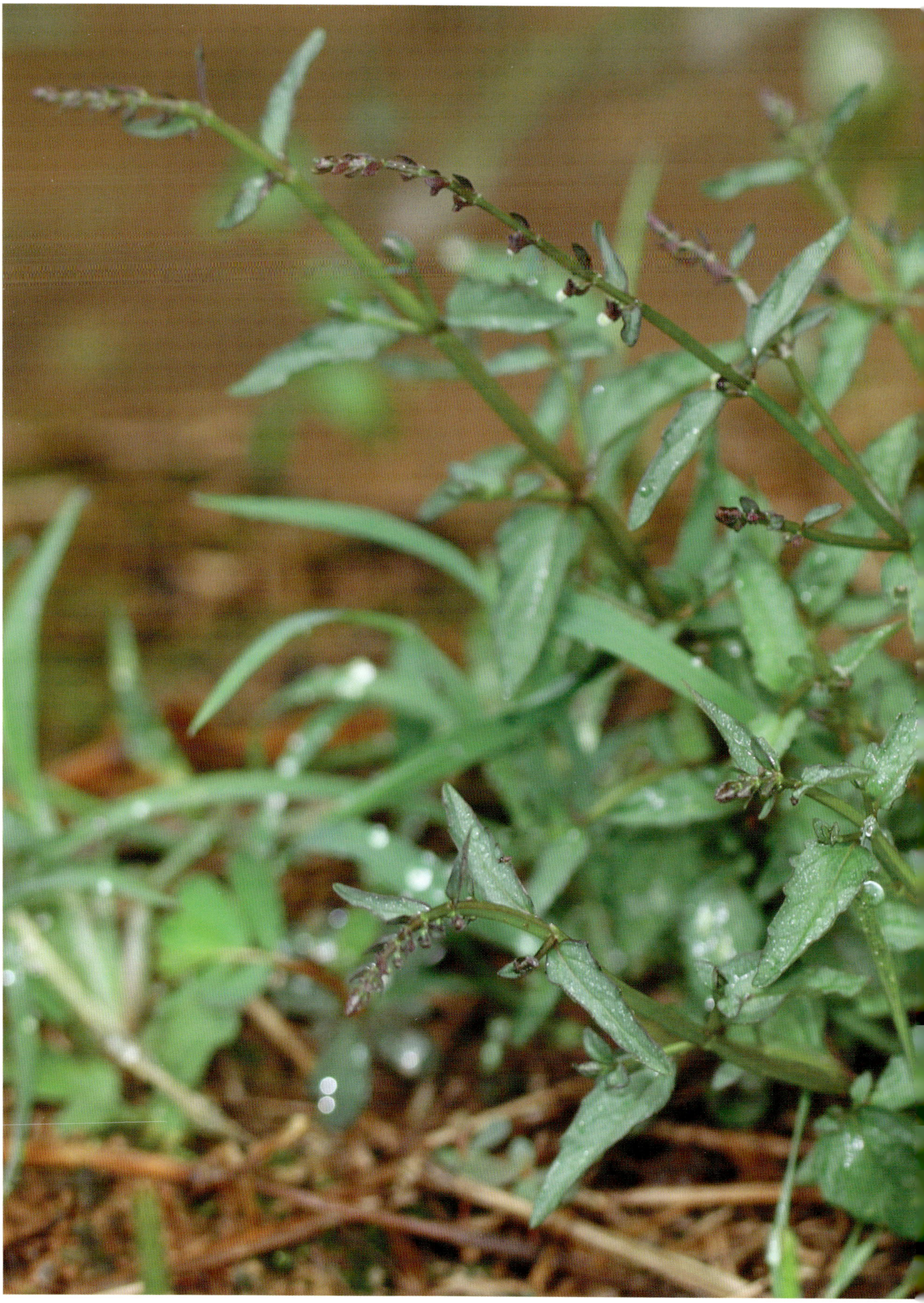

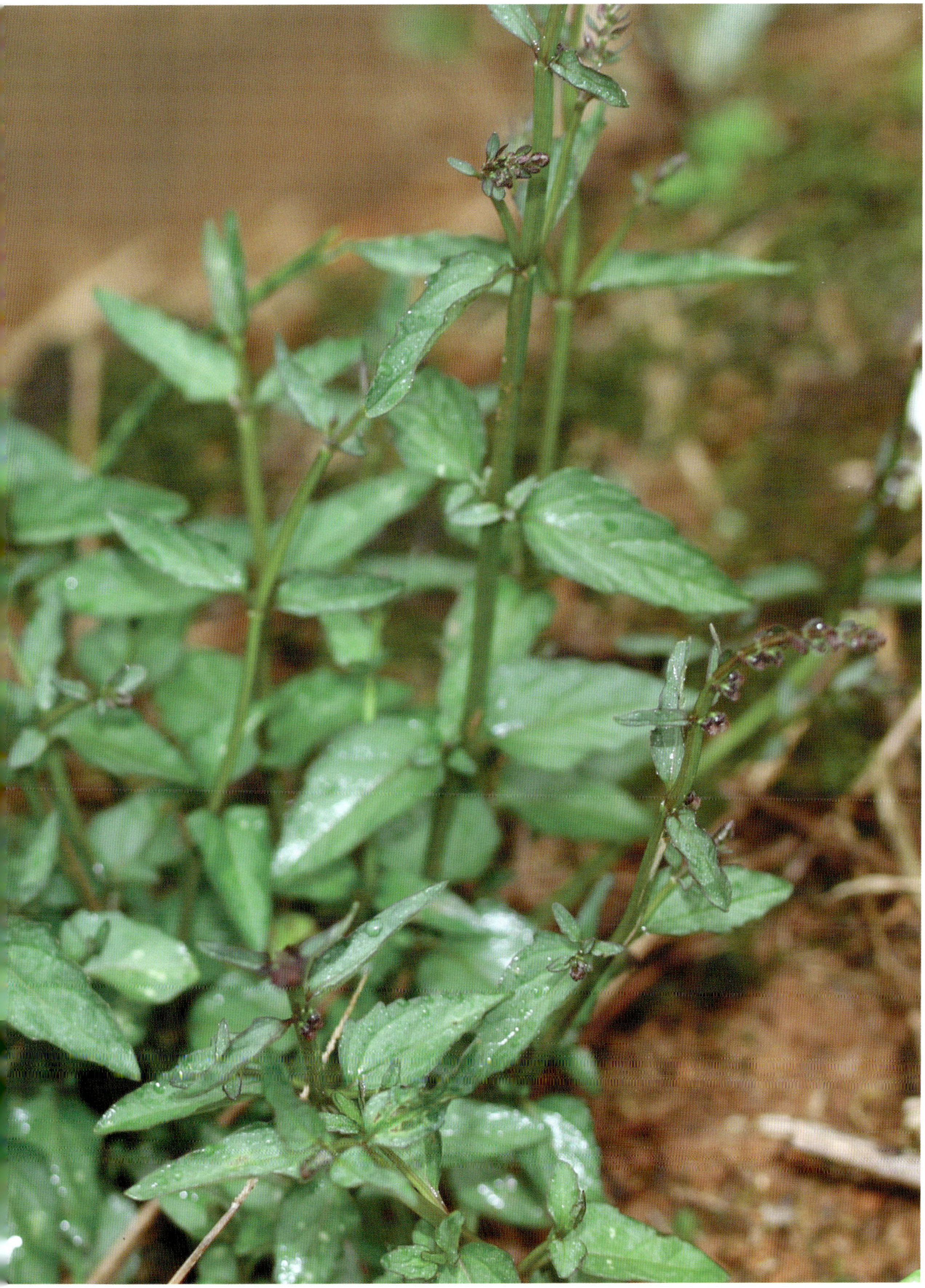

半枝莲

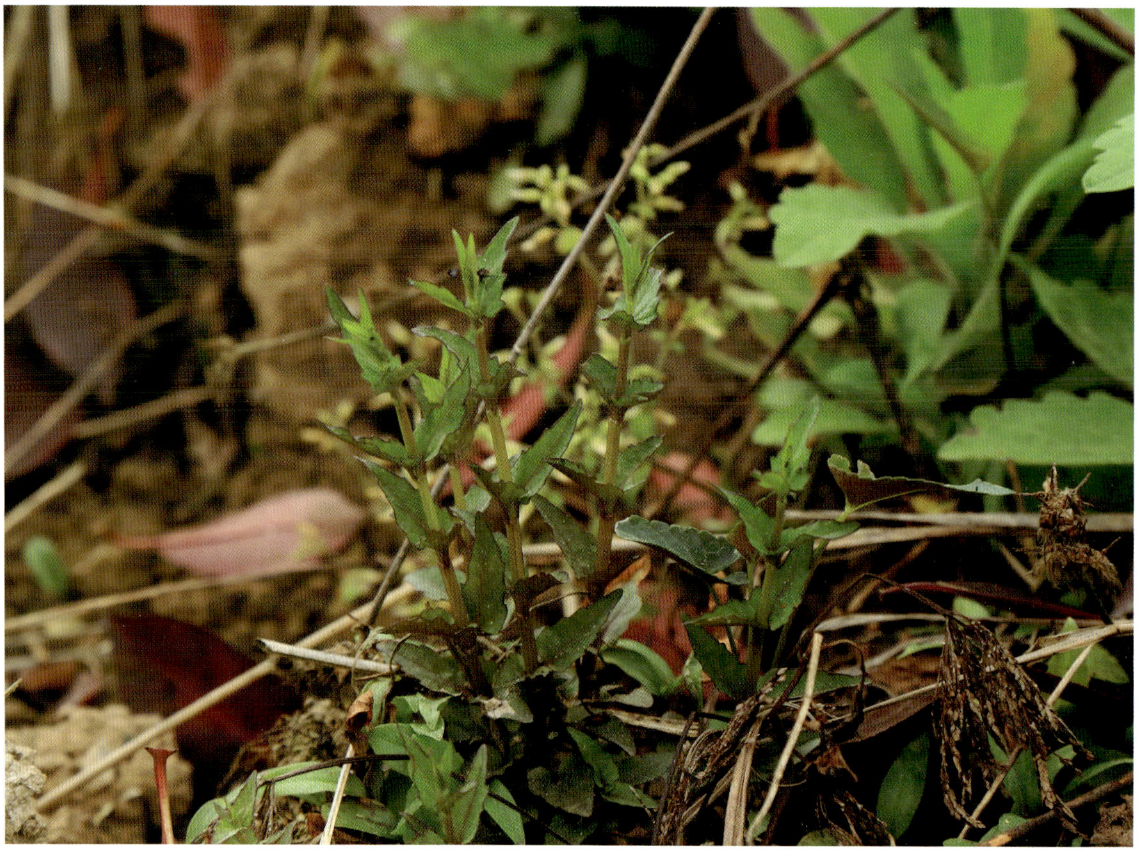

半枝莲

识别特征

多年生草木，根须状。茎直立，四棱形，高 15 ~ 50 cm。叶对生，卵形至披针形，长 3 ~ 5 cm，宽 0.5 ~ 1.2 cm，基部截形或心形，先端急尖或稍钝，边缘具疏钝齿；茎下部的叶有短柄，顶端的叶近于无柄。花轮有花 2 朵并生，集成顶生和腋生的偏侧总状花序；花萼钟形，顶端 2 唇裂；花冠浅蓝紫色，管状，顶端 2 唇裂。小坚果球形，横生，有弯曲的柄。花期 5—6 月，果期 6—8 月。

生境分布

生长于池沼边、田边或路旁潮湿处。分布于江苏、广西、广东、四川、河北、山西、陕西、湖北、安徽、江西、浙江、福建、贵州、云南、台湾、河南等省区。

采收加工

夏、秋二季开花时采集，去根和泥土，洗净，晒干或鲜用。

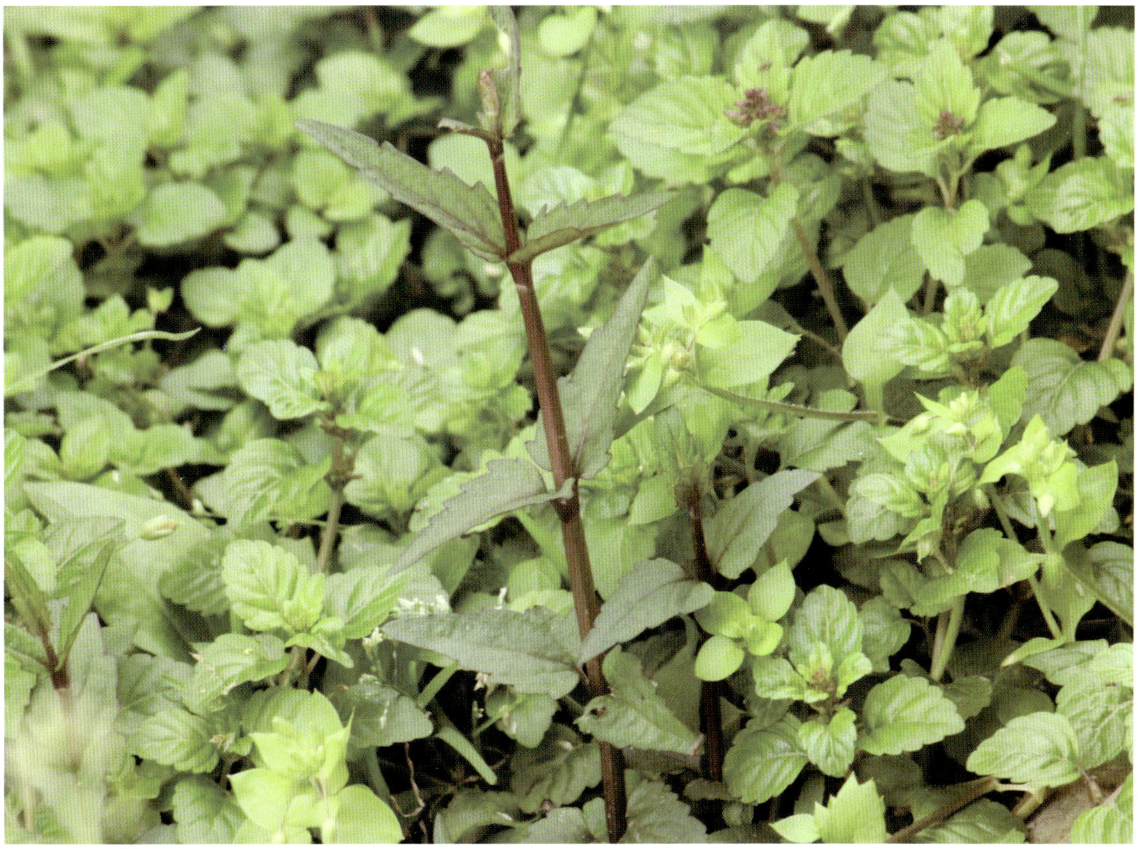

半枝莲

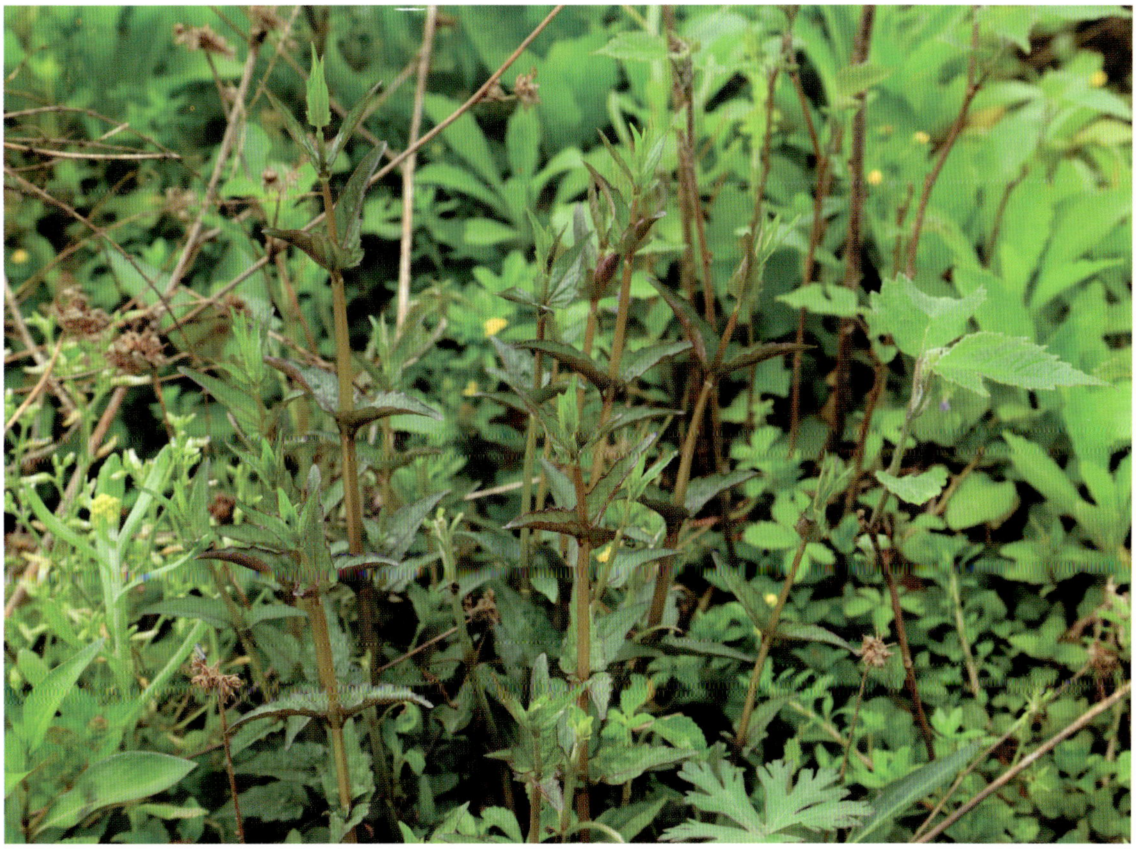

半枝莲

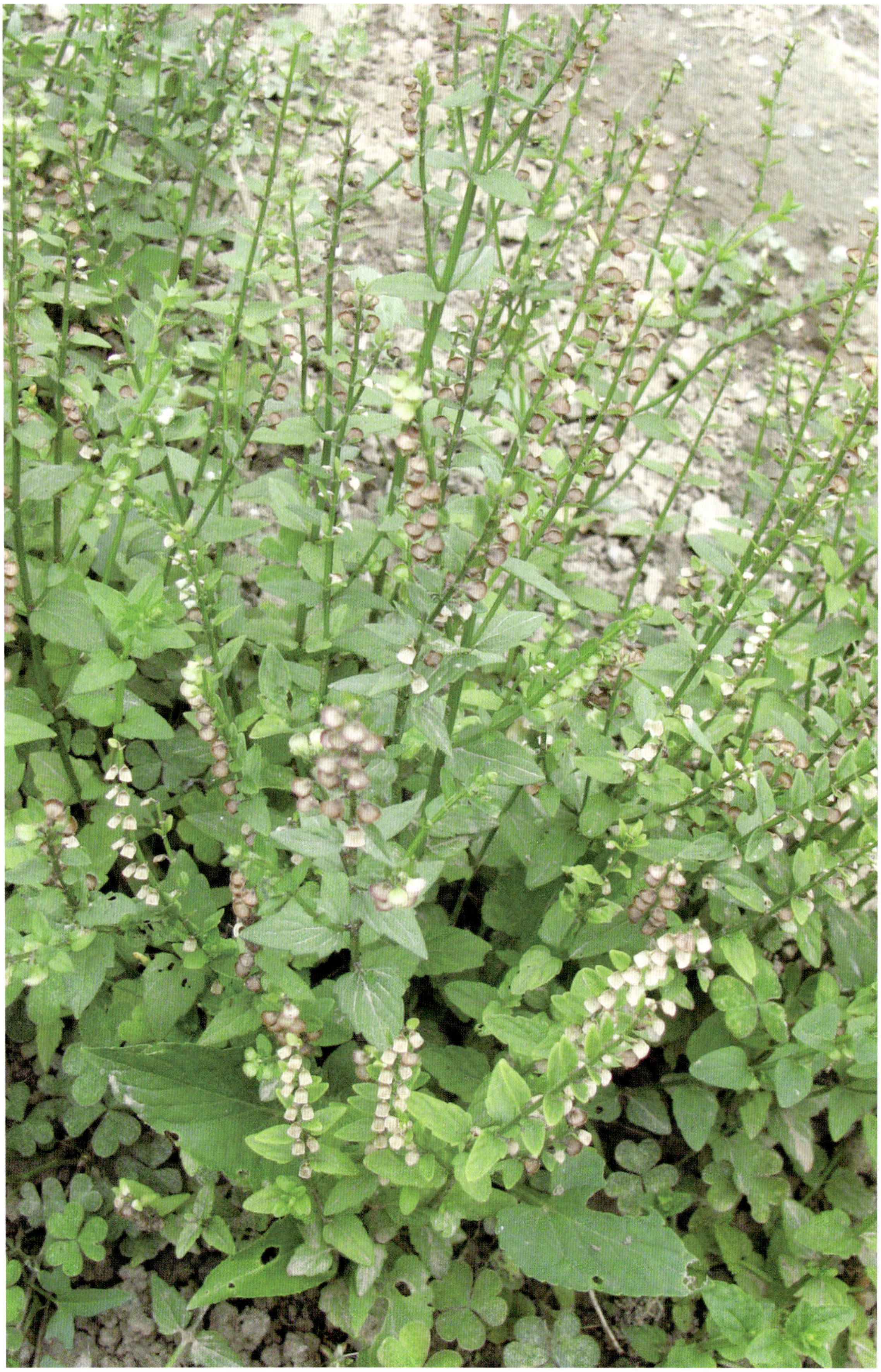

半枝莲

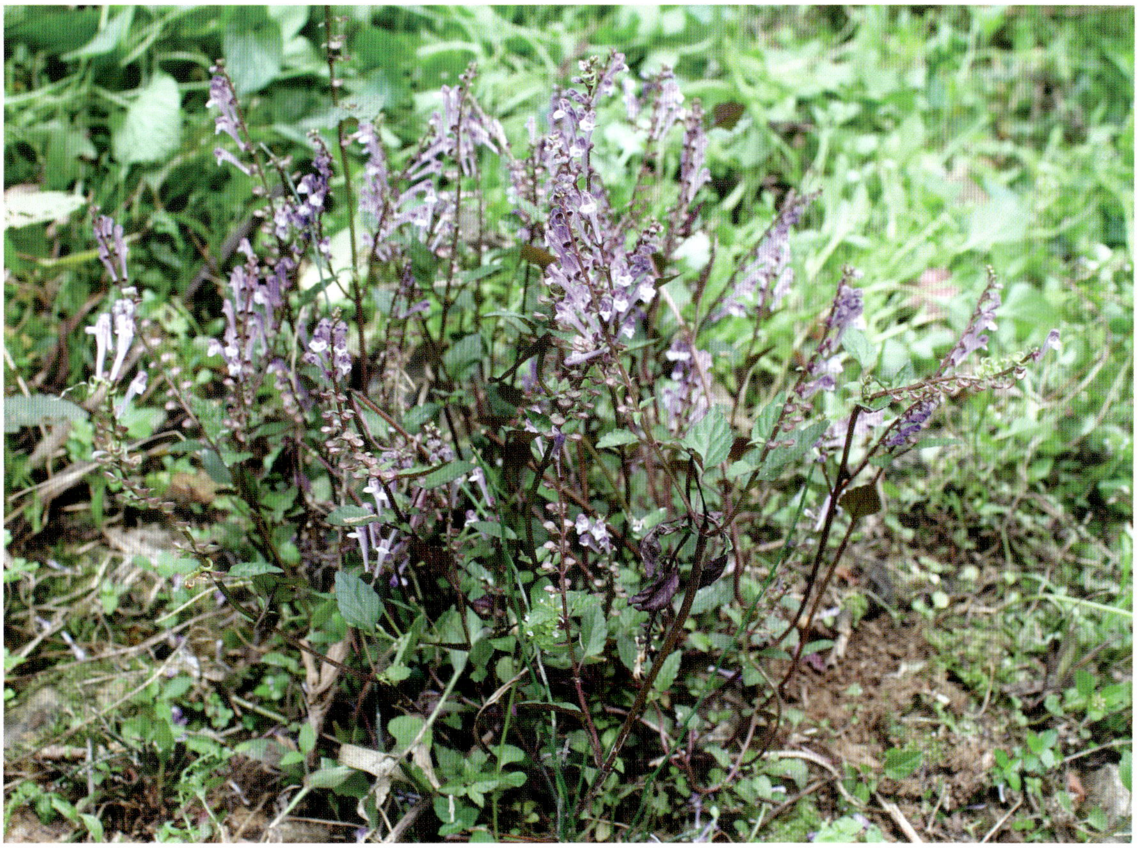

半枝莲

药材鉴别

本品为干燥带根全草，多皱缩成团。根细长，圆柱形，带肉质，表面淡棕黄色，光滑或有细纵纹，生有须根。茎细长多节，灰绿色，靠近根茎部呈淡紫色，有皱缩的纵向纹理，节上有时残留不定根。叶互生，狭长，表面光滑无毛，多皱缩或脱落。花基部筒状，花瓣5片。臭微，有刺激性，味初微甘，后稍辛辣。以干燥、叶绿、根黄、无泥杂者为佳。

功效主治

清热，解毒，散瘀，止血，定痛。主治吐血，衄血，血淋，赤痢，黄疸，咽喉疼痛，肺痈，疔疮，瘰疬，疮毒，癌症，跌打损伤，毒蛇咬伤。

用法用量

内服：15～30 g（鲜品30～60 g），煎汤；或研末，入丸、散服；或捣汁服。外用：鲜品捣敷。

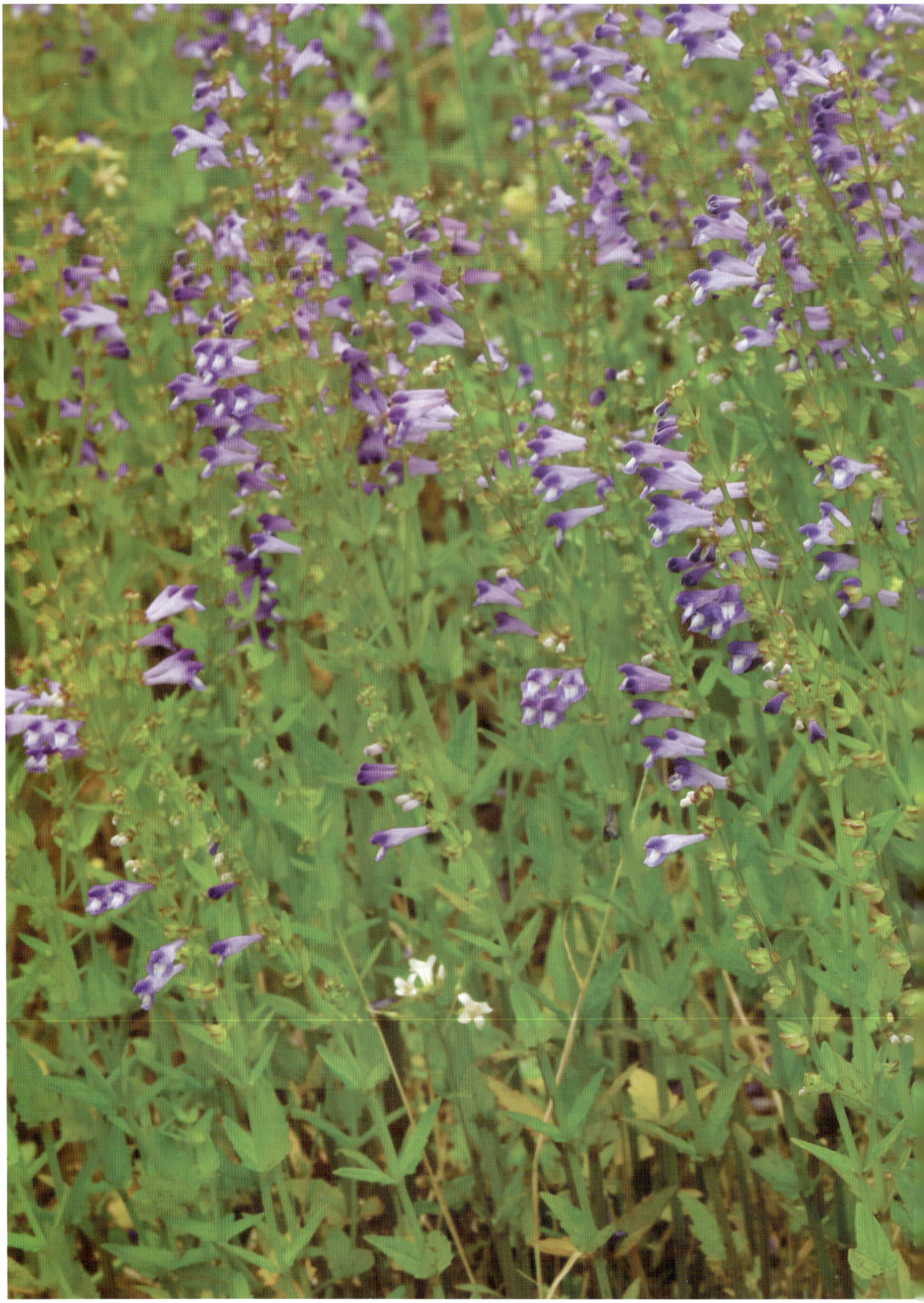

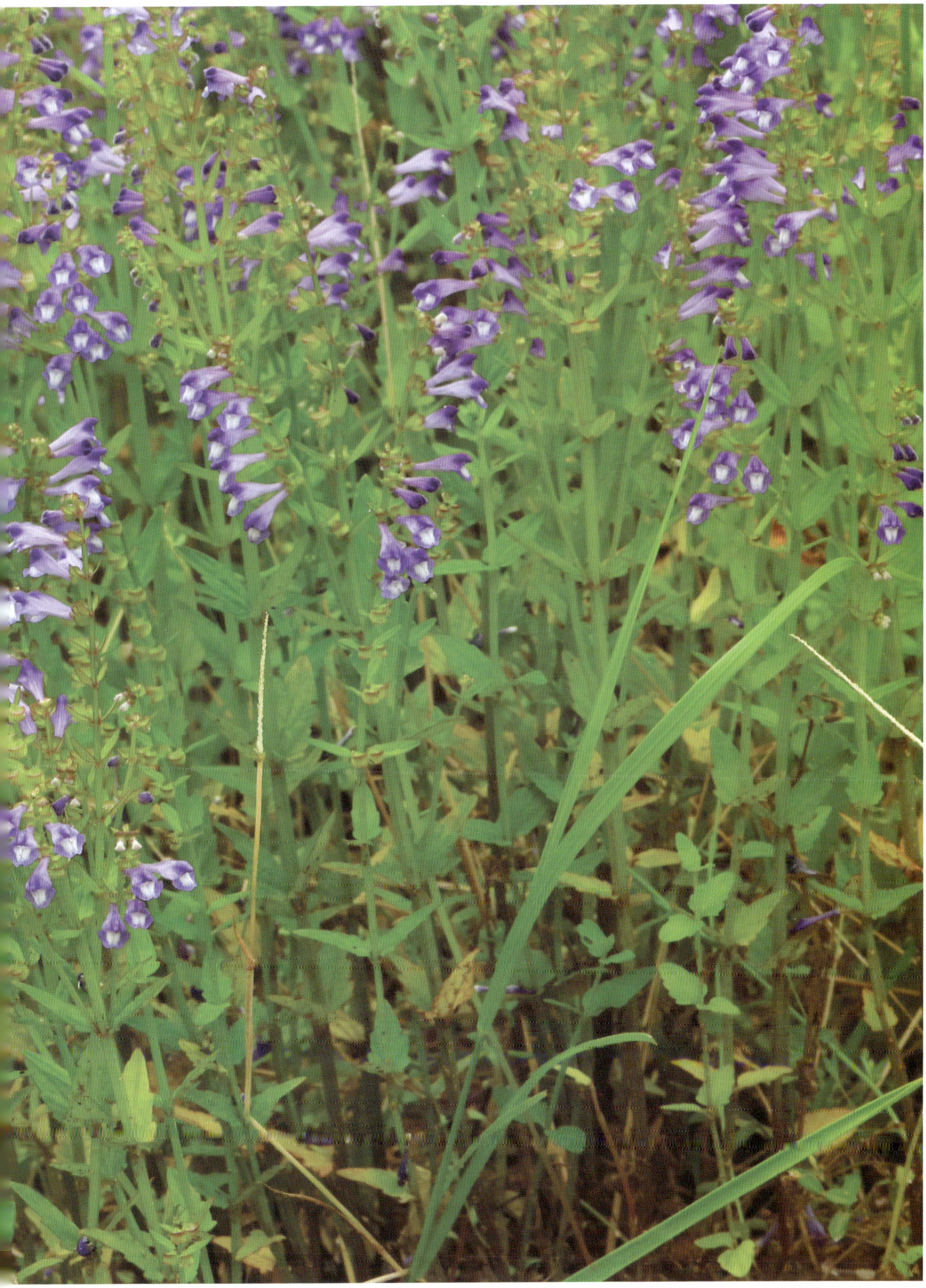

半枝莲

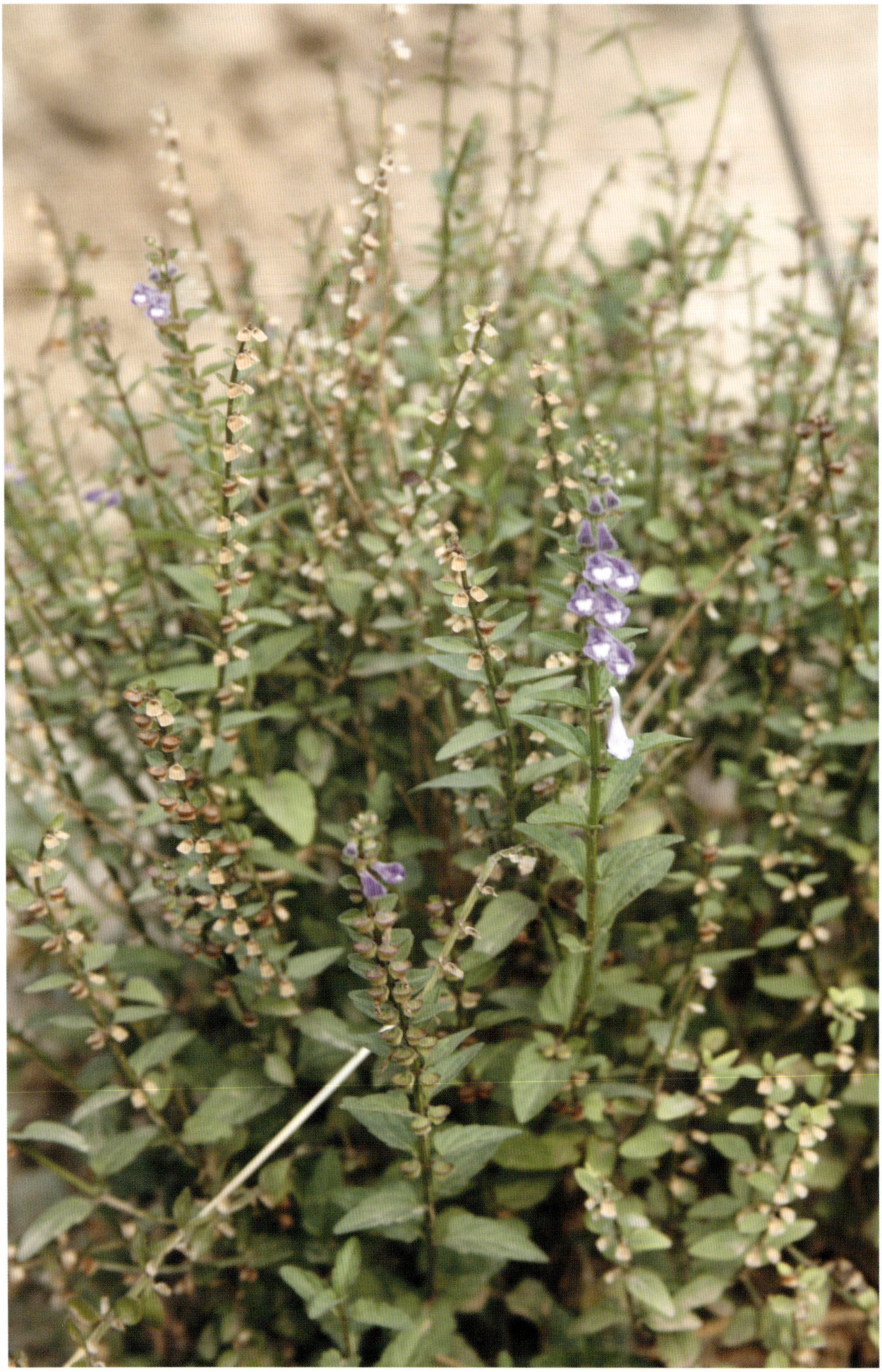

半枝莲

民族药方

1．肝炎，早期肝硬化　半枝莲、白花蛇舌草、白芍、紫花地丁各 15 g，田基黄、贯叶连翘、八角莲、甘草各 10 g，雪胆 5 g。水煎服。

2．泌感，小便尿血疼痛　半枝莲 30 g。煎水调冰糖服。

3．咽喉炎，扁桃体炎　半枝莲、鹿含草、一枝黄花各 15 g。水煎服。

4．肺脓疡　半枝莲、鱼腥草各 30 g。水煎服。

5．肝炎　鲜半枝莲 15 g，大枣 5 个。水煎服。

6．咽喉肿痛　鲜半枝莲、鲜马鞭草各 24 g，食盐少许。水煎服。

7．肺脓疡　半枝莲、鱼腥草各 30 g。水煎服。

8．蛇头疔、淋巴腺炎　鲜半枝莲 30 ~ 60 g。调食盐少许，捣烂外敷。

9．淋巴结核　半枝莲 60 g。水煎服。或半枝莲、水龙骨各 30 g，加猪瘦肉适量。煮熟，吃肉和汤。

10．癌症　半枝莲、蛇葡萄根各 30 g，藤梨根 120 g，水杨梅根 60 g，白茅根、凤尾草、半边莲各 15 g。水煎服。

使用注意

孕妇和血虚者慎服。

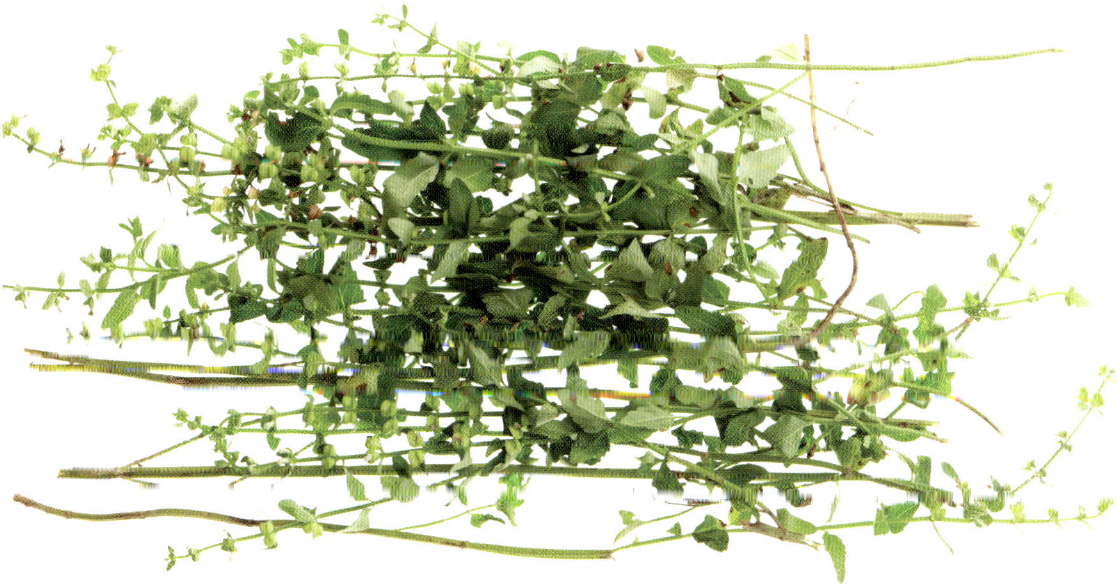

半枝莲药材

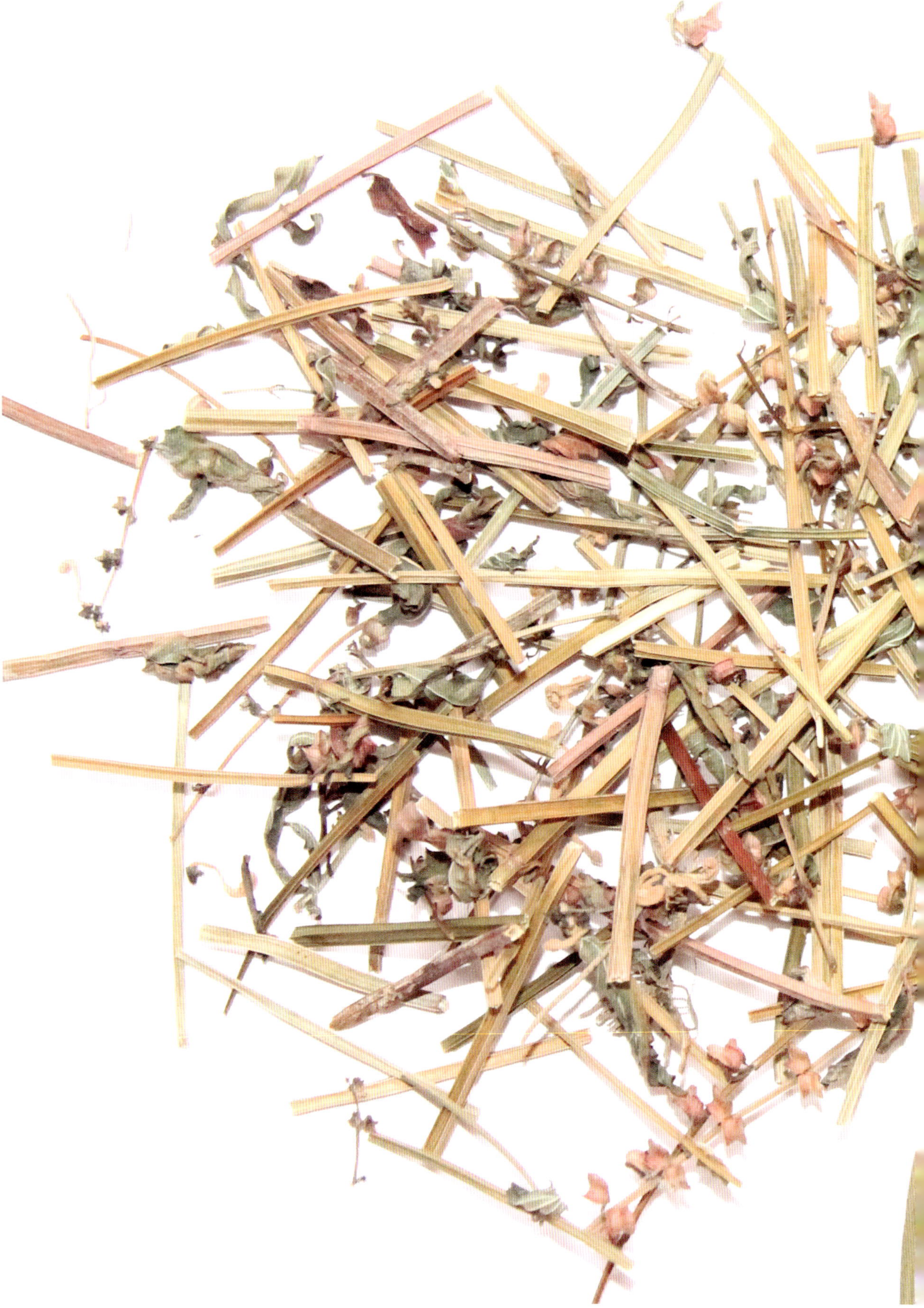

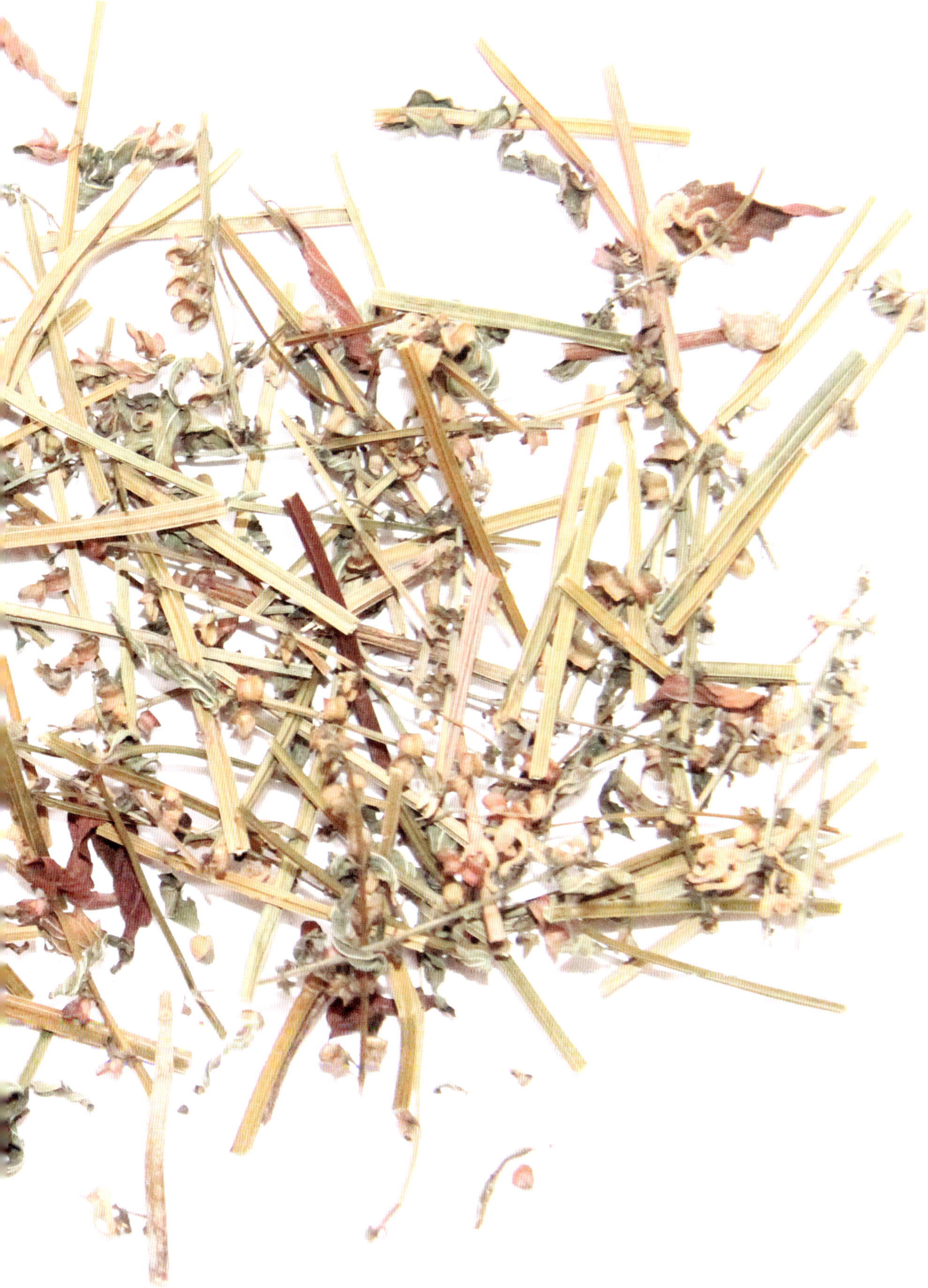

半枝莲饮片

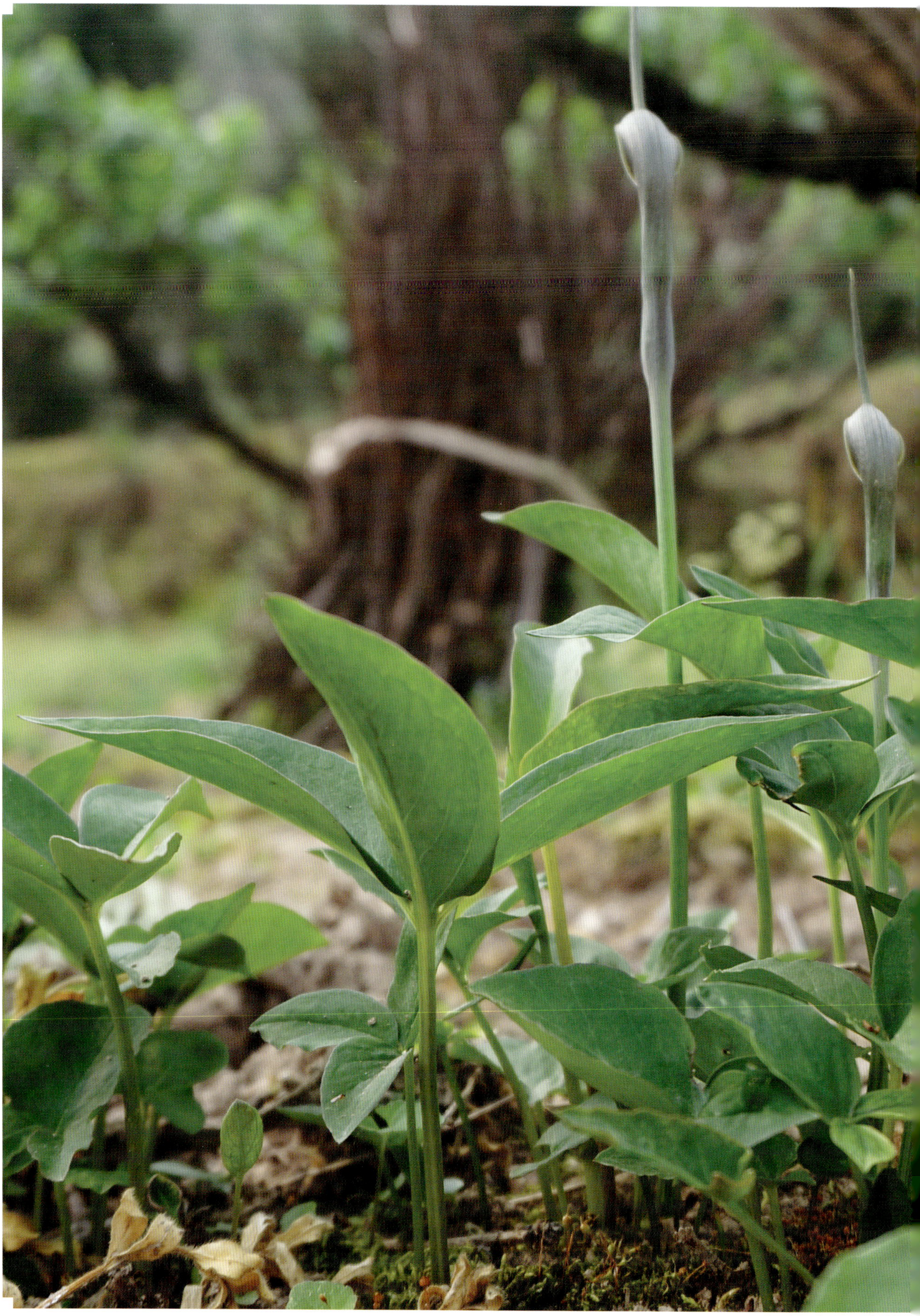

半夏

【水药名】骂爬囊。

【别　名】三步跳、水玉、羊眼半夏、麻芋果、三叶半夏。

【来　源】本品为天南星科植物半夏 *Pinellia ternata* (Thunb.) Breit. 的块茎。

【性味归经】味辛，性温，有毒。归脾、胃、肺经。

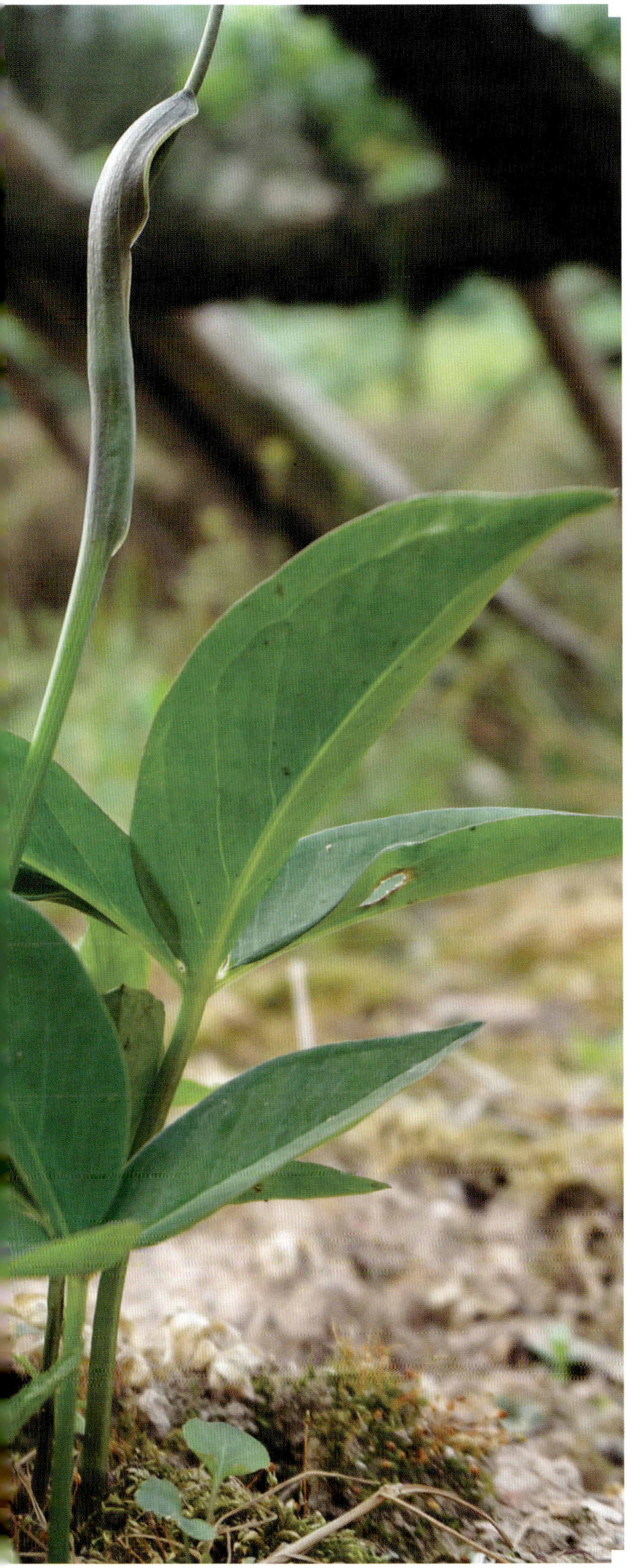

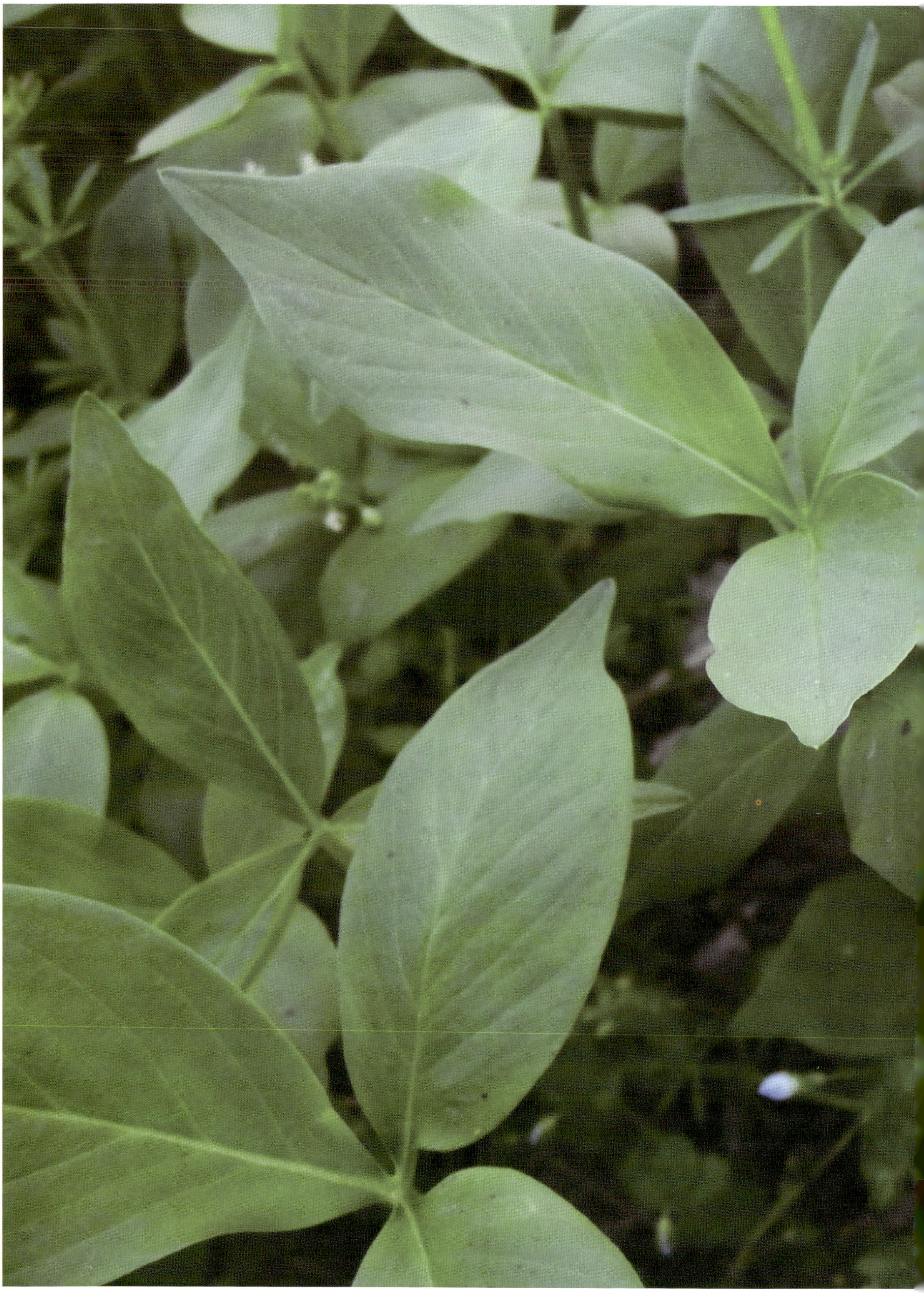

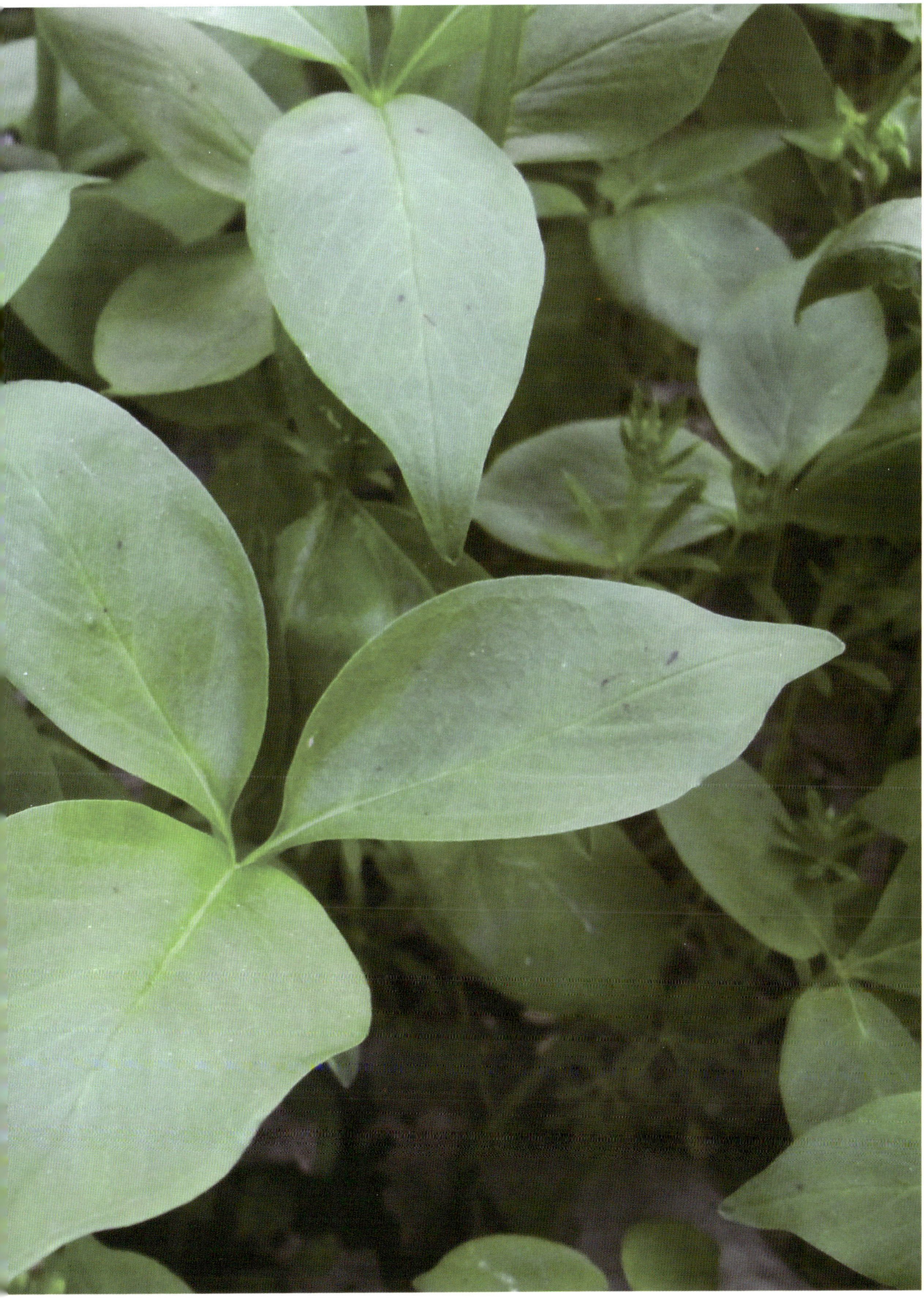

半夏

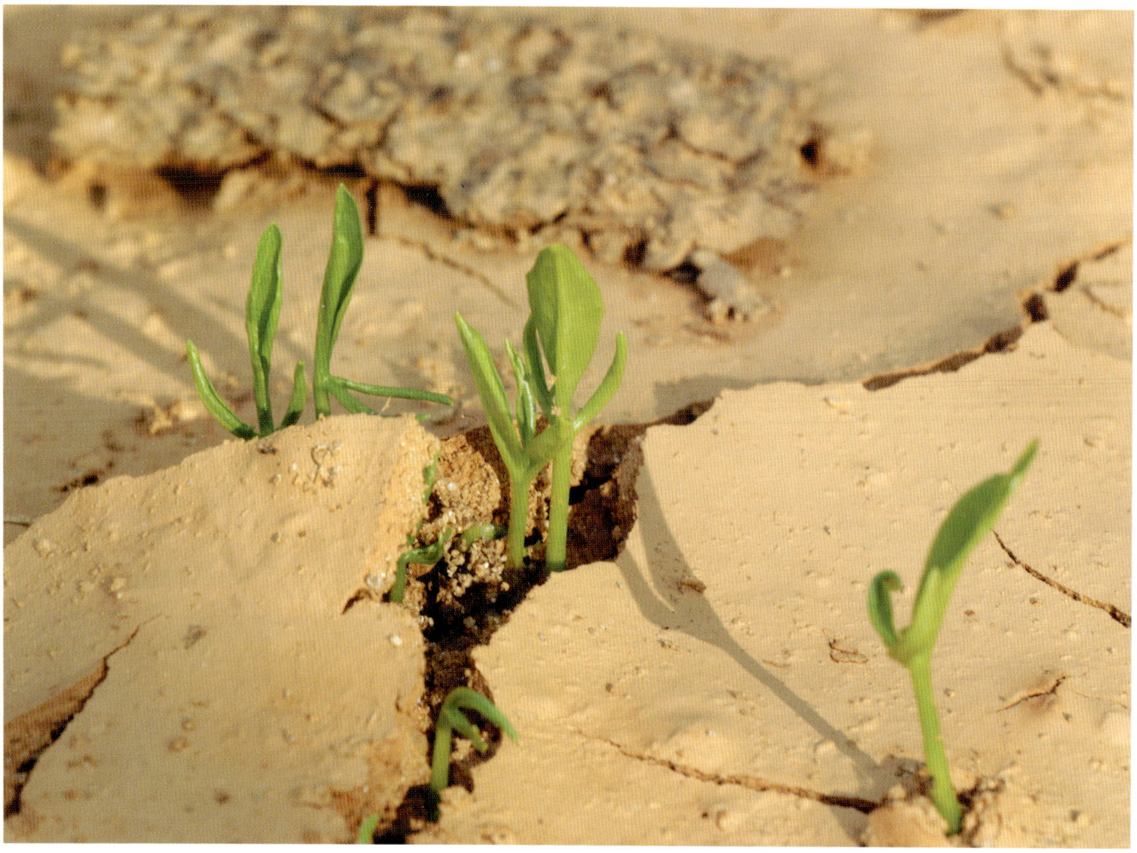

半夏

识别特征

多年生小草本。块茎近球形。叶出自块茎顶端，叶柄长。一年生的叶为单叶，卵状心形，2 ~ 3 年后，叶为 3 小叶的复叶，小叶椭圆形至披针形，中间小叶较大，基部楔形，全缘，两面光滑无毛。肉穗花序顶生，佛焰苞绿色，花序中轴先端延伸呈鼠尾状。浆果卵状椭圆形，绿色。花期 5—7 月，果期 8—9 月。

生境分布

野生于山地、荒坡。分布于四川、贵州、湖北、安徽、江苏、河南、浙江等省。

采收加工

夏、秋二季采挖，洗净，除去外皮，晒干或烘干。

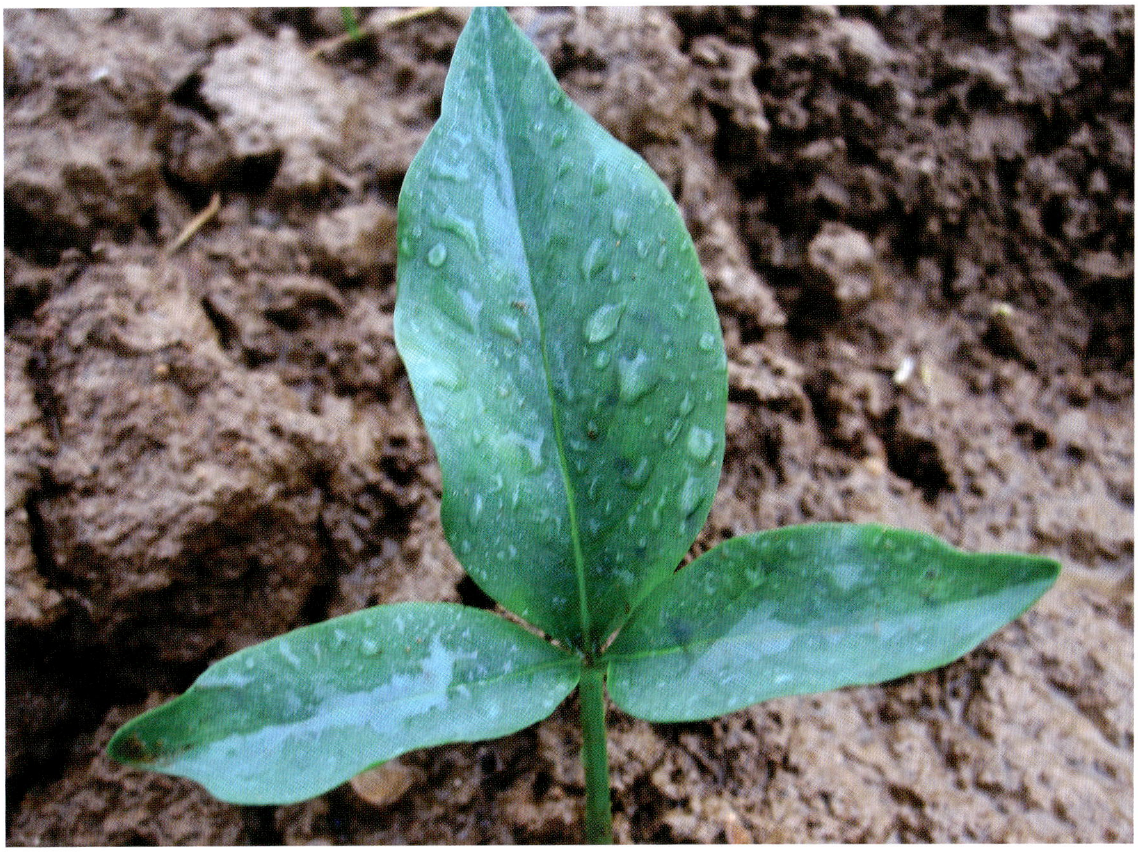

半夏

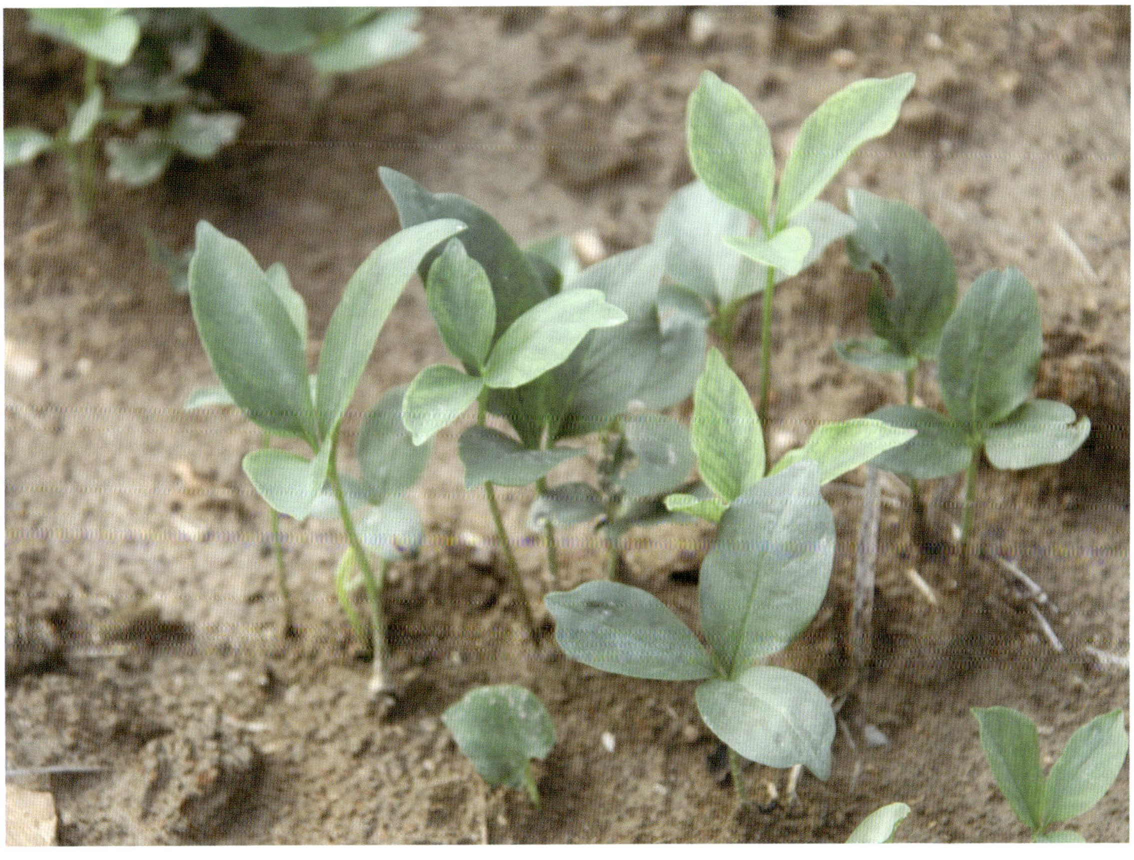

半夏

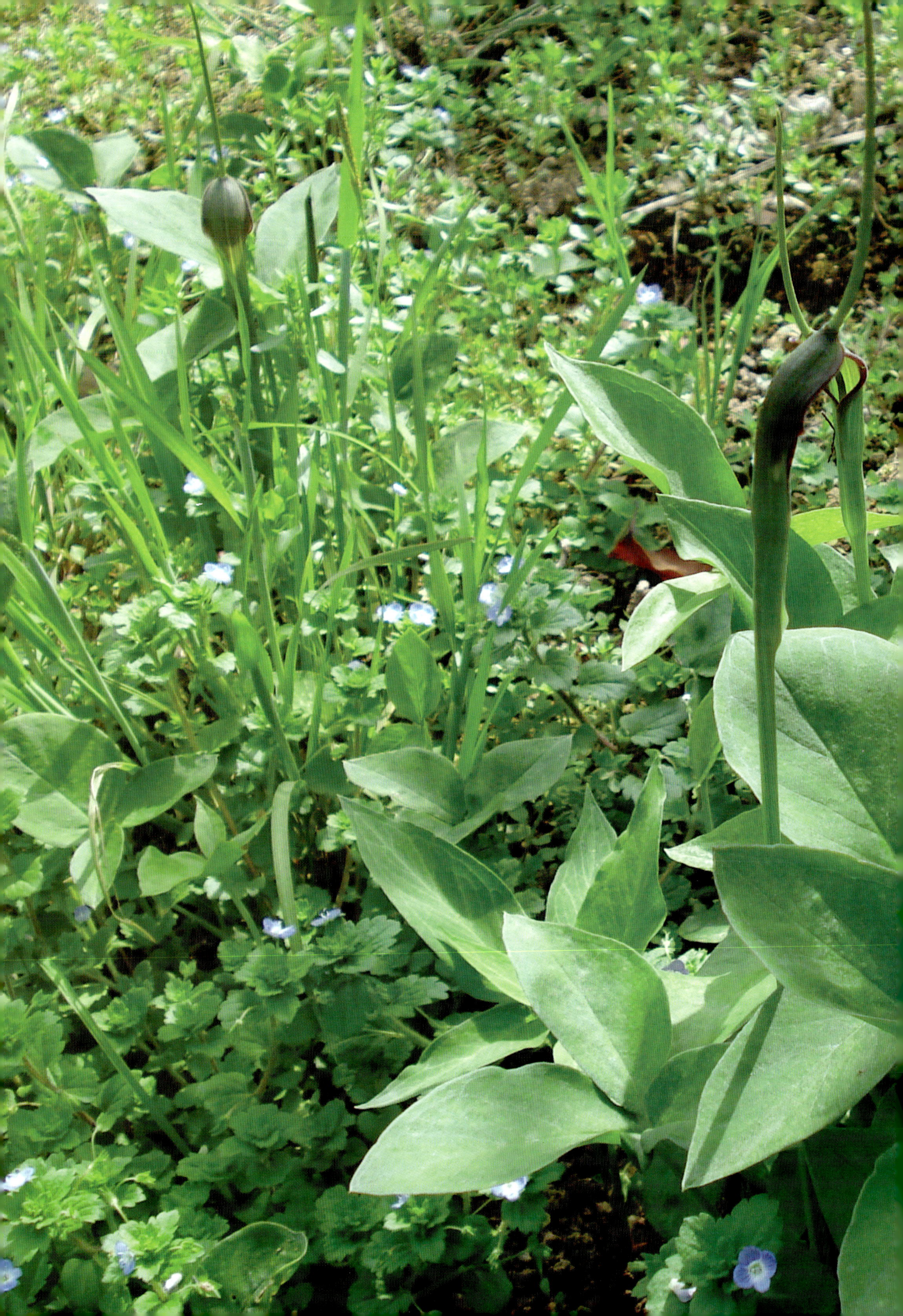

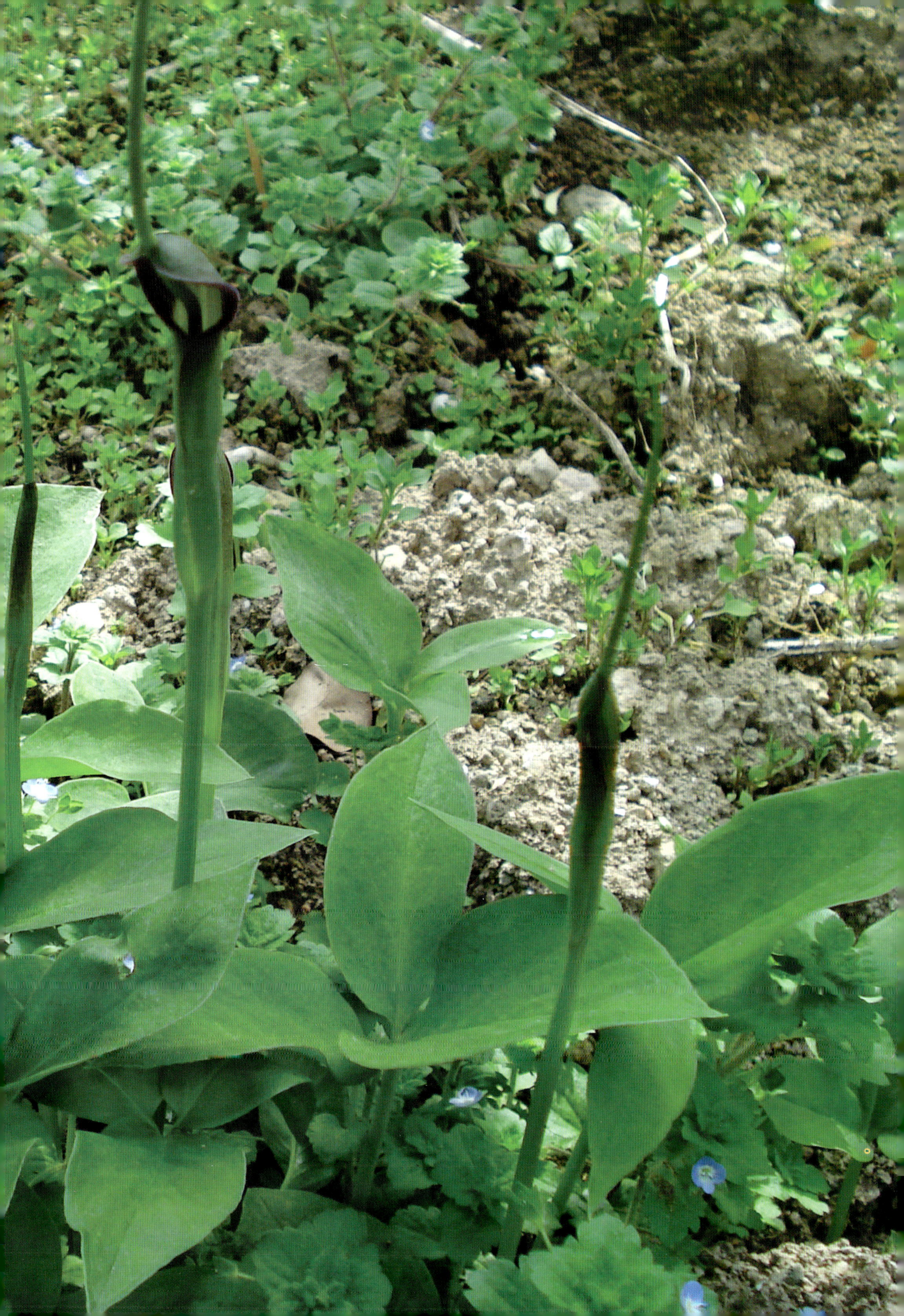

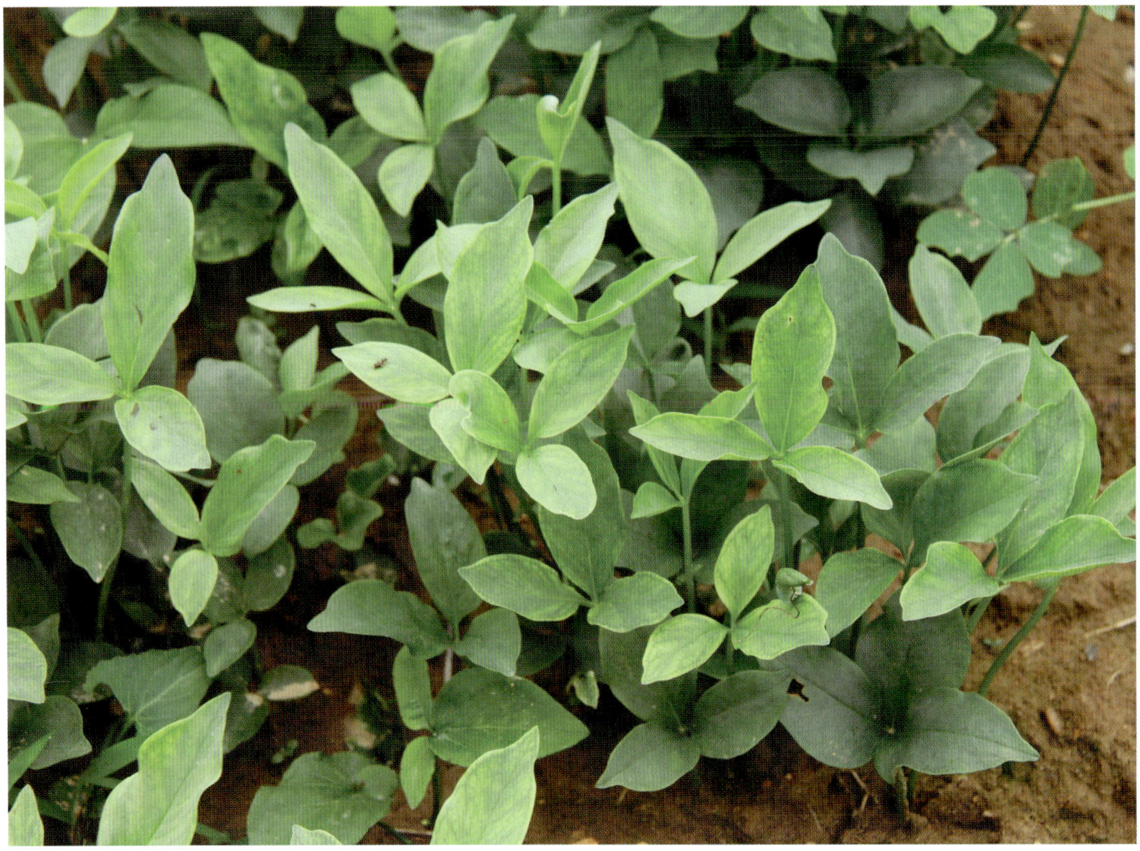

半夏

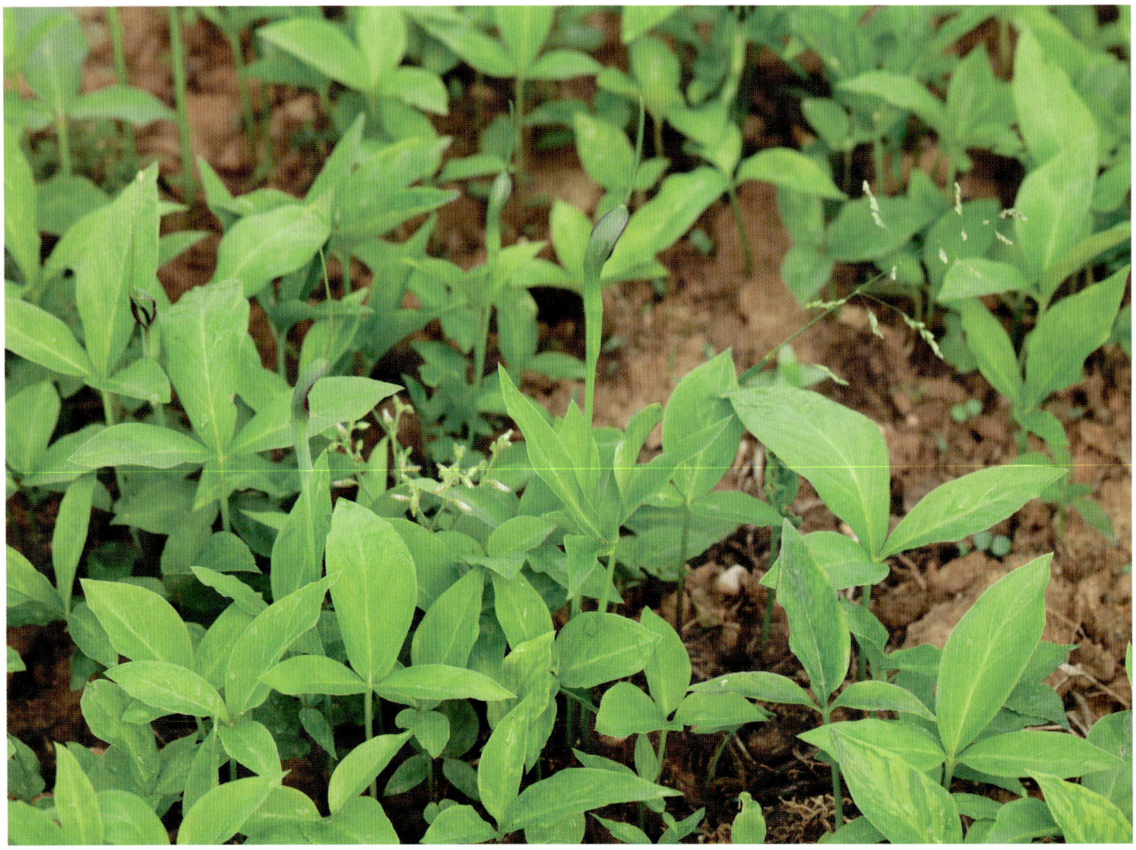

半夏

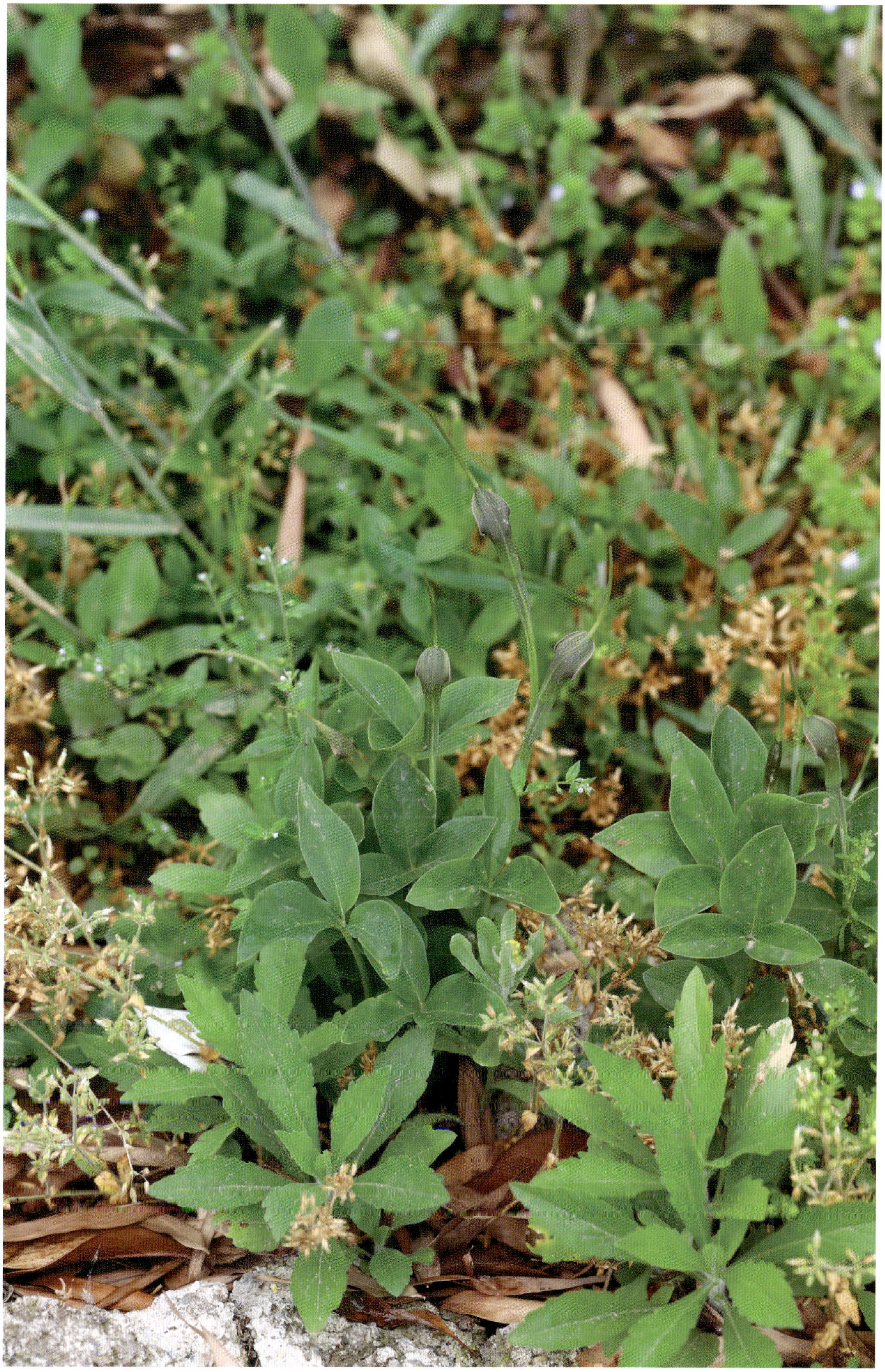

半夏

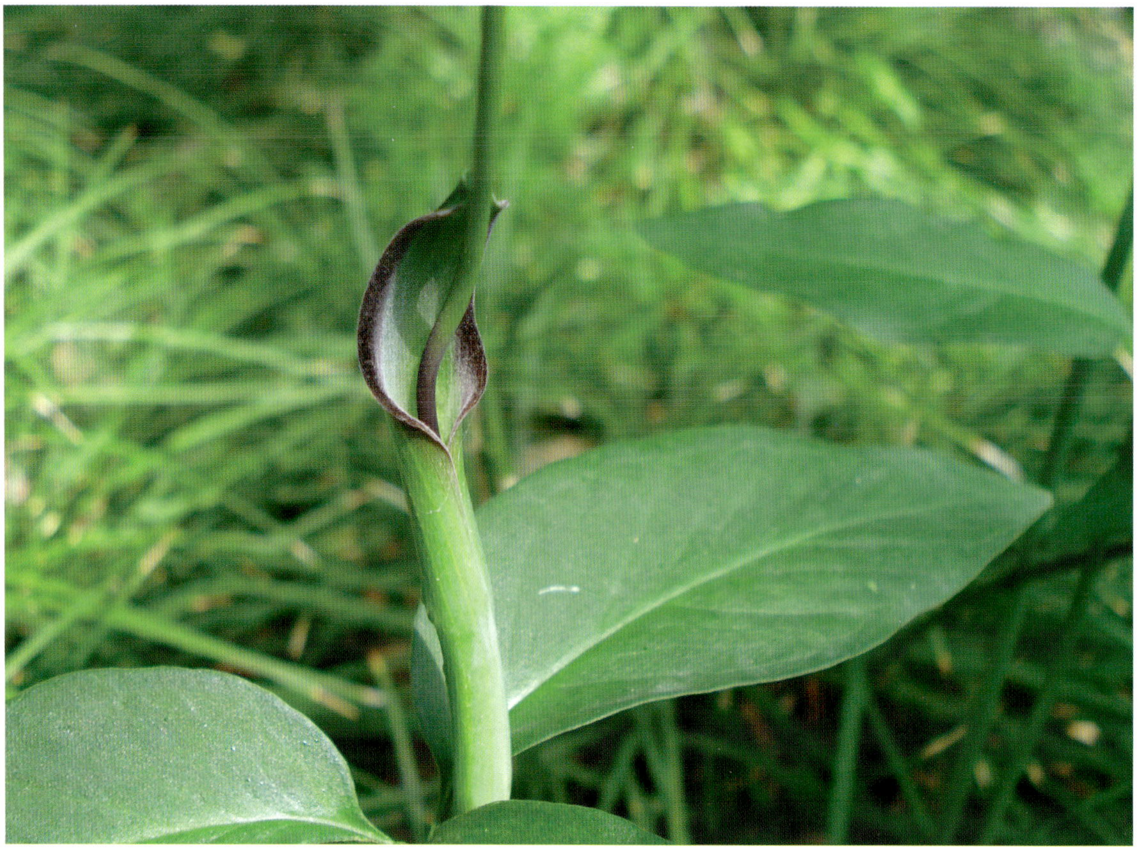

半夏

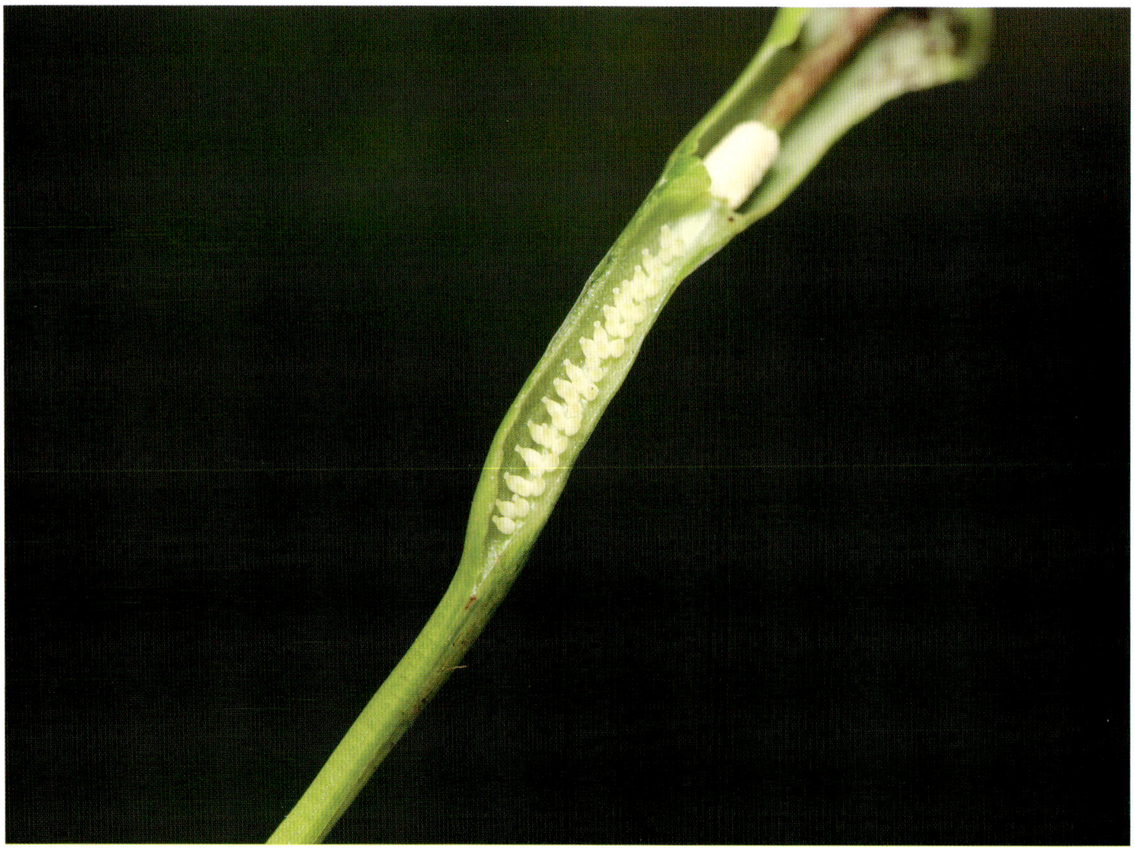

半夏

药材鉴别

干燥块茎呈圆球形、半圆球形或偏斜状，直径 0.8 ~ 2 cm。表面白色，或浅黄色，未去净的外皮呈黄色斑点。上端多圆平，中心有凹陷的黄棕色的茎痕，周围密布棕色凹点状须根痕，下面钝圆而光滑。质坚实，致密。纵切面呈肾脏形，洁白，粉性充足；质老或干燥过程不适宜者呈灰白色或显黄色纹。粉末嗅之呛鼻，味辛辣，嚼之发粘，麻舌而刺喉。以个大、皮净、色白、质坚实、粉性足者为佳。以个小、去皮不净、色黄白、粉性小者为次。

功效主治

燥湿化痰，降逆止呕，消痞散结。主治湿痰冷饮，呕吐，反胃，咳喘痰多，胸膈胀满，痰厥头痛，头晕不眠，外消痈肿。

用法用量

内服：3 ~ 10 g，煎汤；或入丸、散服。外用：研末调敷。

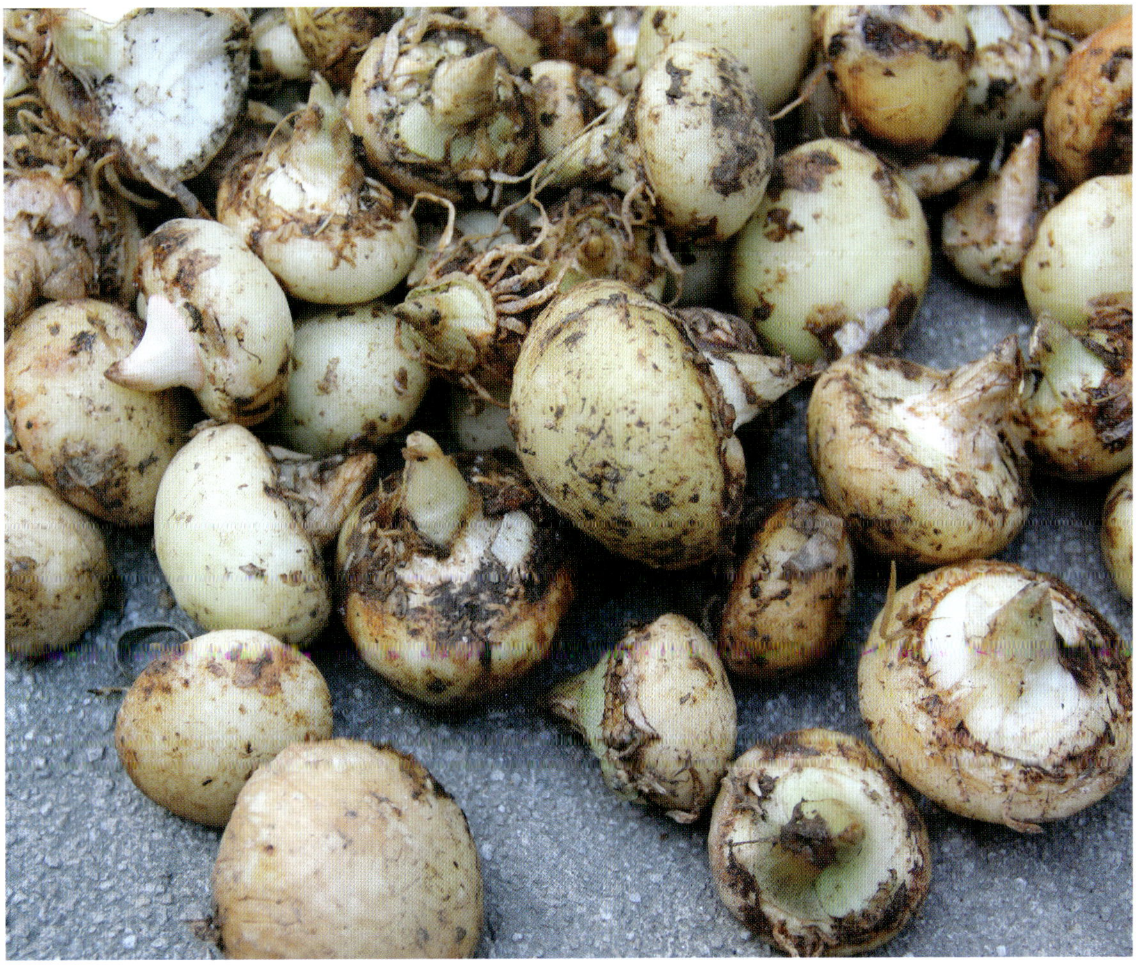

半夏

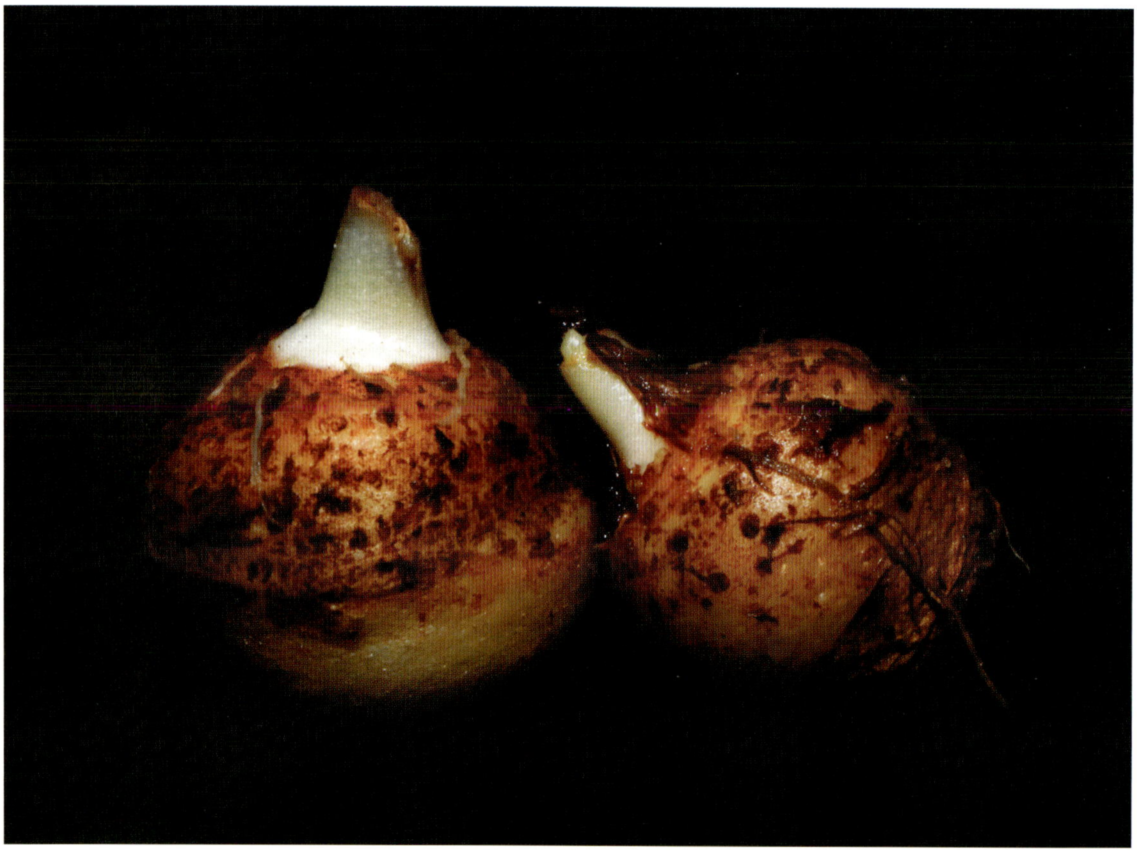

半夏药材

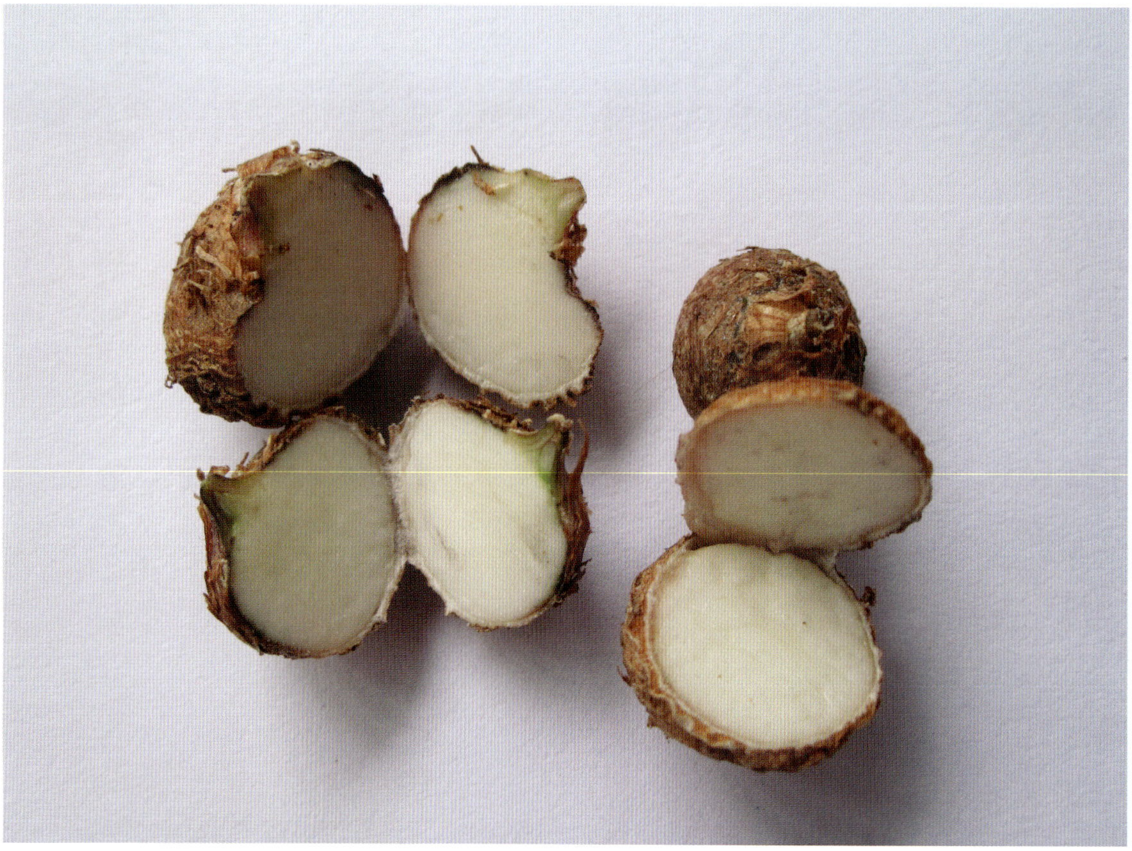

半夏药材

民族药方

1．中寒呕吐（胸口疼痛，呕吐频频，吃水皆吐） 生半夏 7 粒，生姜（火烧半熟）30 g，灶心土 50 g。前二味加水 500 mL，煎取 200 mL；然后将灶心土捣碎置于碗中，再入药汤，搅调浑浊，再澄清，顿服，每服 50 ~ 150 g，先少后多。

2．咳嗽痰多，声哑 干半夏、紫苏叶、陈皮、甘草各 10 g，土梨皮 50 g，白薇 5 g，生姜 7 片。水酒各半煎服。

3．虫蛇咬伤 鲜半夏适量。捣烂，外敷咬伤周围。

4．咳嗽痰多 半夏、陈皮、茯苓、生姜各 9 g。水煎服。

5．呕吐不止 半夏 6 g，陈皮 9 g，生姜 30 g。水煎服。

6．食管、贲门癌梗阻 新鲜半夏适量。剥去外皮，捣成糊状制丸，每次服用 2 g，置于舌根部咽下，每日 3 ~ 4 次，若能使梗阻缓解，可继续用药。

7．冠心病 生半夏、生南星各等份。碾成细末，水泛为丸，每次服用 3.5 g，每日 3 次。

使用注意

一切血证及阴虚燥咳、津伤口渴者忌服。

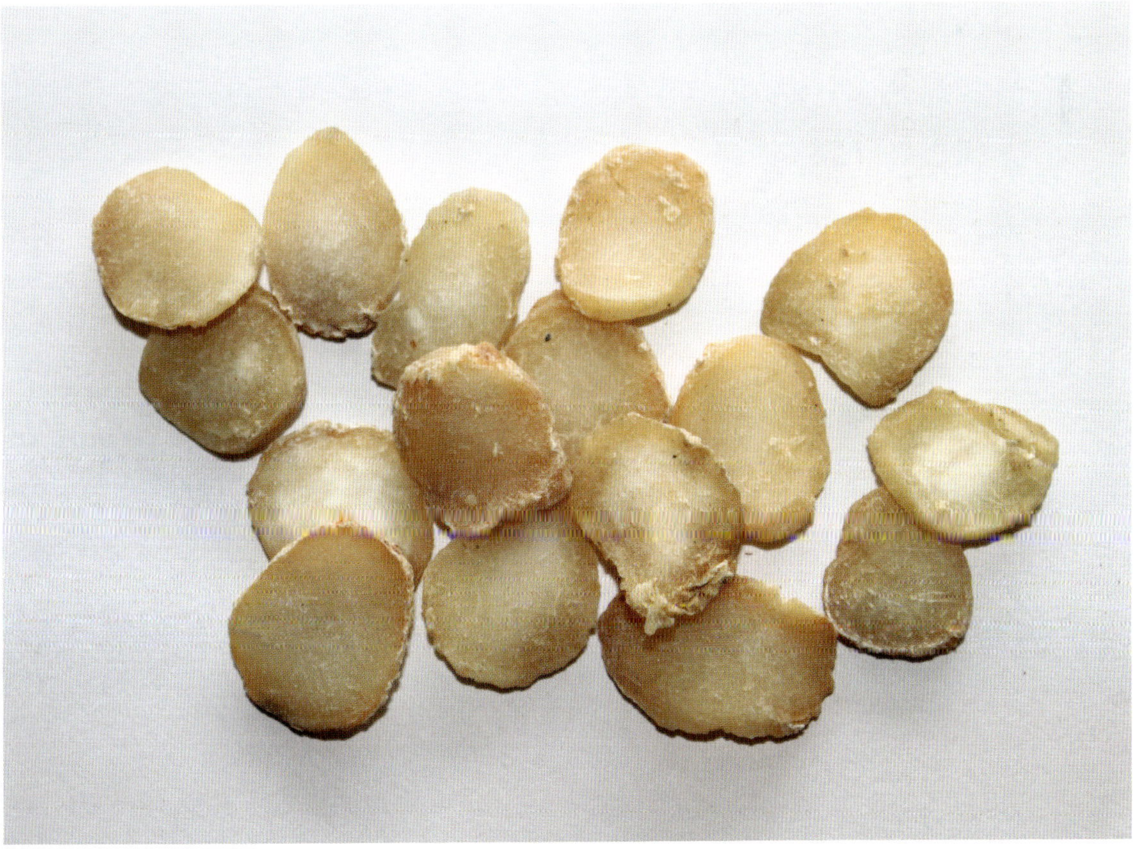

姜半夏饮片

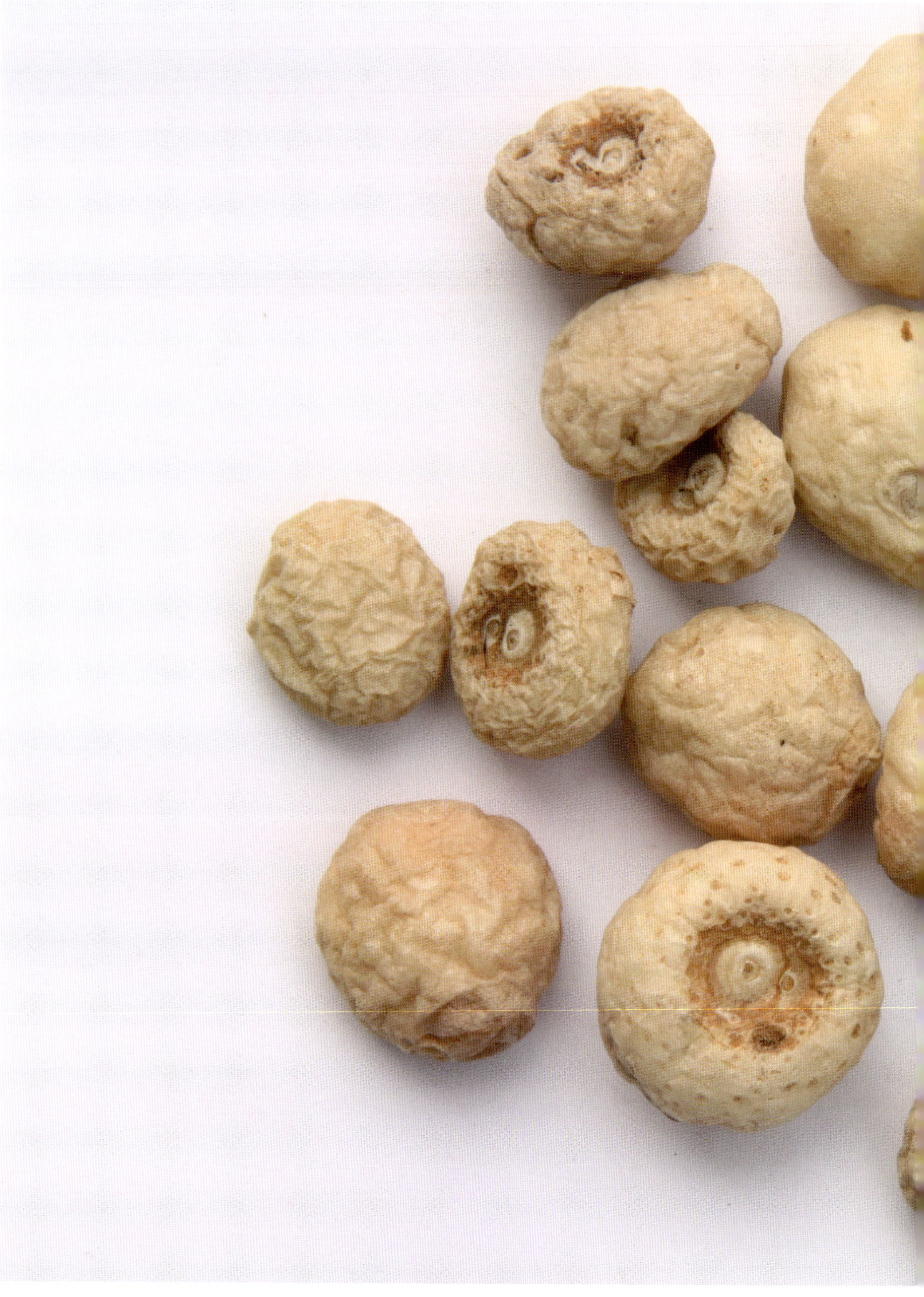

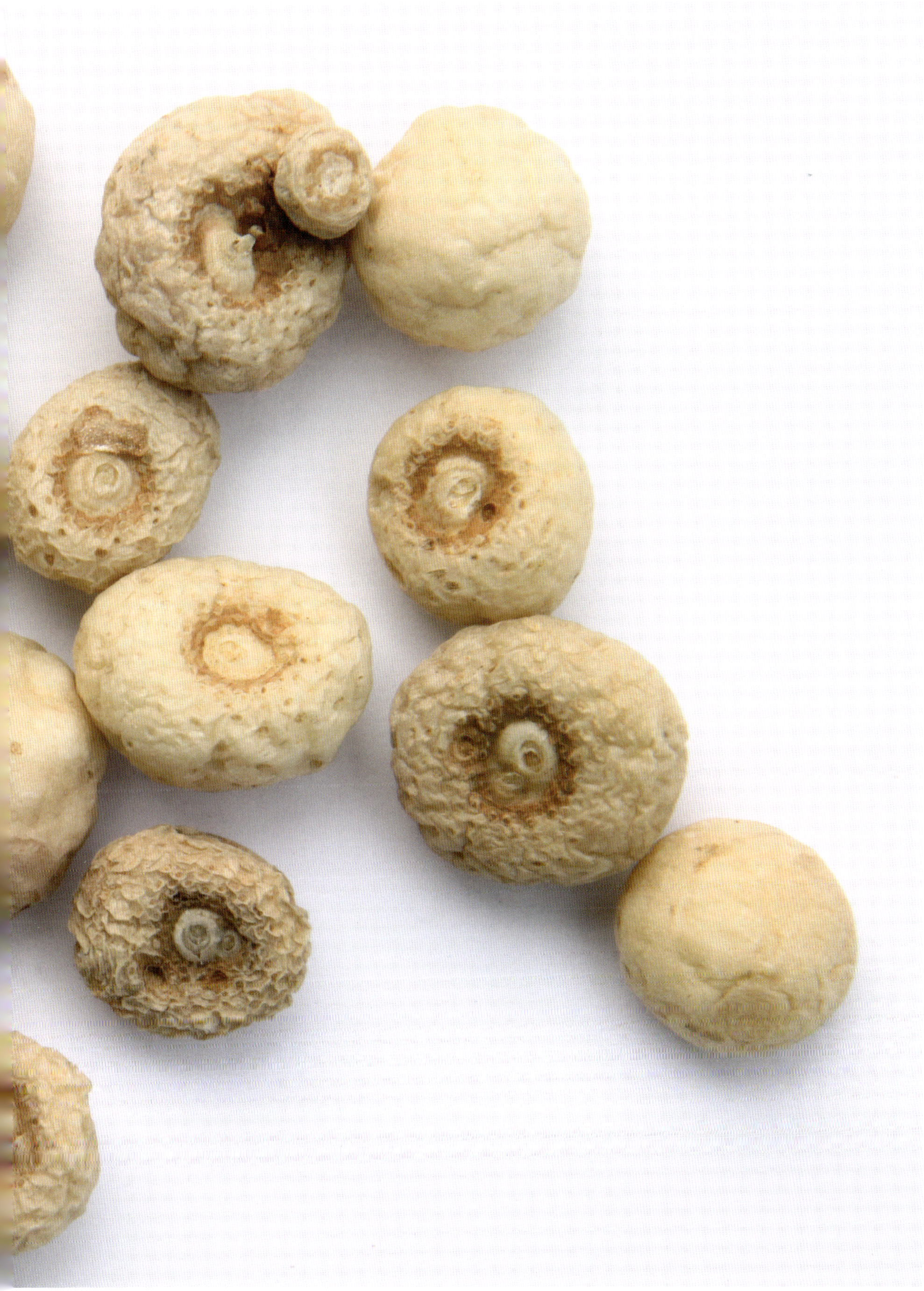

半夏饮片

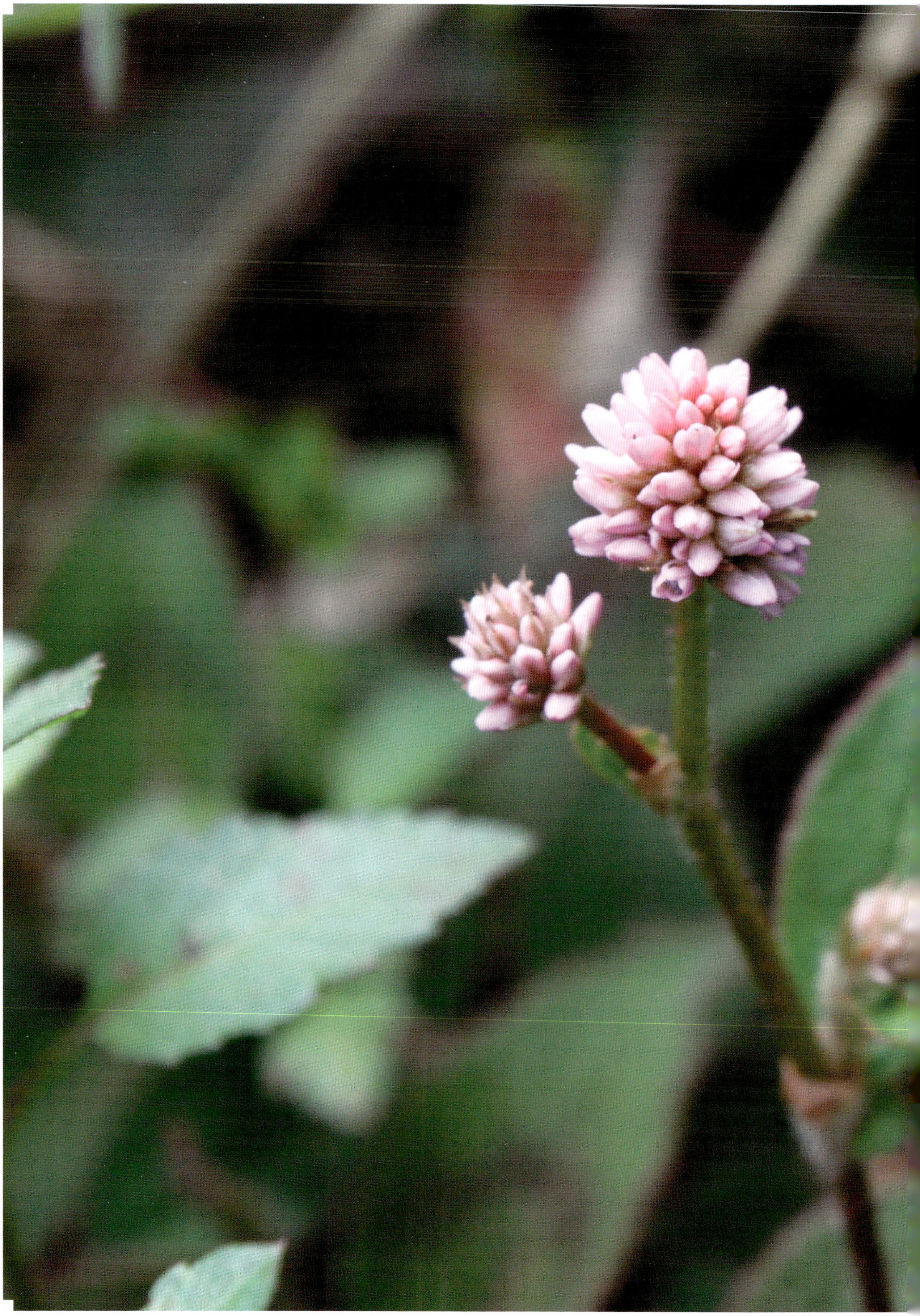

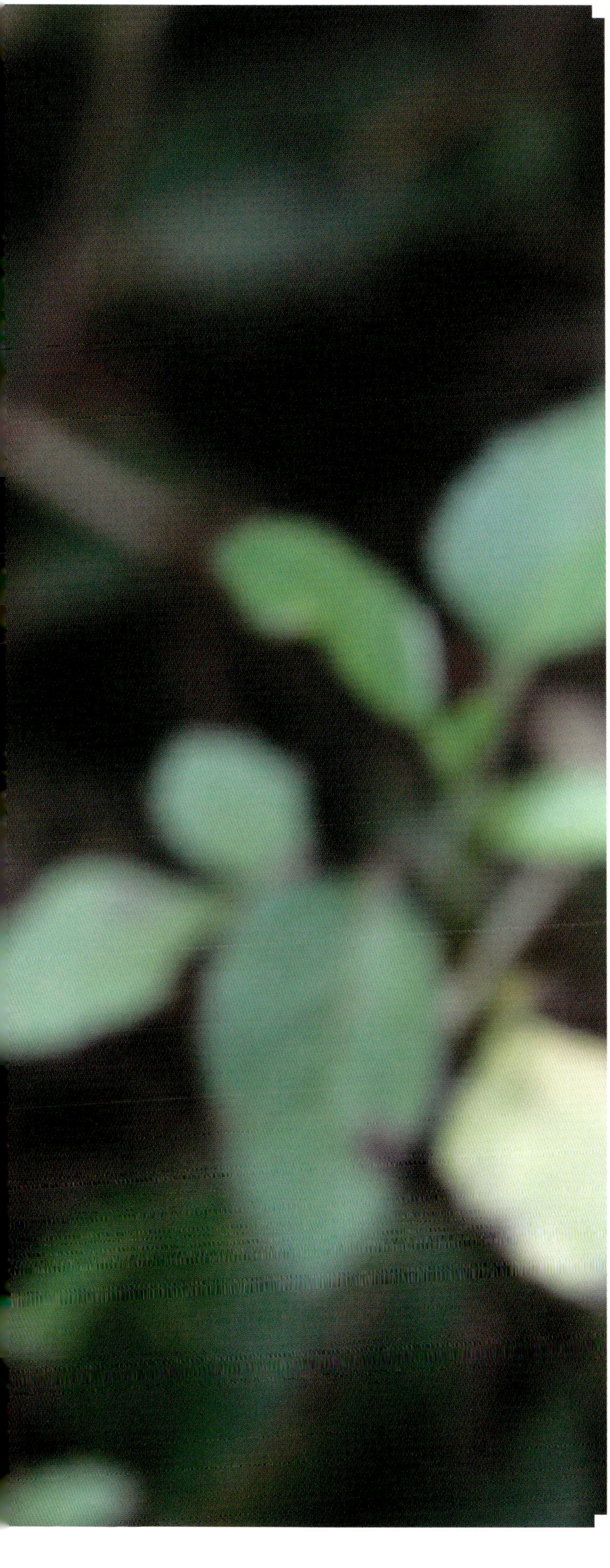

头花蓼

【水药名】骂大万。

【别　名】太阳红、四季红、绣球草、岩荞、石莽草、石辣蓼。

【来　源】本品为蓼科植物头花蓼 *Persicaria capitata* (Buch.-Ham. ex D. Don) H. Gross 的全草。

【性味归经】味酸，性凉。归肾、膀胱经。

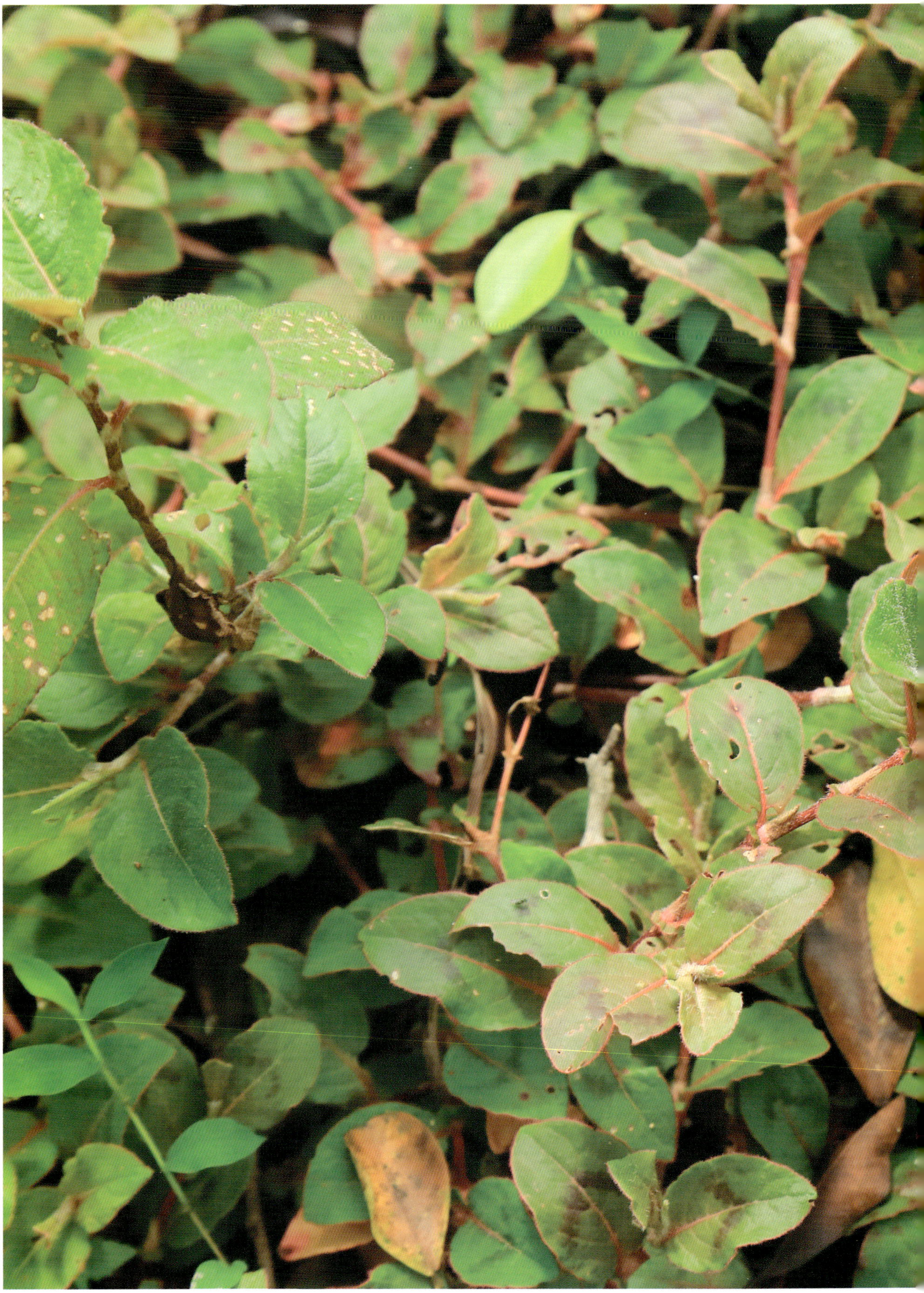

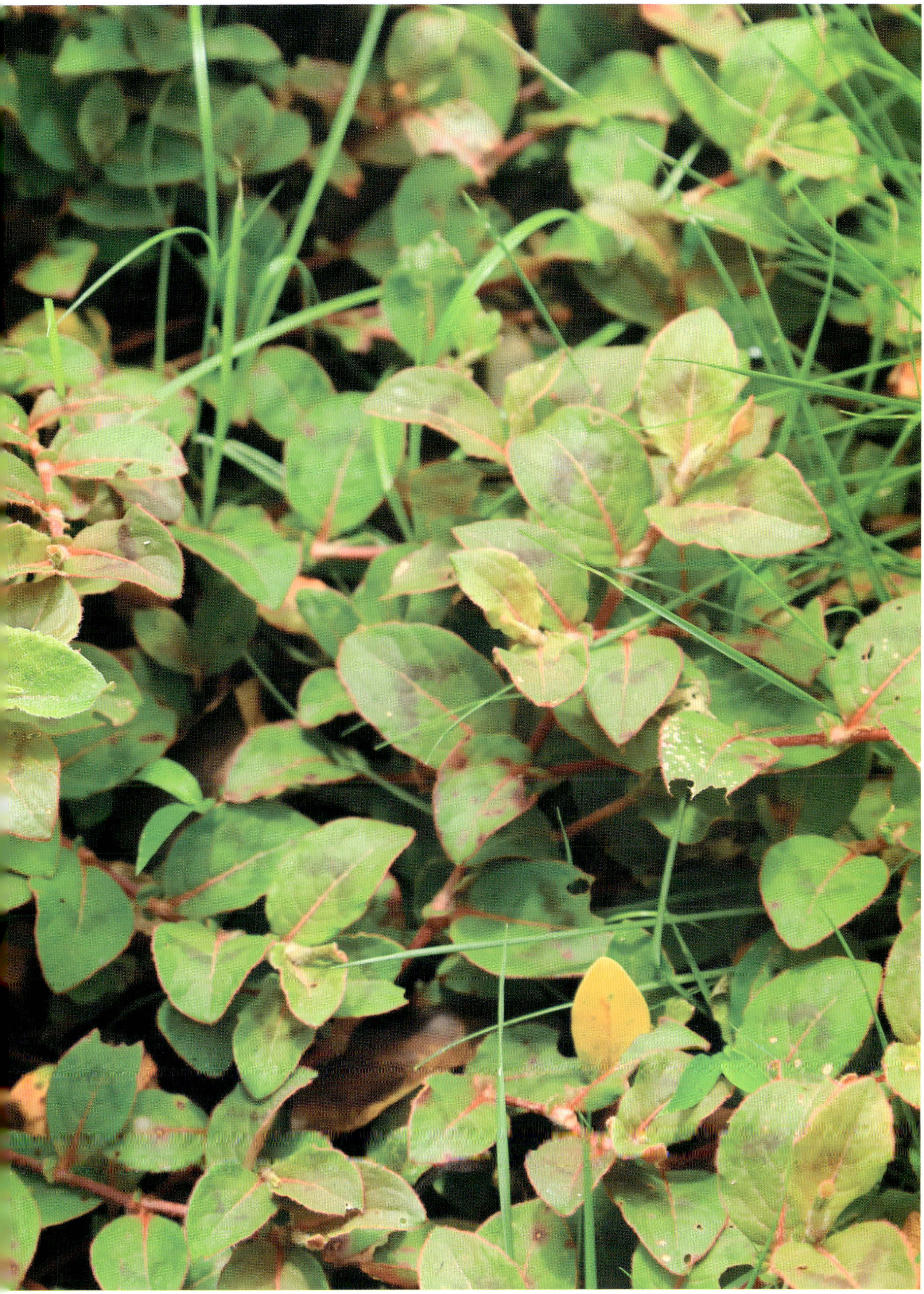

头花蓼

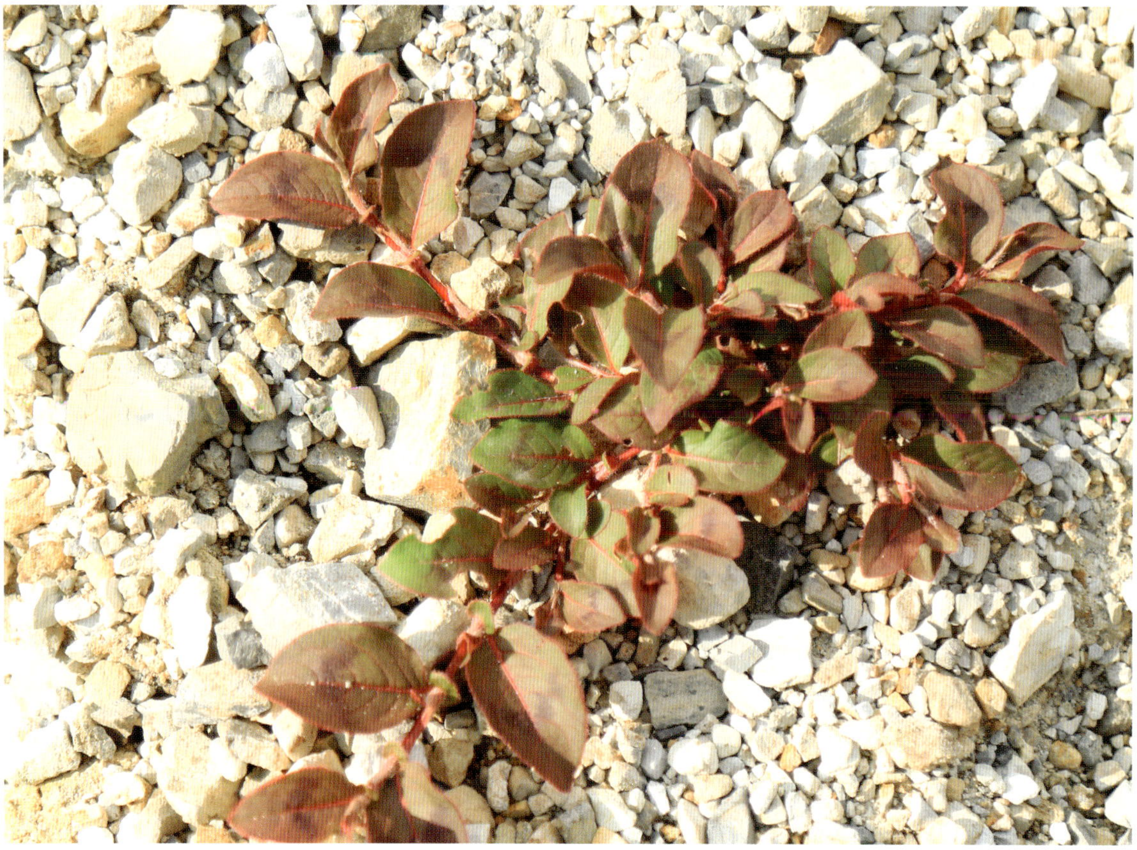

头花蓼

识别特征

多年生草本。茎蔓延，先端斜升向上，表面红色，节处着生柔毛。叶互生，椭圆形，长 1 ~ 2 cm，宽 0.6 ~ 1.2 cm，具缘毛，边缘及叶背往往带红色；叶柄带红色，基部具耳，包茎。总状花序直立，近球形，花被淡红色。瘦果包于宿存的花被内，卵形，光滑无毛。

生境分布

生长于岩石上、沙石地。分布于云南、贵州、四川等省。

采收加工

春、夏、秋三季采收，鲜用或晾干。

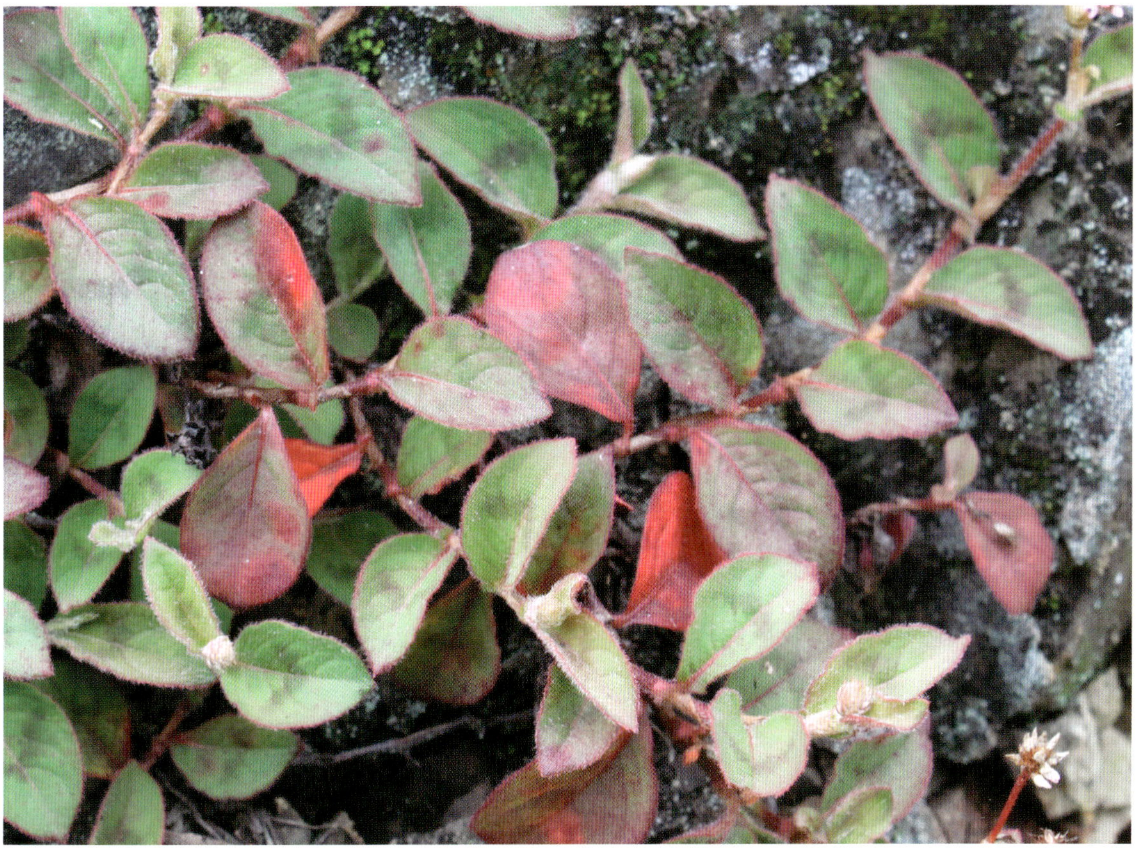

头花蓼

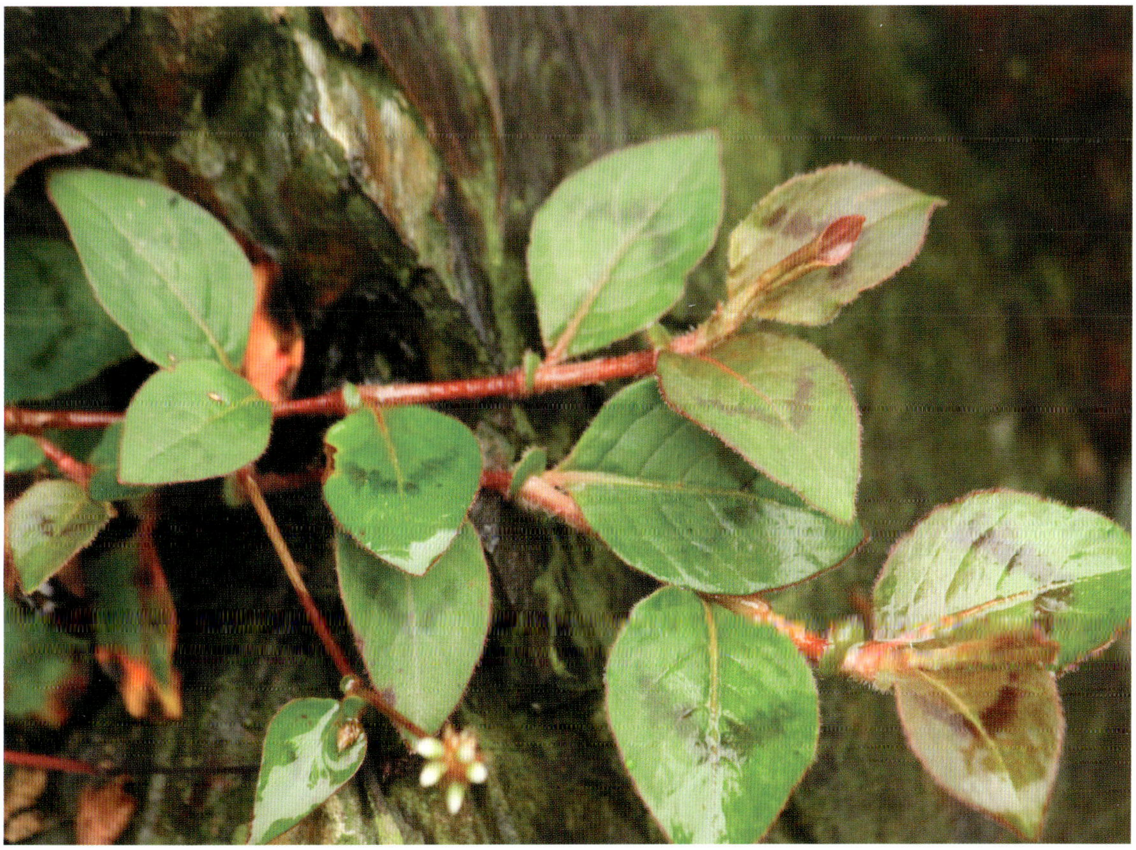

头花蓼

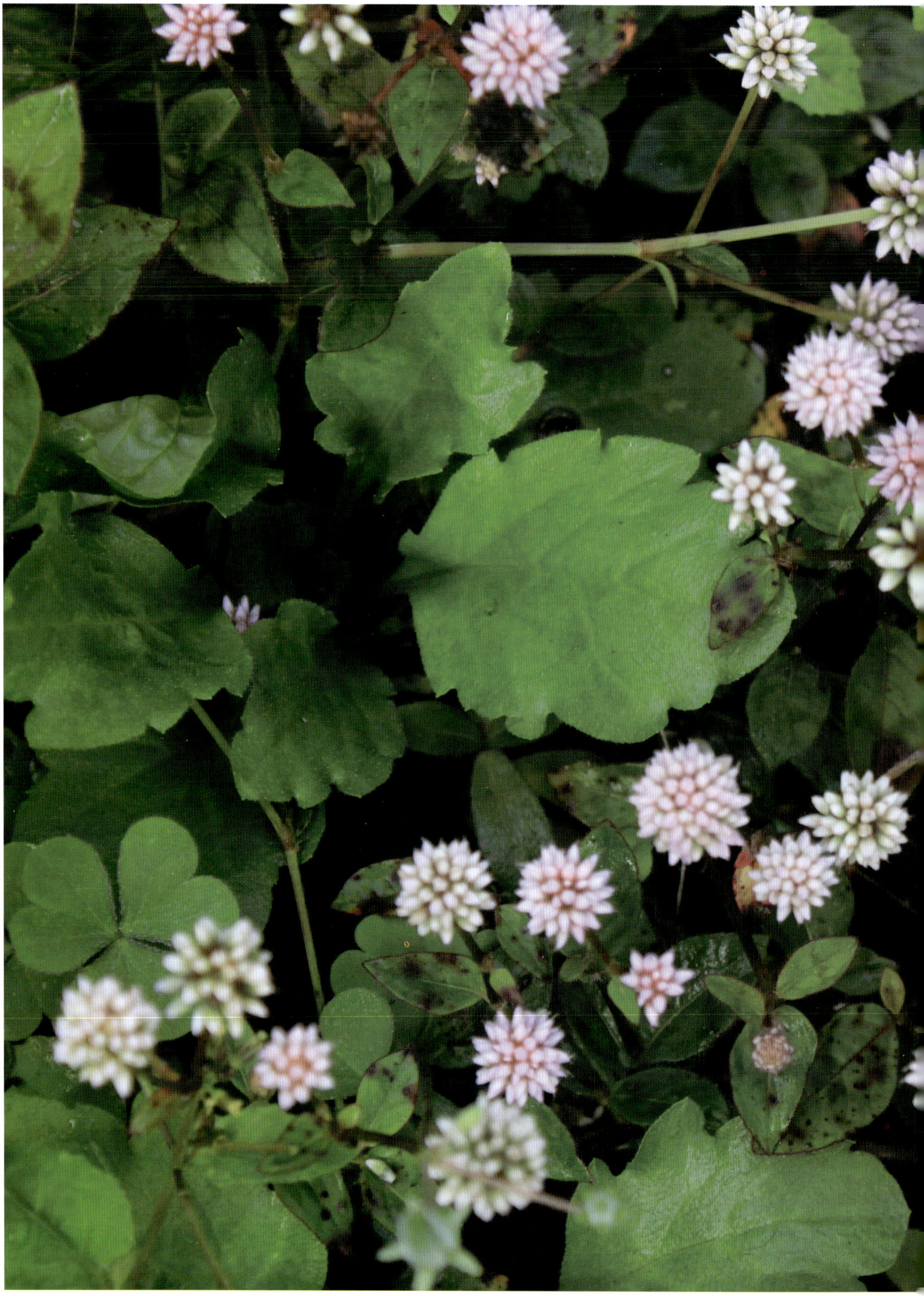

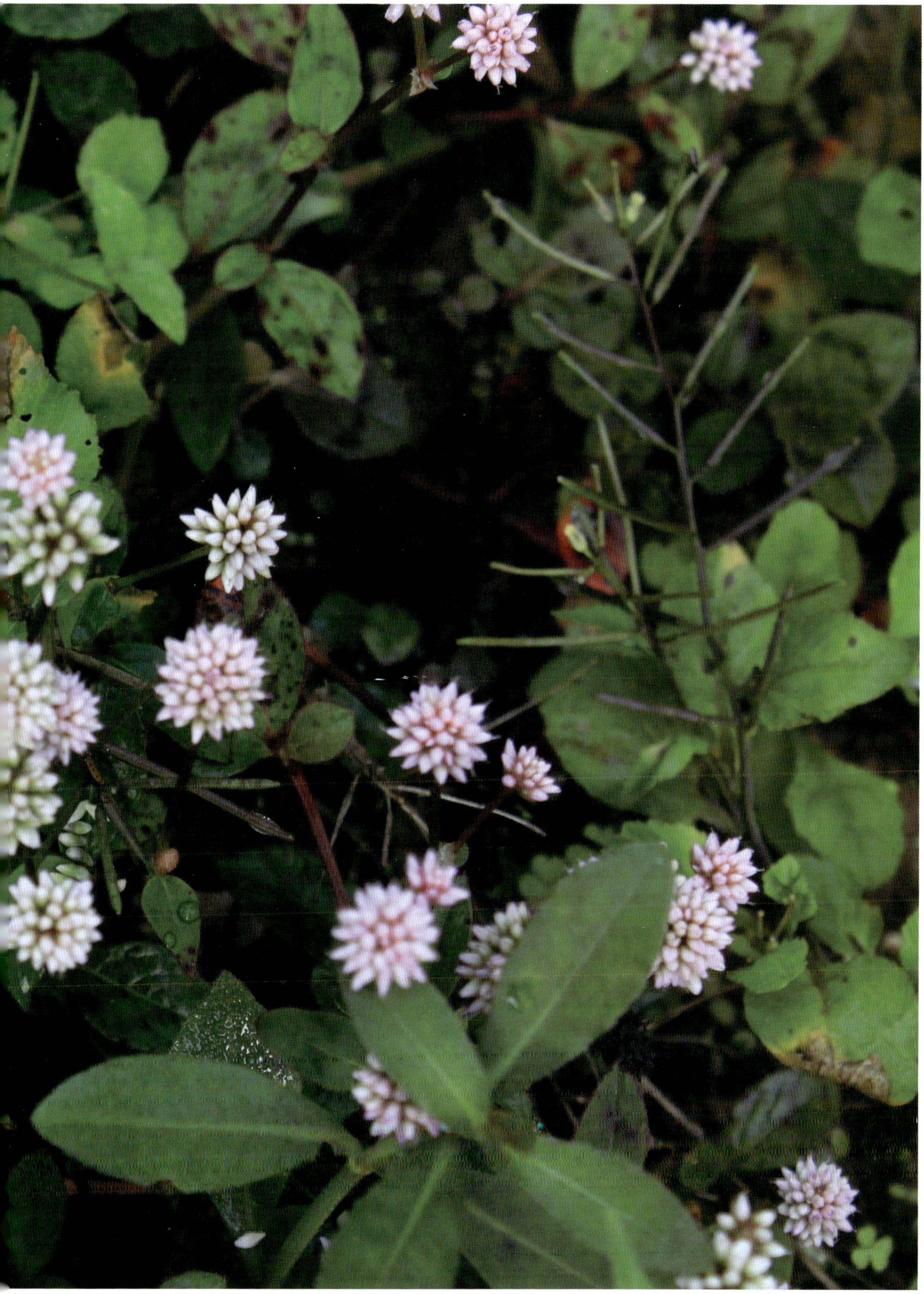

头花蓼

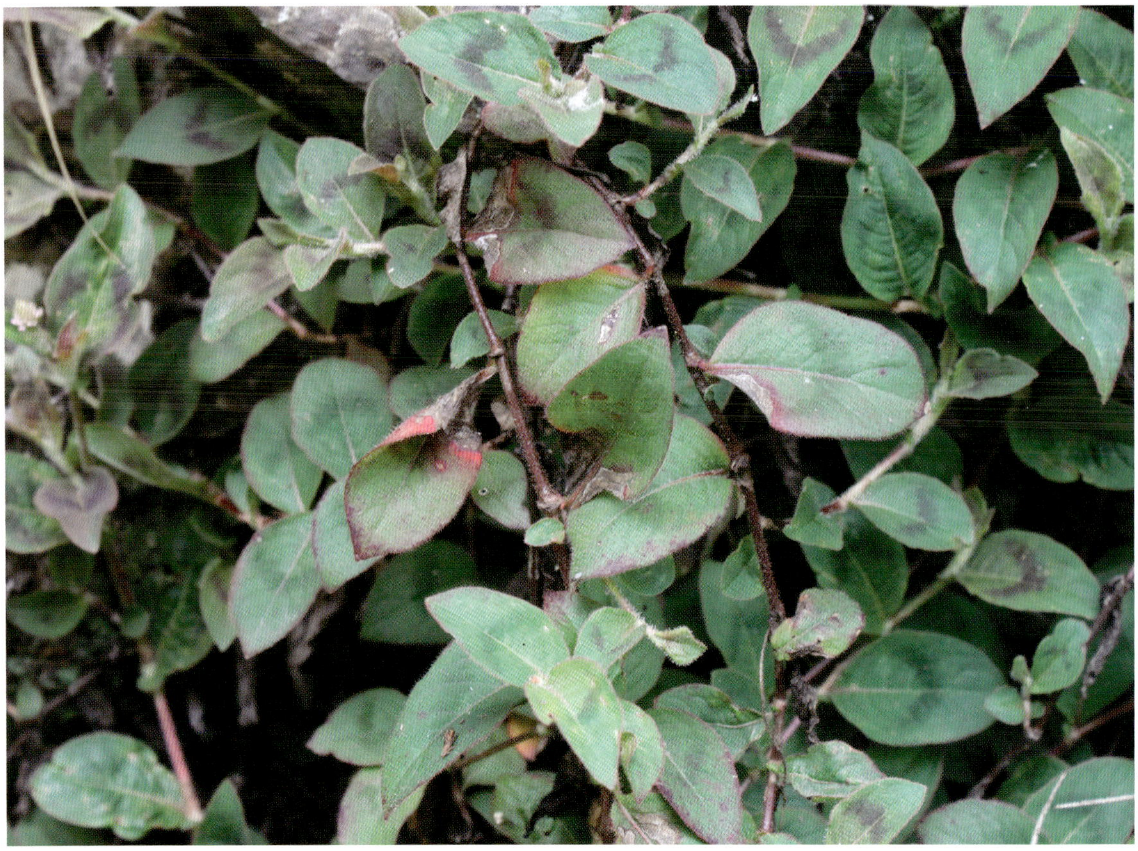

头花蓼

药材鉴别

本品茎呈圆柱形，红褐色，节处略膨大并着生柔毛，断面中空。叶互生，多皱缩，完整叶片展平后呈椭圆形，长 1.5 ~ 5 cm，宽 1 ~ 2 cm，先端钝尖，基部楔形；全缘，具红色缘毛，上表面绿色，常有人字形红晕，下表面绿色带紫红色，两面均被褐色疏柔毛。叶柄短或近无柄，基部有草质耳状片；托叶鞘筒状，膜质，头状花序顶生或腋生，花被 5 裂，雄蕊 8。瘦果卵形，具 3 棱，黑色。气微，味微苦、涩。

功效主治

解毒，散瘀，利尿通淋。主治痢疾，肾盂肾炎，膀胱炎，尿路结石，风湿痛，跌打损伤，疮疡湿疹。

用法用量

内服：15 ~ 30 g，煎汤。外用：煎水洗或捣敷。

民族药方

1．肾虚，尿多，尿频，尿浊　头花蓼、白茅根、地洋参各 15 g，玉米须、三白草、铁箭各 10 g，葵花杆芯 6 g，金樱子根、胡颓子根各 30 g。水煎服。

2．风湿痛　头花蓼适量。煎水蒸洗。

3．痢疾　头花蓼 60 g。水煎服，每日 2 次。

4．血尿、膀胱炎　鲜头花蓼 30 g。水煎服。

5．肾盂肾炎，尿道结石，跌打损伤　头花蓼 15 ~ 30 g。水煎服。

6．跌打瘀肿　头花蓼适量。打烂，酒炒外敷。

7．尿布疹，黄水疮　鲜头花蓼适量。水煎洗患处。

8．烂疮　头花蓼、爬山虎、九里香各适量。水煎洗患处。

使用注意

无实热者忌用。

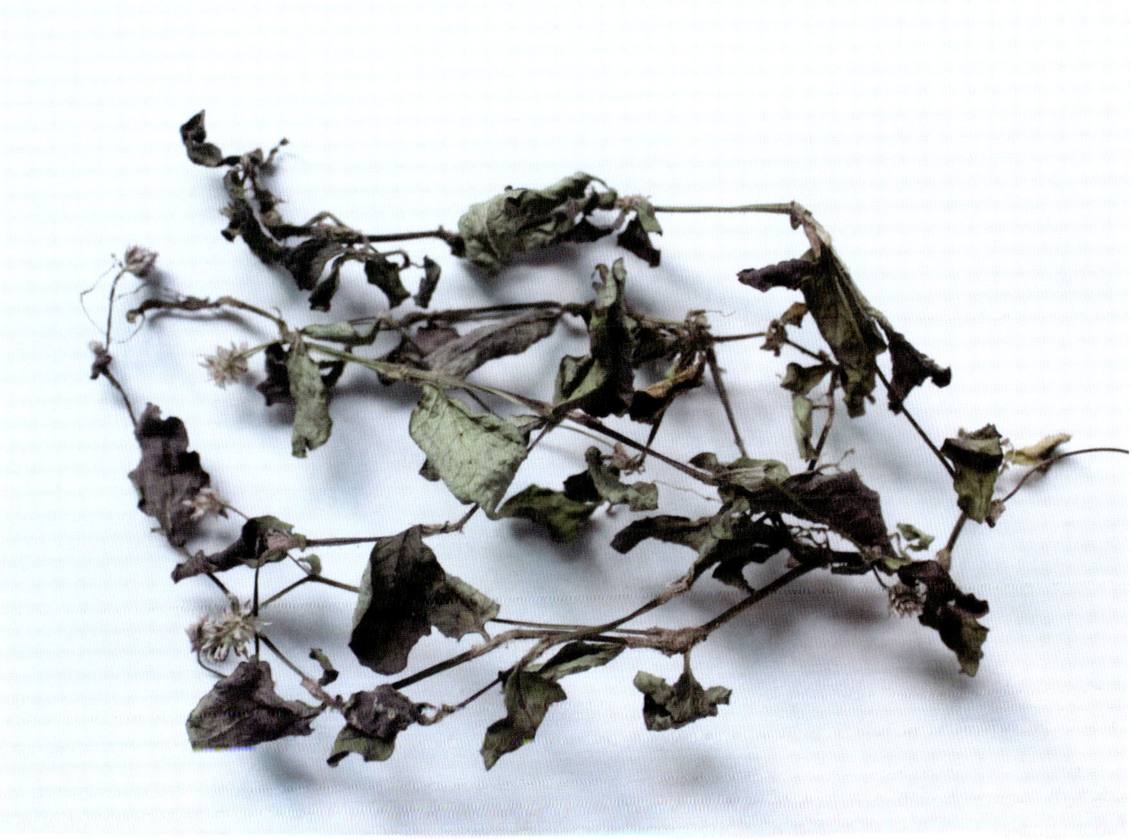

头花蓼药材

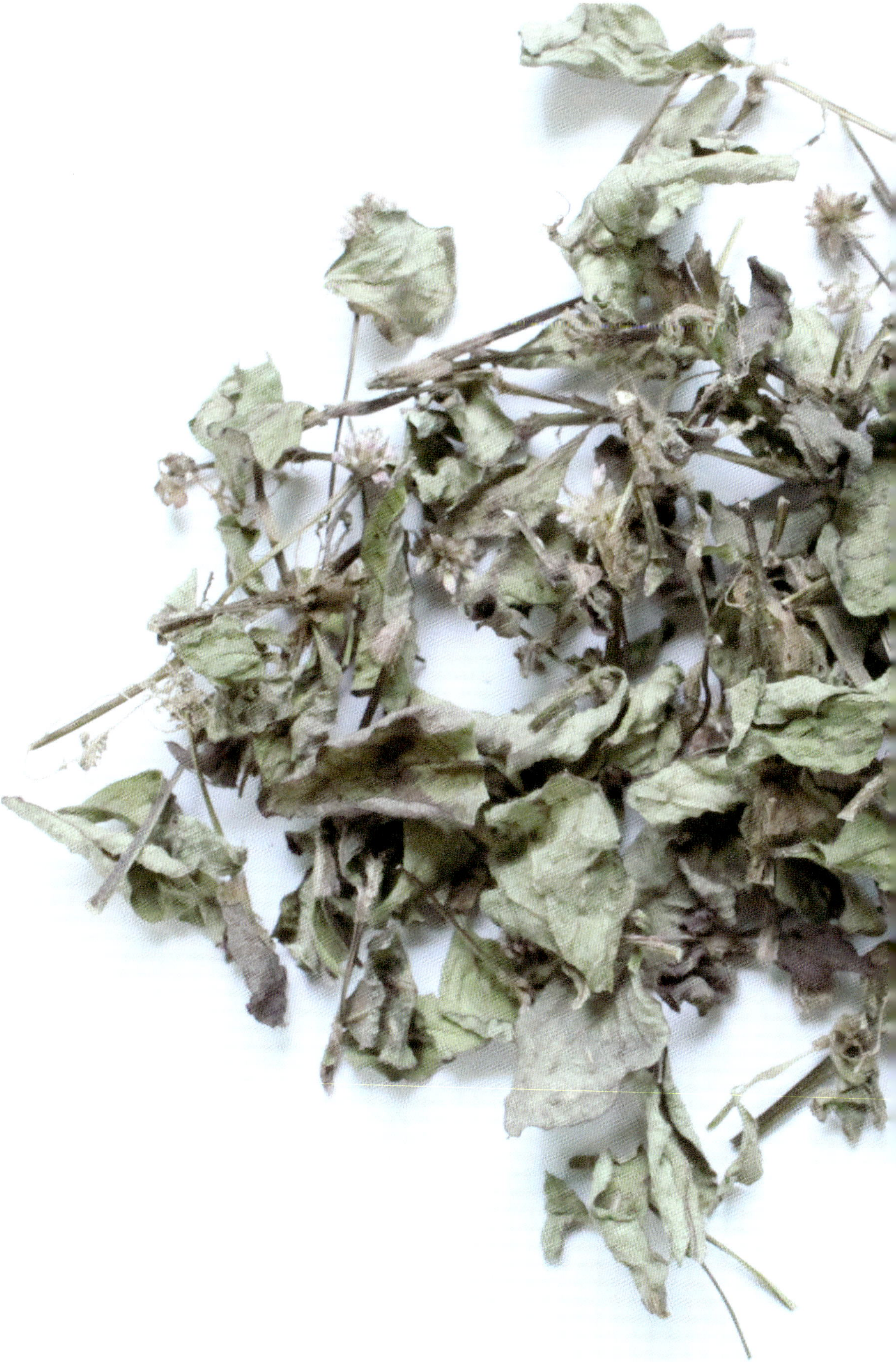

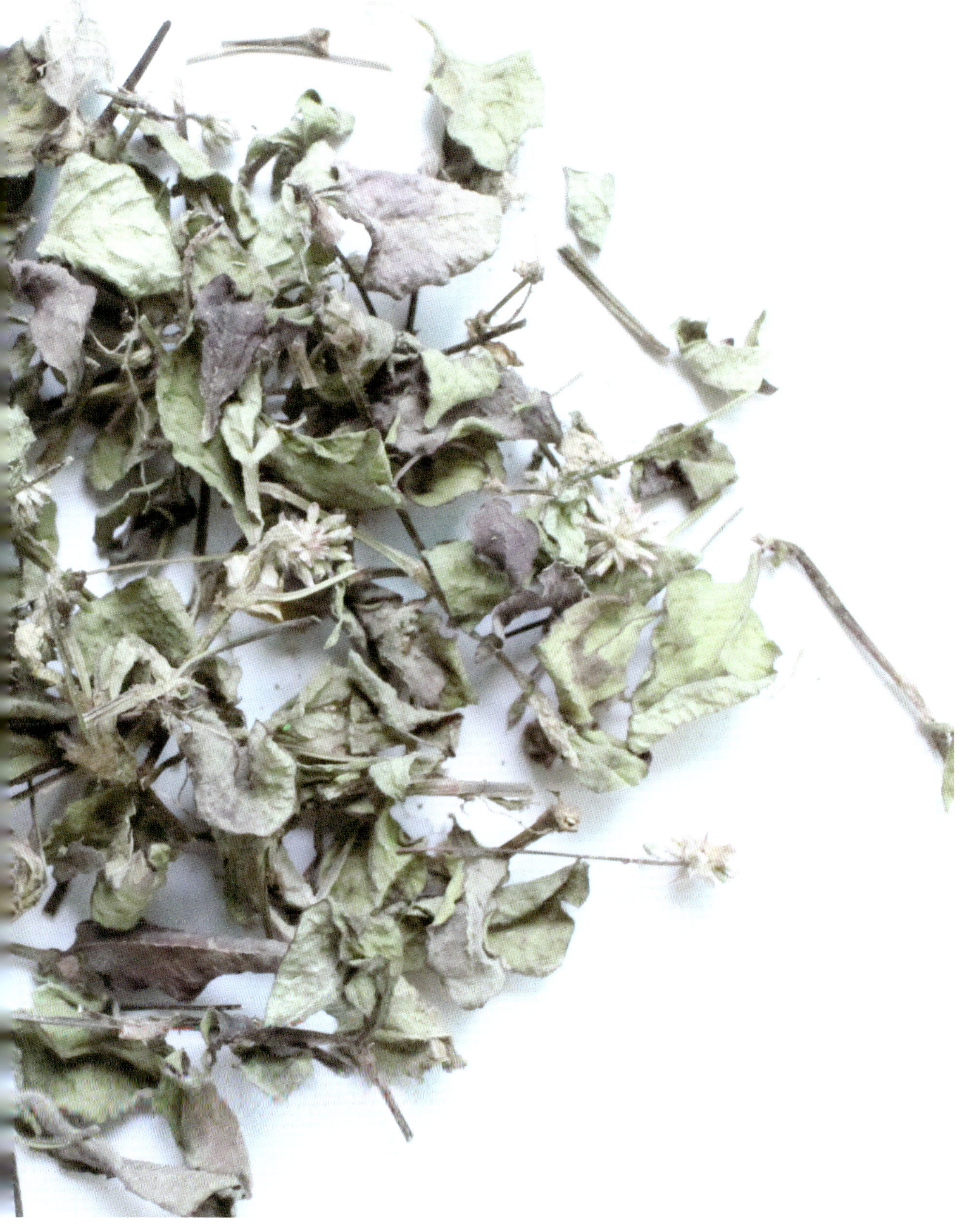

头花蓼饮片

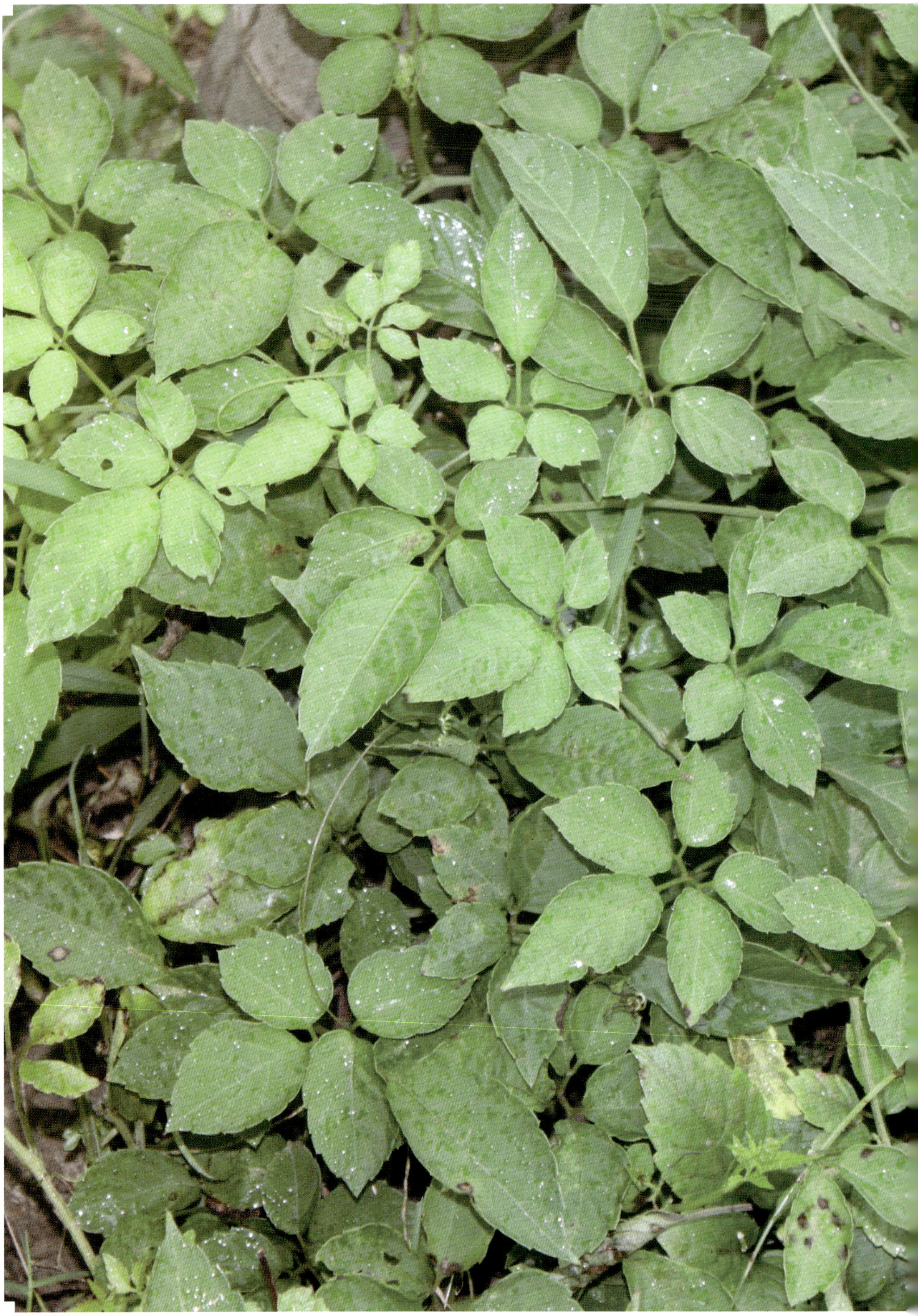

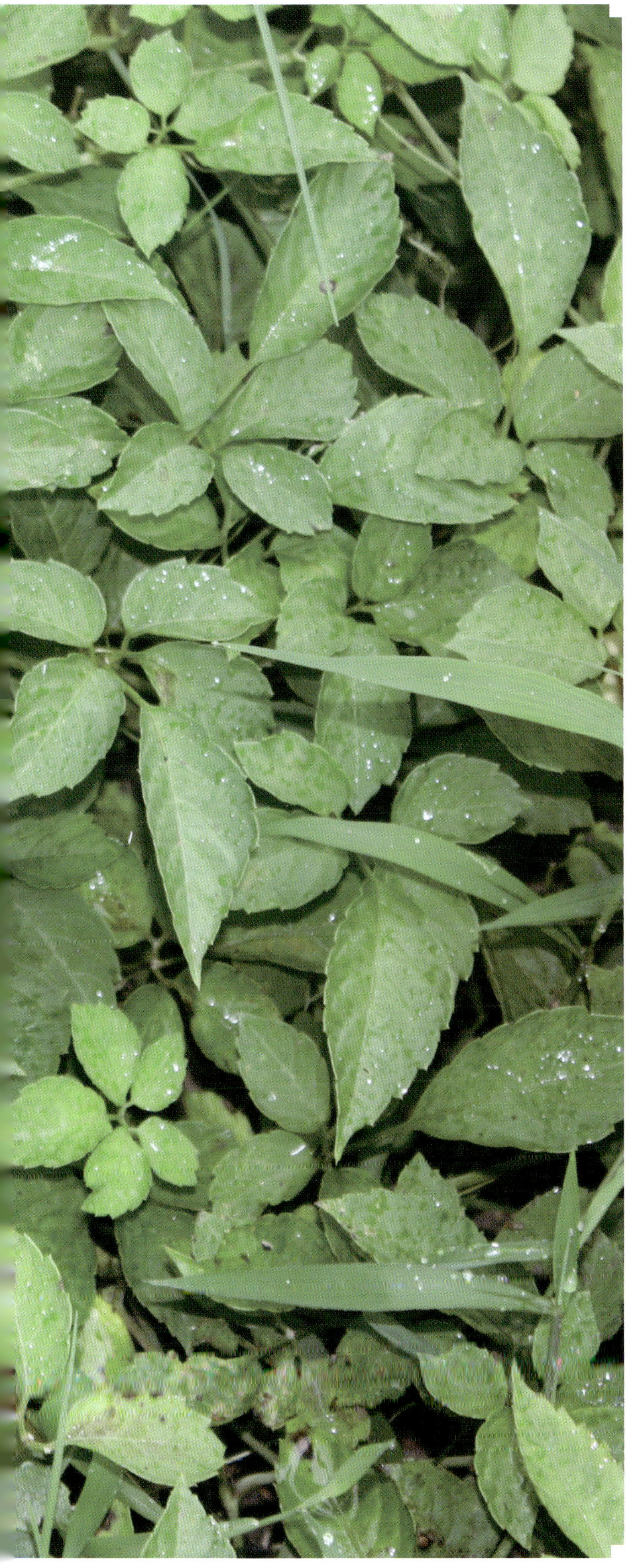

乌蔹莓

【水药名】骂俄芯。

【别　名】茏葛、母猪藤、五叶藤、赤葛、五龙草、地五加、小母猪藤、老鸦藤。

【来　源】本品为葡萄科植物乌蔹莓 *Caratia japonica* (Thunb.) Gagnep. 的全草或根。

【性味归经】味苦、酸，性寒。归肝、脾、膀胱经。

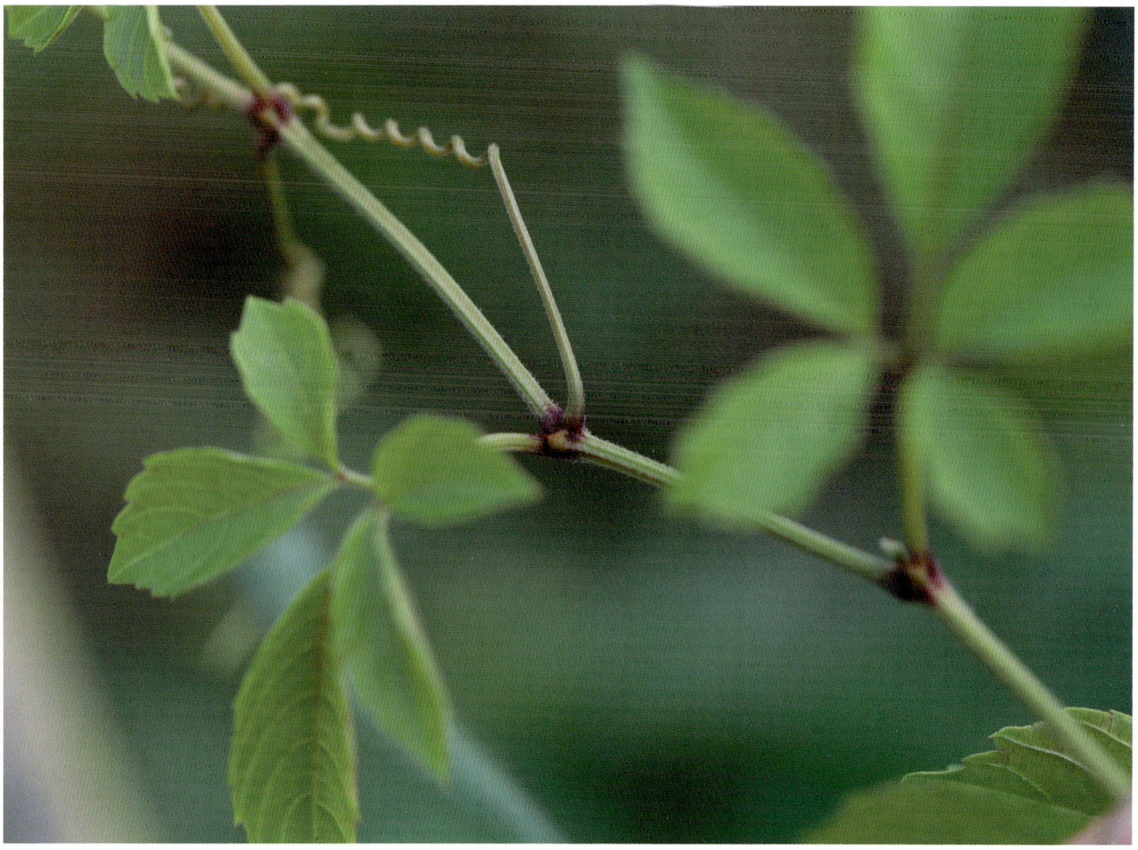

乌蔹莓

识别特征

多年生蔓生草本。茎紫绿色，有纵棱，具卷须，幼枝有柔毛，后变光滑。叶为掌状复叶，具小叶 5 枚，排列成鸟趾状，中间小叶椭圆状卵形，长 4 ~ 6 cm，宽 2.5 ~ 3 cm，小叶柄长 2 ~ 3 cm，先端短尖，基部楔形或圆形，两侧的 4 枚小叶渐小，成对着生长于同一小叶柄上，但又各具小分叶柄，小叶的边缘具较均匀的圆钝锯齿，总叶柄长 3 ~ 5 cm。聚伞花序腋生，花小，黄绿色，具短梗；花瓣 4，卵状三角形。浆果倒圆卵形，成熟时黑色。花期 6 月，果期 8—9 月。

生境分布

生长于旷野、山谷、林下。分布于陕西、甘肃、山东、江苏、安徽、浙江、江西、福建、台湾、河南、湖北、广东、广西、贵州、四川等省区。

采收加工

夏、秋二季割取藤茎或挖出根部，除去杂质，洗净，切段，晒干或鲜用。

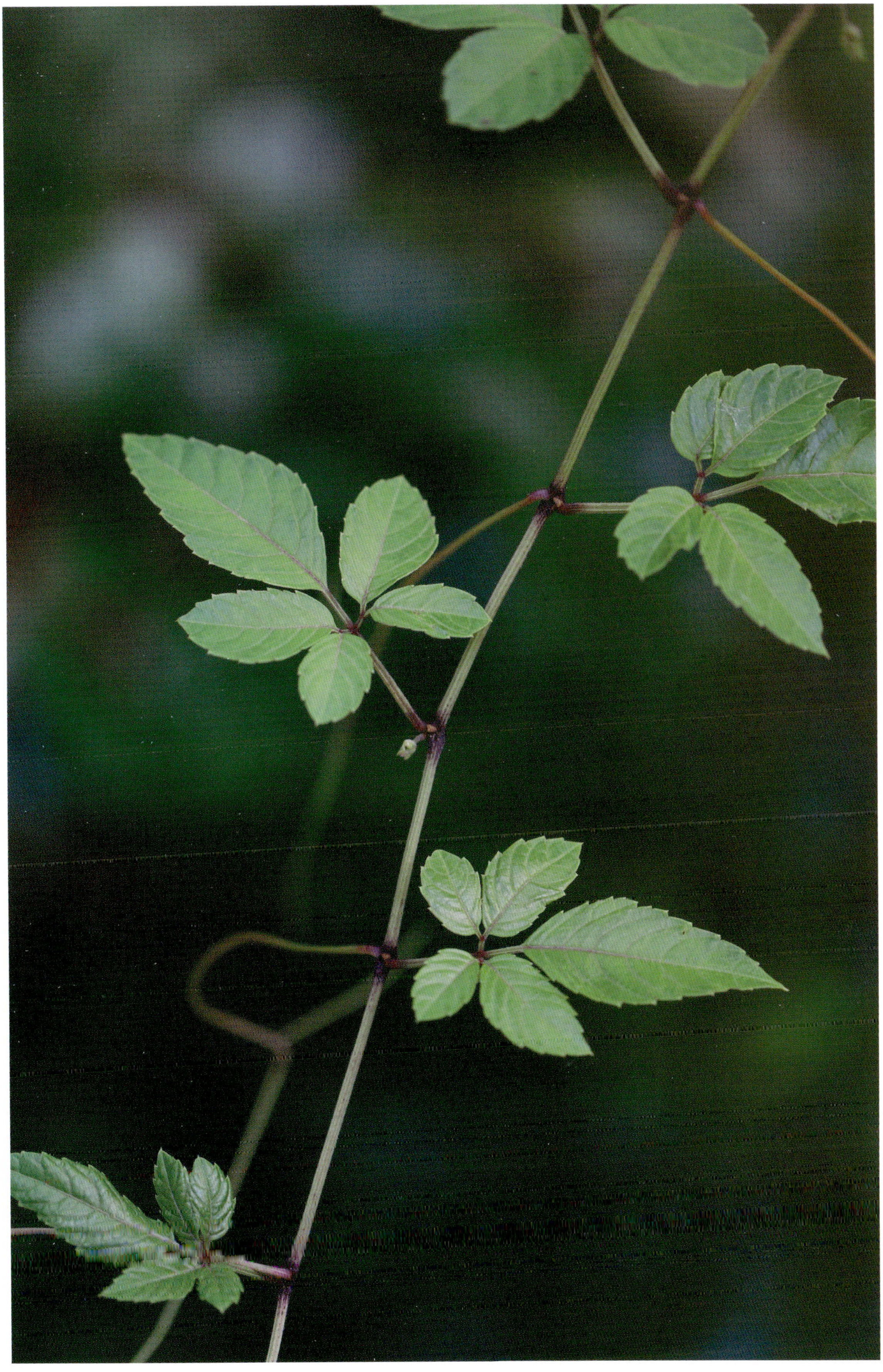

乌蔹莓

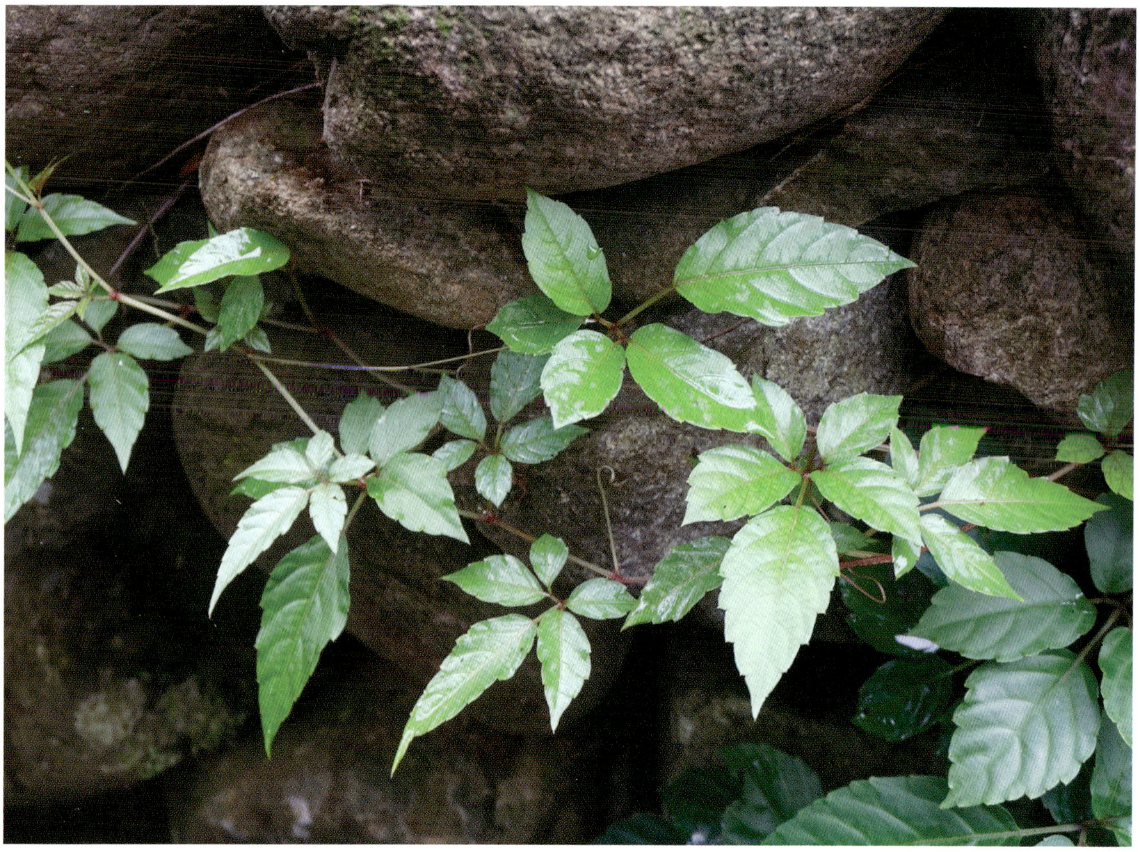

乌蔹莓

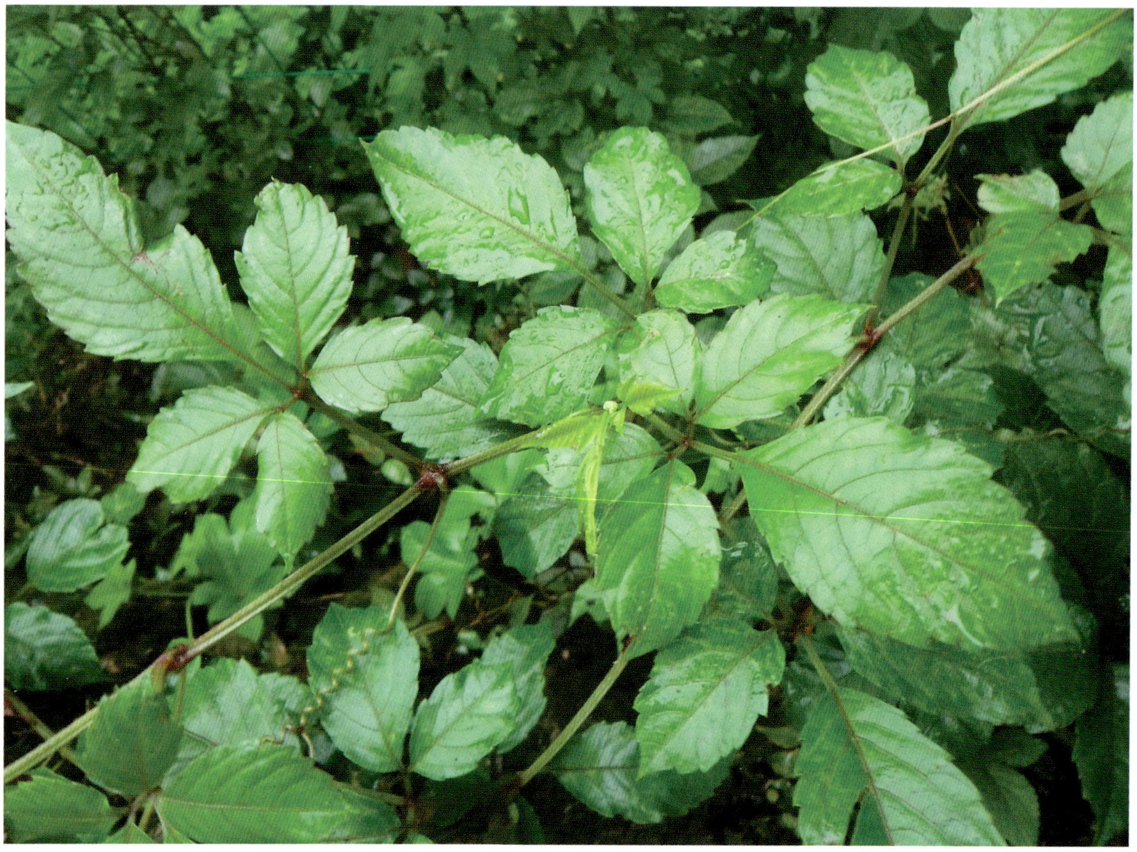

乌蔹莓

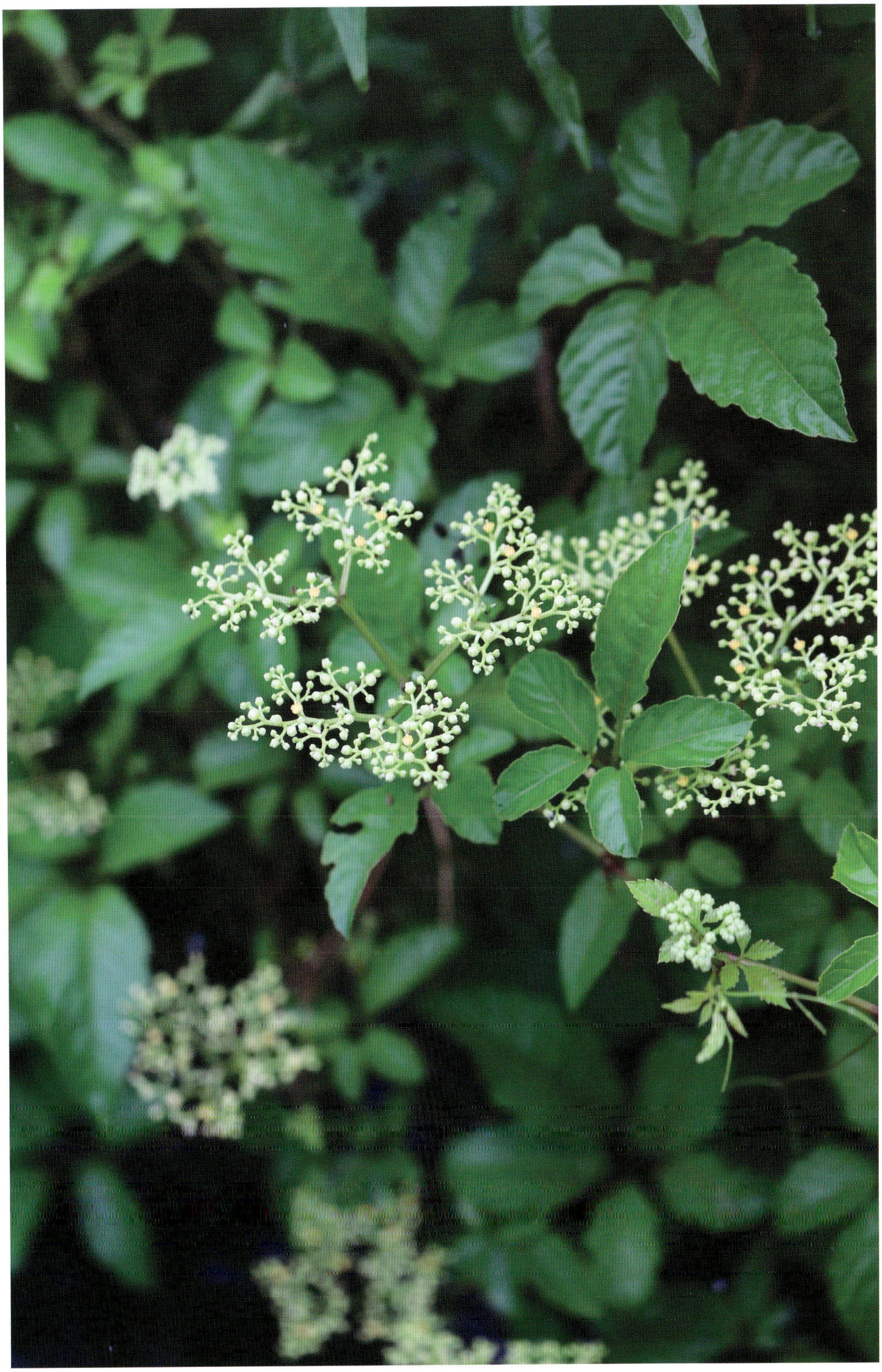

乌蔹莓

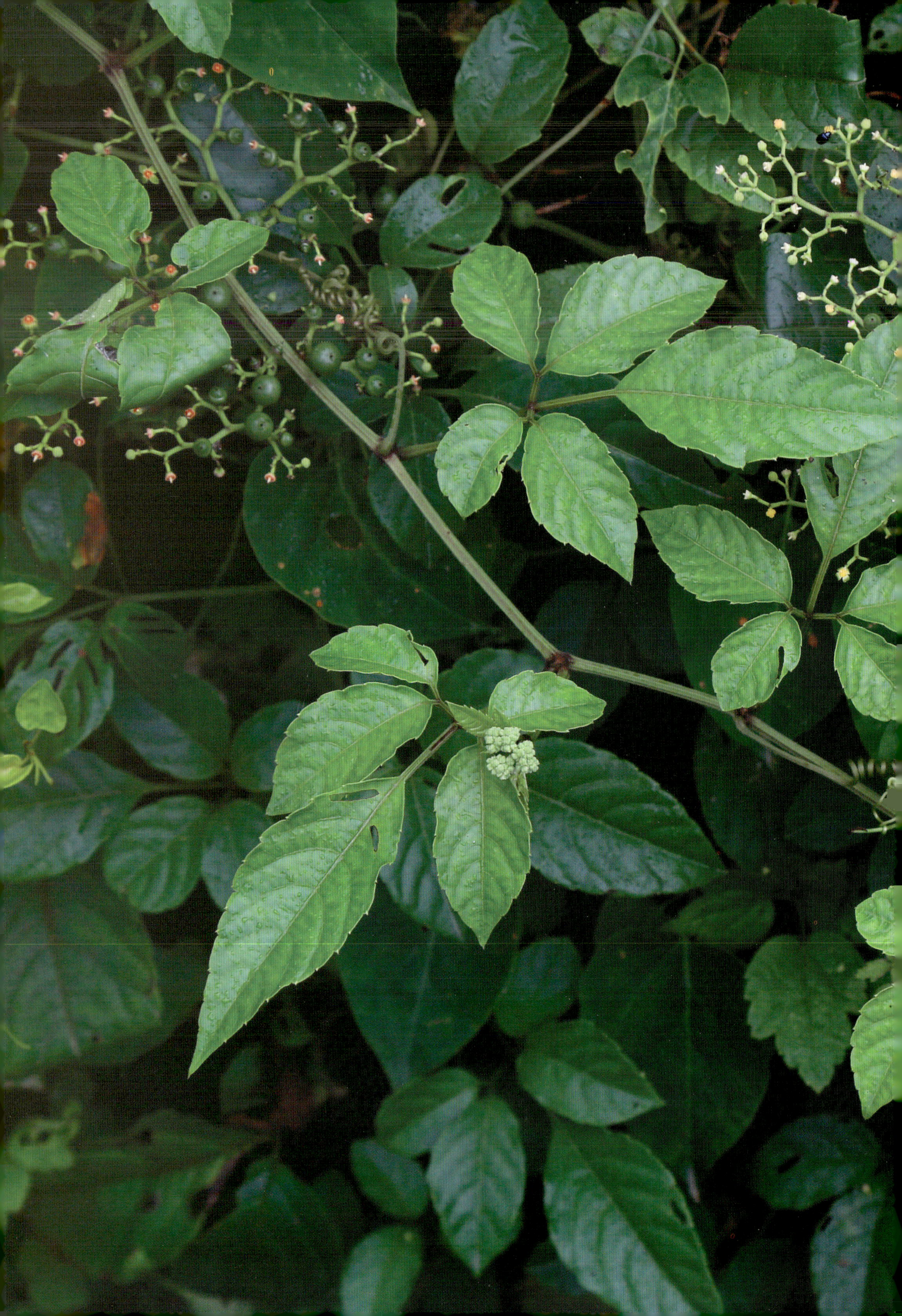

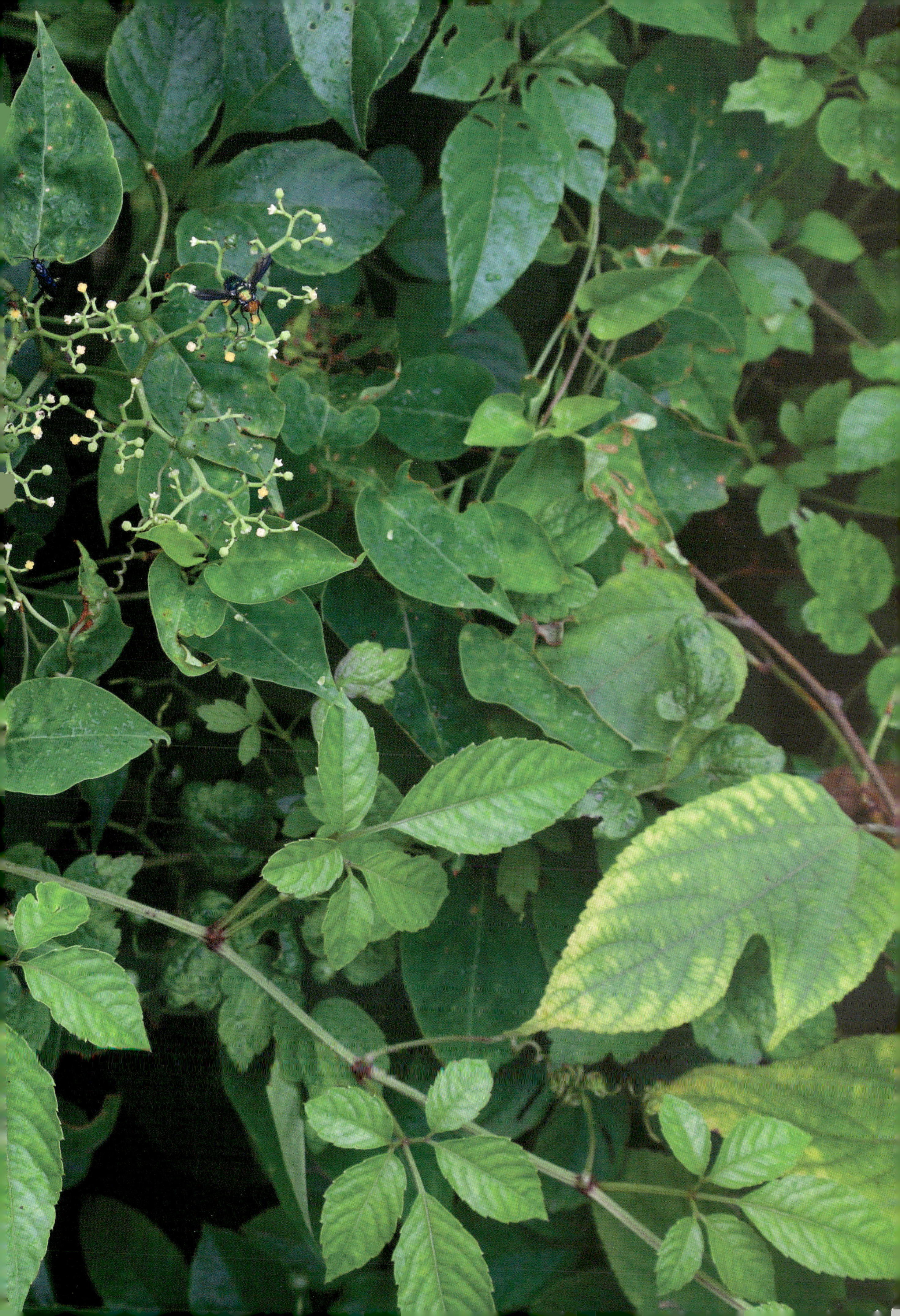

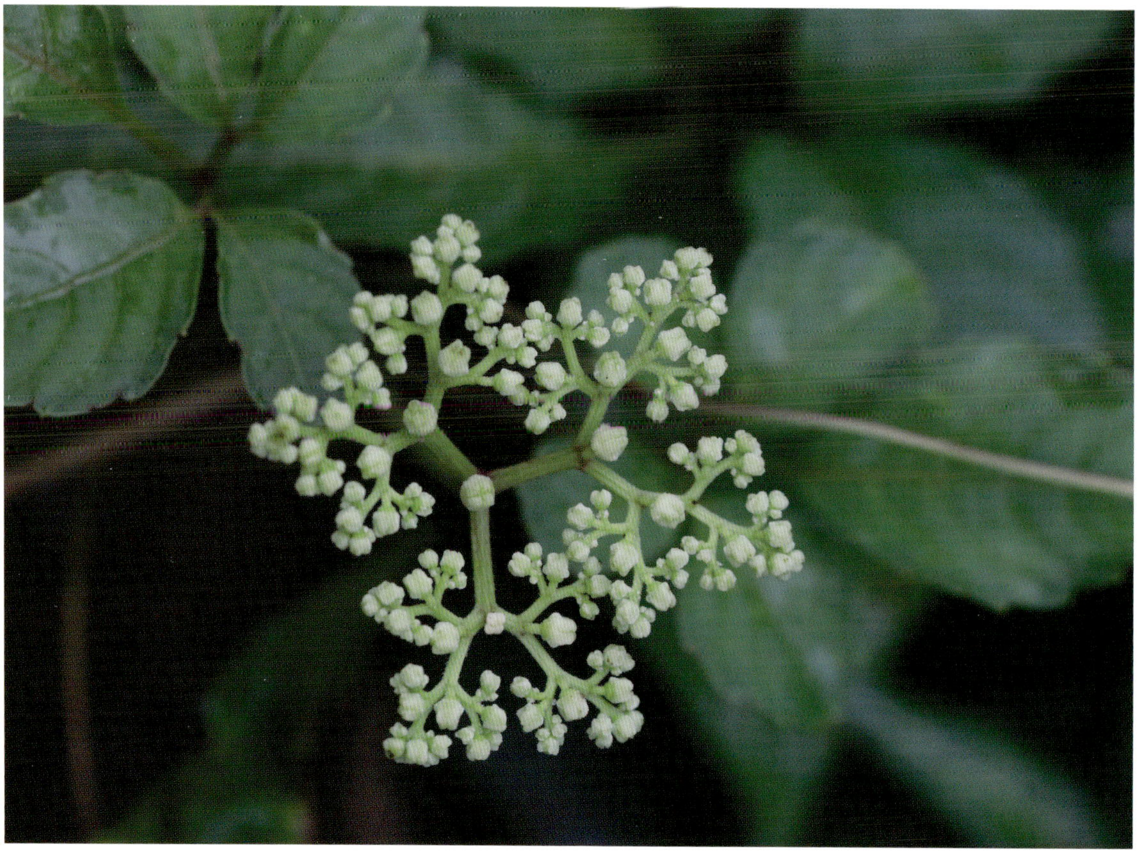

乌蔹莓

药材鉴别

本品茎圆柱形，扭曲，有纵棱，多分枝，带紫红色；卷须二歧分叉，与叶对生。叶皱缩；展平后为鸟足状复叶，小叶 5，椭圆形、椭圆状卵形至狭卵形，边缘具疏锯齿，两面中脉有毛茸或近无毛，中间小叶较大，有长柄，侧生小叶较小；叶柄长可达 4 cm 以上。浆果卵圆形，成熟时黑色。气微，味苦、涩。

功效主治

清热利湿，解毒消肿。主治痈肿，疔疮，痄腮，丹毒，风湿痛，黄疸，痢疾，尿血，白浊。

用法用量

内服：15 ~ 30 g，煎汤；研末、浸酒或捣汁。外用：捣敷。

民族药方

1. **风湿关节疼痛** 乌蔹莓根 50 g。泡酒服。

2. **湿热痢疾** 乌蔹莓、金银花、马齿苋各 30 g，白头翁、黄连、黄柏、秦皮、赤芍、牡丹皮、木香各 10 g，甘草 6 g。水煎服，每日 1 剂，早晚 2 次分服。

3. **跌打损伤** 鲜乌蔹莓根适量。捣取汁 60 mL，热酒冲服。

4. **白浊，利小便** 乌蔹莓根适量。捣汁饮。

5. **尿血** 鲜乌蔹莓 20 ~ 30 g，白茅根 30 g，金银花叶 15 g。水煎服。

6. **毒蛇咬伤，眼前发黑，视物不清** 鲜乌蔹莓全草适量。捣烂绞取汁 100 mL，米酒适量冲服。外用鲜全草捣烂敷伤处。

7. **跌打接骨** 乌蔹莓适量。晒干研细，用开水调红糖包患处。

8. **小便尿血** 乌蔹莓适量。研为细末，每服 10 g，开水送服。

9. **急性乳腺炎，蜂窝组织炎，化脓性淋巴结炎** 鲜乌蔹莓叶 60 g。水煎服。

使用注意

脾胃虚弱者、孕妇禁用。

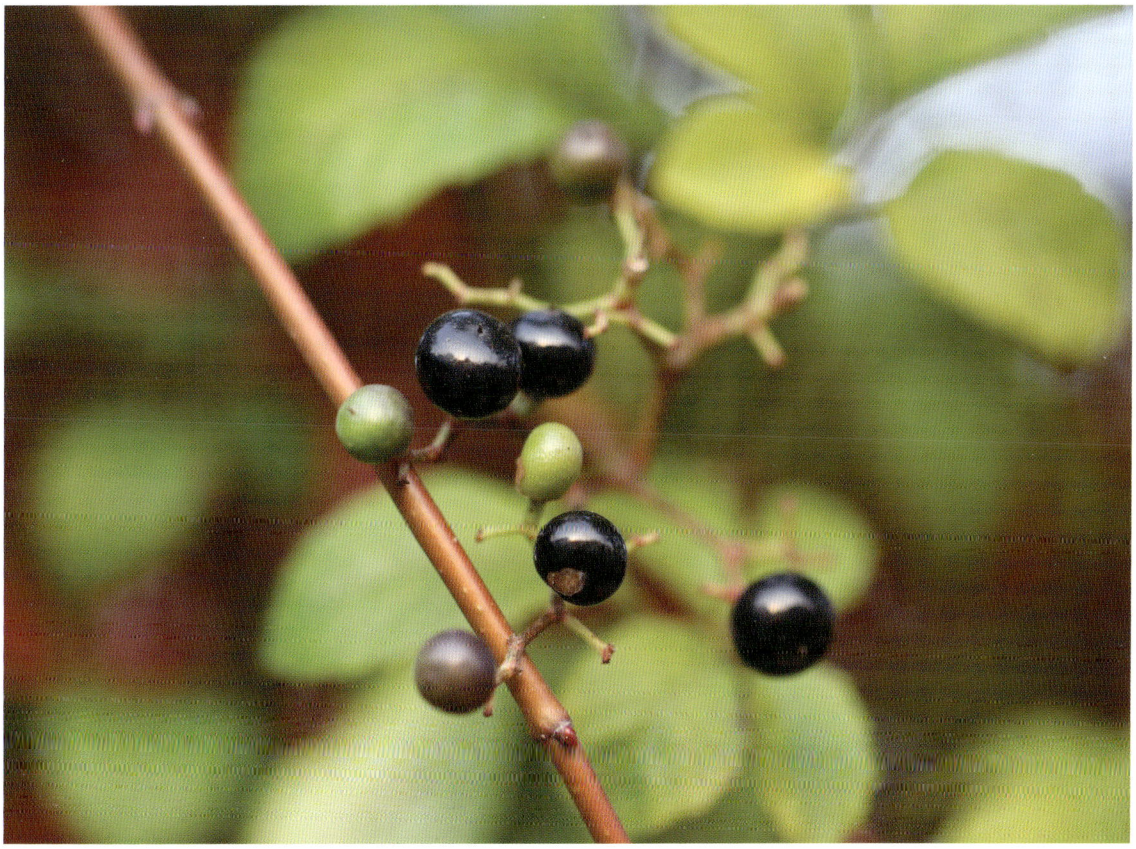

乌蔹莓

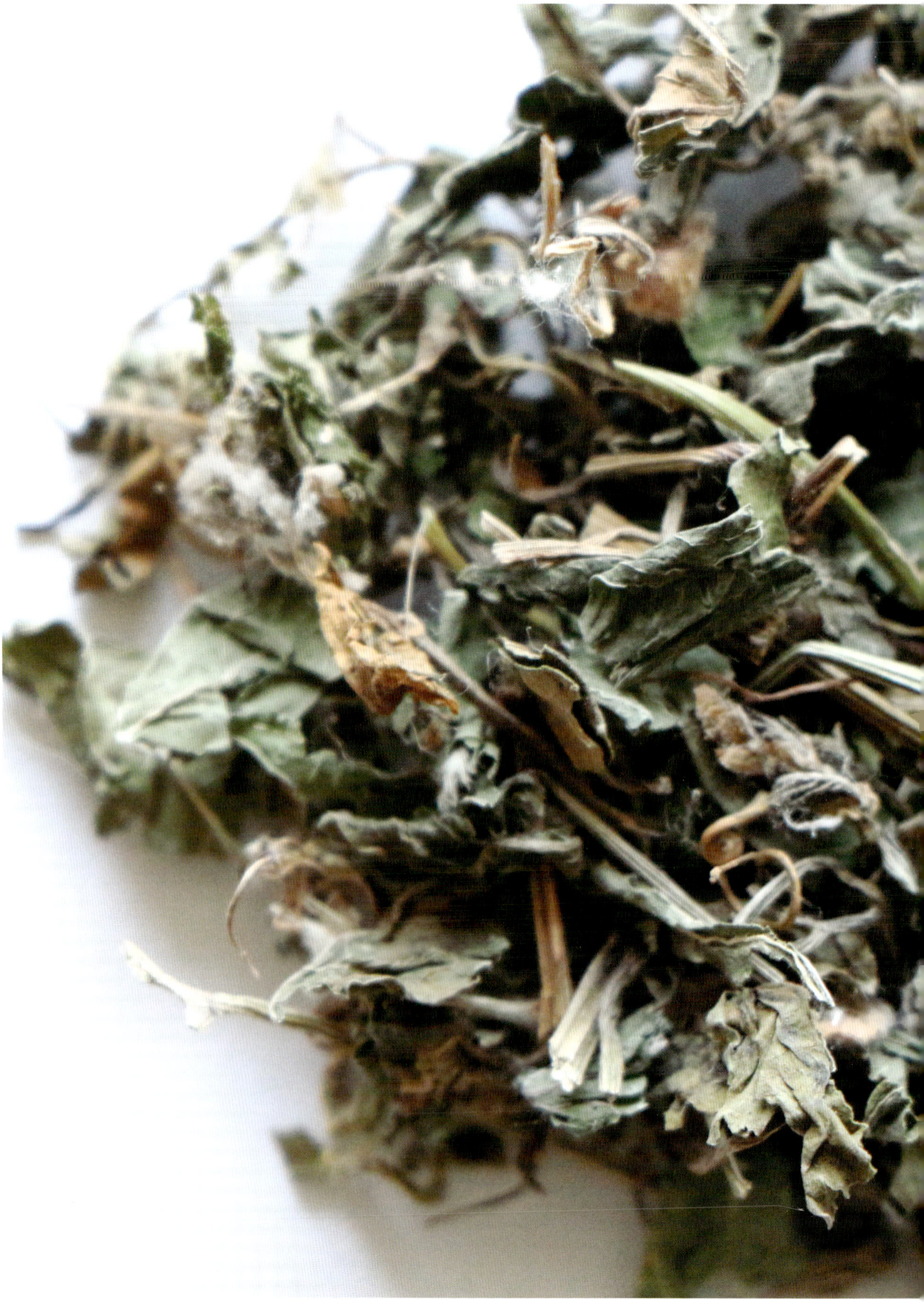

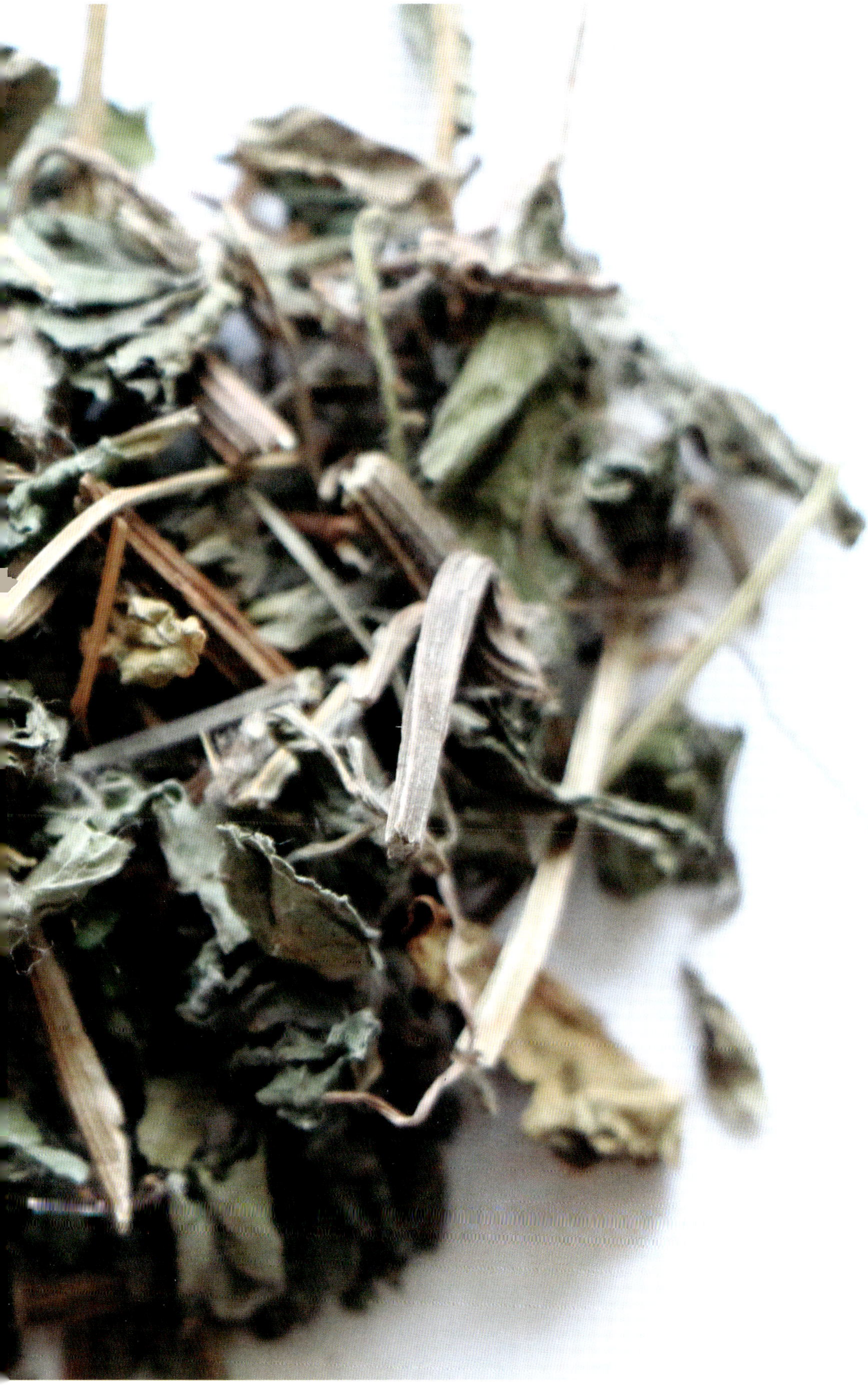

乌蔹莓饮片

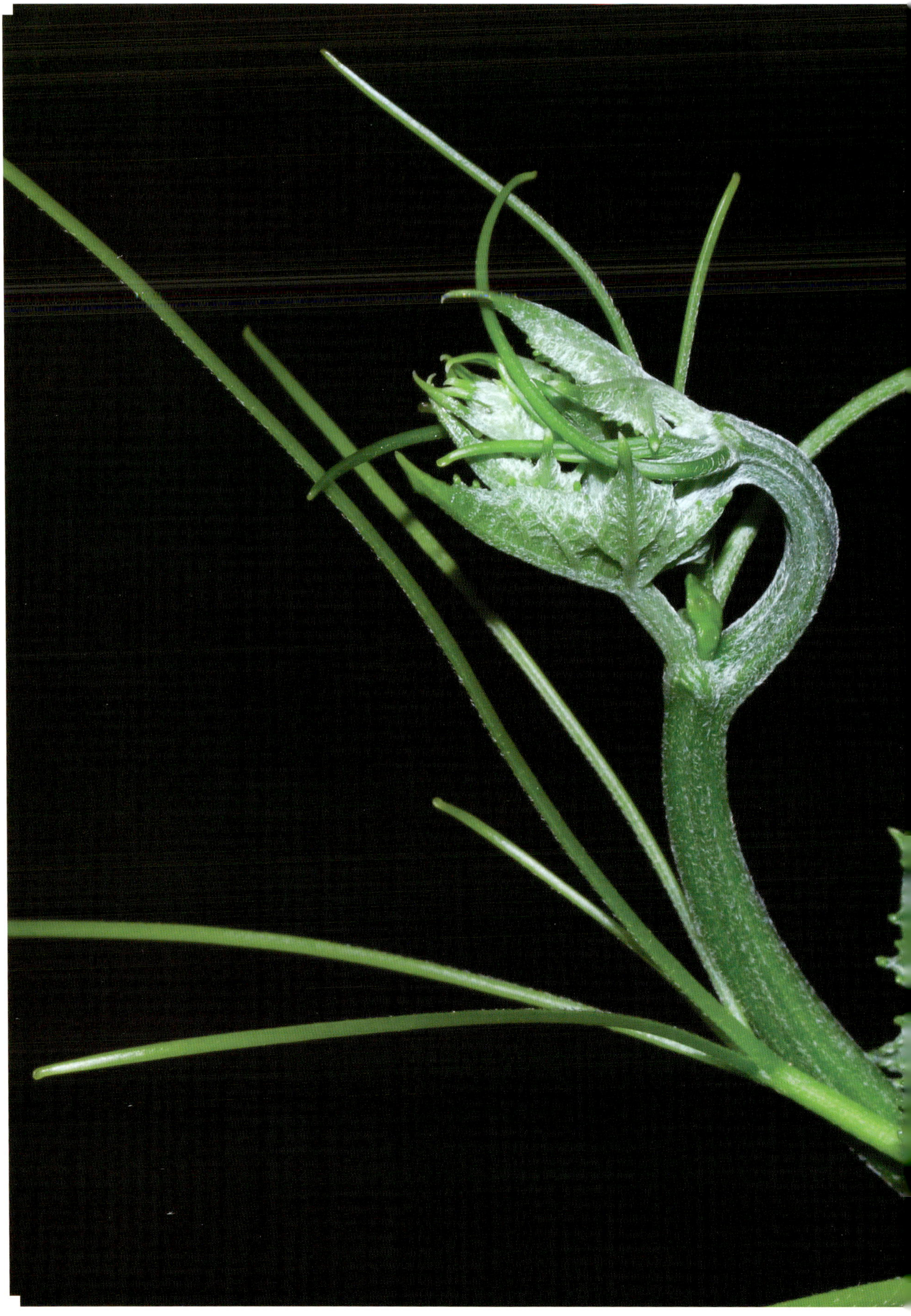

丝瓜

【水药名】挂胆。

【别　名】布瓜、天罗瓜、天络丝、缣瓜、洗锅罗瓜。

【来　源】本品为葫芦科植物丝瓜 *Luffa sylindrica* (L.) Roem. 的根、茎、茎中汁、老瓜内纤维和种子。

【性味归经】味甘，性凉。归肝、胃经。

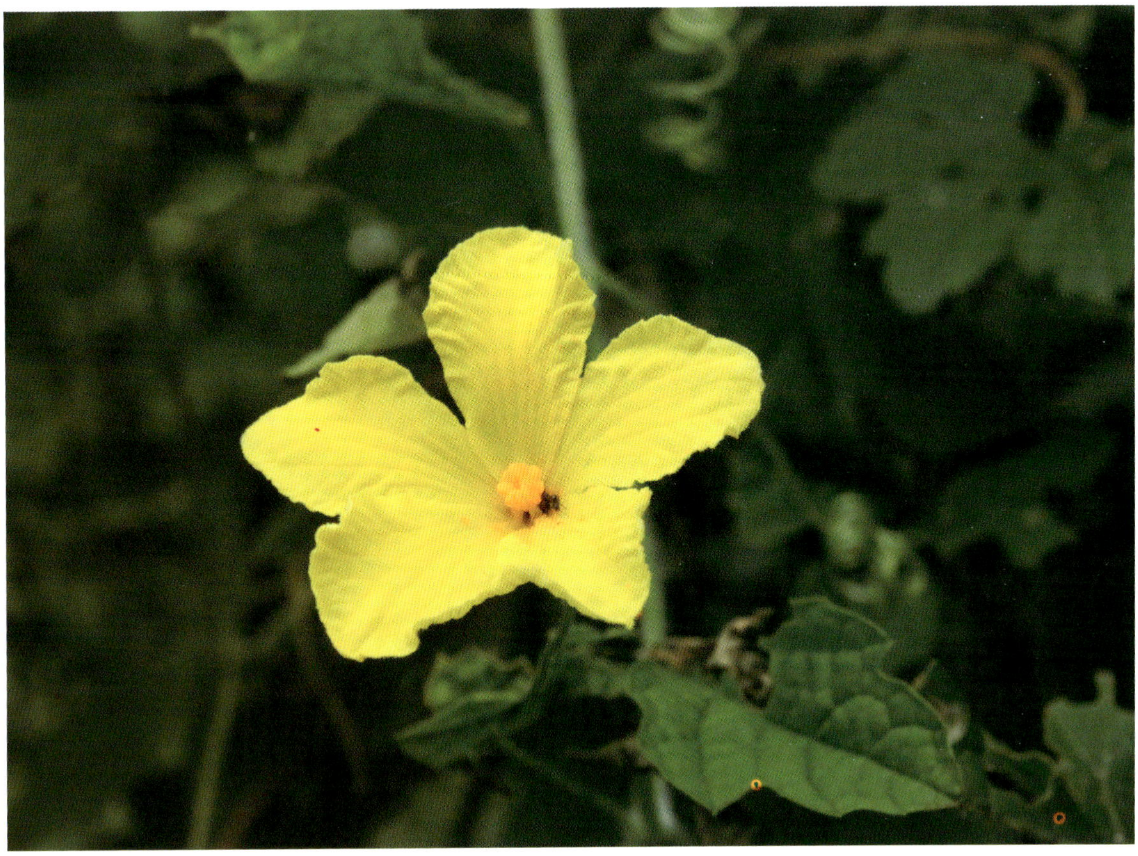

丝瓜

识别特征

一年生攀援藤本；茎、枝粗糙，有棱沟，被微柔毛。卷须稍粗壮，被短柔毛，通常2～4歧。叶柄粗糙，长10～12 cm，具不明显的沟，近无毛；叶片三角形或近圆形，长、宽10～20 cm，通常掌状5～7裂，裂片三角形，中间的较长，顶端急尖或渐尖，边缘有锯齿，基部深心形，弯缺深2～3 cm，上面深绿色，粗糙，有疣点，下面浅绿色，有短柔毛，脉掌状，具白色的短柔毛。雌雄同株。雄花通常15～20朵花，生长于总状花序上部，花序梗稍粗壮，花萼筒宽钟形，直径0.5～0.9 cm，被短柔毛，裂片卵状披针形或近三角形，里面密被短柔毛，边缘尤为明显，外面毛被较少，先端渐尖，具3脉；花冠黄色，辐状，开展时直径5～9 cm，裂片长圆形，长2～4 cm，宽2～2.8 cm，里面基部密被黄白色长柔毛，外面具3～5条凸起的脉，脉上密被短柔毛，顶端钝圆，基部狭窄；雄蕊通常5，稀3，花丝长6～8 mm，基部有白色短柔毛，花初开放时稍靠合，最后完全分离，药室多回折曲。雌花单生，花梗长2～10 cm；子房长圆柱状，有柔毛，柱头3，膨大。果实圆柱状，直或稍弯，长15～30 cm，直径5～8 cm，表面平滑，通常有深色纵条纹，未熟时肉质，成熟后干燥，里面呈网状纤维，由顶端盖裂。种子多数黑色，卵形，扁，平滑，边缘狭翼状。花果期夏、秋二季。

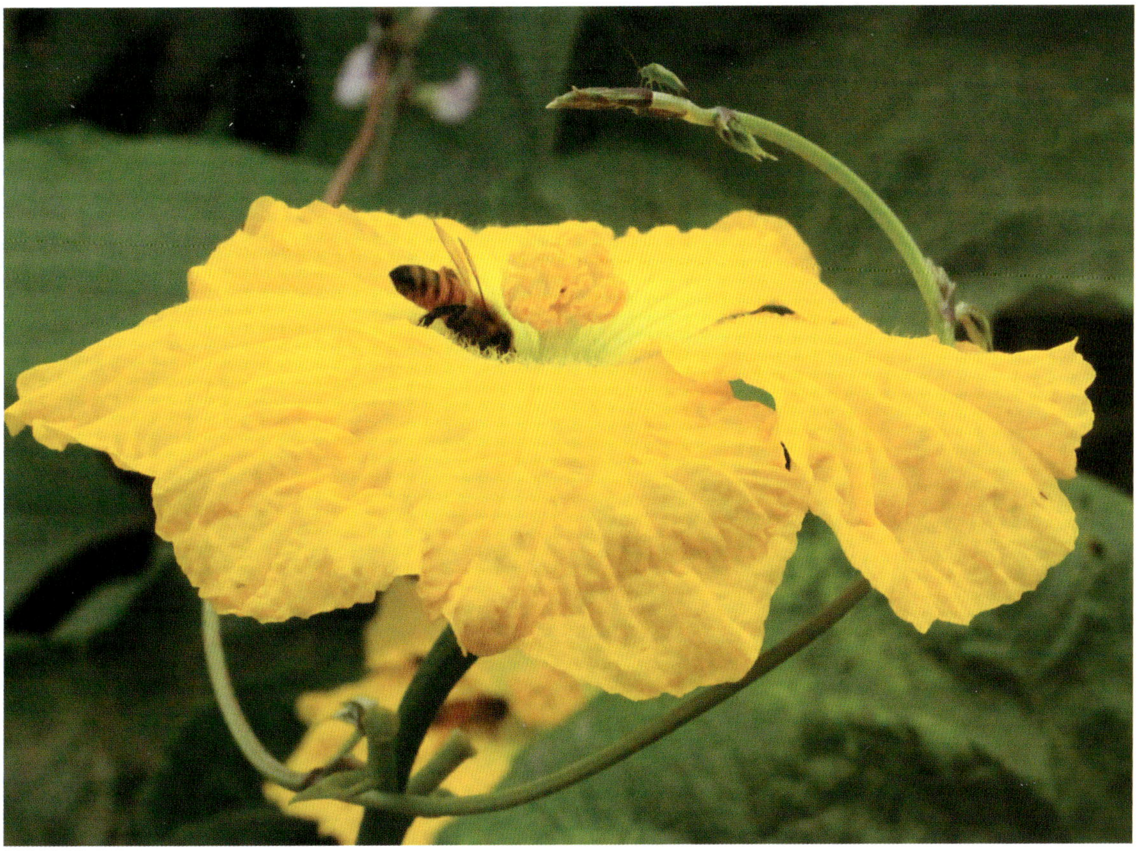

丝瓜

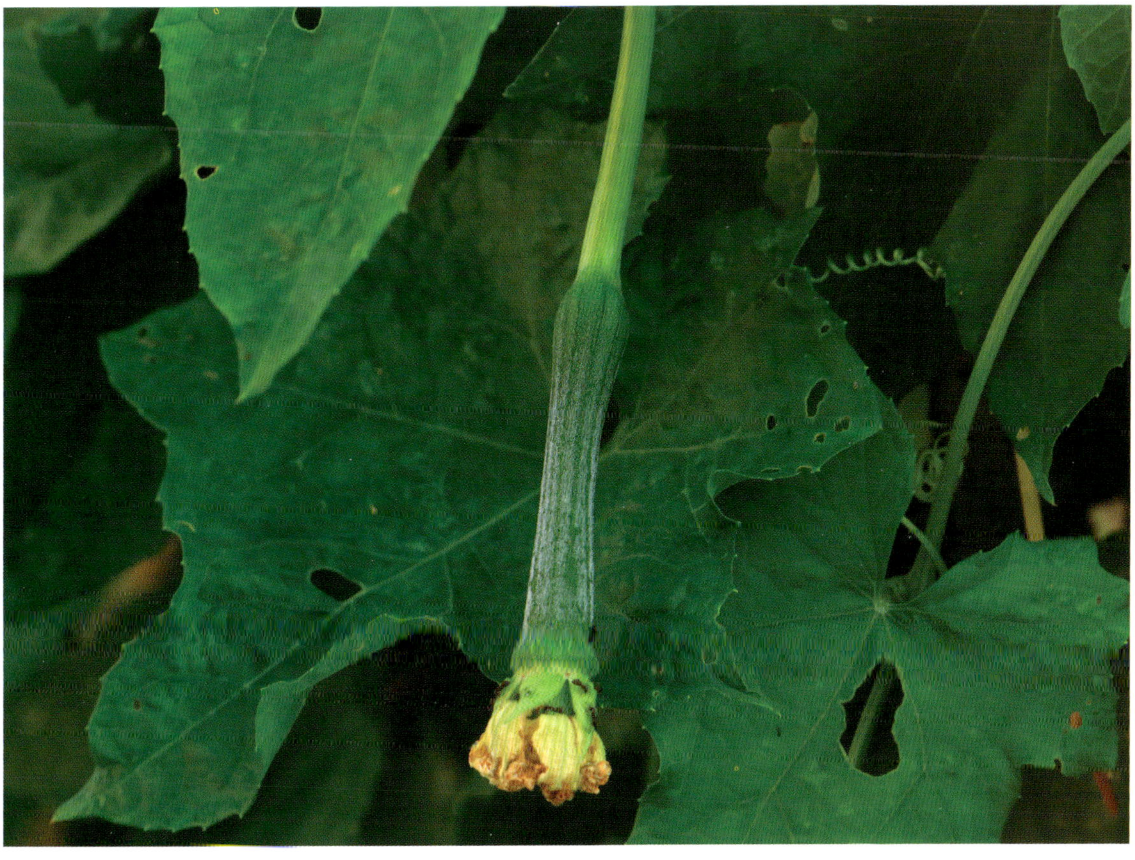

丝瓜

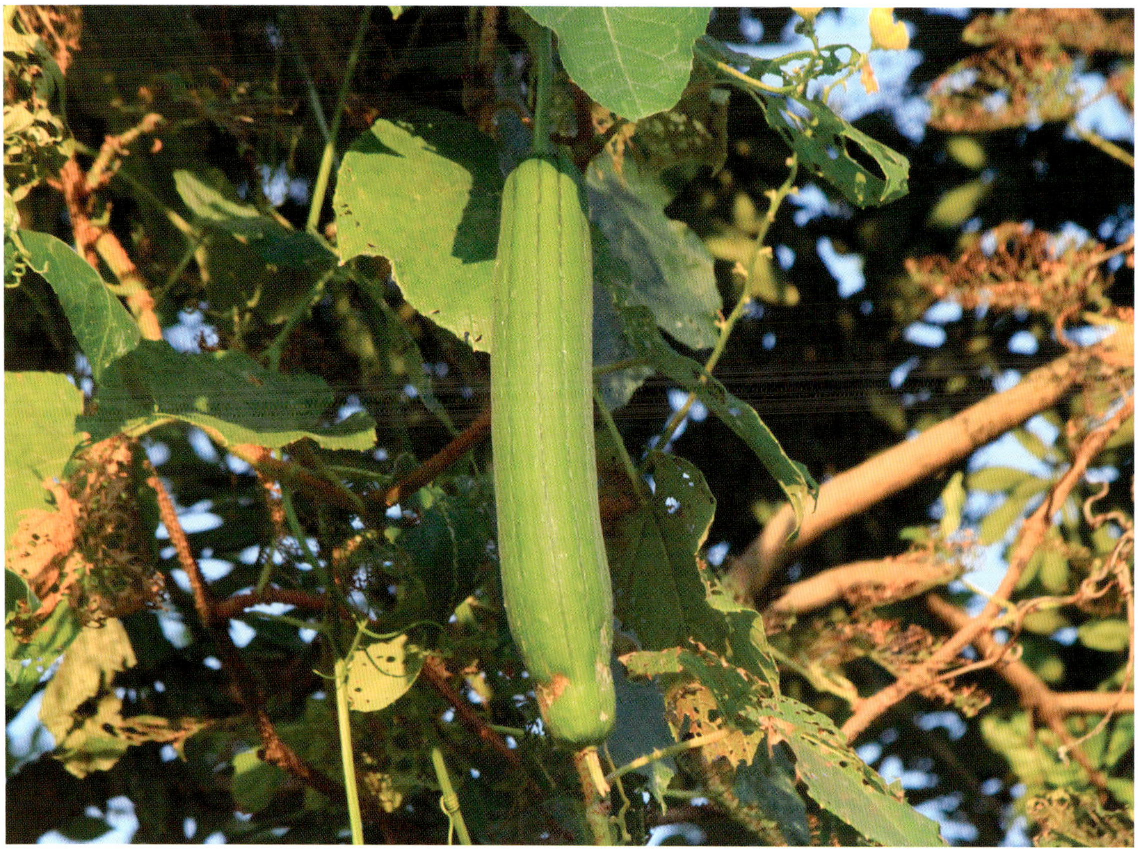

丝瓜

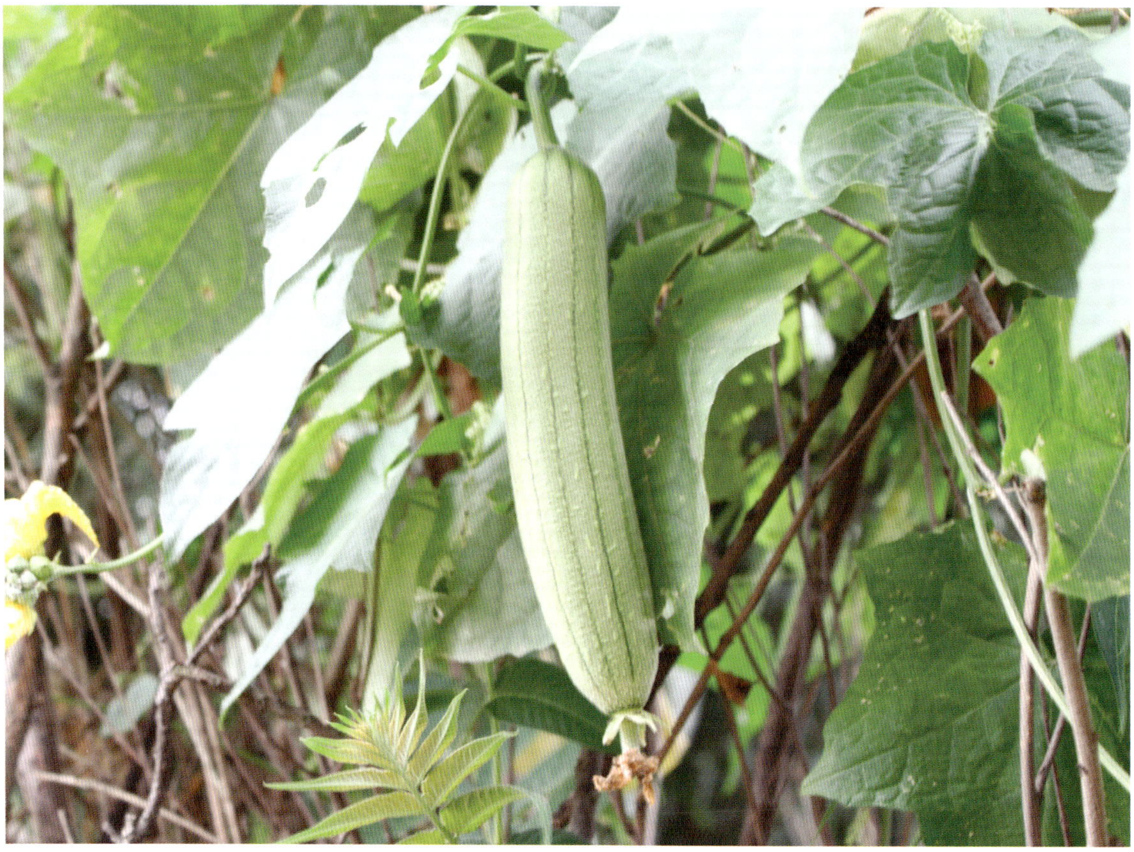

丝瓜

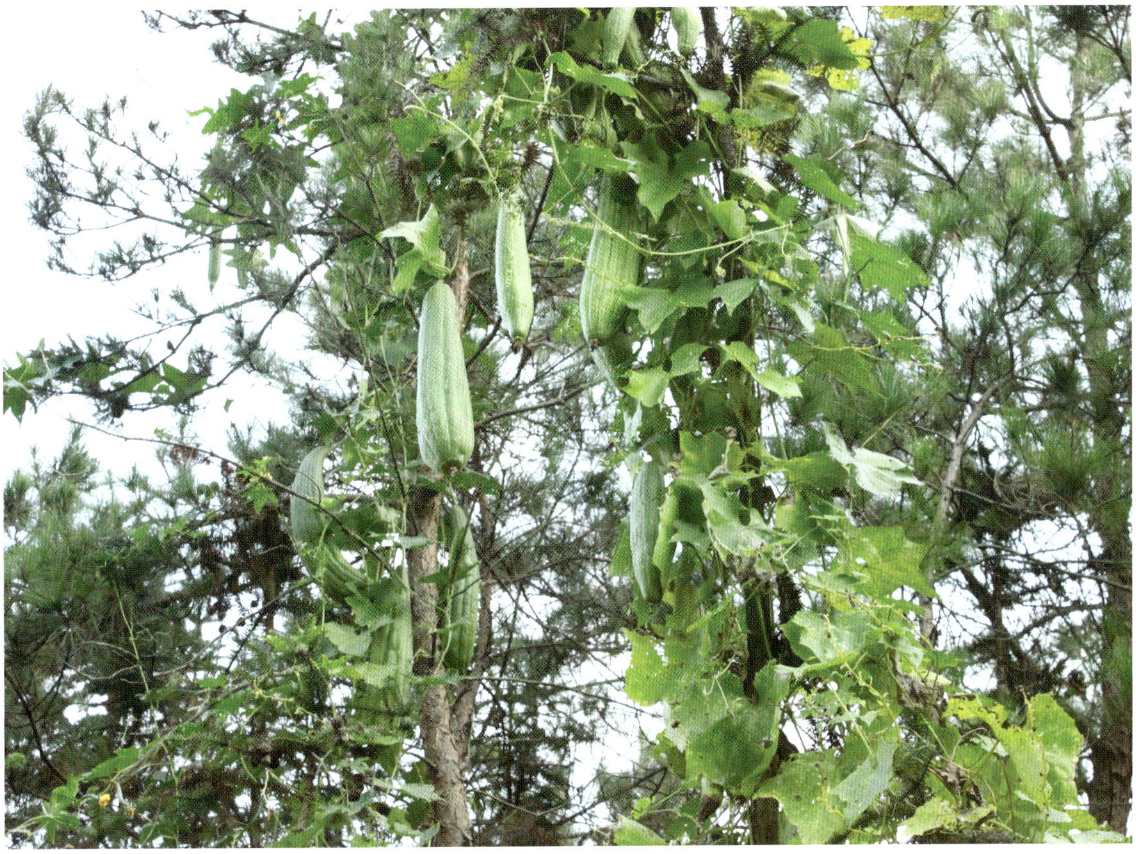
丝瓜

生境分布

多为栽培。分布于全国各地。

采收加工

夏、秋二季果实成熟、果皮变黄、内部干枯时采摘，除去外皮及果肉，洗净，晒干，除去种子。

药材鉴别

本品呈长圆筒形或长棱形，略弯曲，两端较细。长 25 ~ 60 cm，中间直径 6 ~ 8 cm。表面白色或黄白色，全体系由多层丝状纤维交织而成的网状物。体轻，质坚韧，不能折断。横切面可见子房 3 室，形成 3 个大空洞，内有少数残留的黑色种子。气无，味淡。以个大、完整、筋络清晰、质韧、色淡黄白、无种子者为佳。

功效主治

清热，化痰，止咳，凉血，解毒。主治热病身热烦渴，痰喘咳嗽，肠风痔漏，崩带，血淋，疔疮，乳汁不通，痈肿。

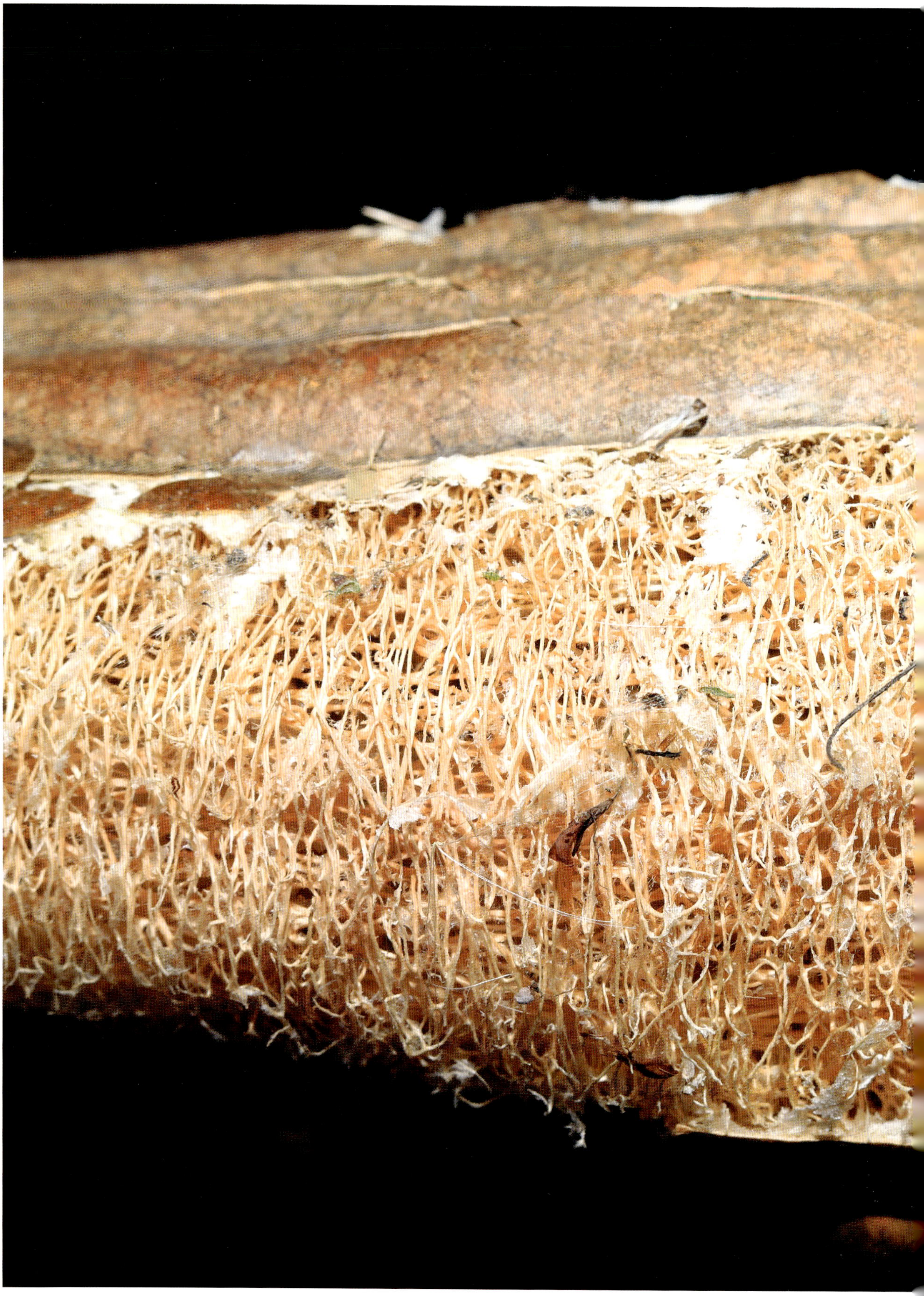

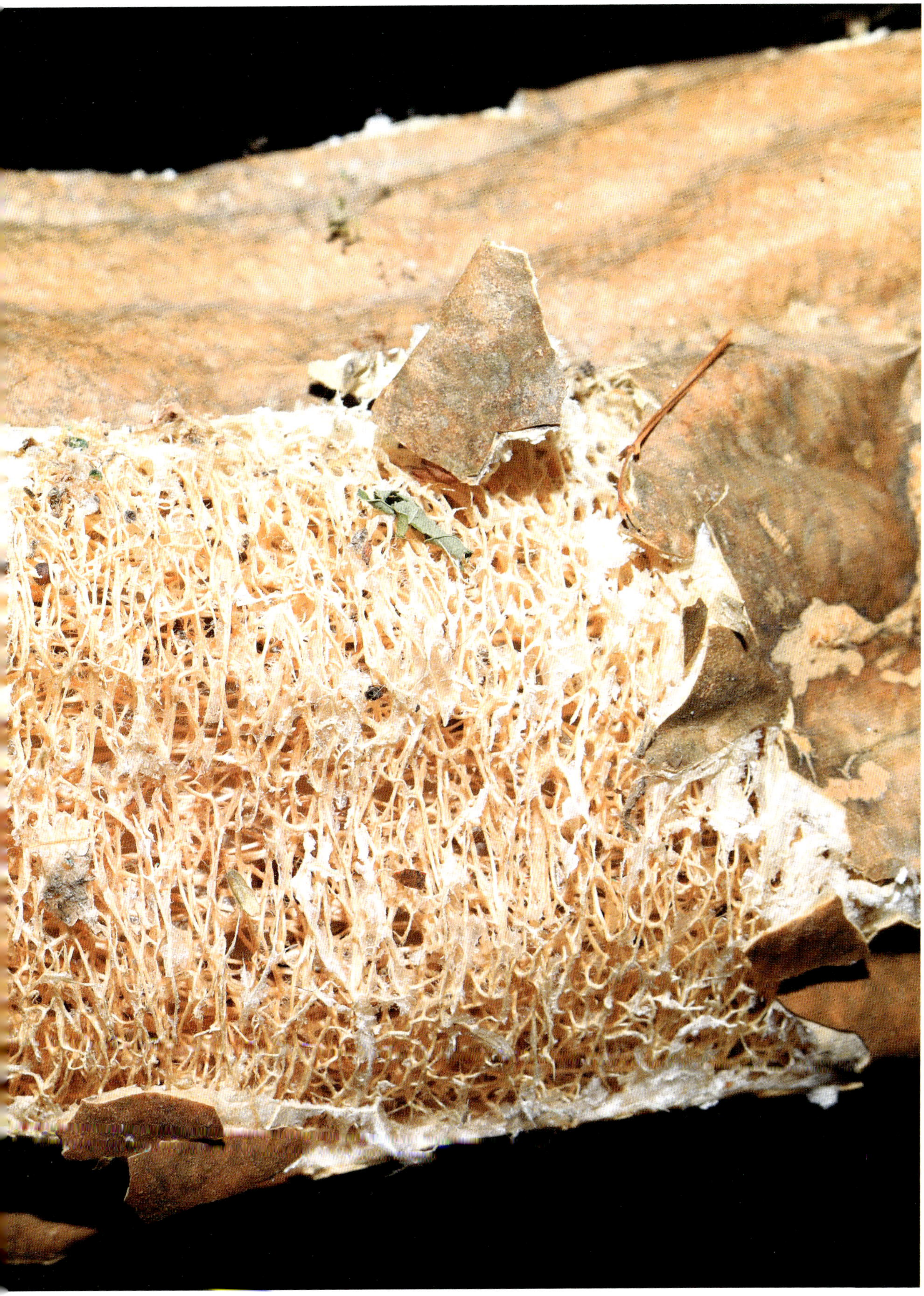

丝瓜络药材

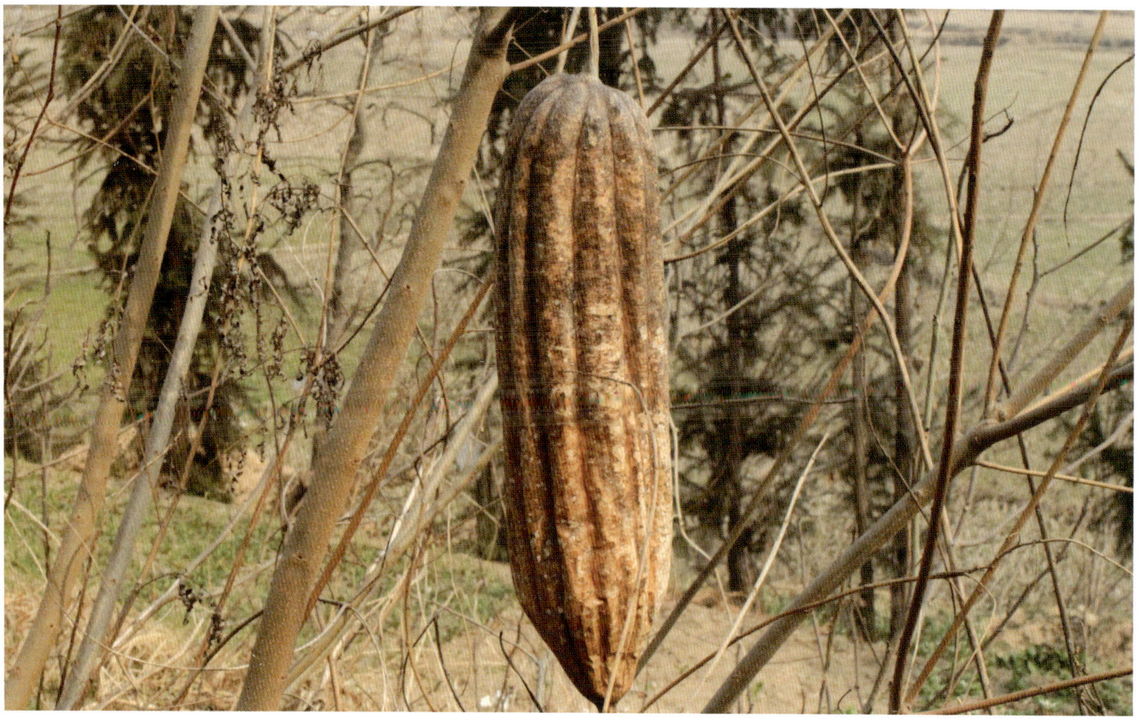

丝瓜

用法用量

内服：10 ~ 15 g（鲜品 60 ~ 150 g），煎汤；或烧灰研末服。外用：捣汁涂。

民族药方

1. 小儿哮喘咳嗽 丝瓜根 15 g。切细调鸡蛋蒸服。

2. 肺气肿，支气管哮喘 于霜降后的第一日或第二日从老丝瓜藤近根处切断，将断端插入备好的瓶口，让丝瓜的藤汁流入瓶中；汁 500 mL，兑冰糖 50 g，调匀；每次服 50 ~ 100 mL。

3. 乳腺炎 丝瓜络 50 g，蒲公英 25 g。研细末，用醋调匀后敷患处，纱布覆盖，胶布固定，每日 2 次。

4. 咳嗽痰多 丝瓜络、橘络、桔梗各 15 g。研末混匀，蜂蜜为丸，每次 6 g，每日 2 次，温开水送服。

5. 急性乳腺炎 丝瓜络、全瓜蒌各 30 g。水煎过滤留汁，再加入适量红糖，趁热服用，每日 1 剂，连服至见效为止。

6. 关节疼痛 丝瓜络 300 g，白酒 500 mL。丝瓜络浸入白酒 7 日后饮用，每次 1 小杯。

7. 高血压 丝瓜络 12 g。水煎服，每日 3 次。

使用注意

脾胃虚寒者、孕妇和哺乳期妇女慎用。

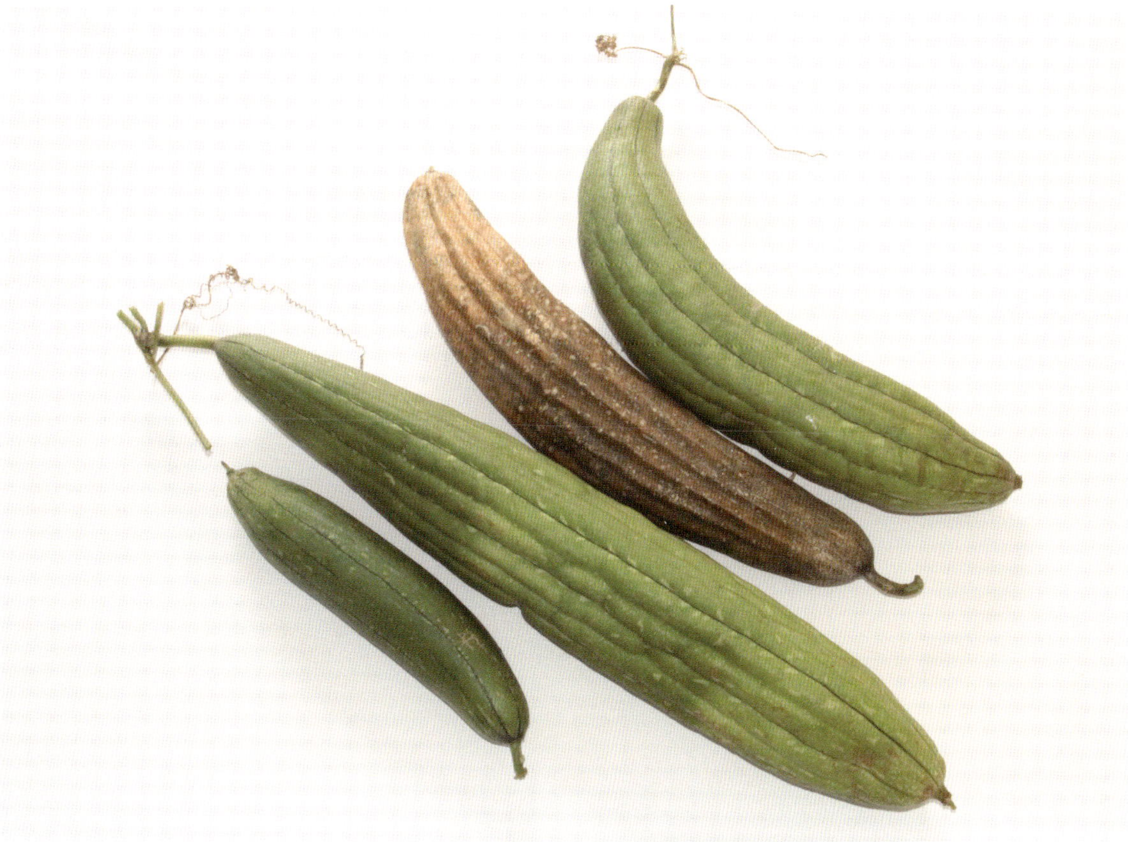

丝瓜

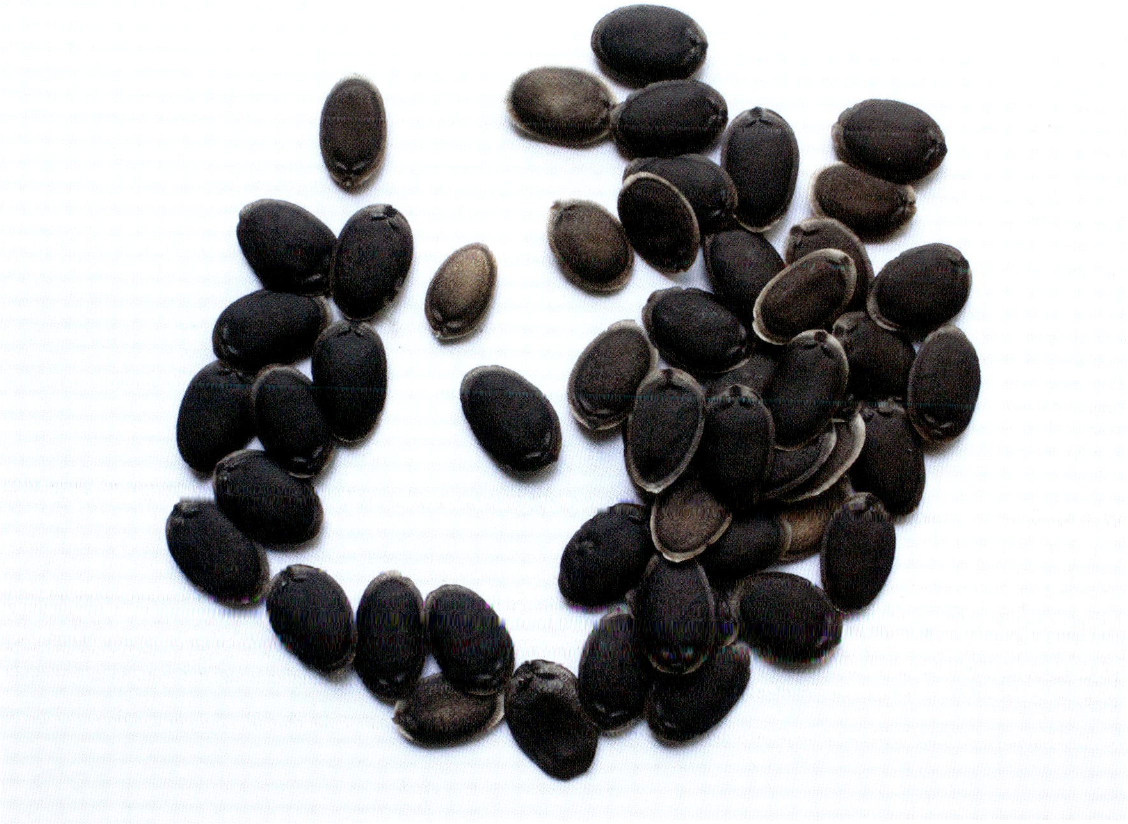

丝瓜子药材

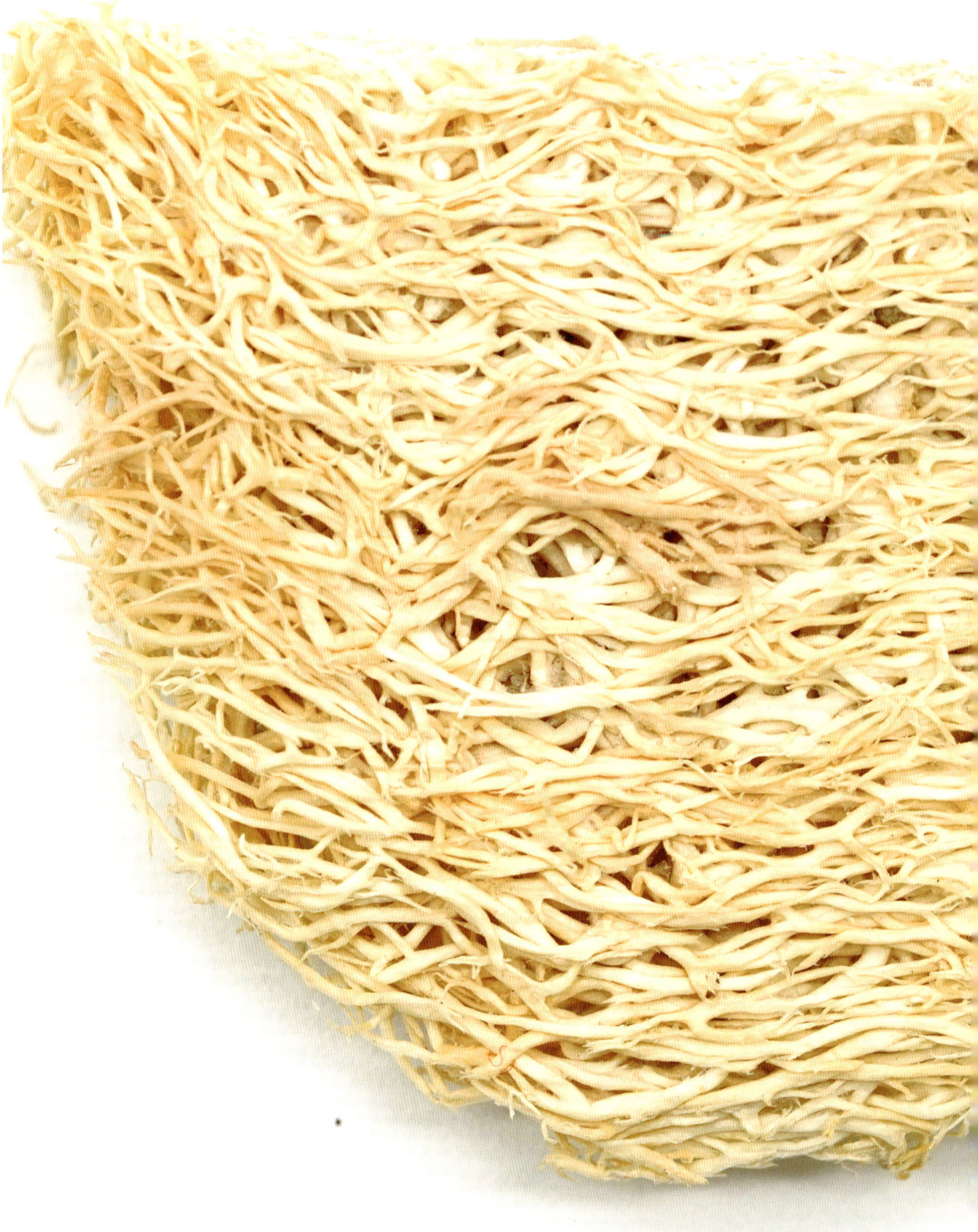

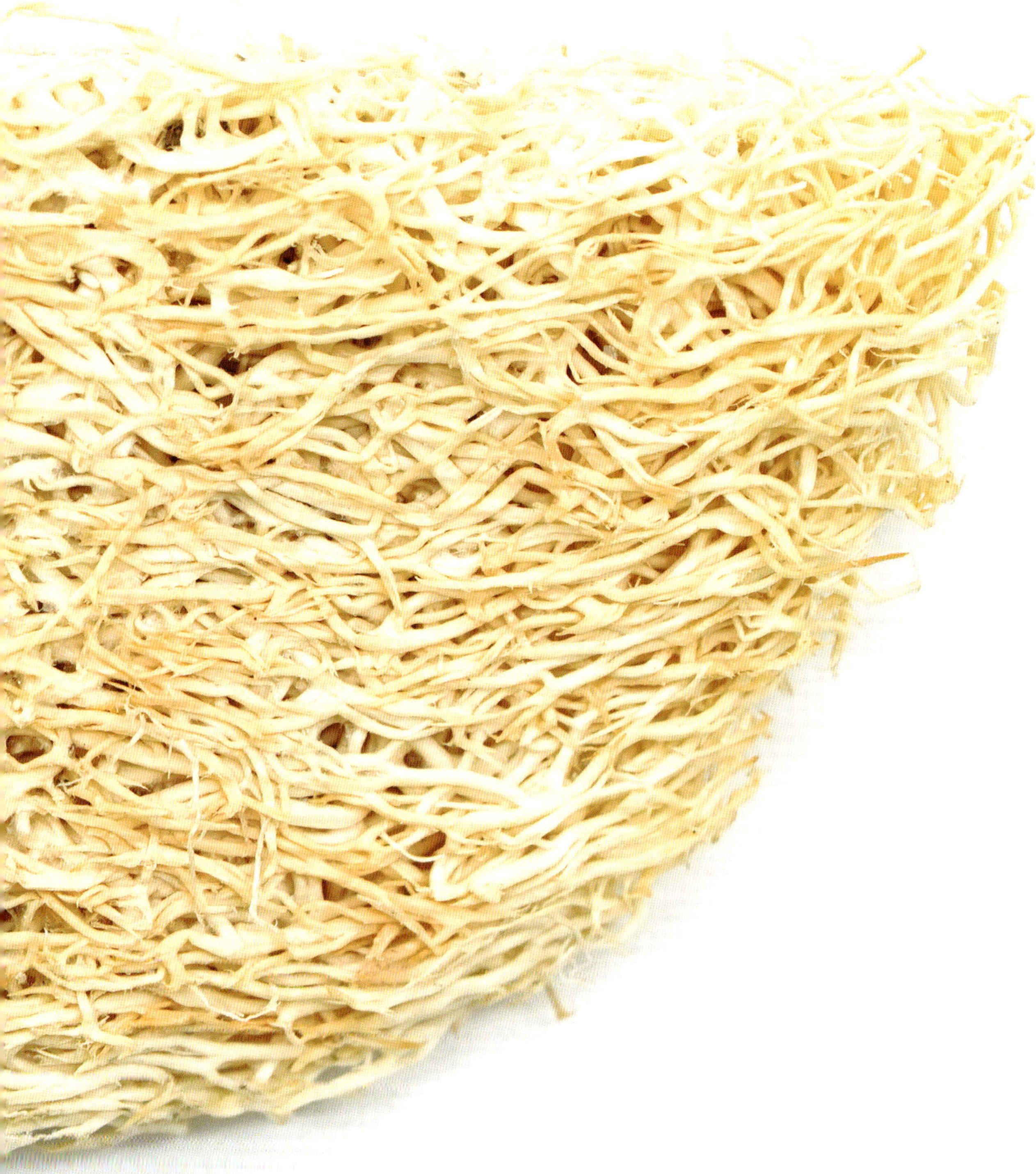

丝瓜络药材

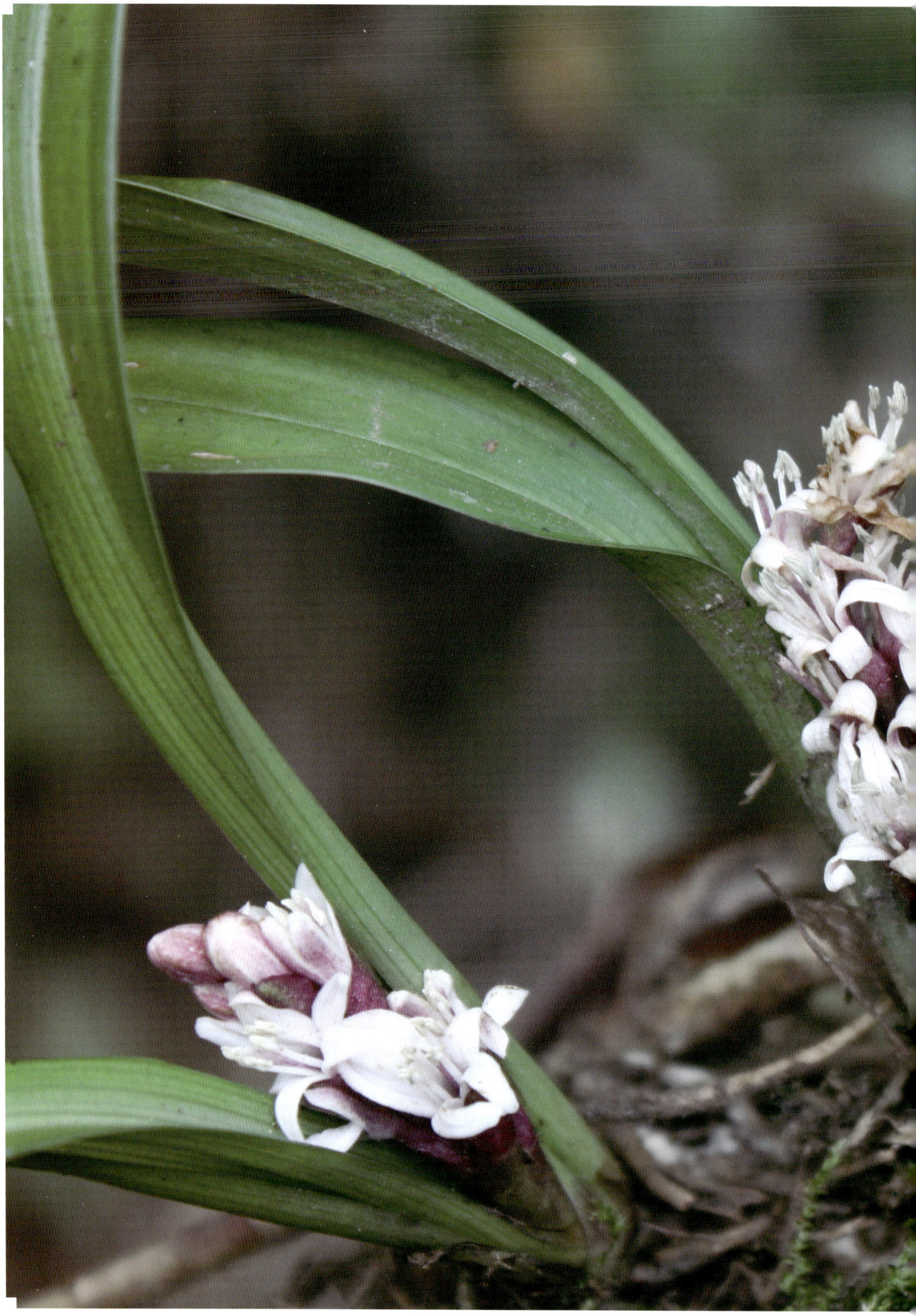

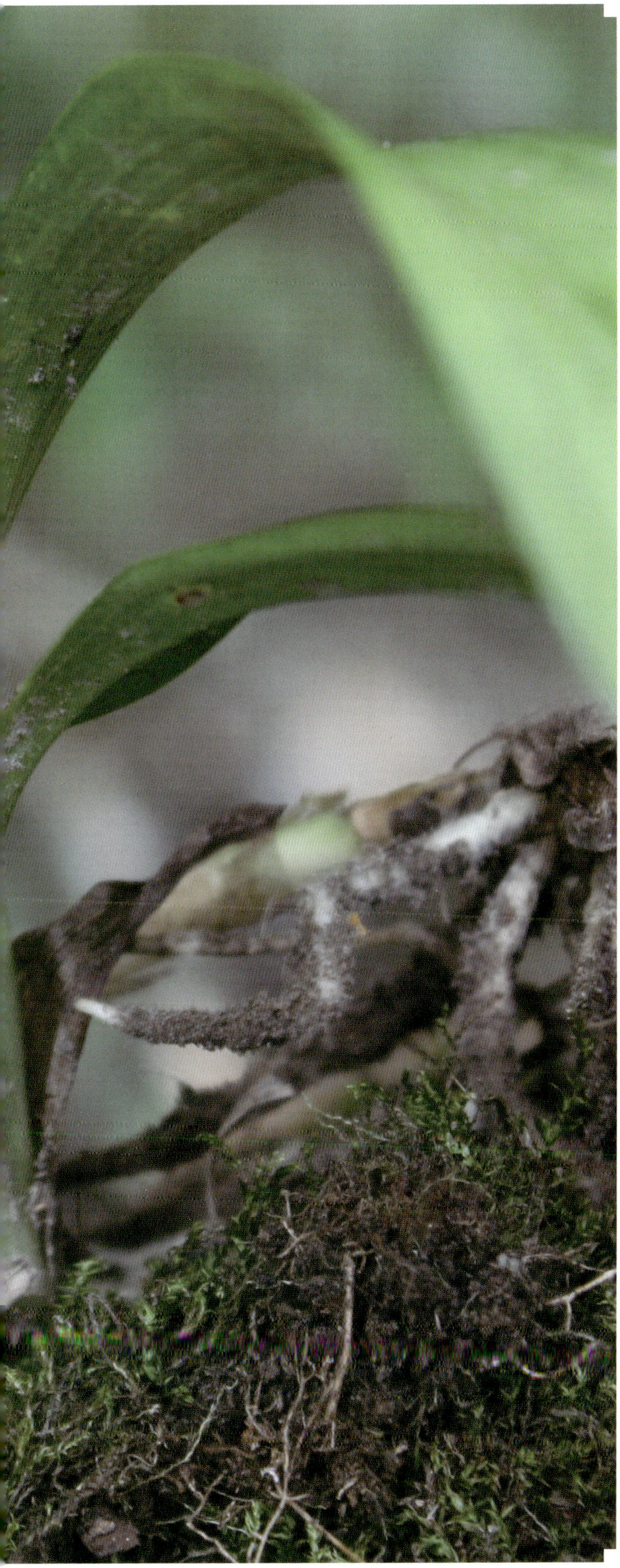

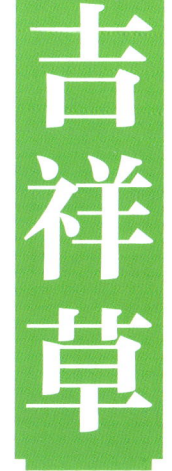

吉祥草

【水药名】骂灰秀。

【别名】观音草、小九龙盘、竹叶草、竹叶青、玉带草。

【来源】本品为百合科植物吉祥草 *Reineckea carnea*(Andrews)Kunth. 的带根全草。

【性味归经】味甘，性凉。归肺、肝经。

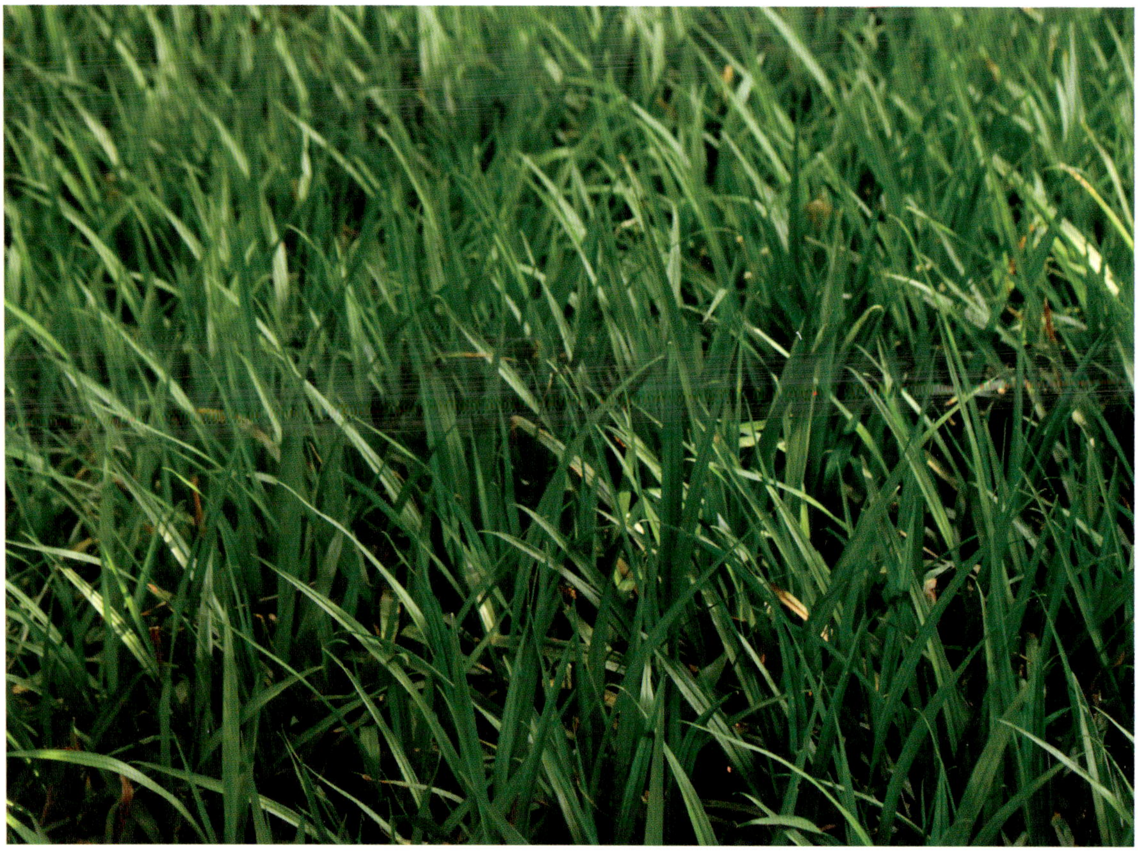

吉祥草

识别特征

常绿多年生草本。根状茎匍匐于地下及地上，绿色，间有紫白色者，有节，节上生须根。叶丛生长于根状茎顶端或节部，线形、卵状披针形或线状披针形，无毛，全缘，无柄，先端尖或长尖，基部平阔。圆锥花序生长于叶腋，花两性，无柄，着生长于苞腋，苞片卵形，花被下端呈筒状，外面紫红色，内面淡粉红色或白色。浆果圆形，红色。种子白色。花期冬末、春初。

生境分布

生长于山沟、林边、草坡及疏林下荫湿处。分布于西南及陕西、江苏、安徽、浙江、江西、河南、湖北、湖南、广东、广西等地。

采收加工

全年可采，洗净，鲜用或切段晒干。

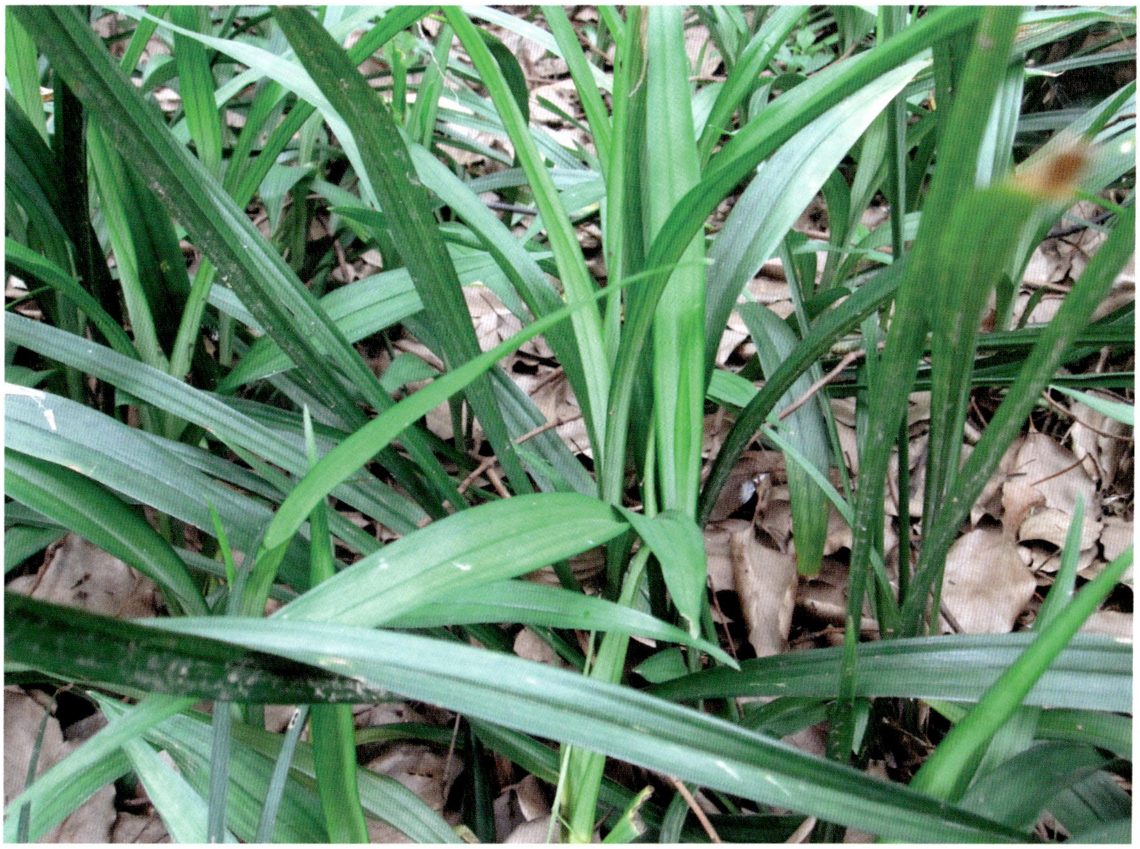

吉祥草

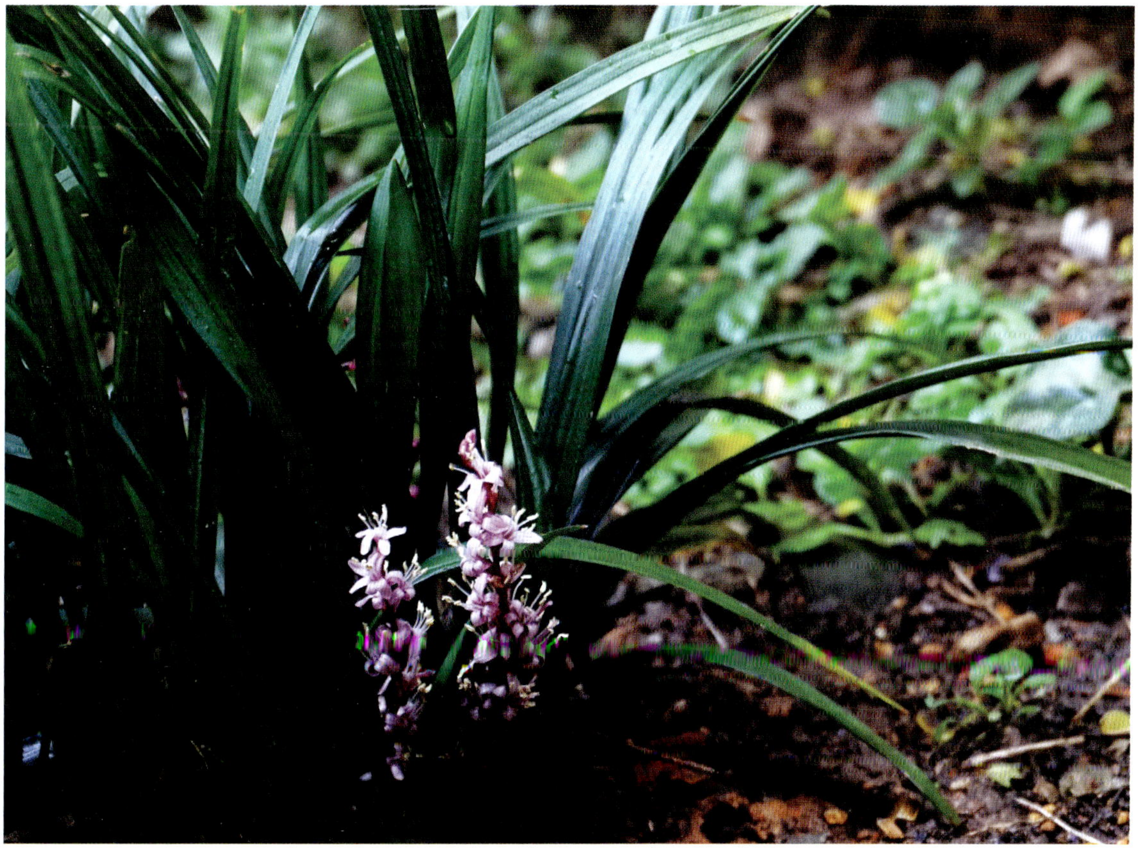

吉祥草

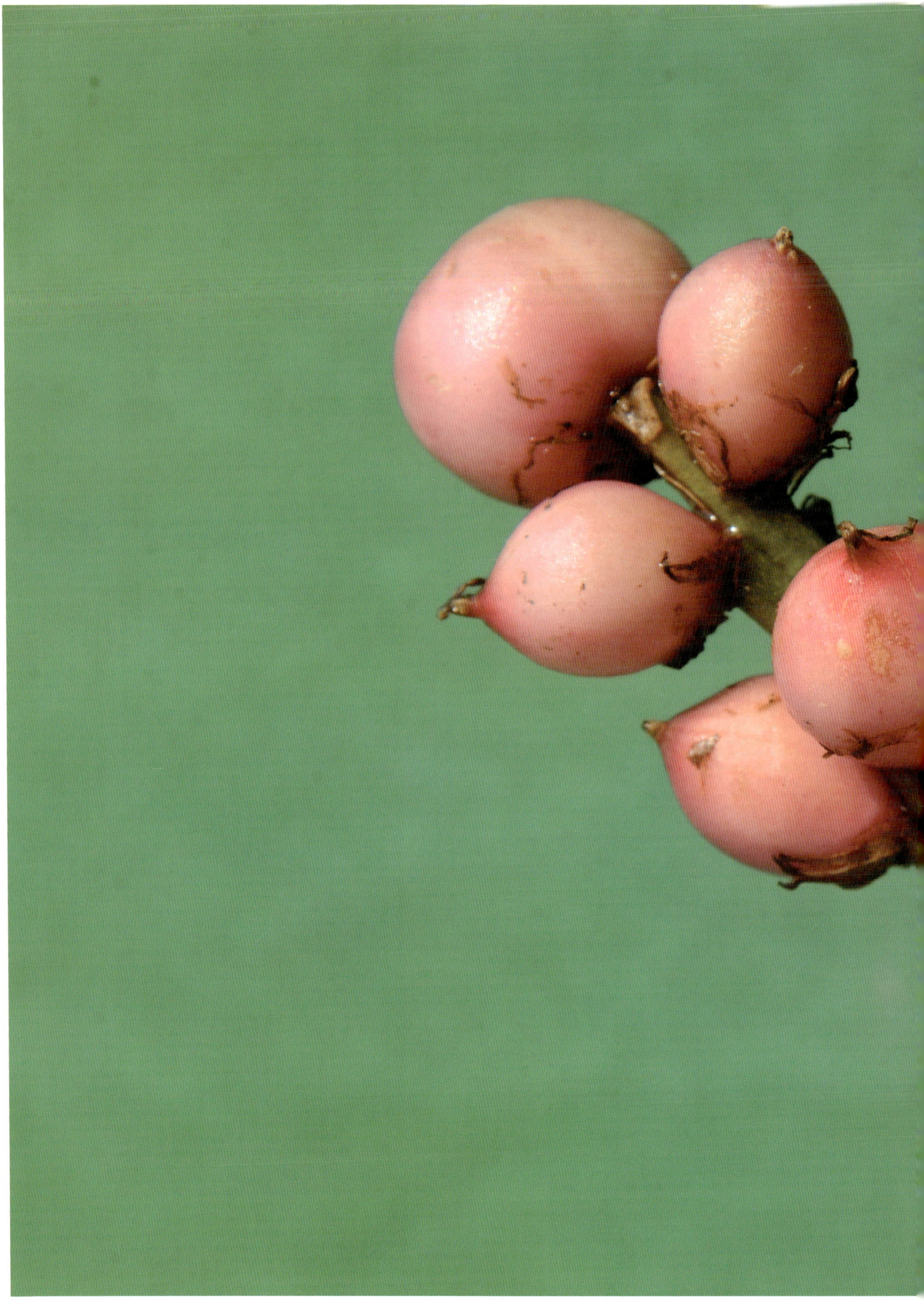

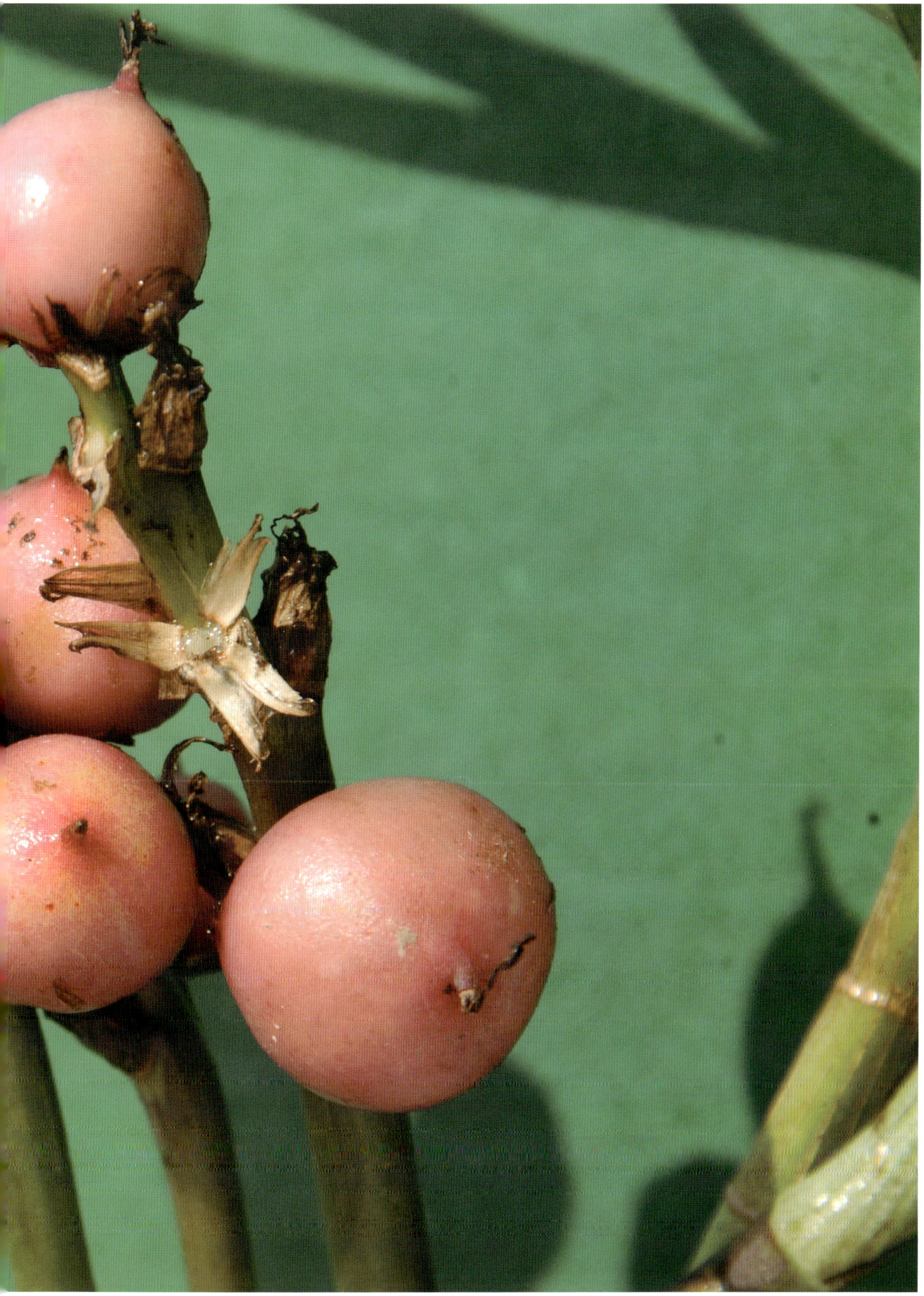

吉祥草

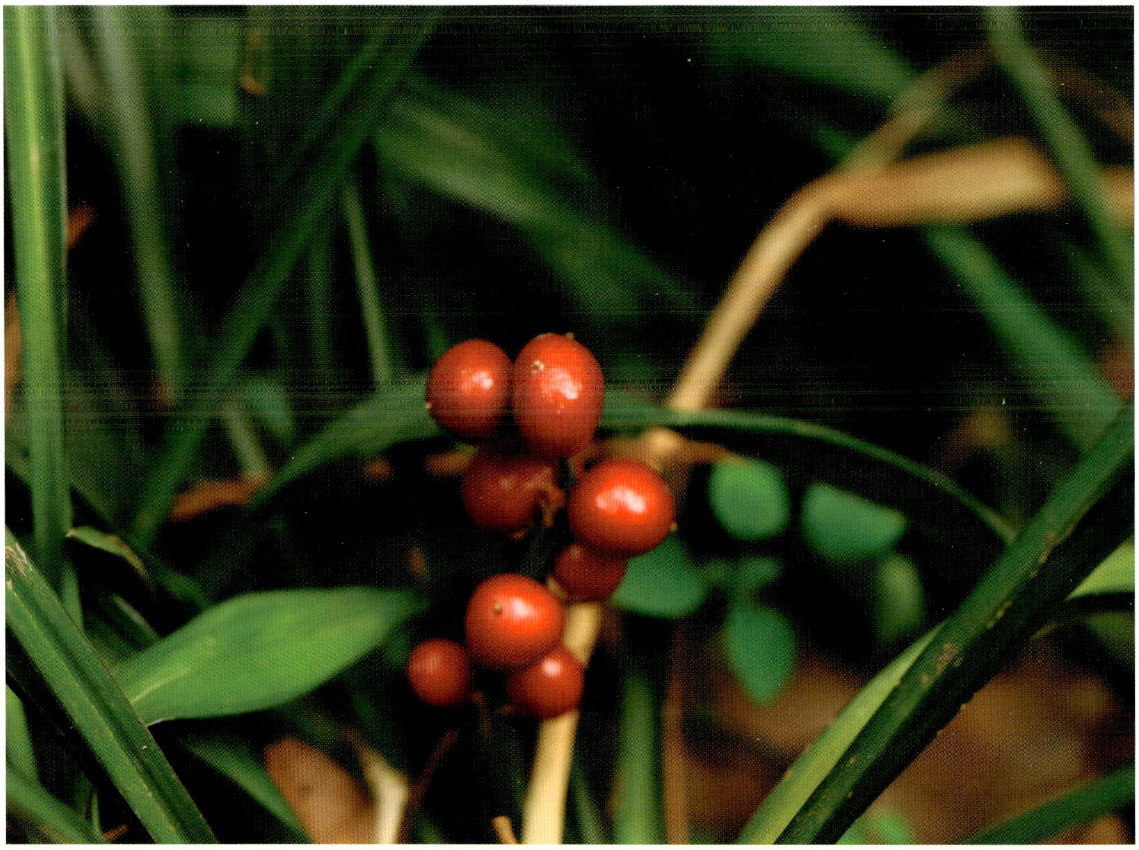

吉祥草

药材鉴别

本品干燥全草呈黄褐色。根茎细长，节明显，节上有残留的膜质鳞叶，并有少数弯曲卷缩须状根。叶簇生，叶片皱缩，展开后呈线形、卵状披针形或线状披针形，全缘，无柄，先端尖或长尖，基部平阔，长 7 ~ 30 cm，宽 5 ~ 28 mm，叶脉平行，中脉显著。气微，味甘。

功效主治

清肺，止咳，理血，解毒。主治肺热咳嗽，吐血，衄血，便血，跌打损伤，疮毒，赤眼，疳积。

用法用量

内服：10 ~ 30 g，煎汤；或捣汁、浸酒。外用：捣敷。

民族药方

1．喘咳 吉祥草 30 g。炖猪肺吃。

2. 黄疸 吉祥草 30 g。蒸淘米水吃。

3. 哮喘 吉祥草 30 g，百部、白果各 9 g。水煎服。

4. 阴虚哮喘 吉祥草 15 g，麦冬、芦根各 9 g，桑叶 6 g。水煎服。

5. 遗精 吉祥草 30 g，金樱子 15 g。水煎服。

6. 疳积 吉祥草 10 g，猪肝 50 g。加水蒸服。

7. 急惊风 鲜吉祥草 30 g，冰片少许。将鲜吉祥草捣烂，绞汁，加冰片少许，灌服 2 ~ 3 匙。

8. 跌打损伤，扭挫伤 鲜吉祥草、鲜凤仙花苗、菊叶三七、凌霄花根各等份。洗净捣烂，加酒适量，炒热敷伤处。

9. 肺结核 吉祥草 30 g，大蓟根 20 g，枇杷叶（去毛）5 片。水煎服，每日 1 剂，连服 7 ~ 10 日。

10. 吐血、咯血 吉祥草 30 g，仙鹤草 15 g，白茅根 25 g。水煎服，每日 1 剂，连服 3 ~ 5 日。

使用注意

孕妇禁用。

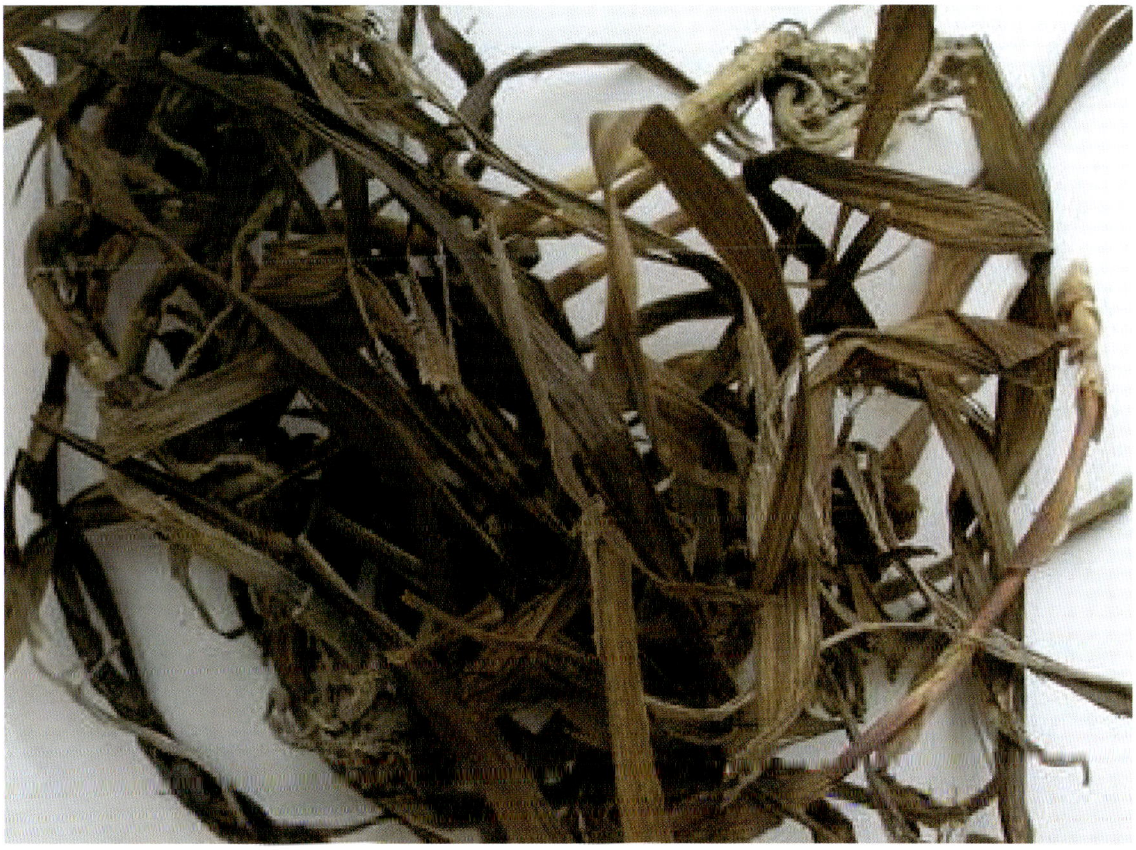

吉祥草饮片

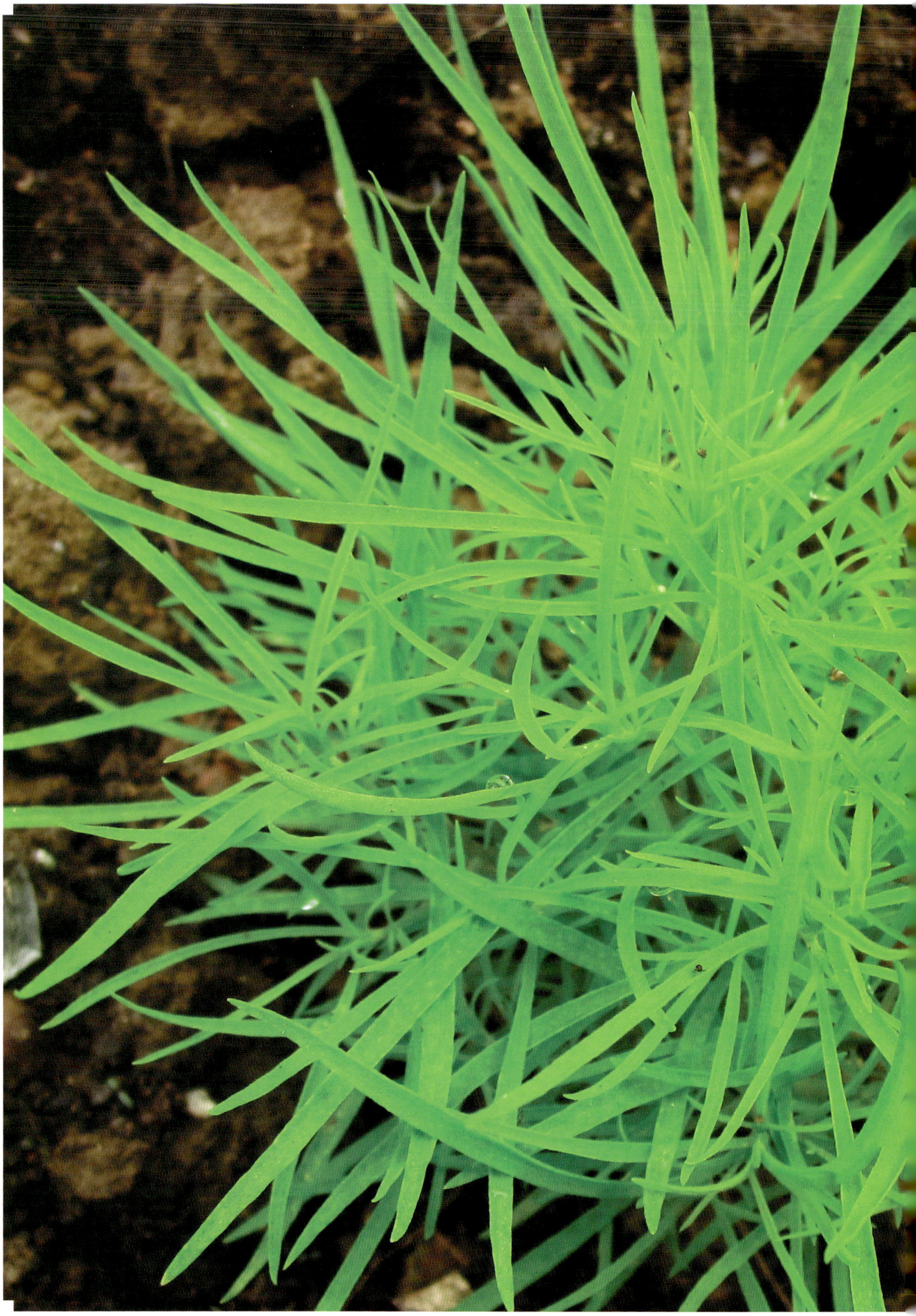

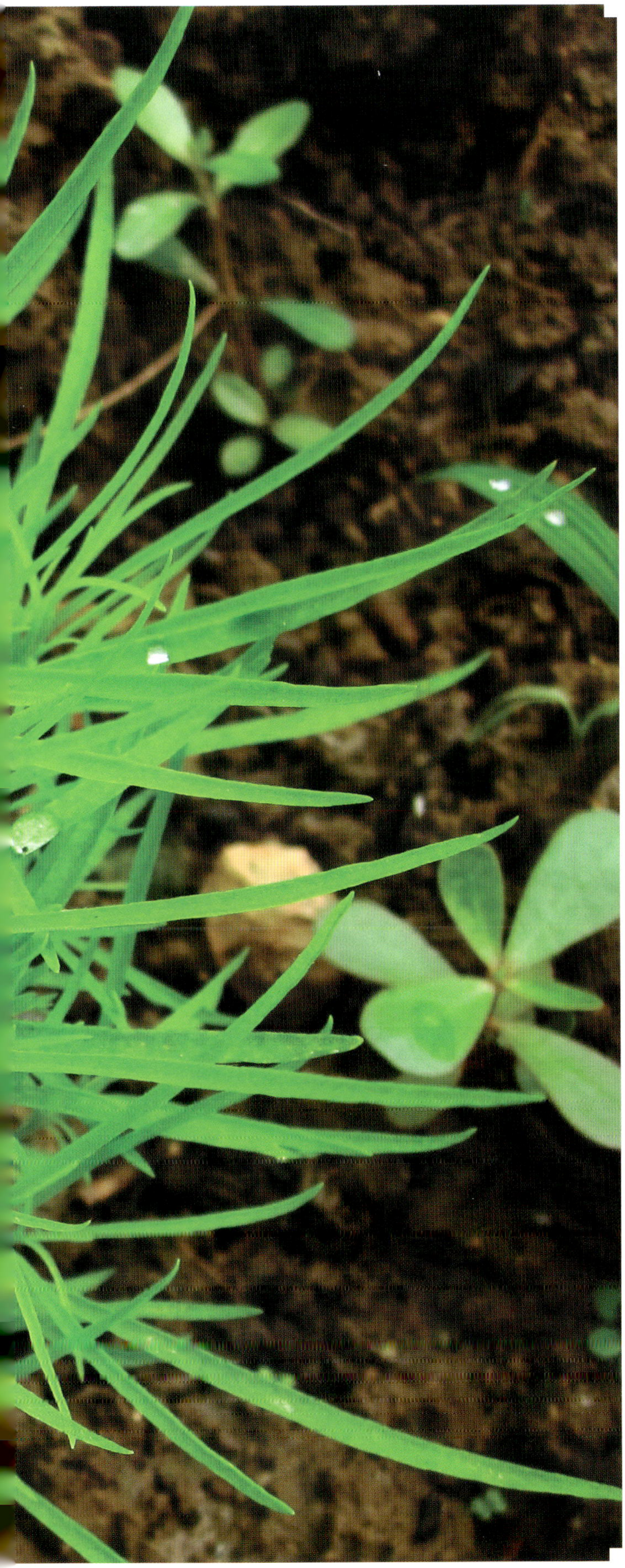

地肤子

【水 药 名】摆拟饭。

【别　　名】地葵、竹扫把、刷把菜。

【来　　源】本品为藜科植物地肤 *Kochia scoparia* (L.) Schrad. 的果实。

【性味归经】味甘、微苦，性凉。归肾、膀胱经。

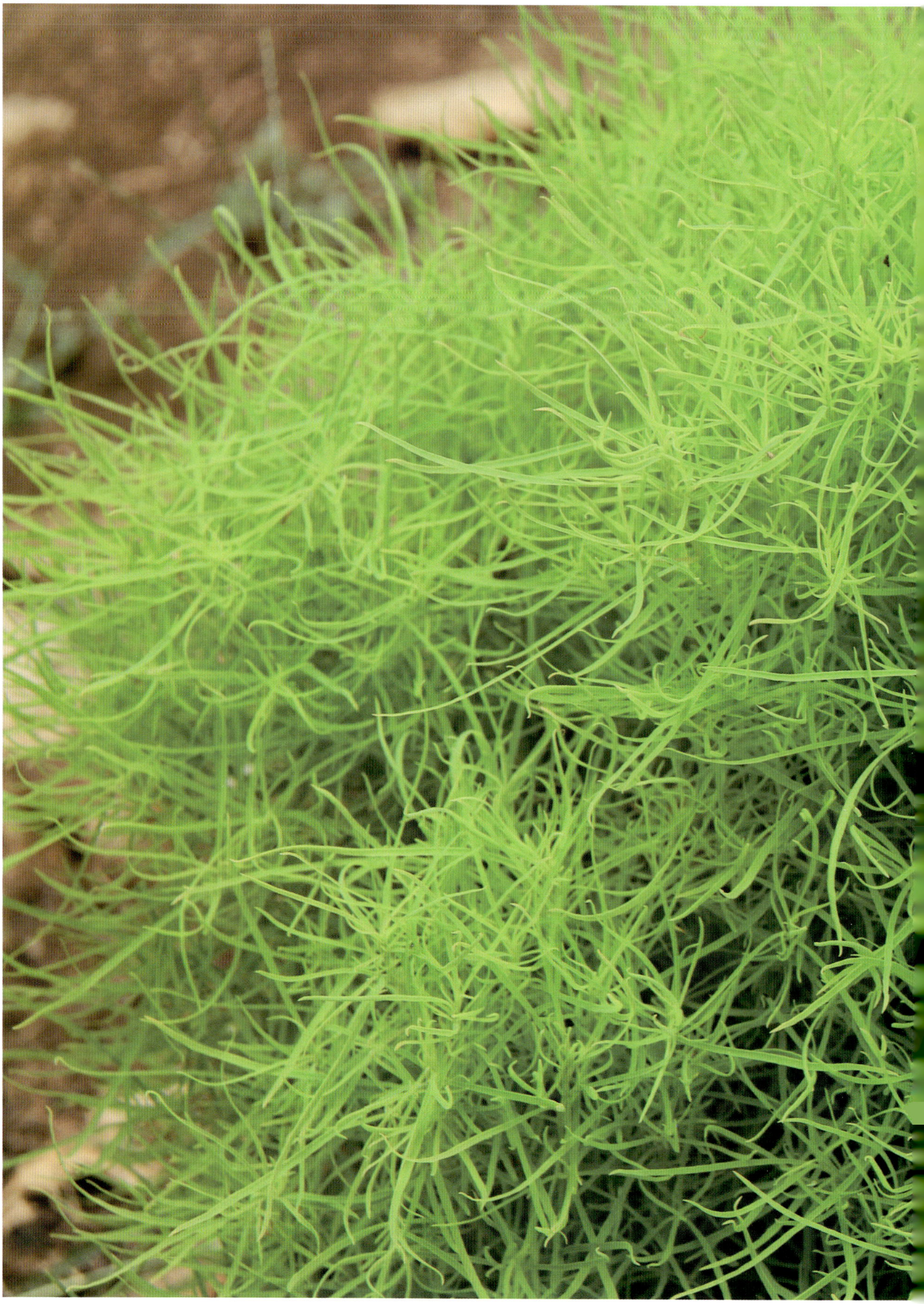

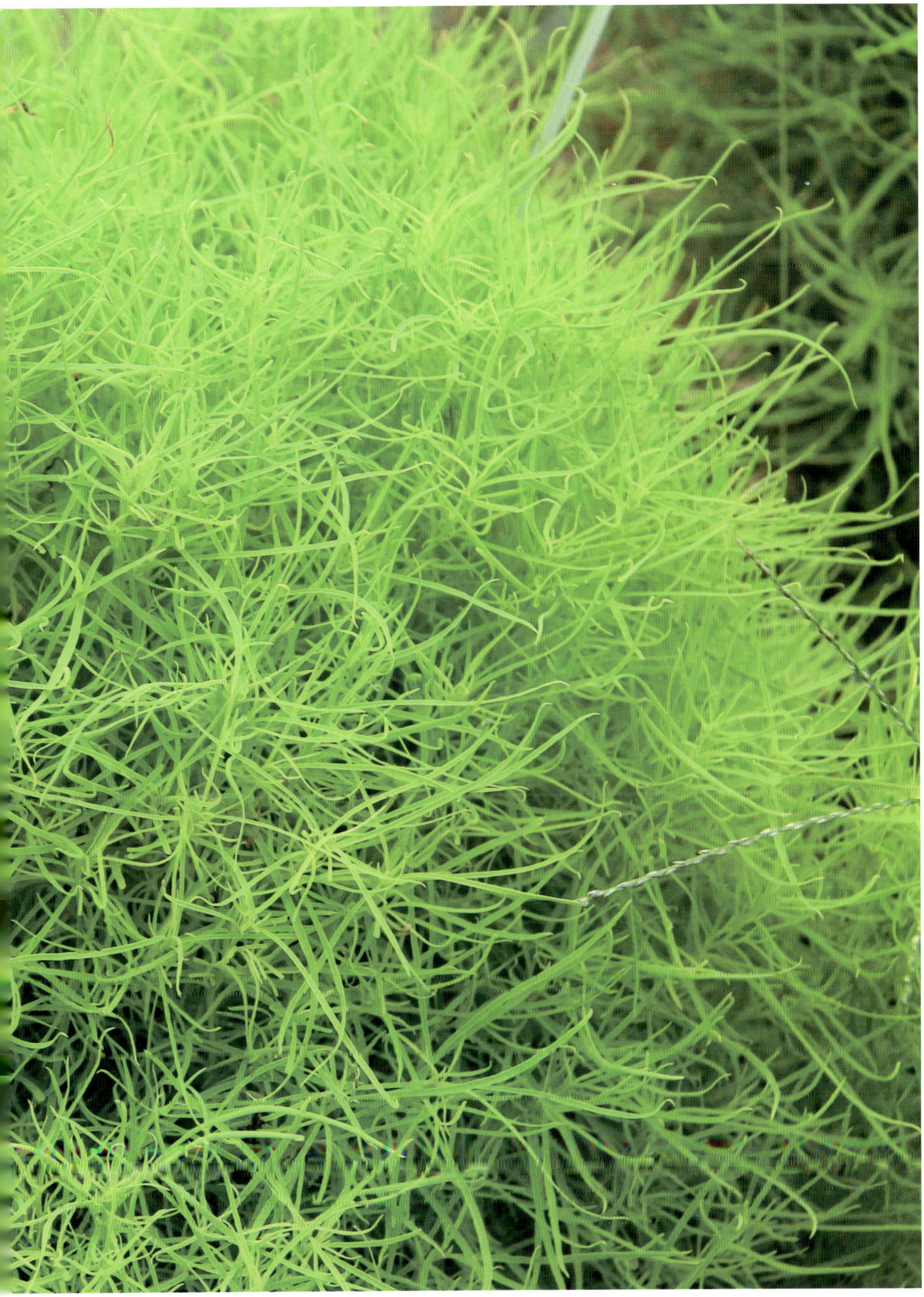

地肤

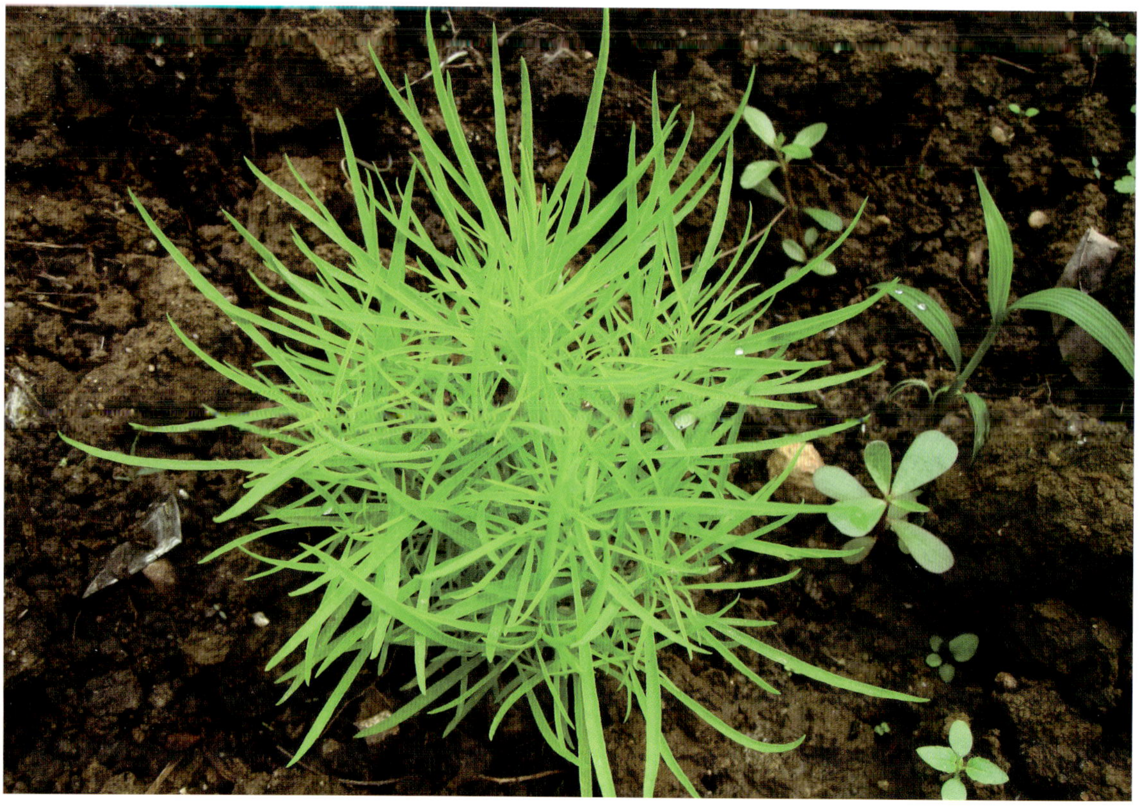

地肤

识别特征

一年生草本。茎直立，多分枝，绿色，秋季常变为红色，幼枝有白柔毛。叶互生，无柄；狭披针形至线状披针形，先端渐尖。花 1 朵或数朵生长于叶腋，成穗状花序，花小，黄绿色。种子 1 枚，扁球形，黑色。花期 7—9 月，果期 8—10 月。

生境分布

生长于山野荒地，或栽培于庭园。分布于黑龙江、吉林、辽宁、河北、山东、山西、陕西、河南、安徽、江苏、甘肃、贵州等省。

采收加工

秋季割取全草，晒干，打下果实，除去杂质，备用。

药材鉴别

本品干燥果实呈扁圆形五角星状，直径 1 ~ 3 mm，厚约 1 mm。外面为宿存花被，膜质，先端 5 裂，裂片三角形，土灰绿色或浅棕色；有的具三角形小翅 5 枚，排列如五角星状。顶面中央有柱头残痕，基部有圆点状果柄痕，以及 10 条左右放射状的棱线。花被易剥离，内有 1 粒小坚果，横生，果皮半透明膜质，有点状花纹，亦易剥离，种子褐棕色，扁平，形似芝麻，在放大镜下，可见表面有点状花纹，中部稍凹，边缘稍隆起，内有马蹄状的胚，淡黄色，油质，胚乳白色。气微，味微苦。以色灰绿、饱满、无枝叶杂质者为佳。

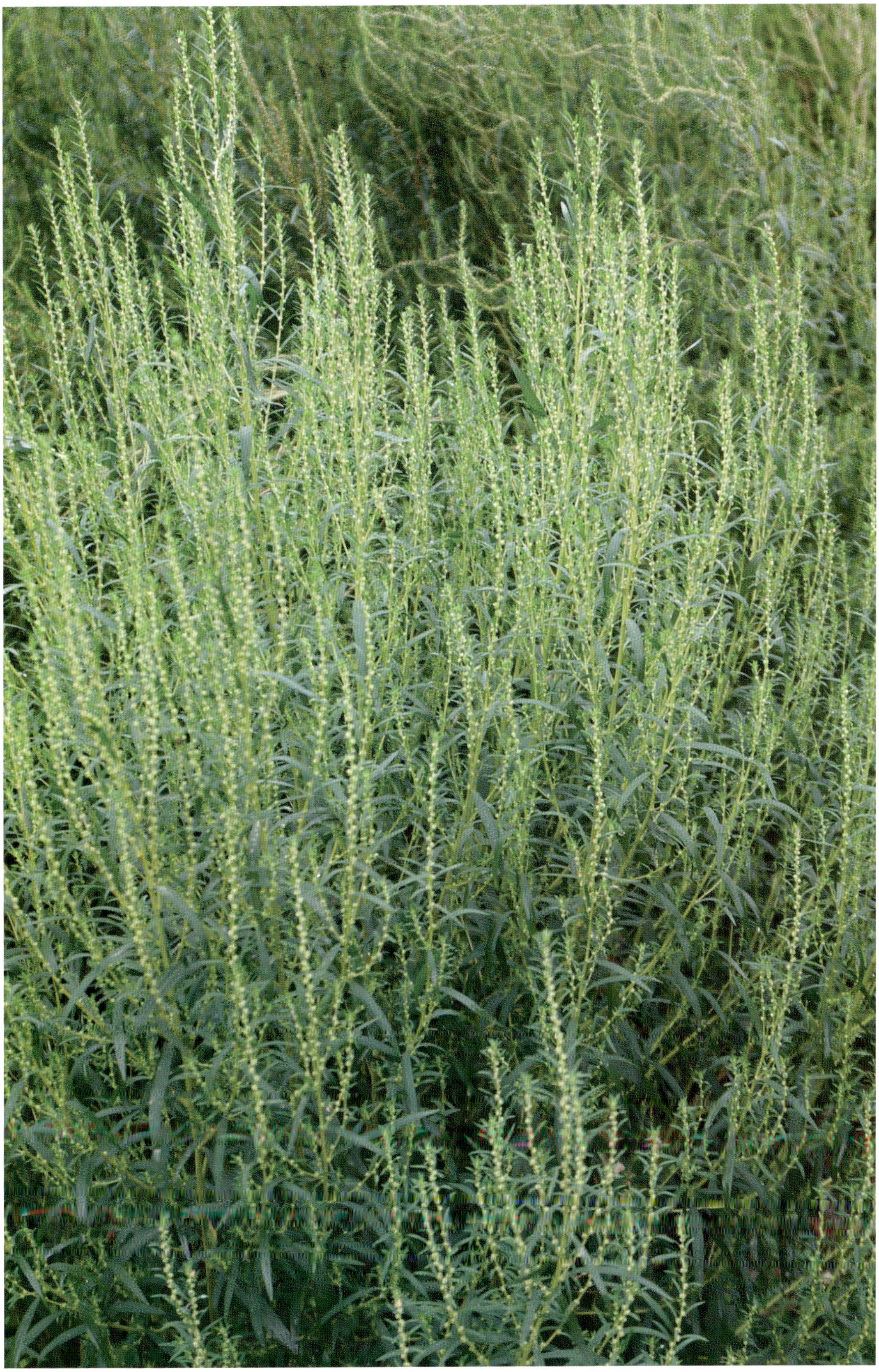

地肤

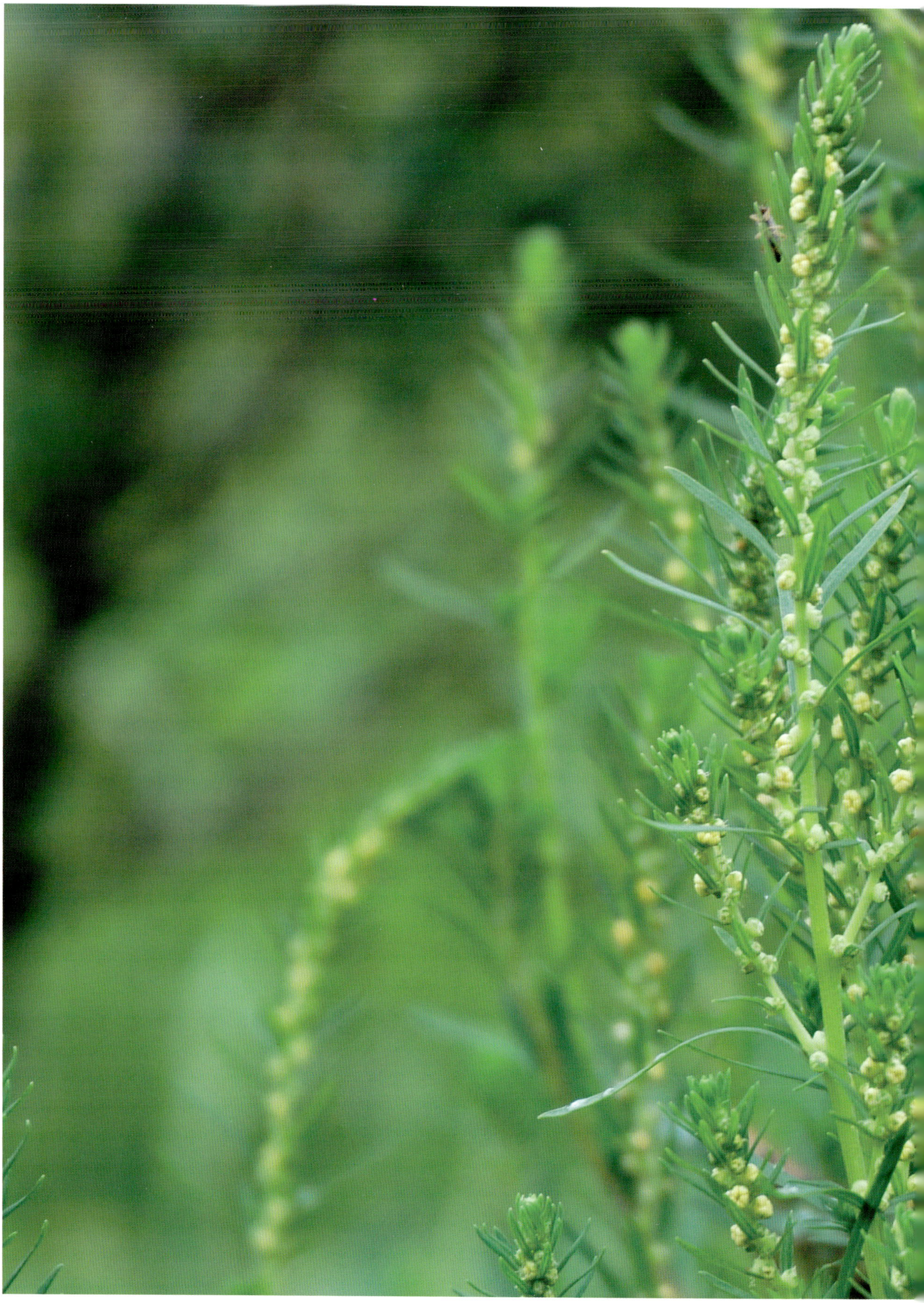

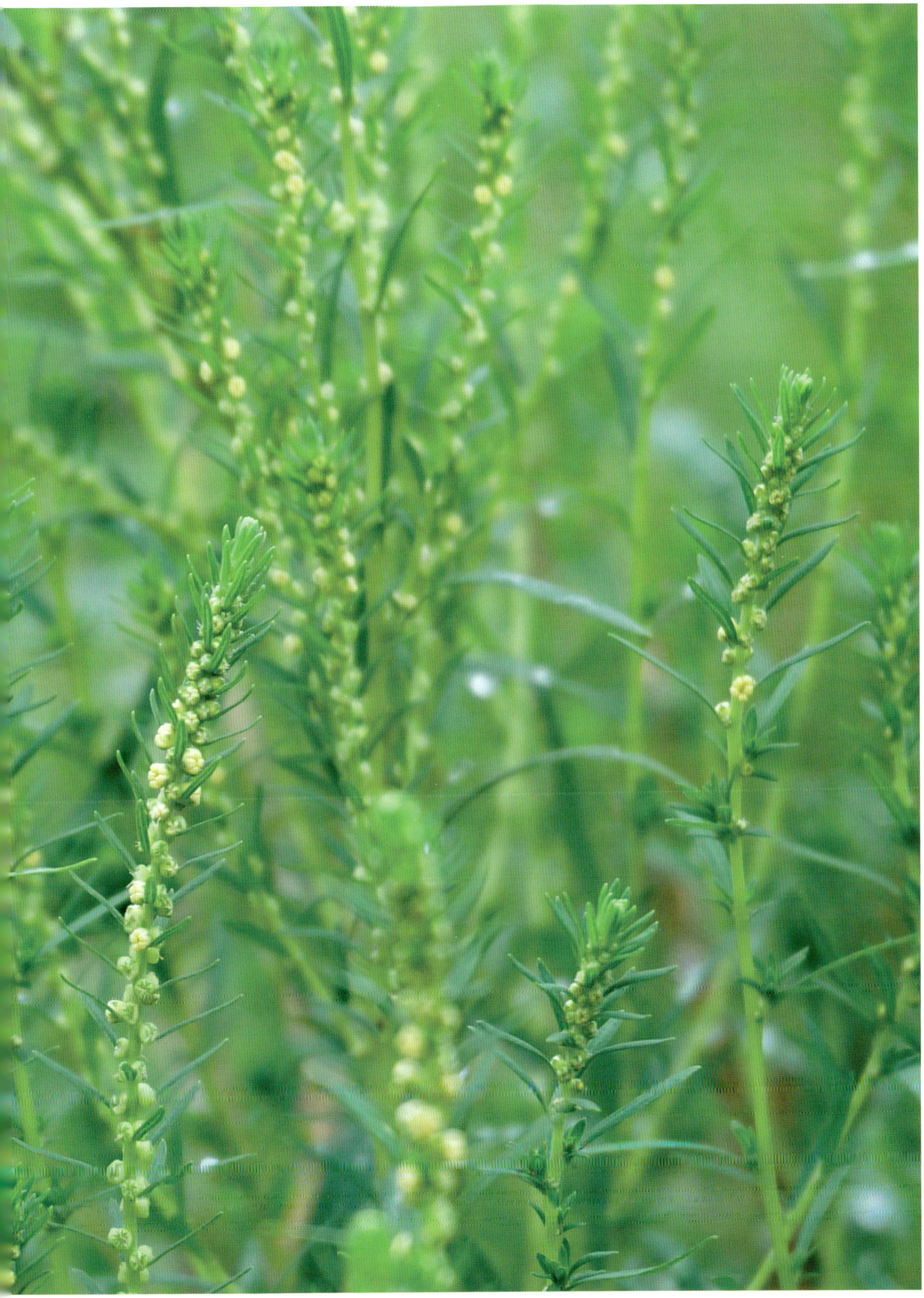

地肤

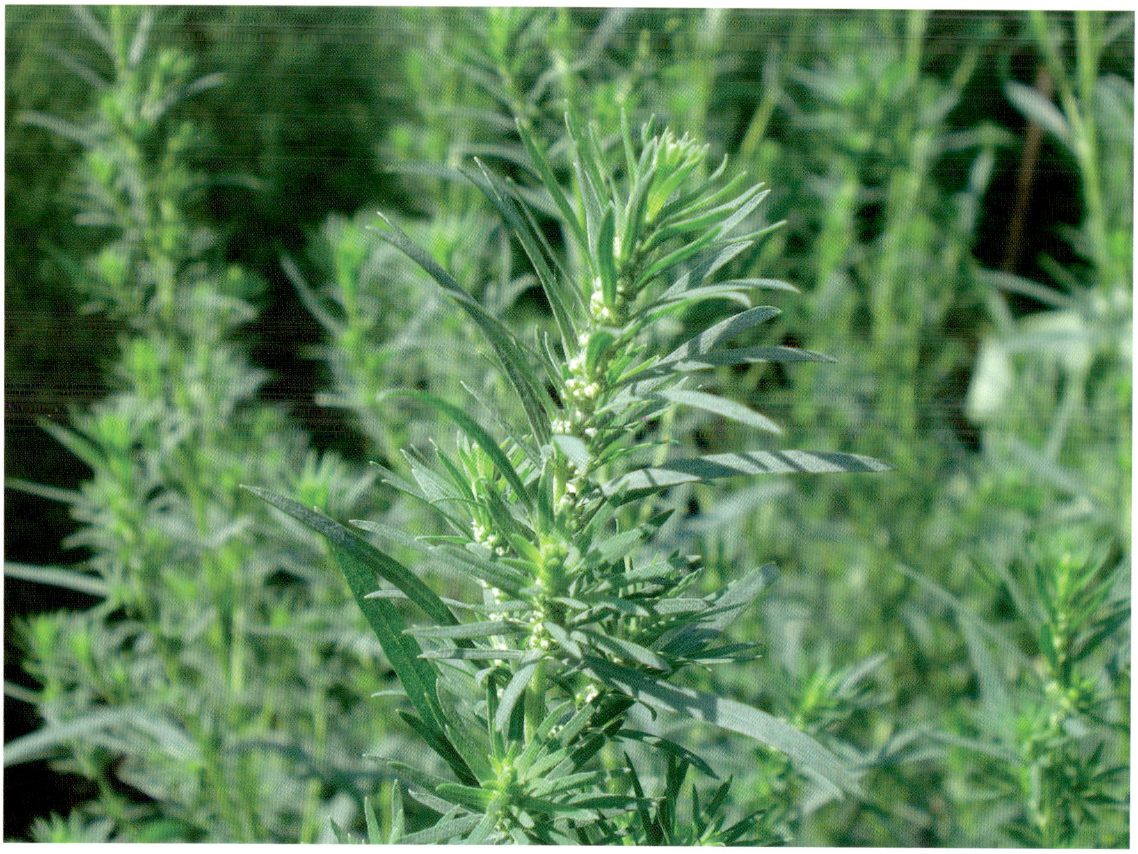

地肤

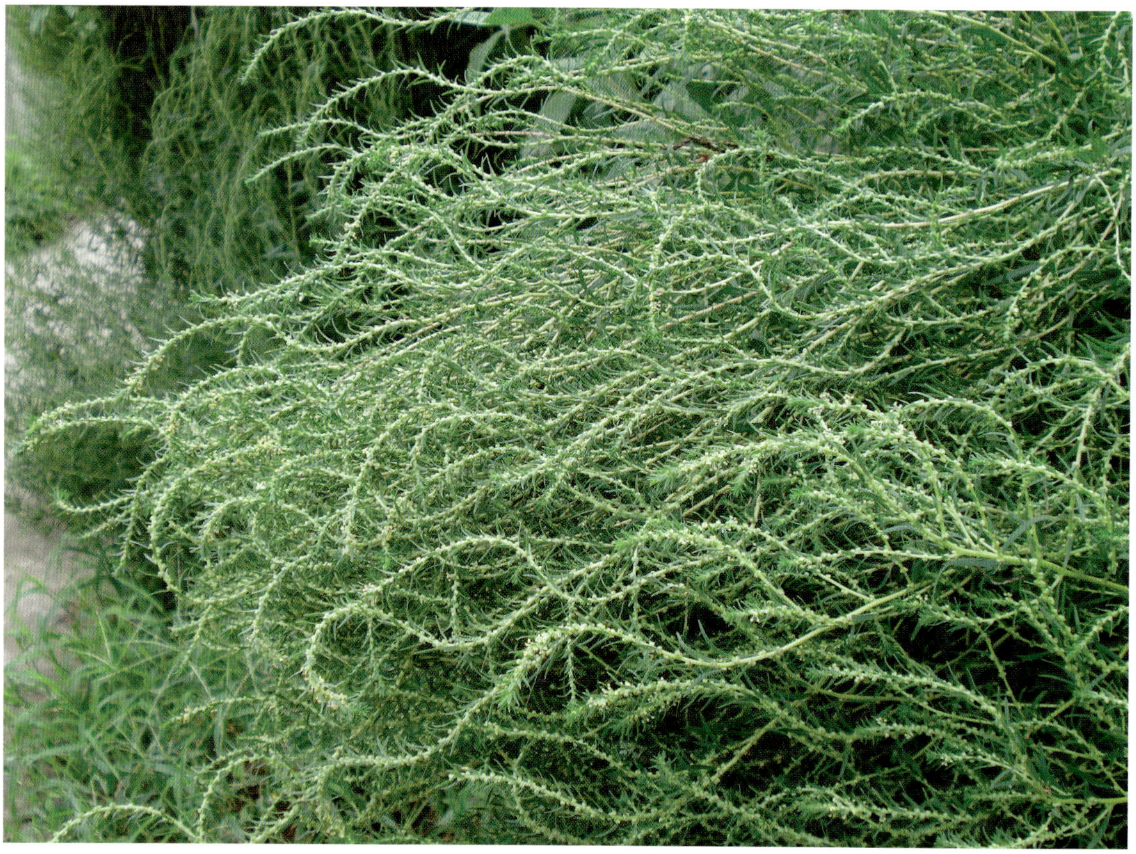

地肤

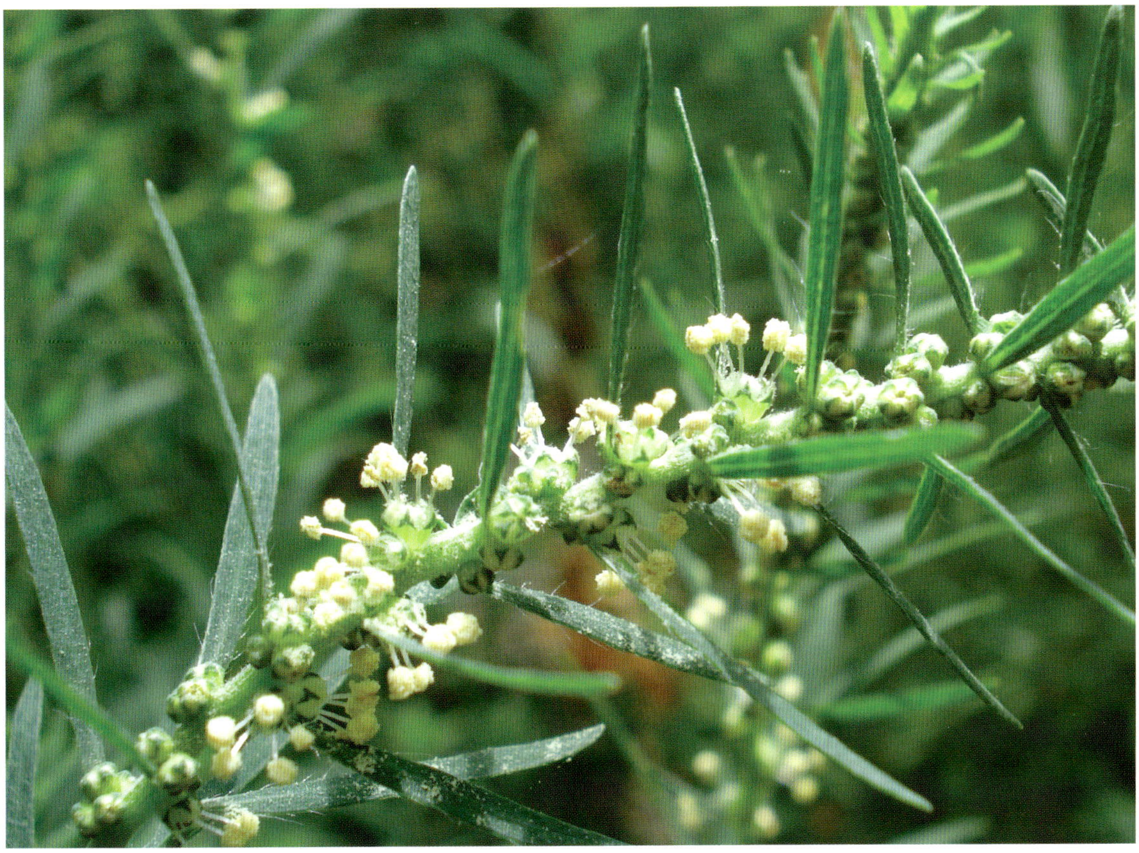

地肤

功效主治

利小便，清湿热。主治小便不利，淋病，带下，疝气，风疹，疮毒，疥癣，阴部湿痒。

用法用量

内服：10 ~ 30 g，煎汤；或入丸、散服。外用：煎水洗。

民族药方

1．小便黄赤，艰涩 地肤子、车前草、天胡荽各 15 g，玉米须 10 g。水煎服。

2．肝虚目昏 地肤子 50 g，生地黄 250 g。将地肤子和生地黄搅拌均匀，曝干，捣细罗为散。每次 10 g，温酒送服，每日 2 次。

3．阳虚气弱、小便不利 地肤子 3 g，党参 12 g，威灵仙 4.5 g，麦冬 18 g。水煎去渣，温服，每日 1 剂。

4．疝气 地肤子适量。炒香研成粉末，每次 6 g，温酒送服。

5．风热赤眼 地肤子 10 g，生地黄 150 g。混合水煎去渣，温水送服，每日 3 次。

使用注意

孕妇禁用。肝功能损害、肾功能不全、出血性疾病等患者禁用。

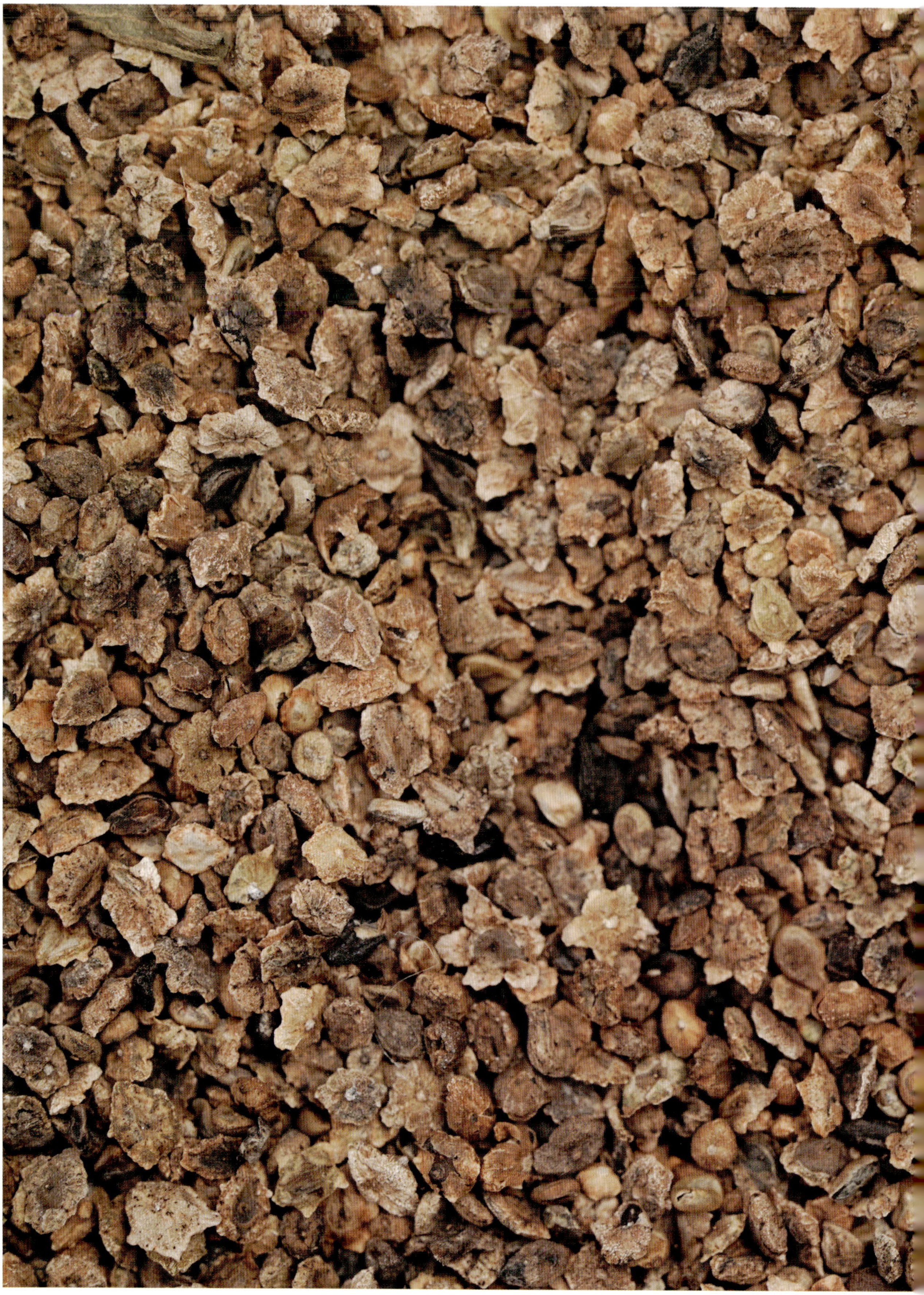

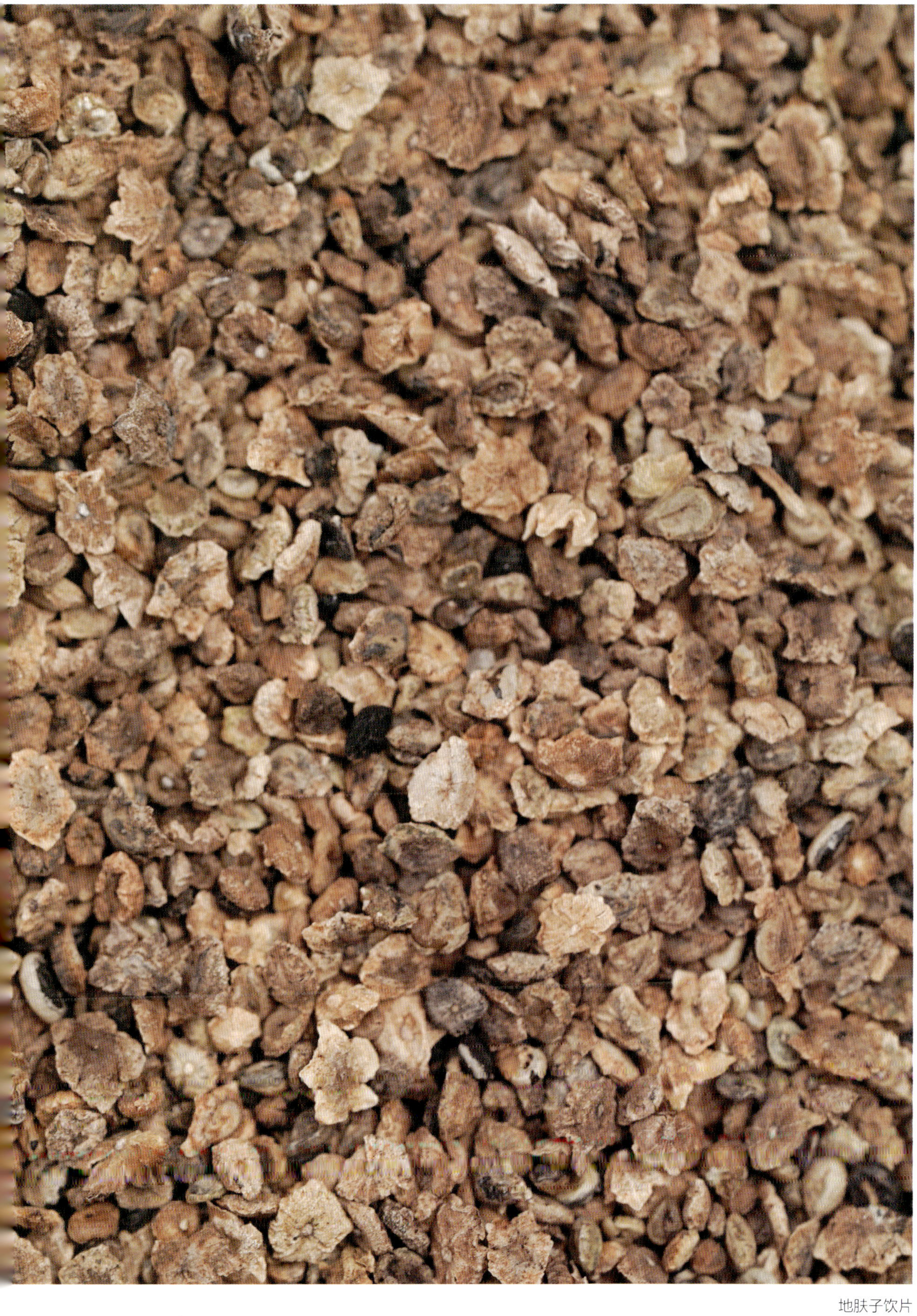

地肤子饮片

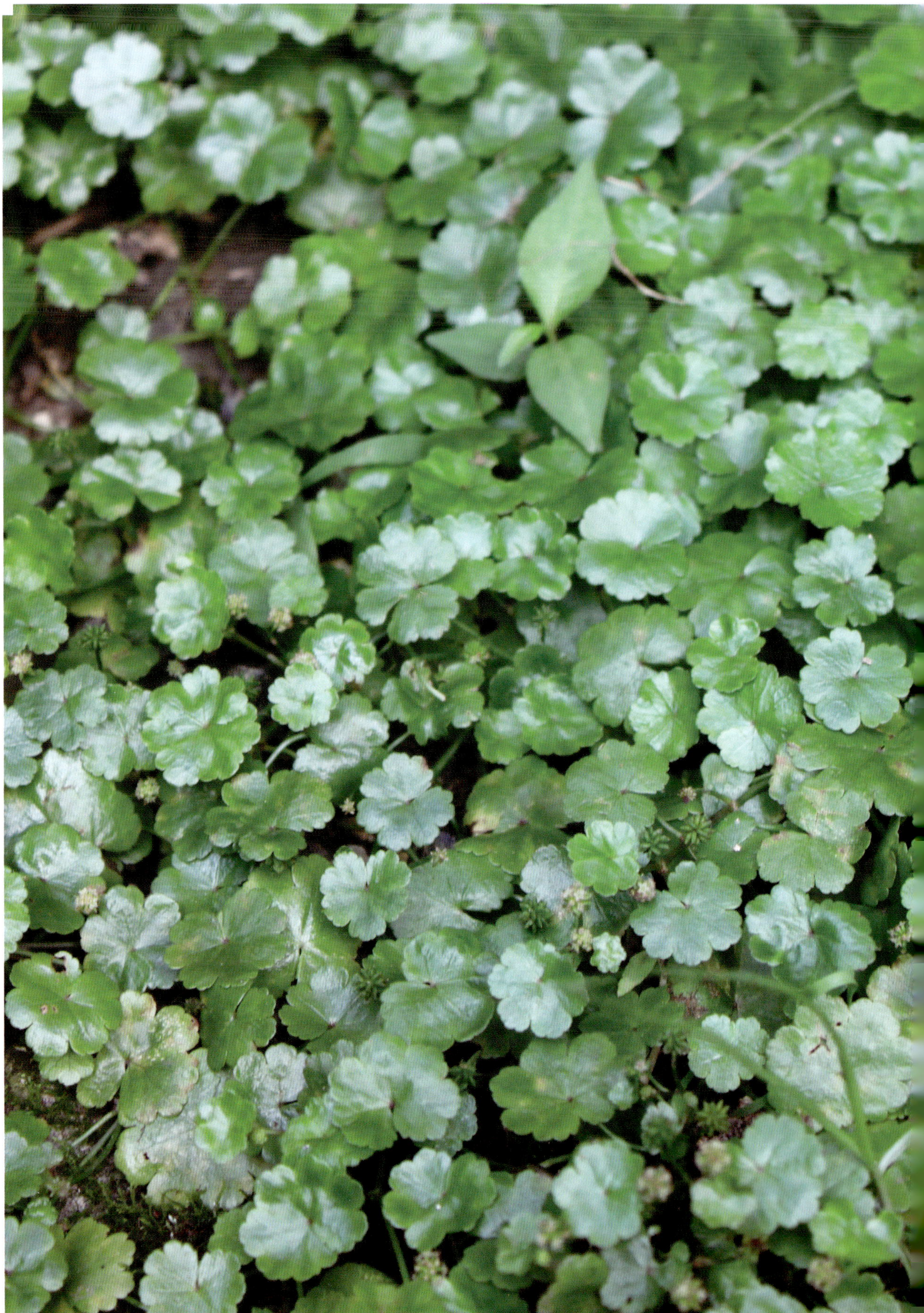

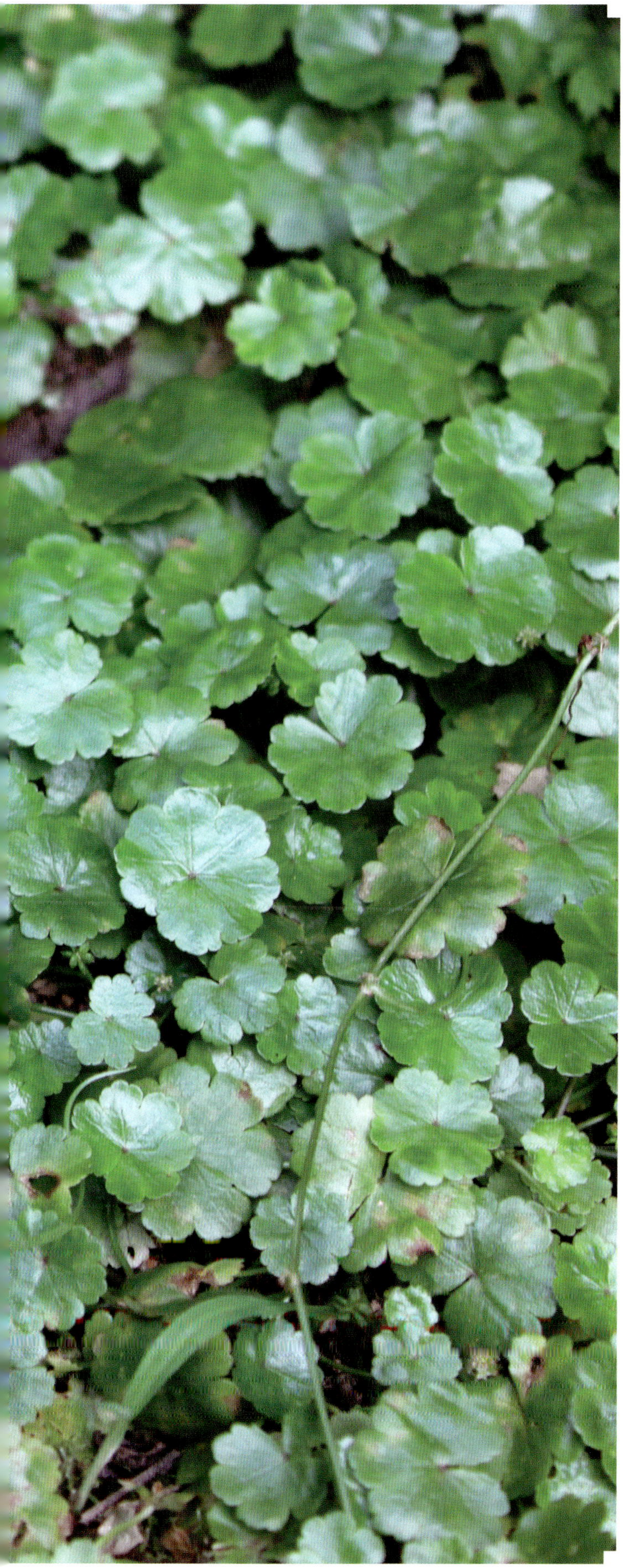

天胡荽

【水药名】骂愧娃堵。

【别　名】地星宿、破铜钱、满天星、落地金钱。

【来　源】本品为伞形科植物天胡荽 *Hydrocotyle sibthorpioides* Lam. 的全草。

【性味归经】味苦、辛，性寒。归肺、脾经。

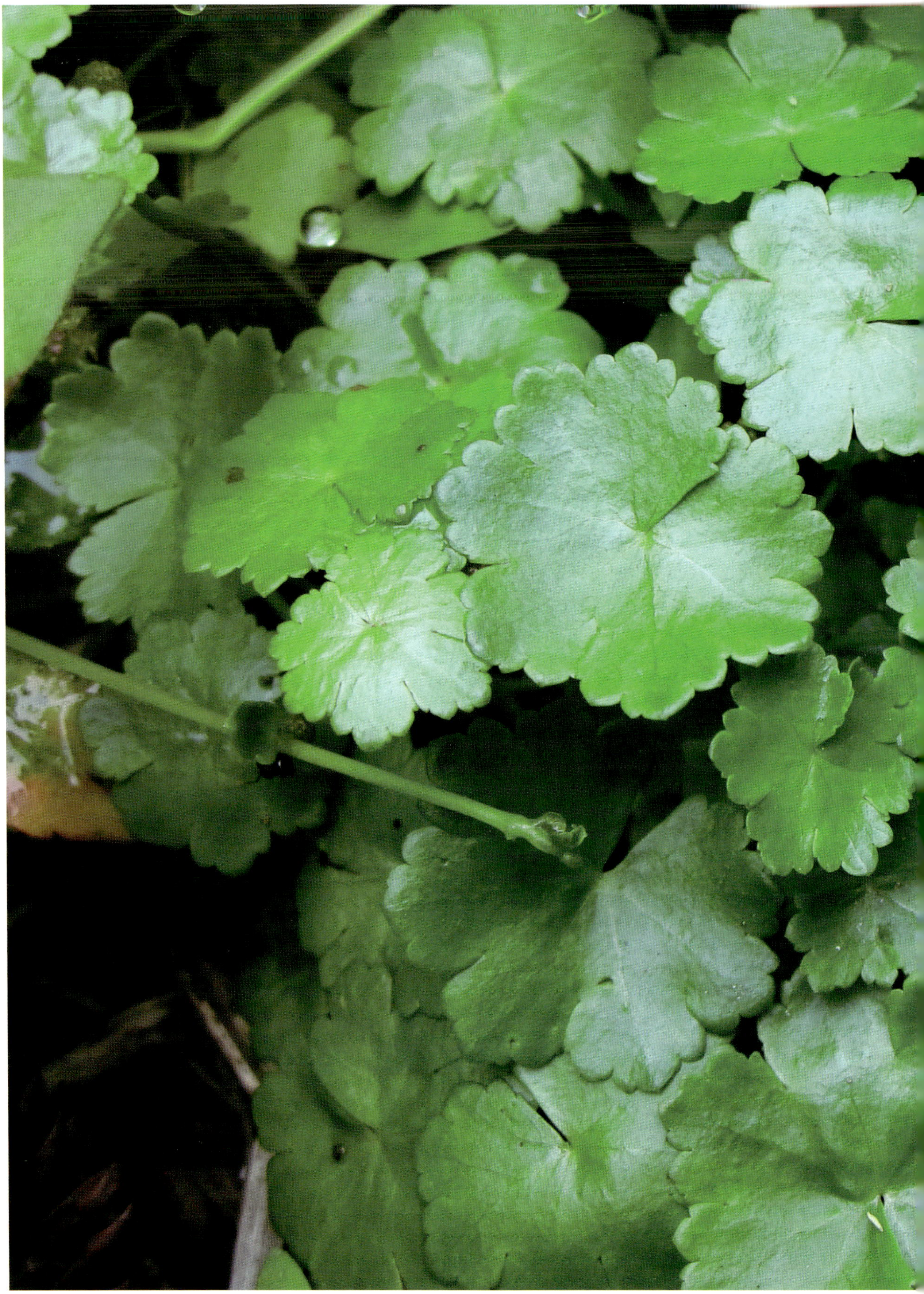

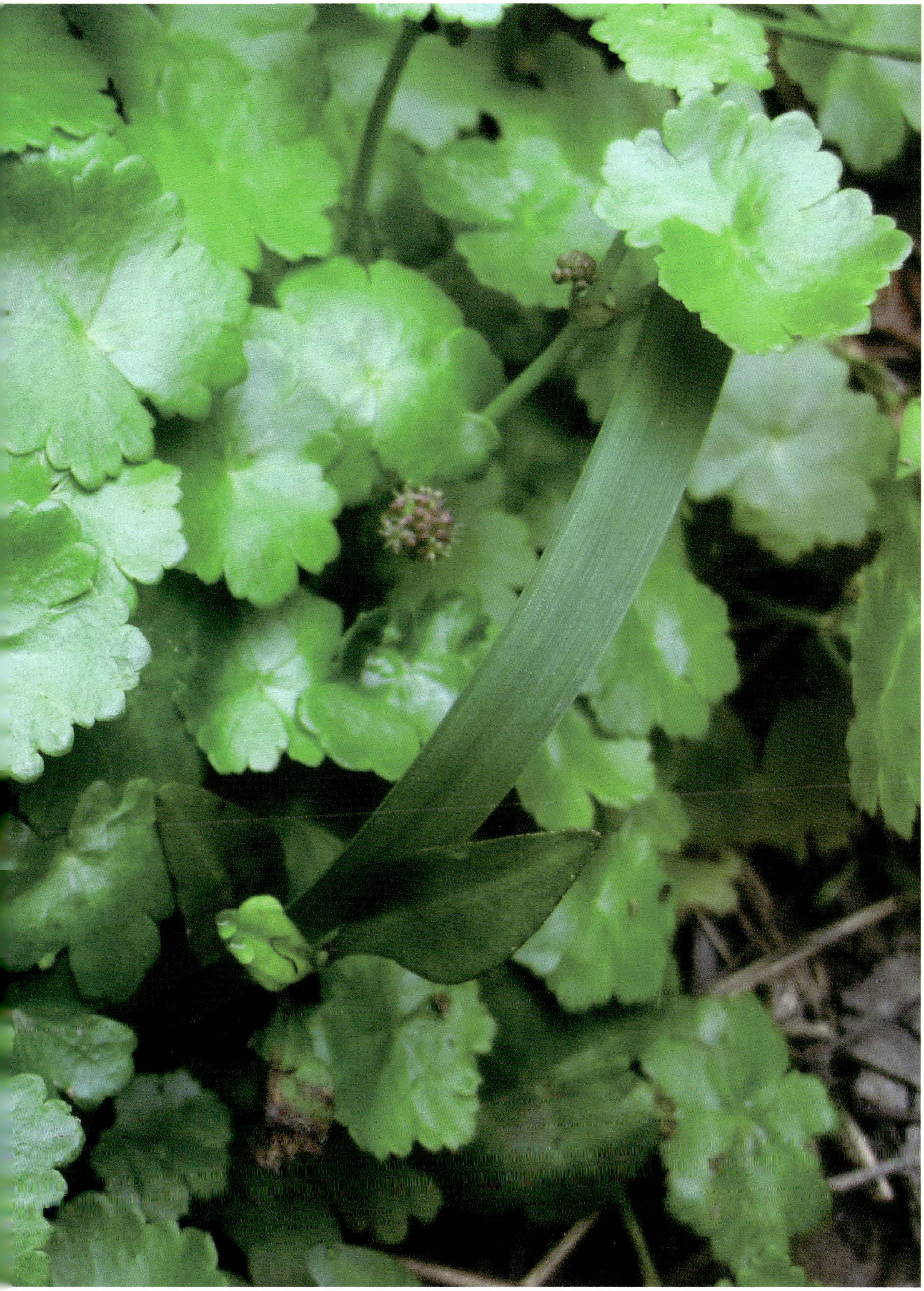

天胡荽

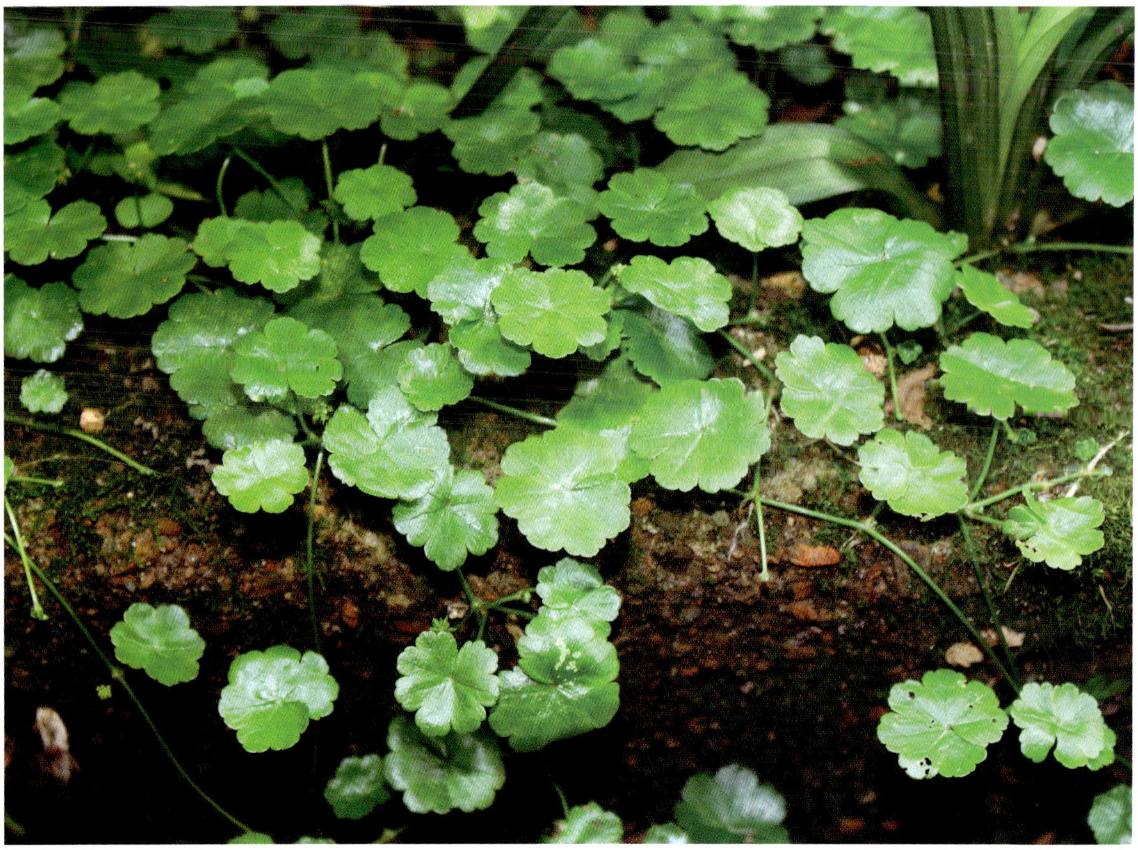

天胡荽

识别特征

多年生草本。茎纤弱细长，匍匐，平铺地上或成片。茎节上生根。单叶互生，圆形或近肾形，基部心形，5 ~ 7 浅裂，裂片短，有 2 ~ 3 个钝齿，深绿色。叶柄纤弱。伞形花序与叶对生，单生长于节上，绿白色。

生境分布

生长于湿润的路旁、草地、沟边及林下。分布于西南及陕西、江苏、安徽、浙江、江西、福建、台湾、湖南、湖北、广东、广西等地。

采收加工

夏、秋二季采收全草，洗净，鲜用或晒干。

药材鉴别

多皱缩成团。根细，表面淡黄色或灰黄色。茎极纤细，弯曲，黄绿色，节处有根痕及残留细根。叶多皱缩破碎，完整叶圆形或近肾形，5 ~ 7 浅裂，少不分裂，边缘有钝齿；托叶膜质；叶柄长约0.5 cm，扭曲状。伞形花序小。双悬果略呈心形，两侧压扁。气香。

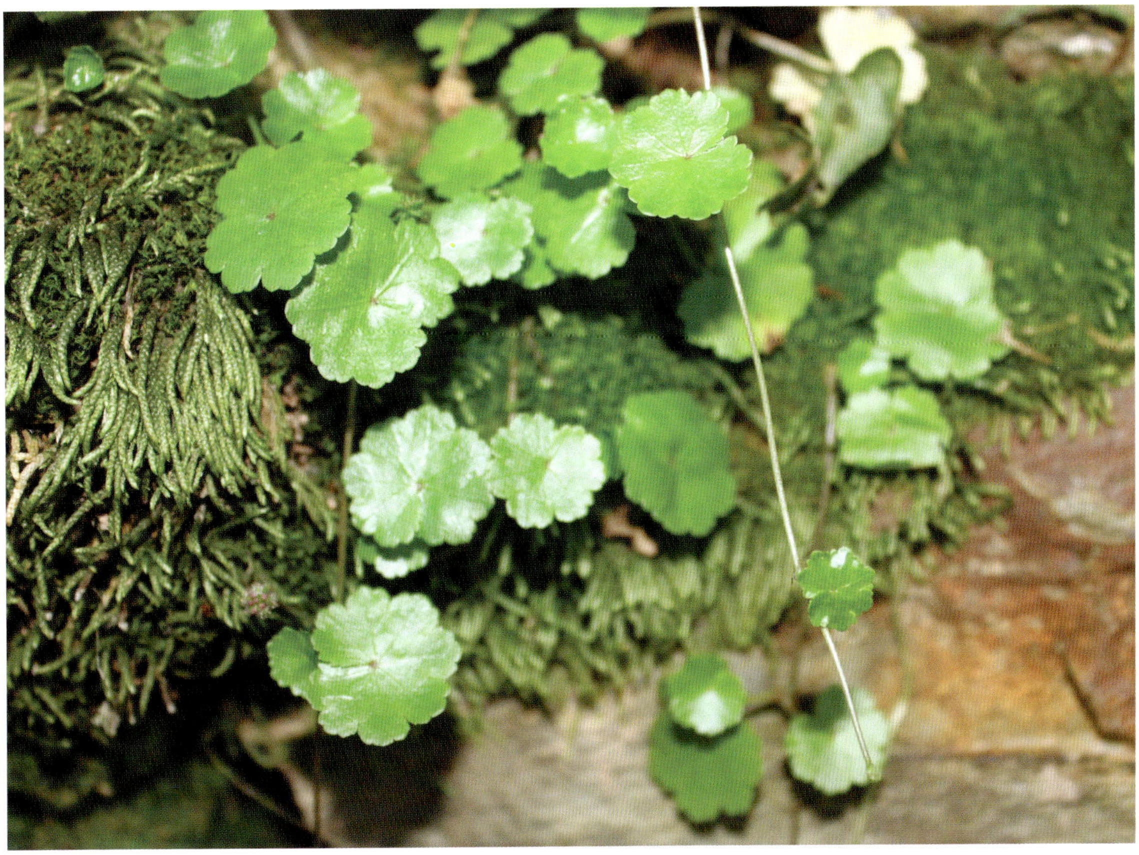

天胡荽

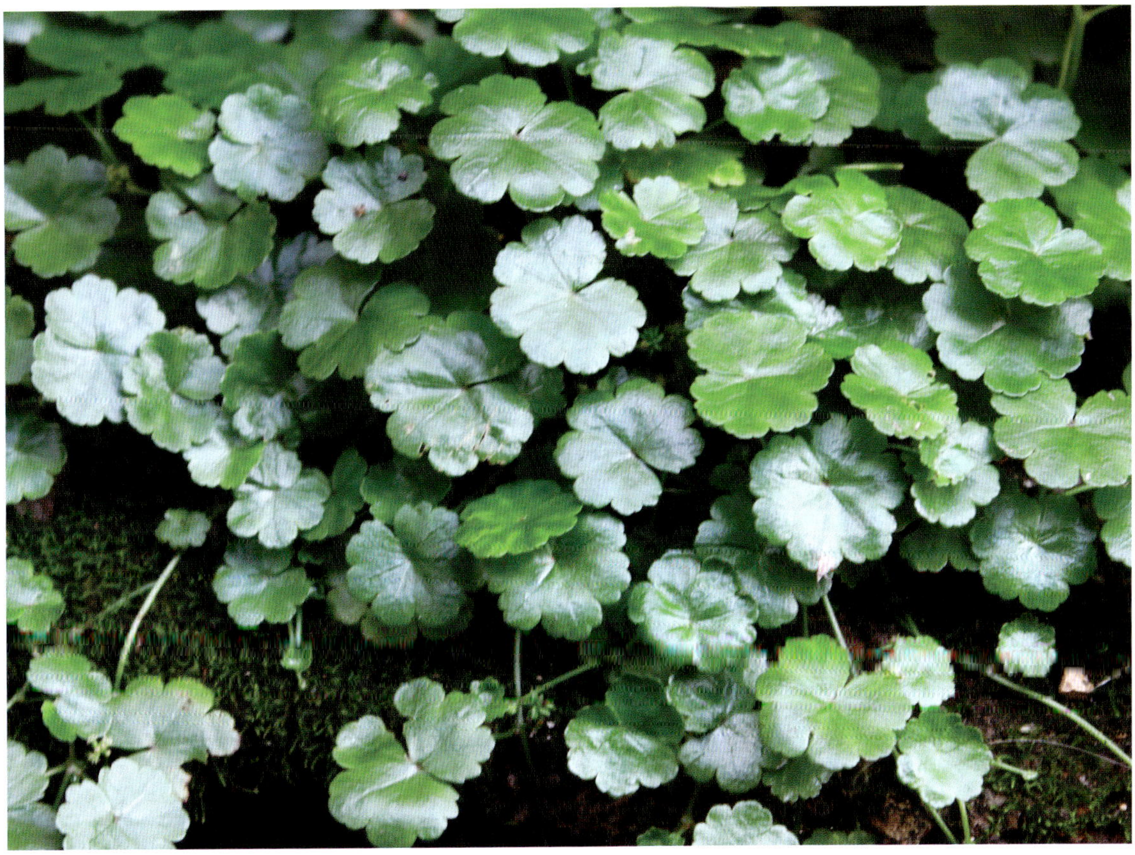

天胡荽

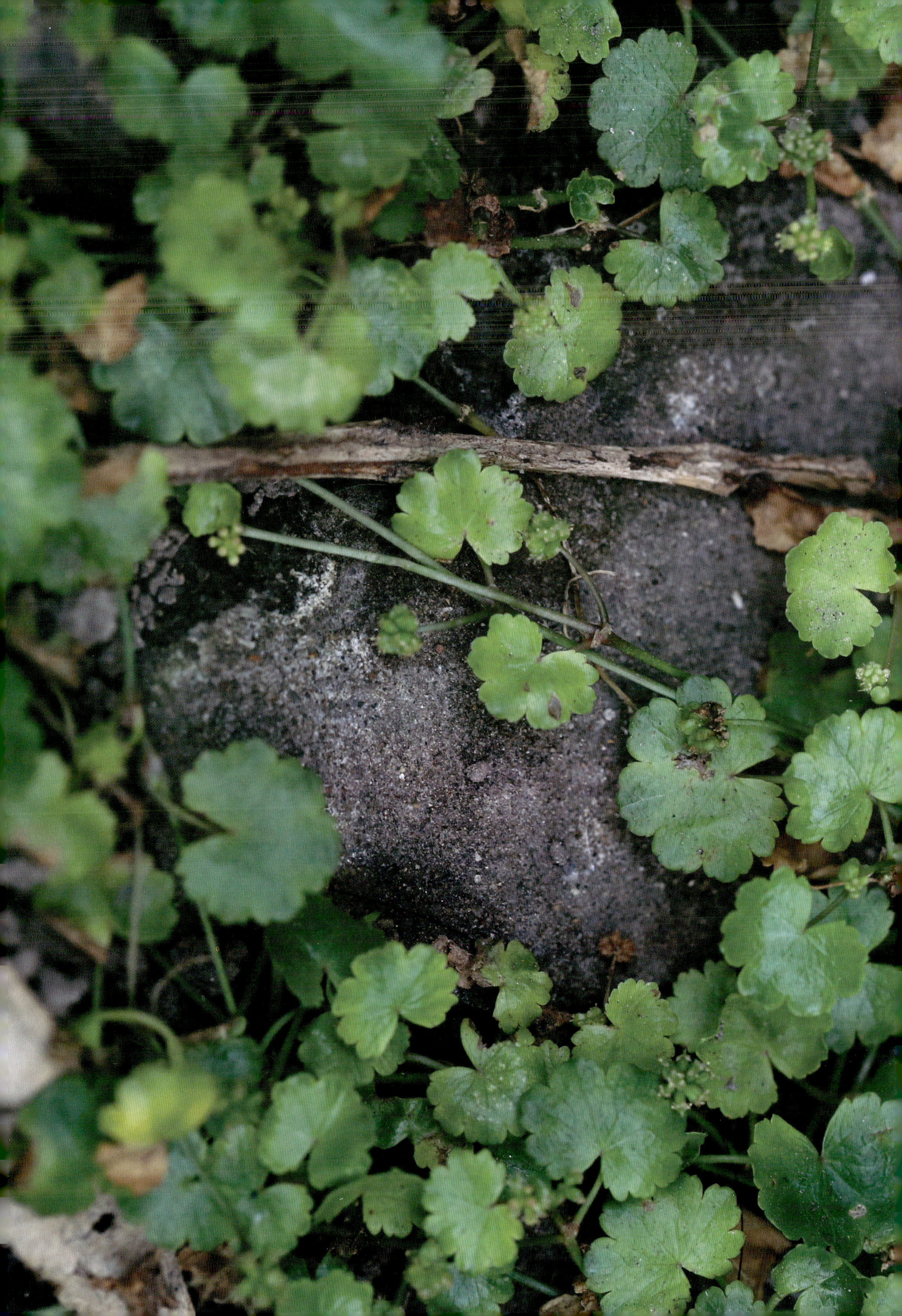

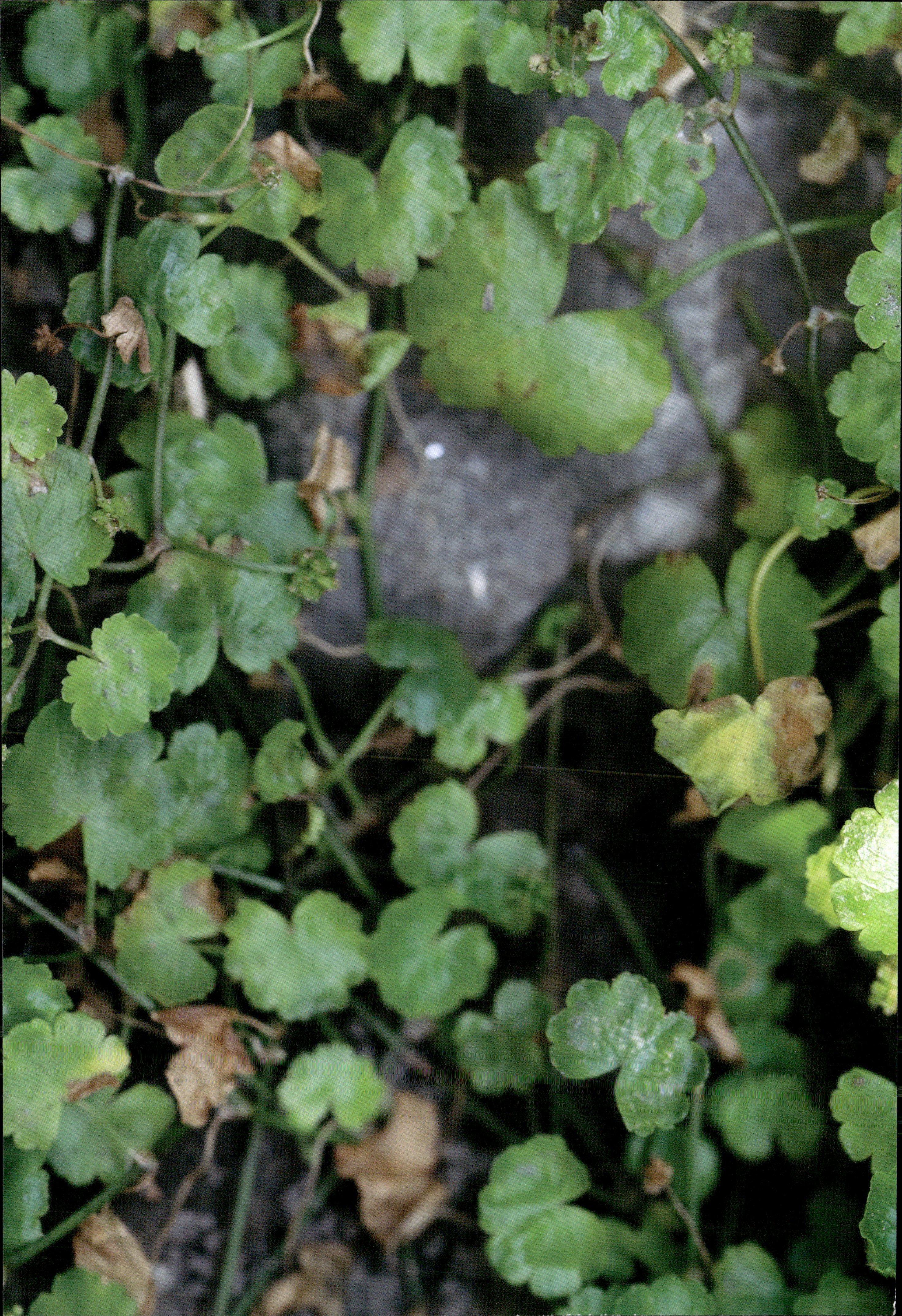

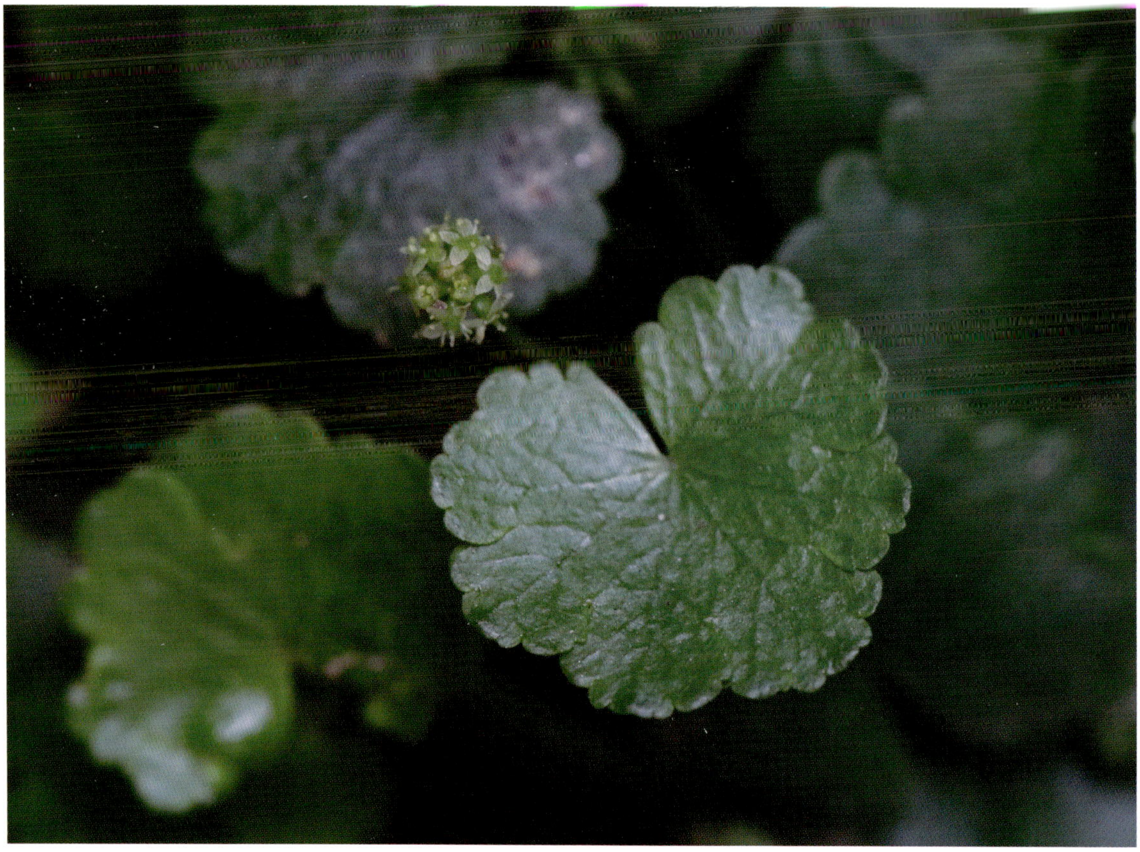

天胡荽

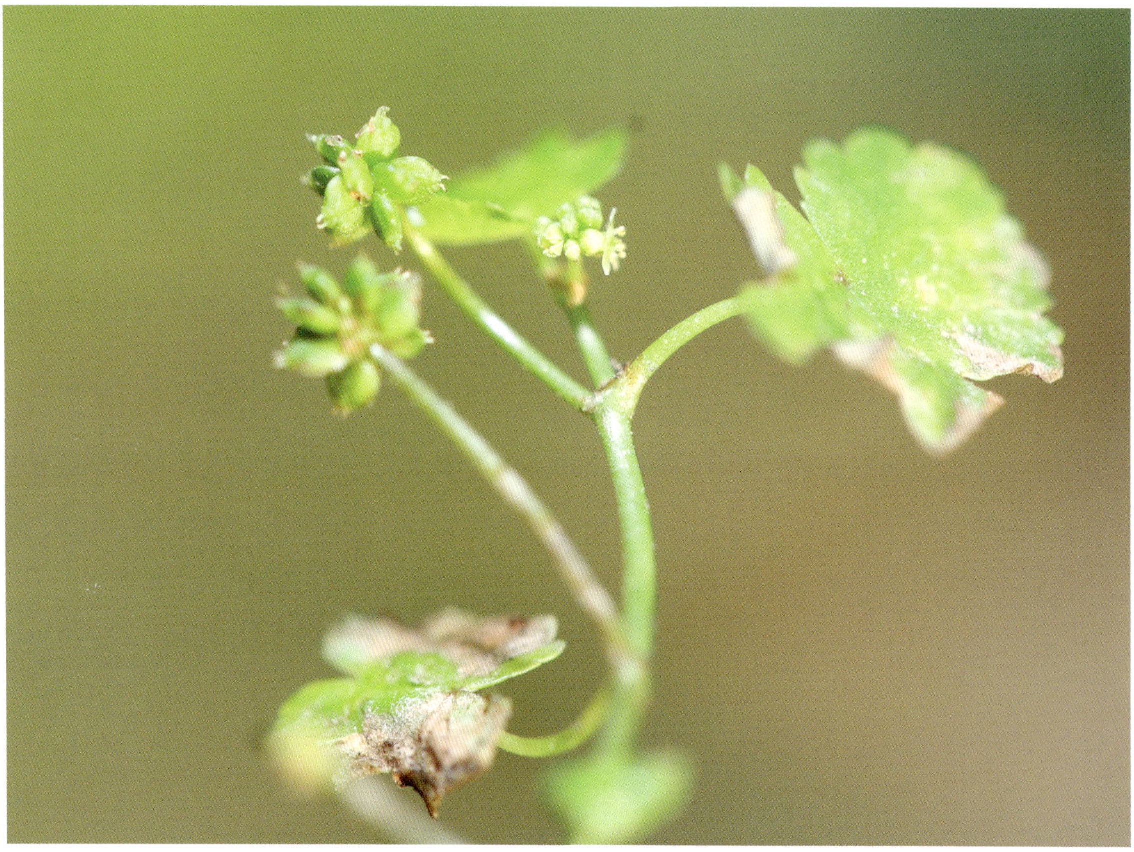

天胡荽

功效主治

清热，利尿，消肿，解毒。主治黄疸，赤白痢疾，淋病，小便不利，目翳，喉肿，痈疽疔疮，跌打瘀肿，肾结石。

用法用量

内服：9 ~ 15 g，煎汤；或捣汁。外用：捣敷。

民族药方

1．肝炎发黄 天胡荽、茵陈各 15 g。水煎服，每日 3 次。

2．肾结石 天胡荽 30 ~ 60 g。水煎服。

3．喉炎 天胡荽 30 ~ 60 g。煎水或捣汁，加盐少许含漱。

4．痢疾 天胡荽、蛇疙瘩、刺梨根、石榴皮各等份。水煎服。

5．小便不通 鲜天胡荽 50 g。捣烂挤水，加适量白糖服；或煎水兑白糖服。

6．风火眼痛 天胡荽、墨旱莲各等份。捣烂敷。

7．跌打瘀肿 天胡荽适量。捣烂，酒炒热，敷患处。

8．荨麻疹 天胡荽 50 ~ 100 g。捣汁以开水冲服。

9．带状疱疹 鲜天胡荽 1 握，雄黄末 5 g。捣烂绞汁 1 杯，加雄黄末，涂患处，每日 2 次。

10．耳烂 鲜天胡荽适量。揉汁涂。

11．百日咳 天胡荽 25 g。捣烂和蜜糖开水冲服。

使用注意

体虚、脾胃虚寒者慎用，孕妇禁用。

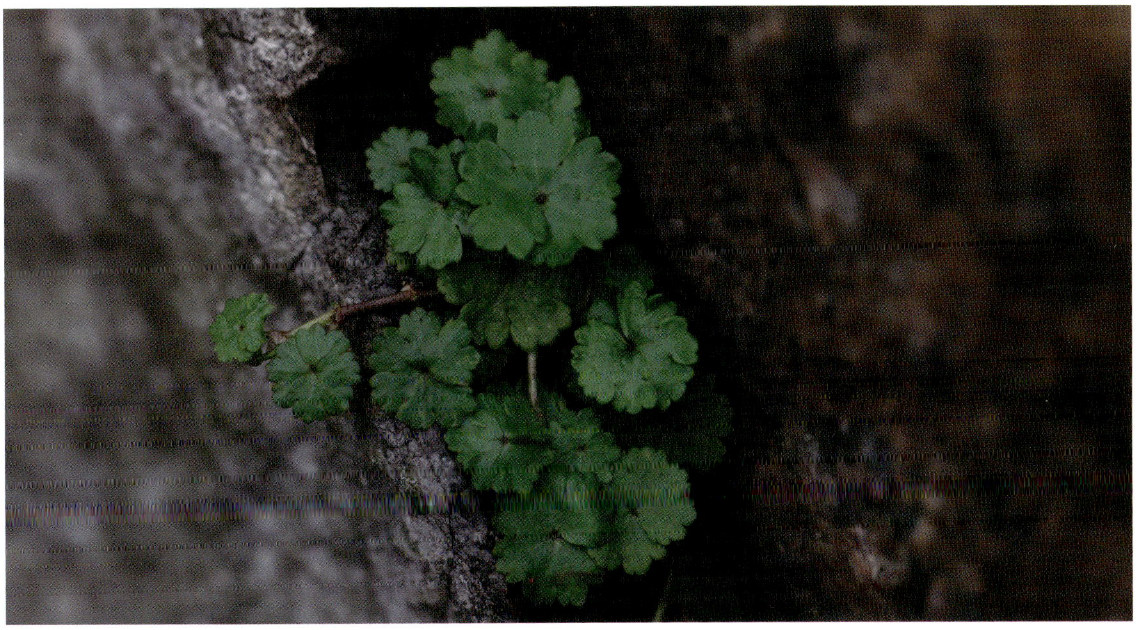

天胡荽

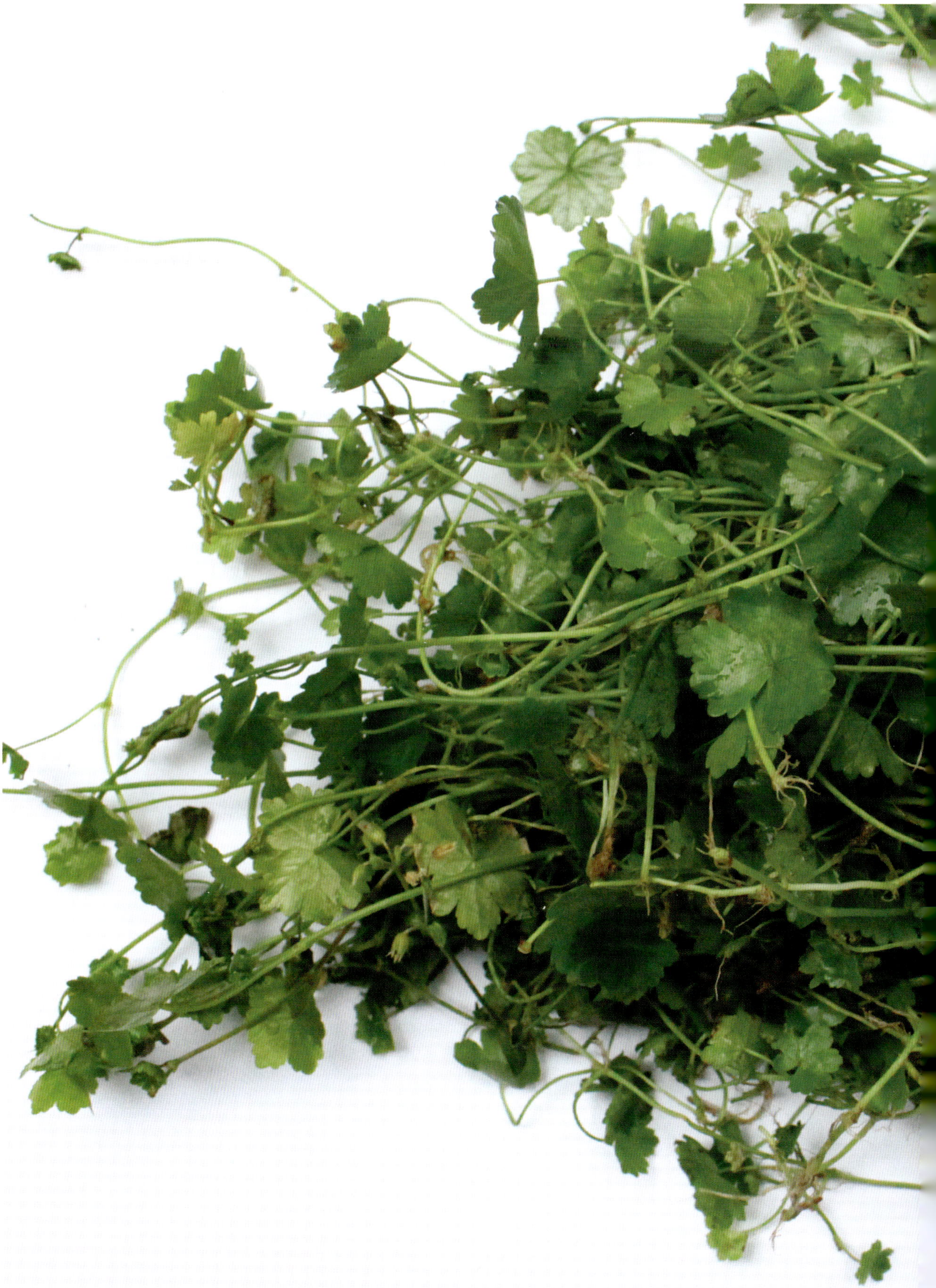

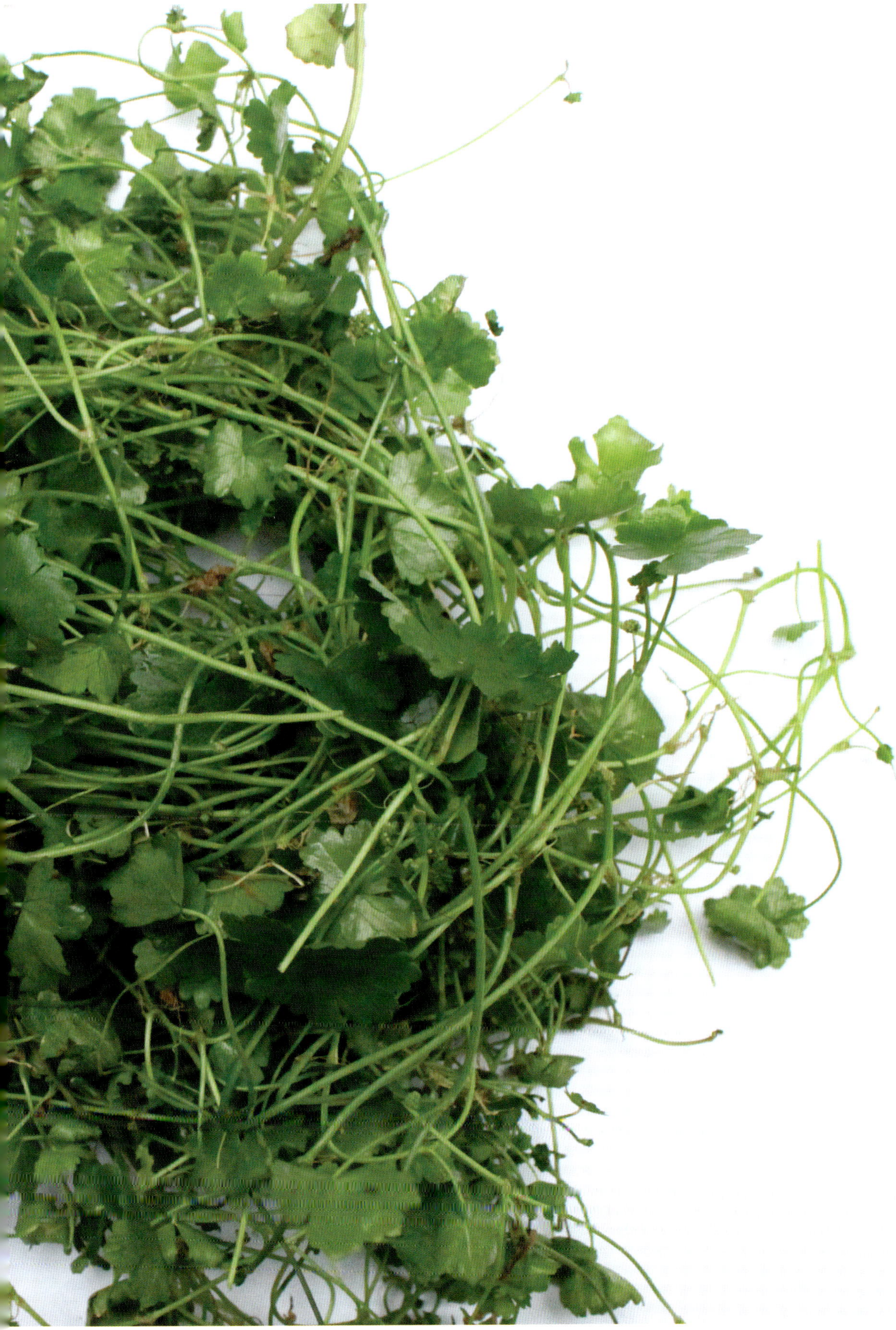

天胡荽药材

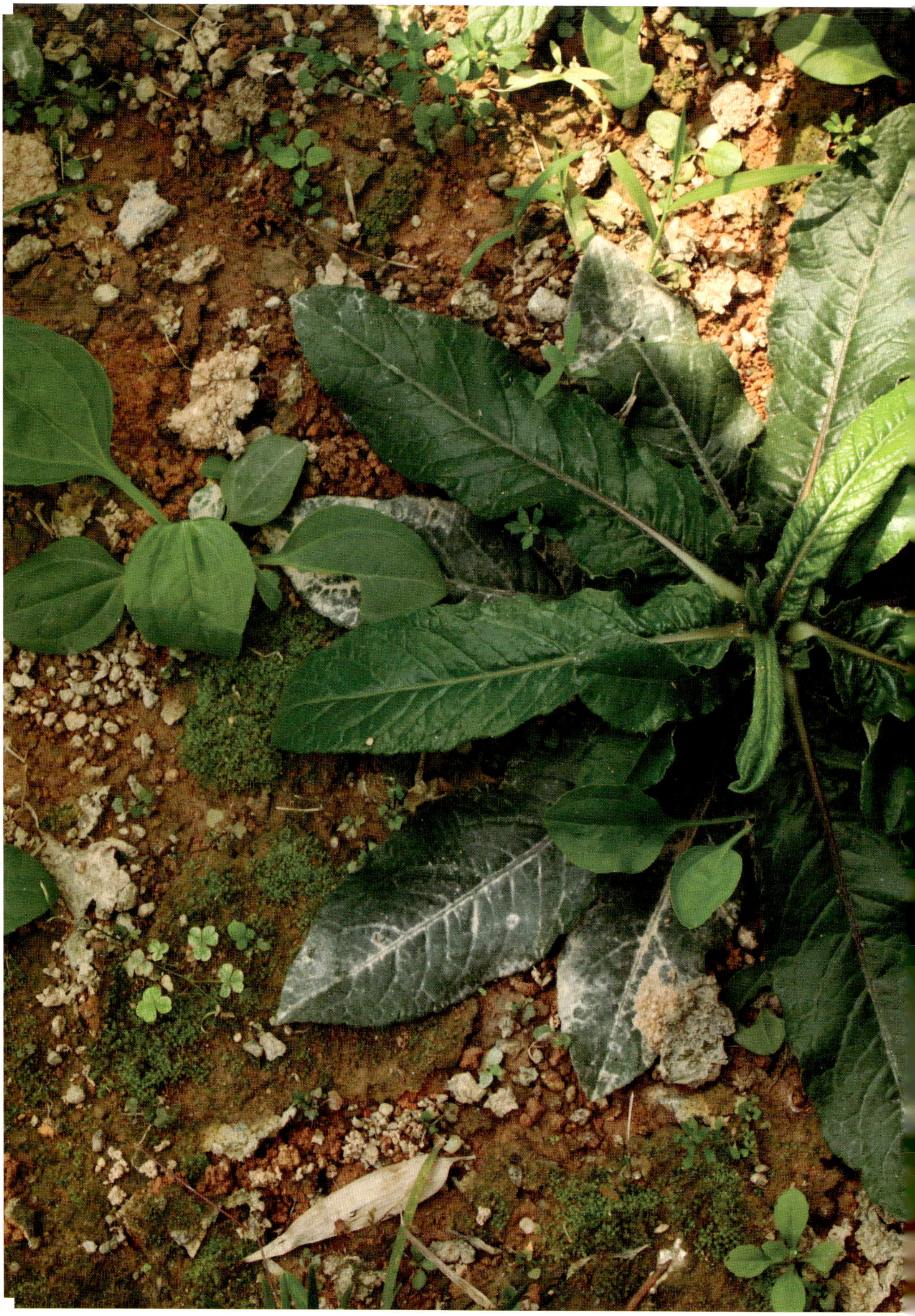

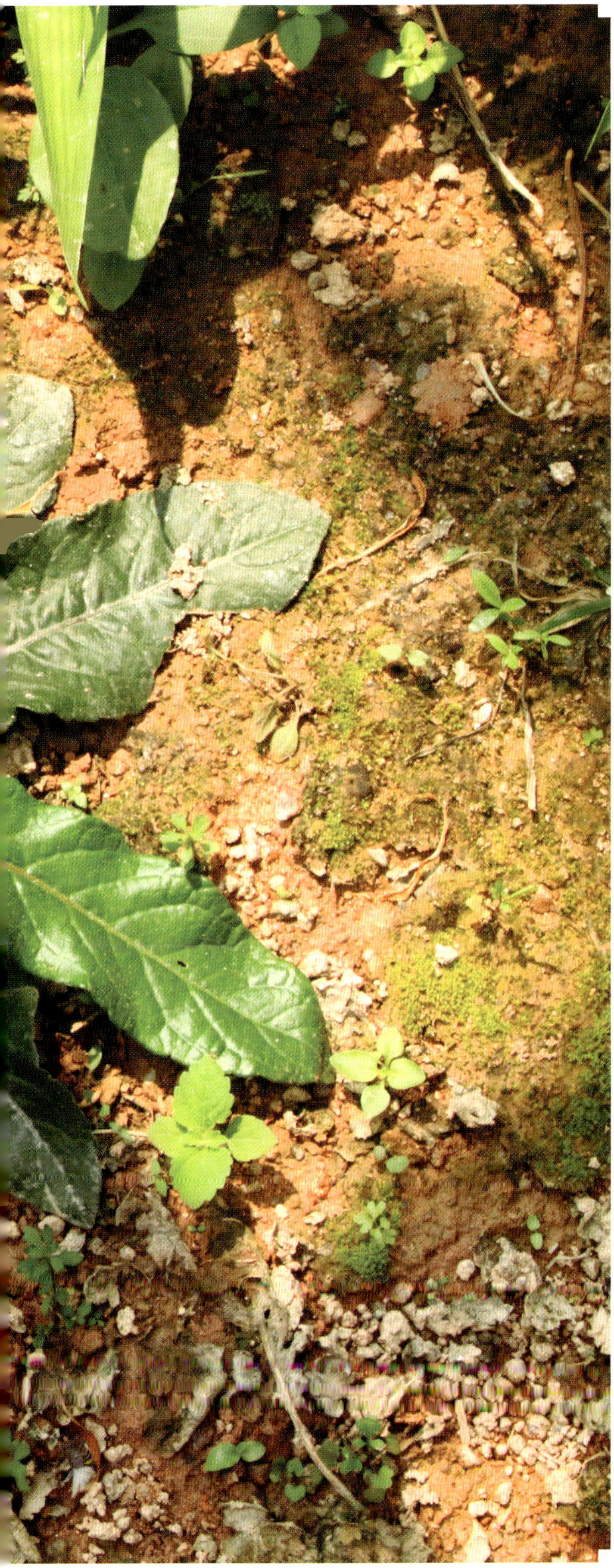

地胆草

【水 药 名】骂杂娘。

【别　　名】草鞋根、草鞋底、地胆头、理肺散、铁灯盏。

【来　　源】本品为菊科地胆草属植物地胆草 *Elephantopus scaber* L. 的全草或根。

【性味归经】味苦，性凉。归肺、肝、肾经。

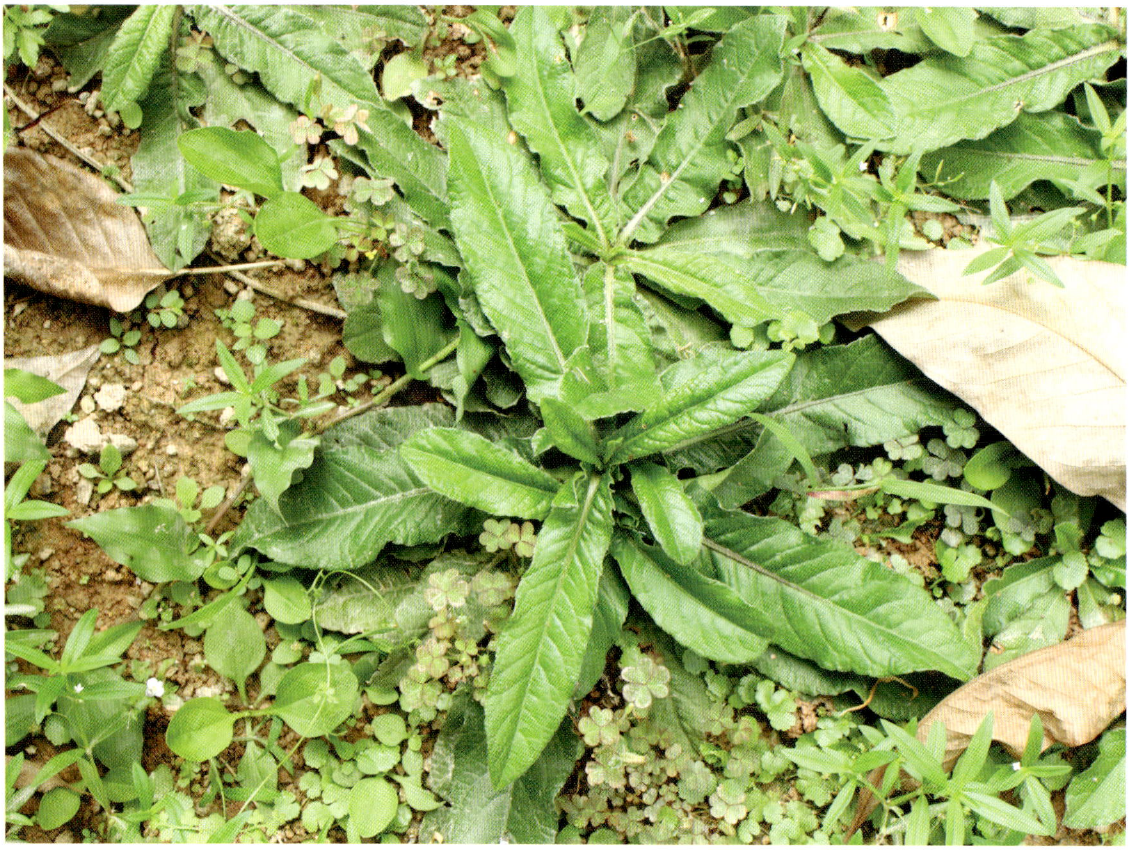

地胆草

识别特征

多年生草本，高 15 ~ 40 cm，有时全株被白色粗毛。根状茎短，着生多数须根，新鲜时黄白色，干燥后灰黄色。叶多基生，匙形或矩圆状倒披针形，长 3 ~ 16 cm，宽 1 ~ 3.5 cm，边缘稍具钝锯齿，两面均被灰白色粗毛。夏秋开花，头状花序着生长于长梗上，4 ~ 8 朵呈稀疏单枝聚伞排列，分枝处有叶状苞片，花冠淡紫色。瘦果有棱，有 6 枚长硬刺毛。

生境分布

多生长于丘陵、坡地、路边。分布于西南及华南地区。

采收加工

夏末采收，洗净泥沙，切碎晒干备用。

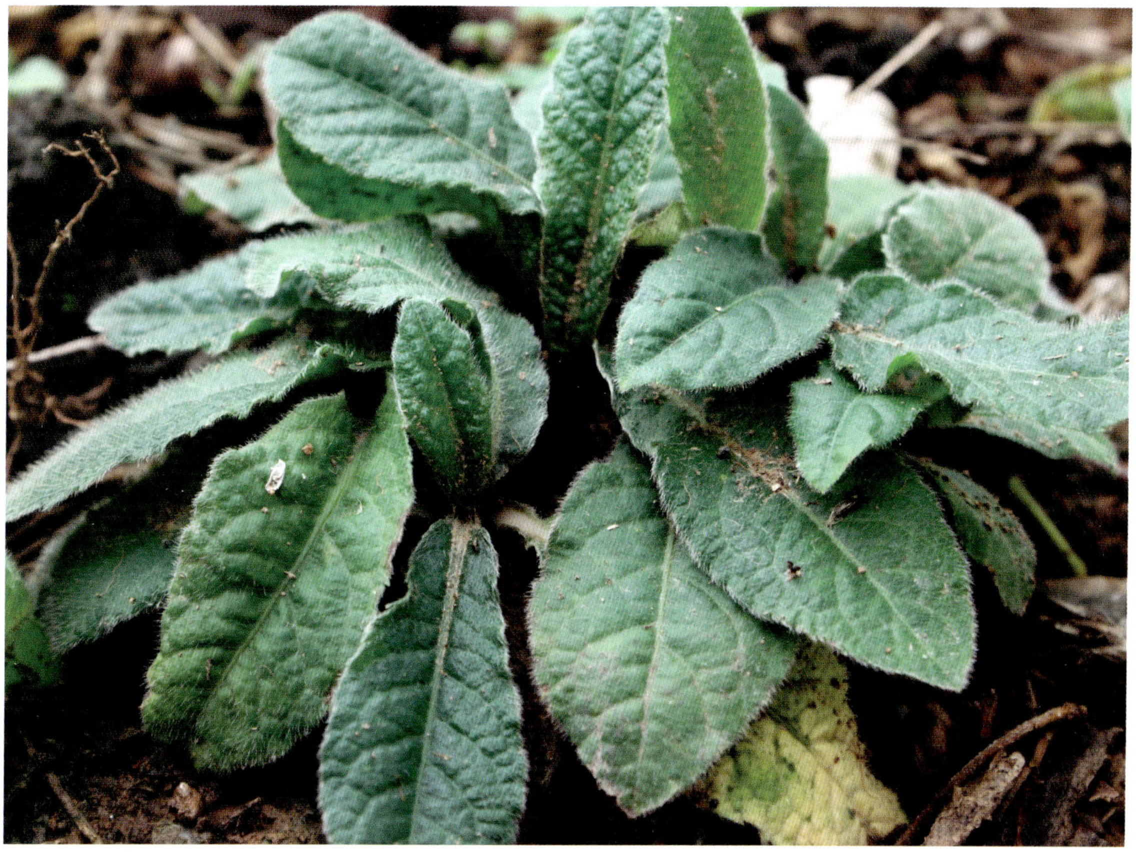

地胆草

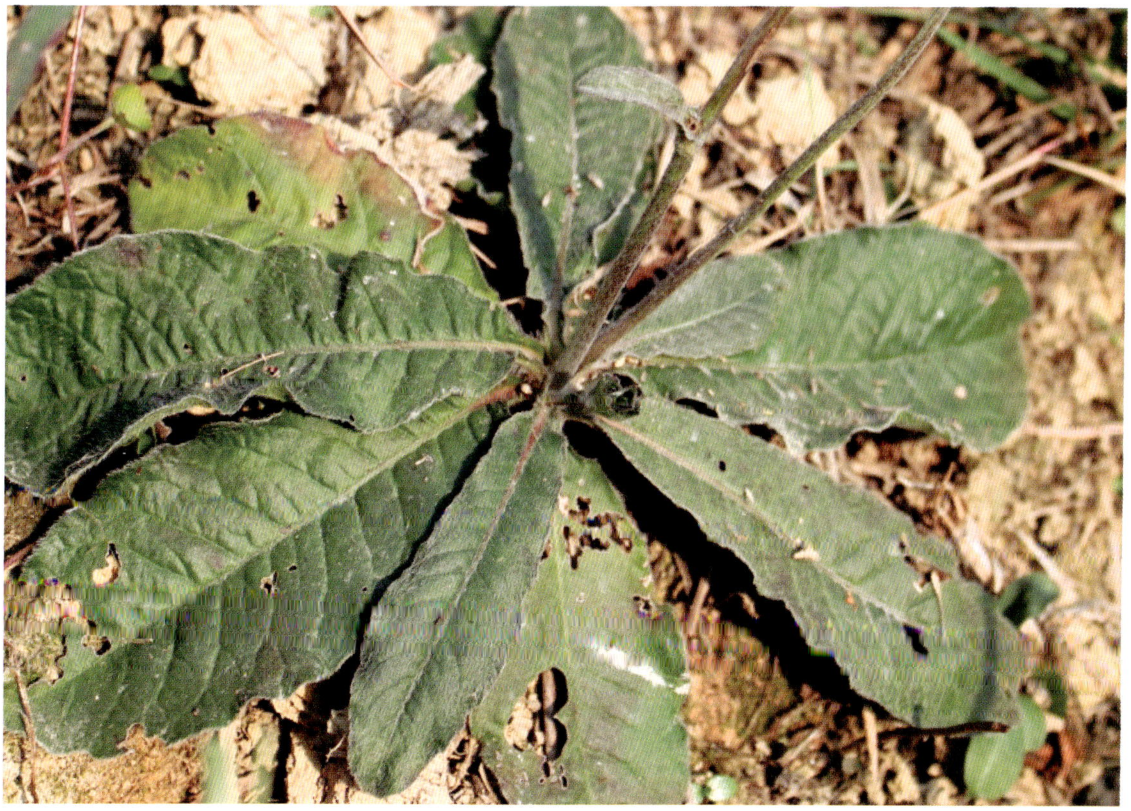

地胆草

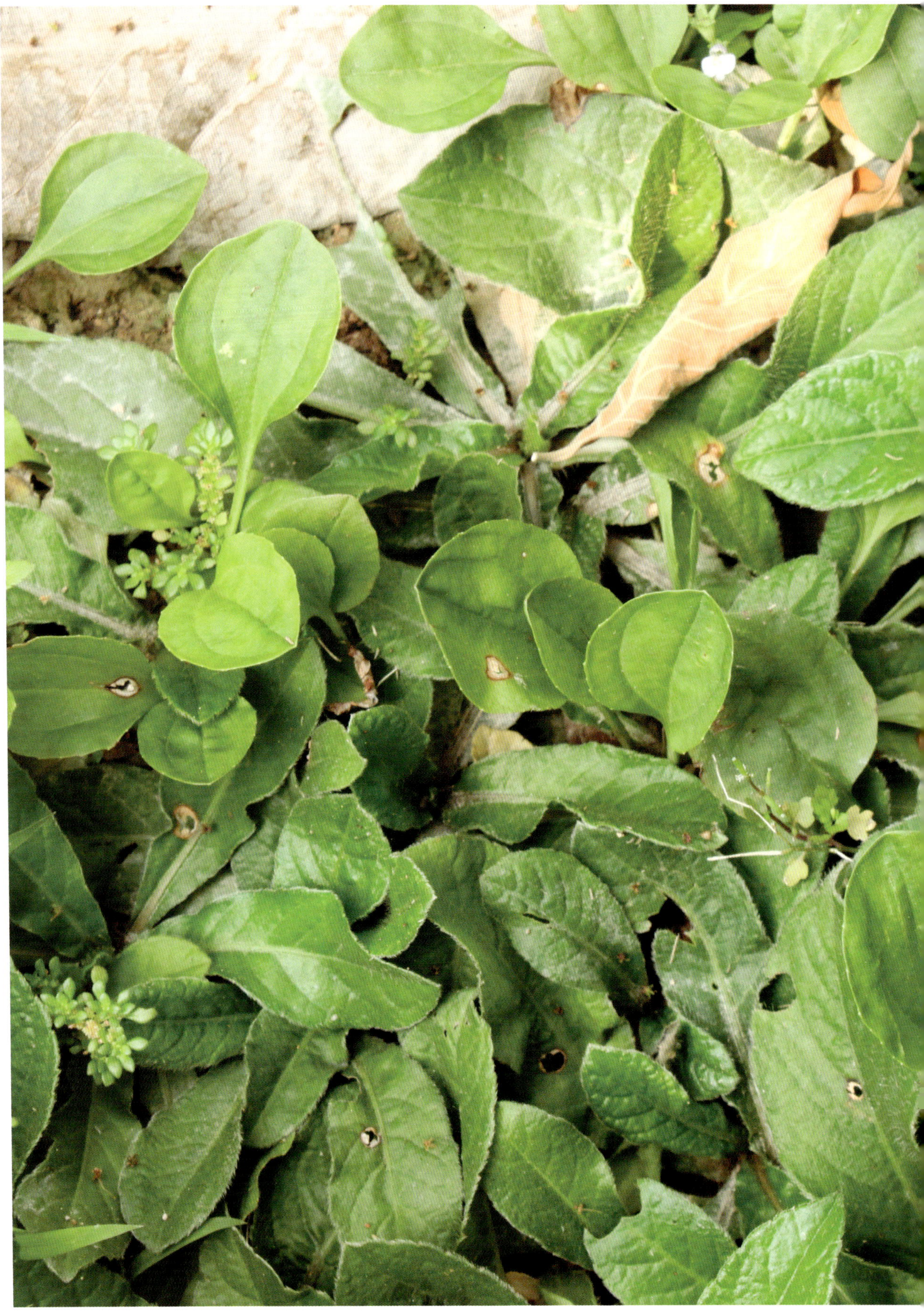

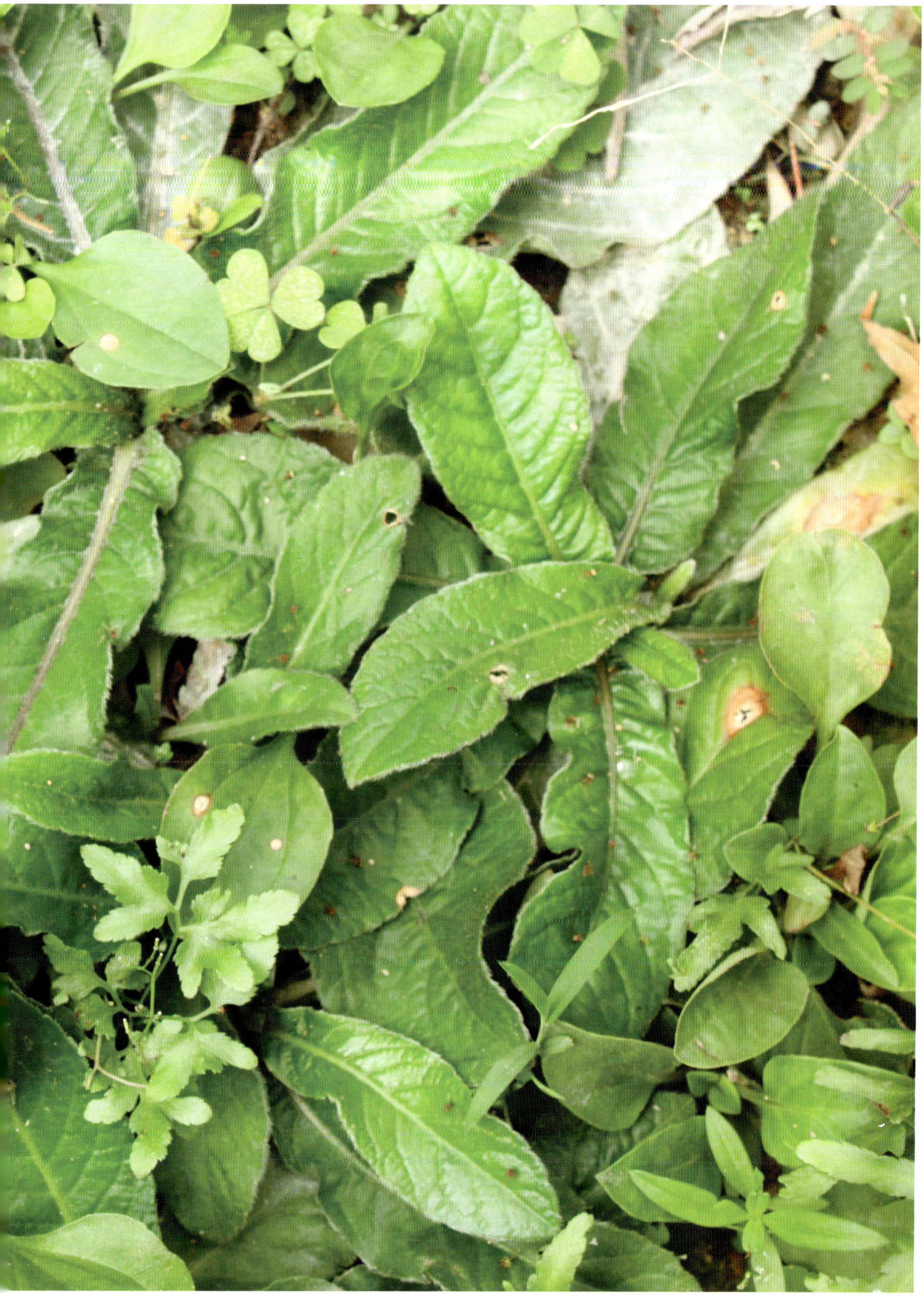

地胆草

药材鉴别

本品根茎短，具环节，密被紧贴的灰白色茸毛，基生叶多皱缩，展开后呈匙形或长圆状倒披针形，黄绿或暗绿色，有腺点，边缘具钝锯齿；茎生叶互生，形小，两面均被紧贴的灰白色粗毛。全体有灰色毛。气芳香，味苦。

功效主治

清热解毒，利尿消肿。主治热感，咽喉炎，结膜炎，流行性乙型脑炎，百日咳，黄疸，肝炎，肾炎，肝腹水，疖肿，湿疹。

用法用量

内服：15 ~ 30 g，煎汤。外用：鲜草适量，捣烂，敷患处。

民族药方

1．急性黄疸肝炎　地胆草、天胡荽、田基黄、茵陈、虎杖、甘草各 15 g，马鞭草、黄柏、野菊花、母草各 10 g，黄连 5 g。水煎服，每日 3 次。

2．疖肿，乳痈　地胆草适量。捣烂加米醋调匀，敷患处。

3．小儿咳嗽　地胆草 10 g。煎汤，加红糖适量，内服。

4．黄疸　地胆草 120 ~ 180 g，猪肉适量。同煮食，连服 4 ~ 5 日。

5．糖尿病　地胆草 10 株（连根叶），生姜 15 g。水煎代茶饮。

6．痢疾　地胆草 60 克。水煎服。

7．百日咳　地胆草、天胡荽、马蹄金各 9 g，三叶青 3 g。水煎服。

8．疟疾　地胆草 15 g，火烧花树皮 30 g。水煎服。

9．月经不调，闭经　地胆草 50 g，红糖 50 g。水煎服。

10．结膜炎　地胆草、小叶榕树叶各 30 g。水煎服，每日 1 剂。

使用注意

孕妇慎服。

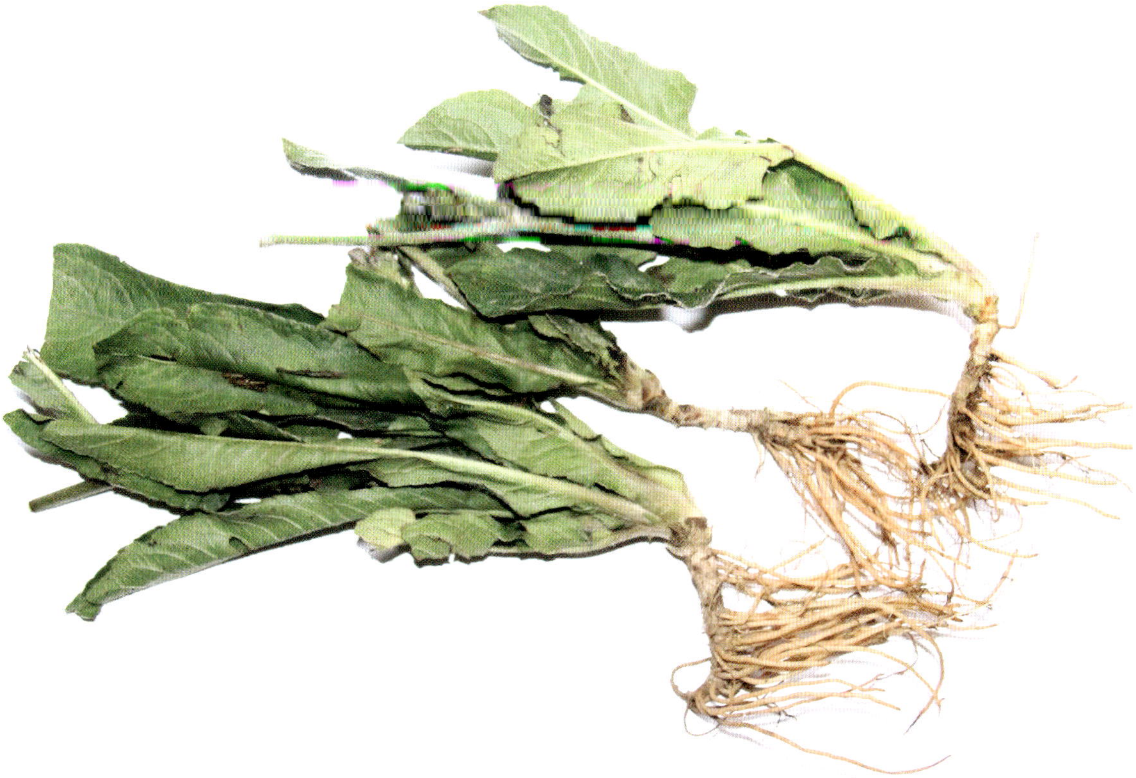

地胆草药材

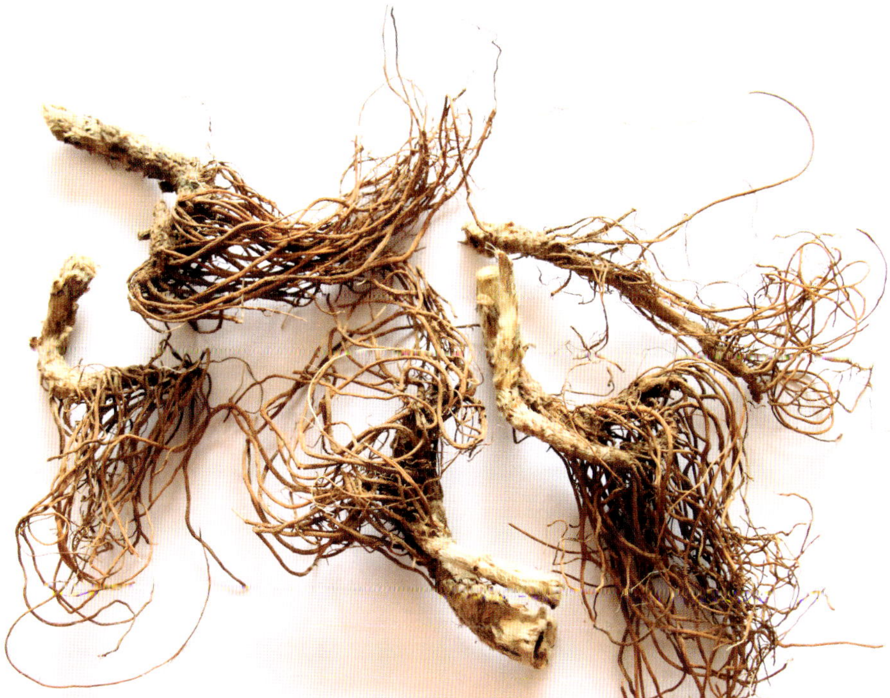

地胆草药材

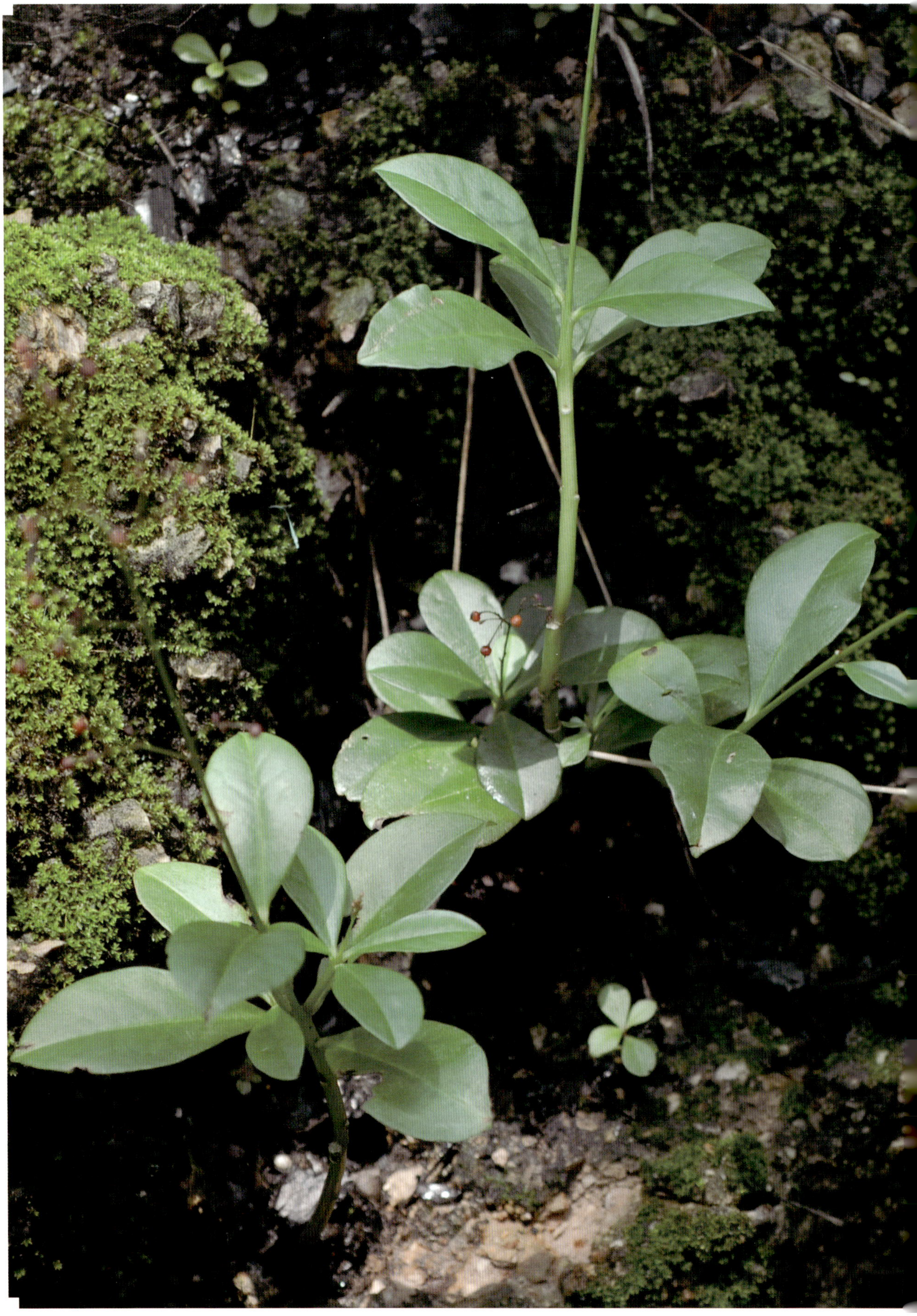

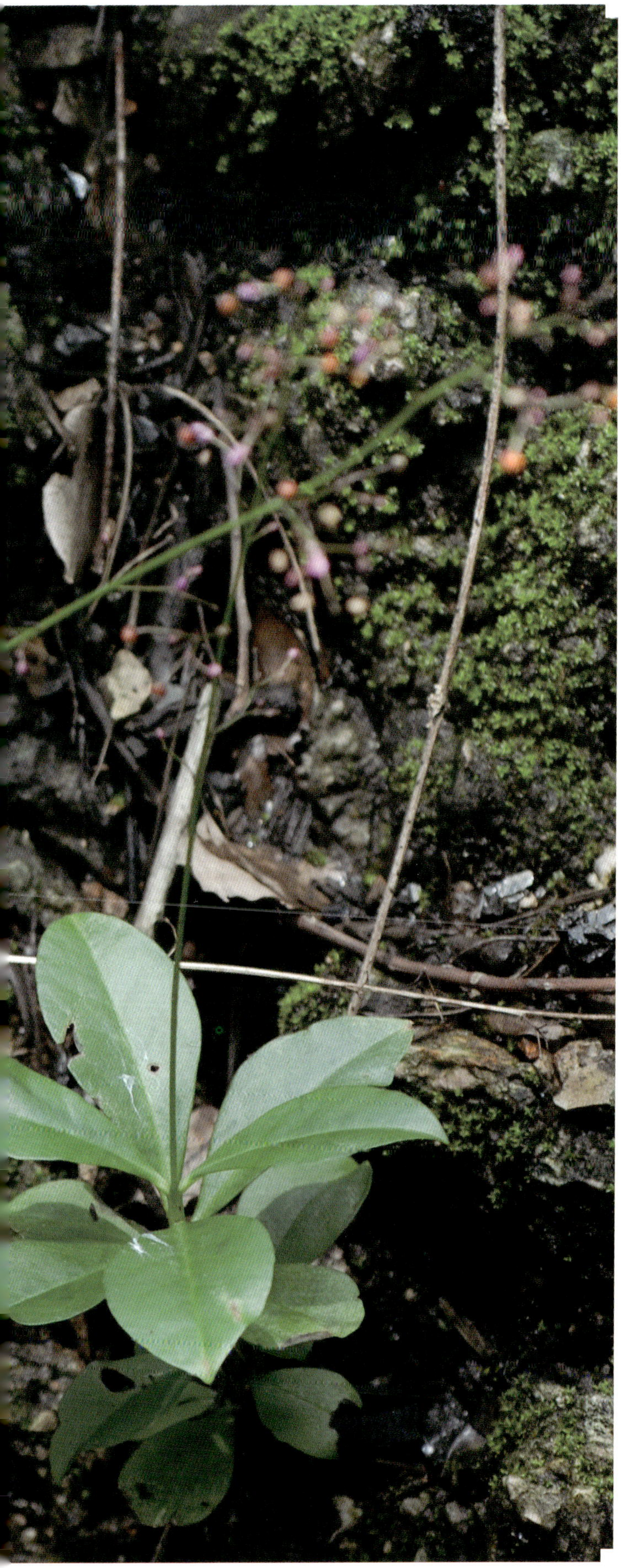

土人参

【水药名】骂奴衣。

【别　名】地洋参、黑参、土洋参、飞来参、瓦参、锥花、桃参、申时花。

【来　源】本品为马齿苋科植物栌兰 *Talinum paniculatum* (Jacq.) Gaertn. 的根。

【性味归经】味甘，性微温。归脾、肺、肾经。

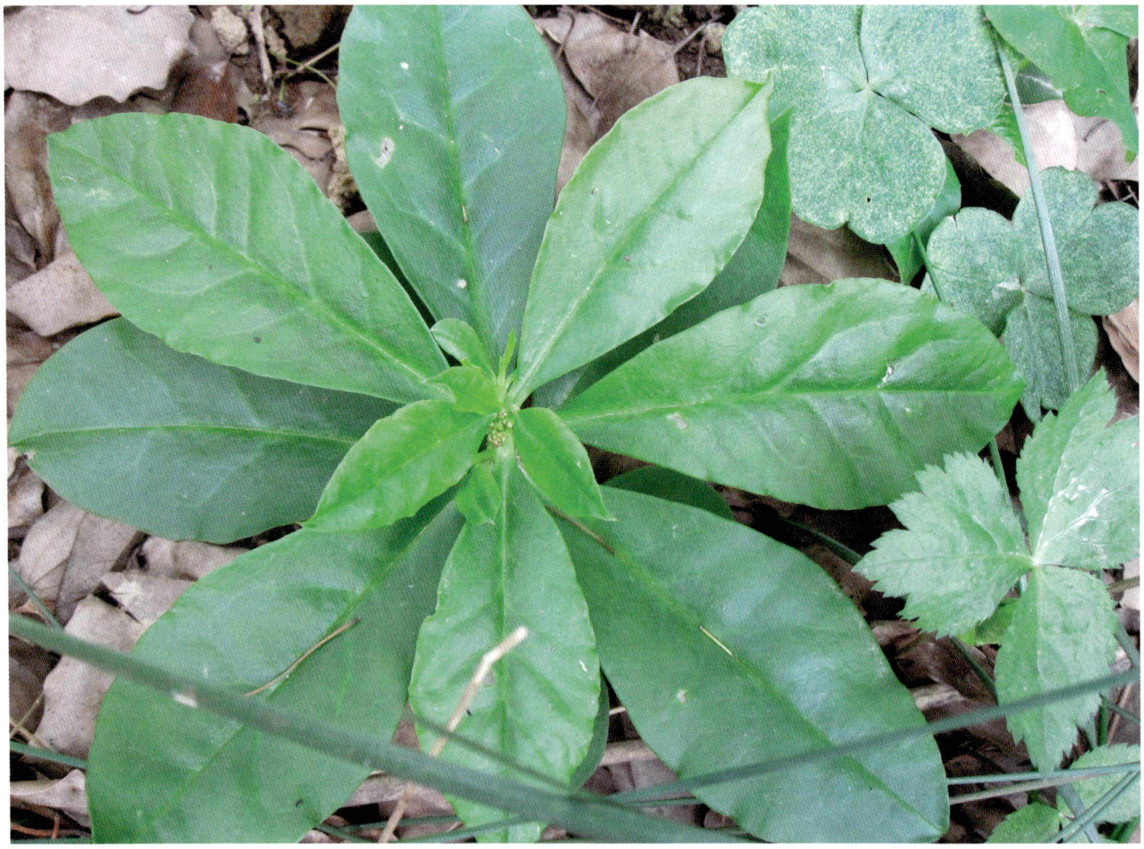

栌兰

识别特征

多年生草本，高 60 cm 左右，肉质，全体无毛。主根粗壮有分枝，外表棕褐色。茎圆柱形，下部有分枝，基部稍木质化。叶近对生或互生；倒卵形或倒卵状长椭圆形，长 6 ~ 7 cm，宽 2.5 ~ 3.5 cm，先端尖或钝圆，全缘，基部渐次狭窄而成短柄，两面绿色而光滑。茎顶分枝成长圆锥状的花丛（圆锥花序：花序分枝为二歧聚伞花序式排列），总花柄呈紫绿或暗绿色；花小多数，淡紫红色（洋红色），直径约 6 mm，花柄纤长，花梗丝状；萼片 2，卵圆形，头尖，早落；花瓣 5，倒卵形或椭圆形；雄蕊 10 余枚，花丝细柔；雌蕊子房球形，花柱线形，柱头 3 深裂，先端向外展而微弯。蒴果，熟时灰褐色，直径约 3 mm。种子细小，黑色，扁圆形。花期 6—7 月，果期 9—10 月。

生境分布

喜生岩山石缝及村寨周边的堡坎、山脚处，尤以喀斯特地貌最为常见。分布于浙江、江苏、安徽、福建、河南、广西、广东、四川、贵州、云南等省区。

采收加工

8—9 月采收，洗净，除去细根，晒干或刮去表皮，蒸熟晒干。

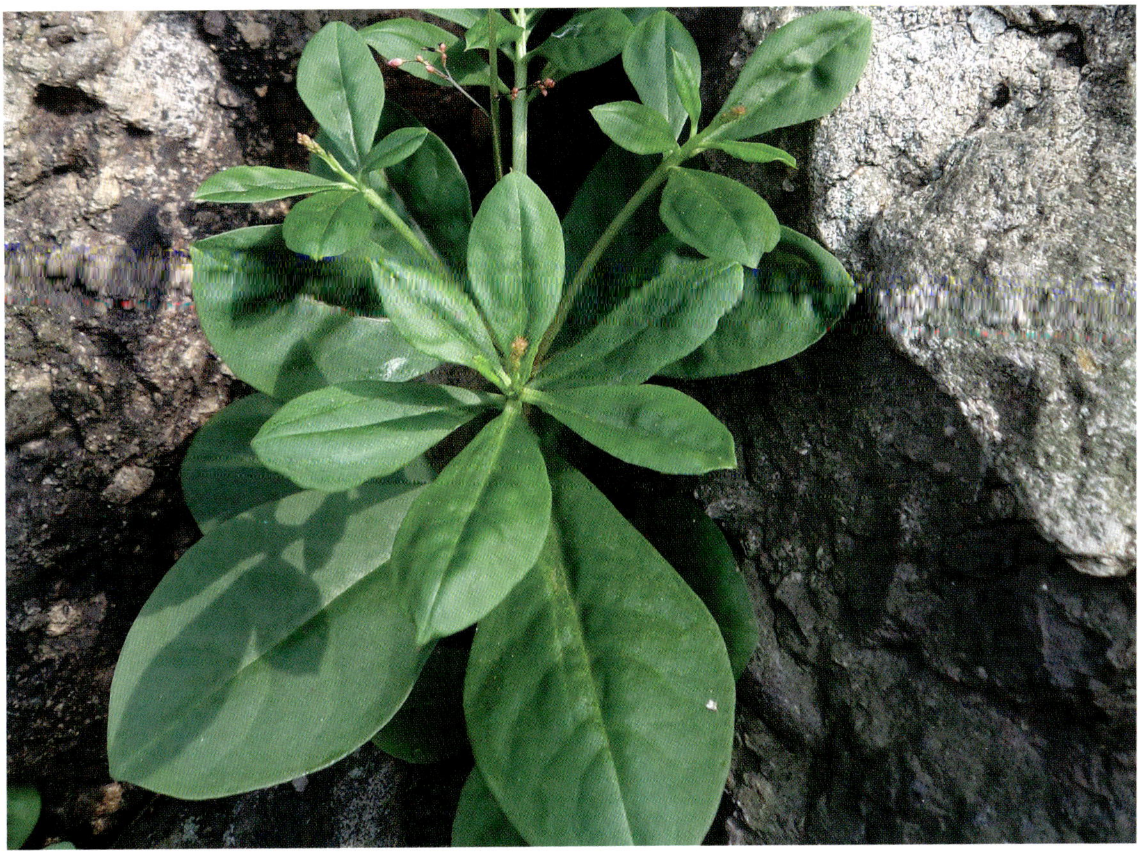

栌兰

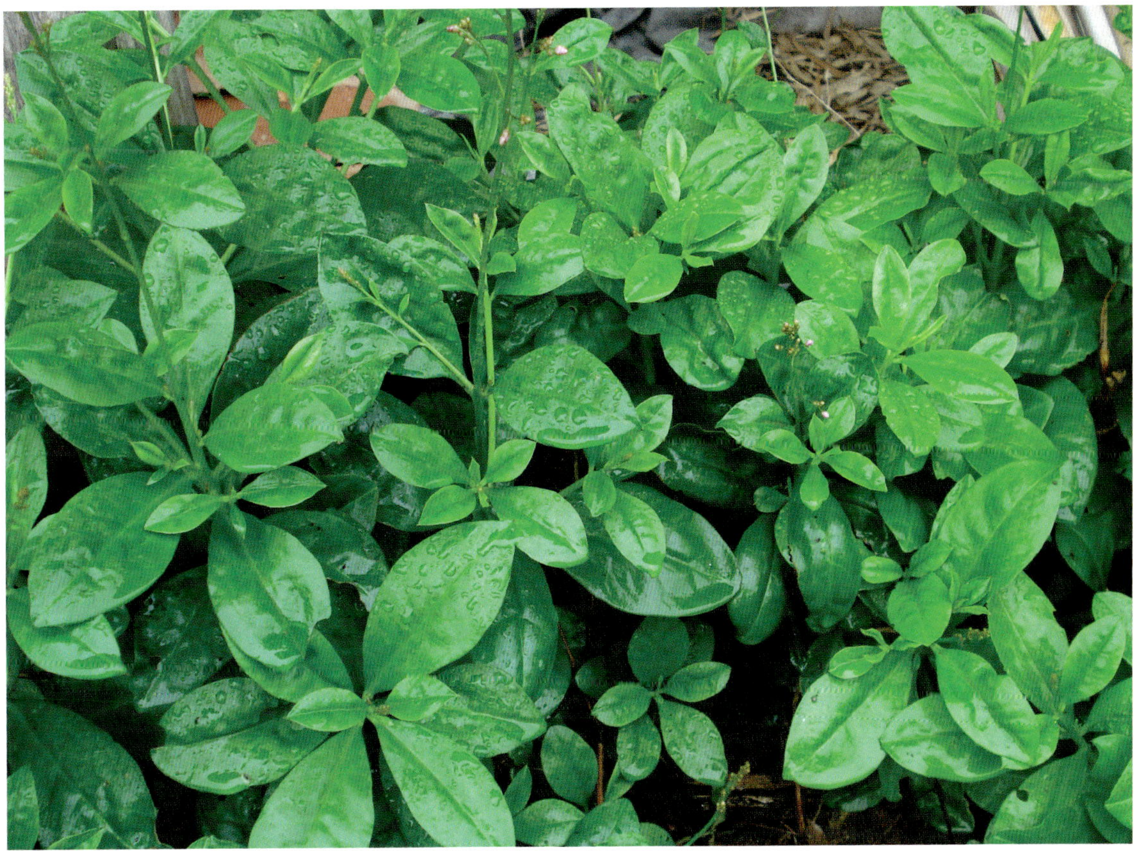

栌兰

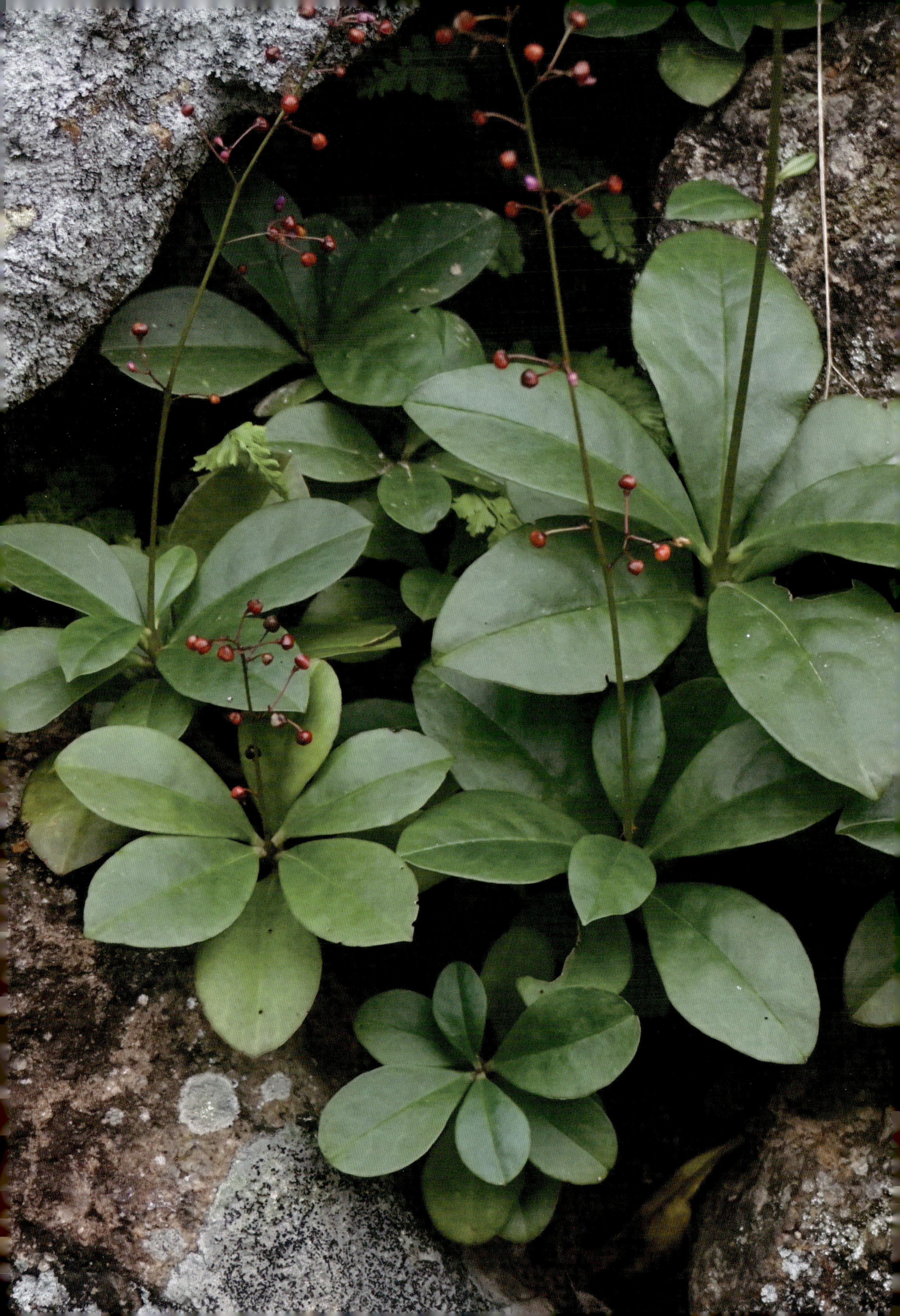

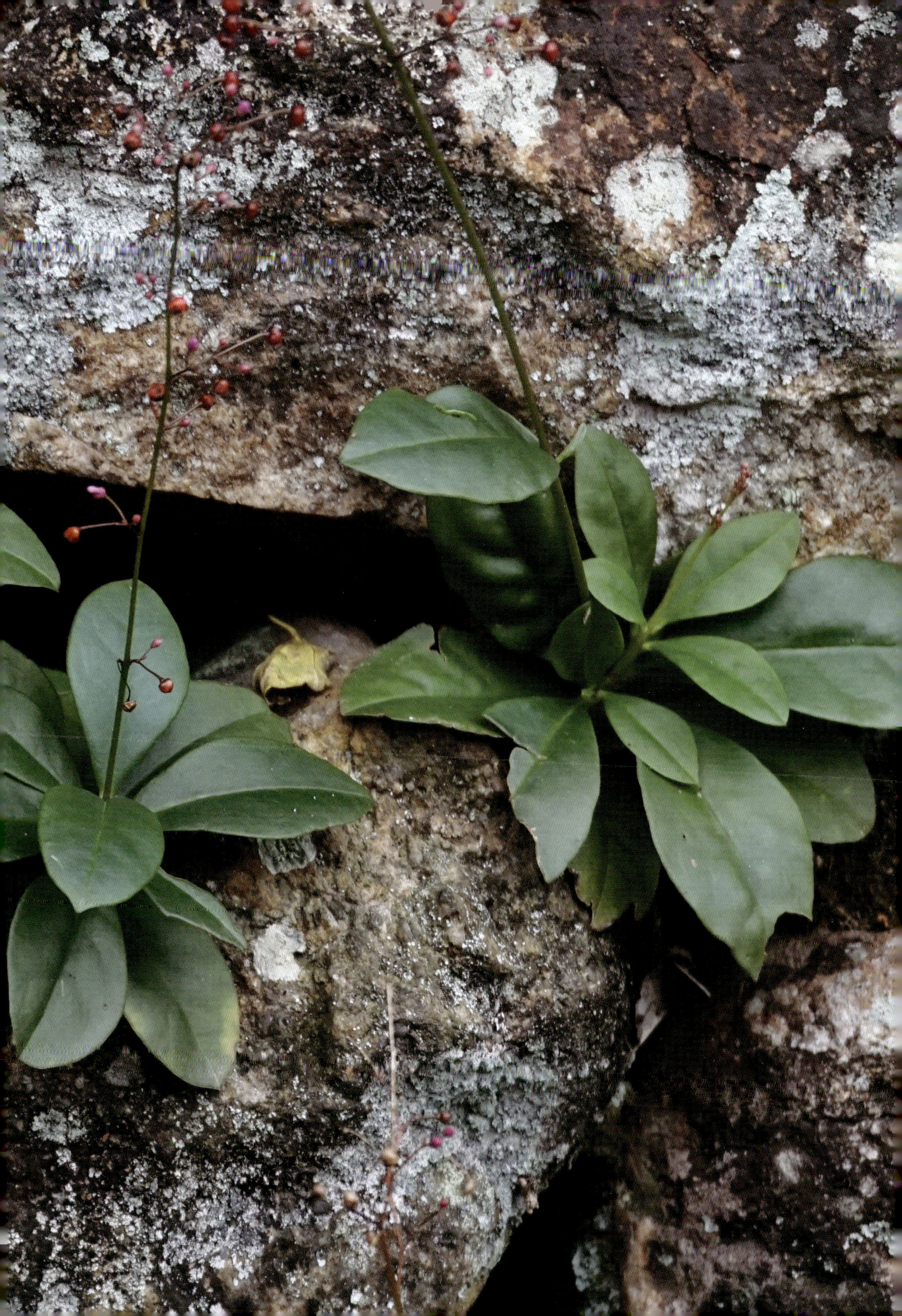

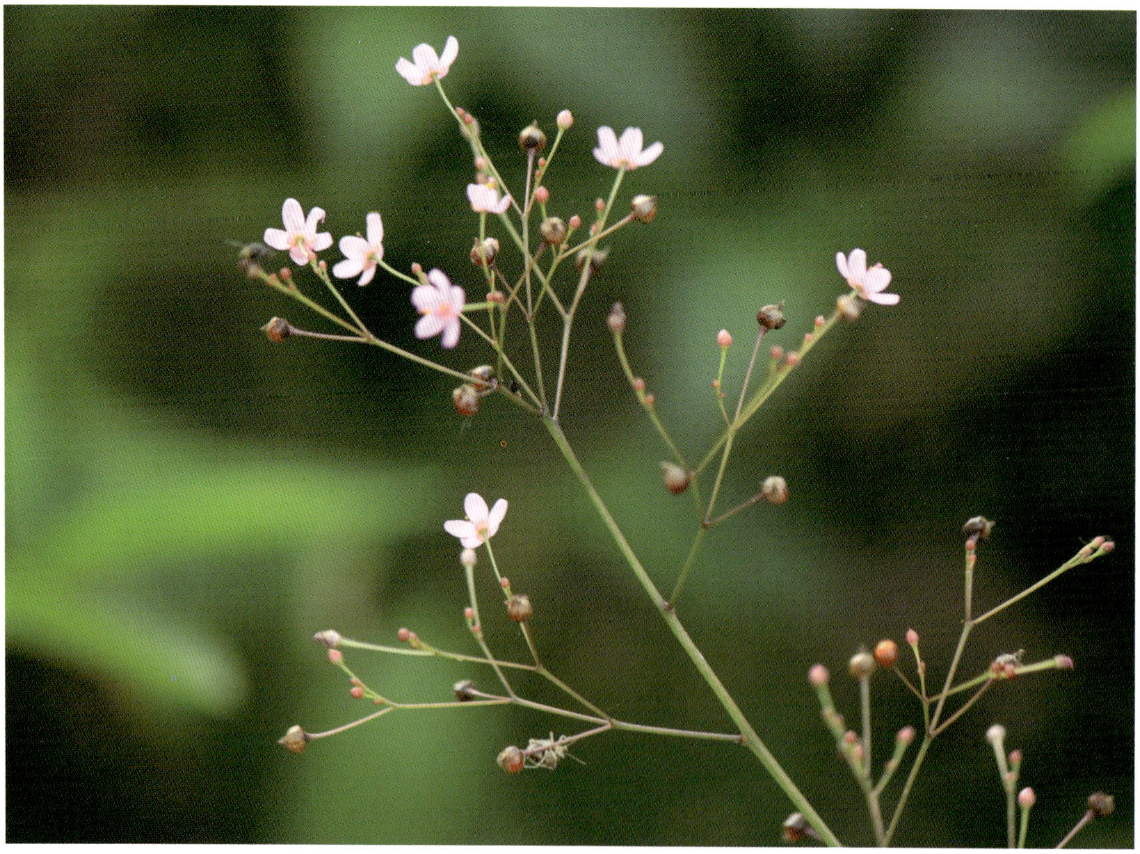

栌兰

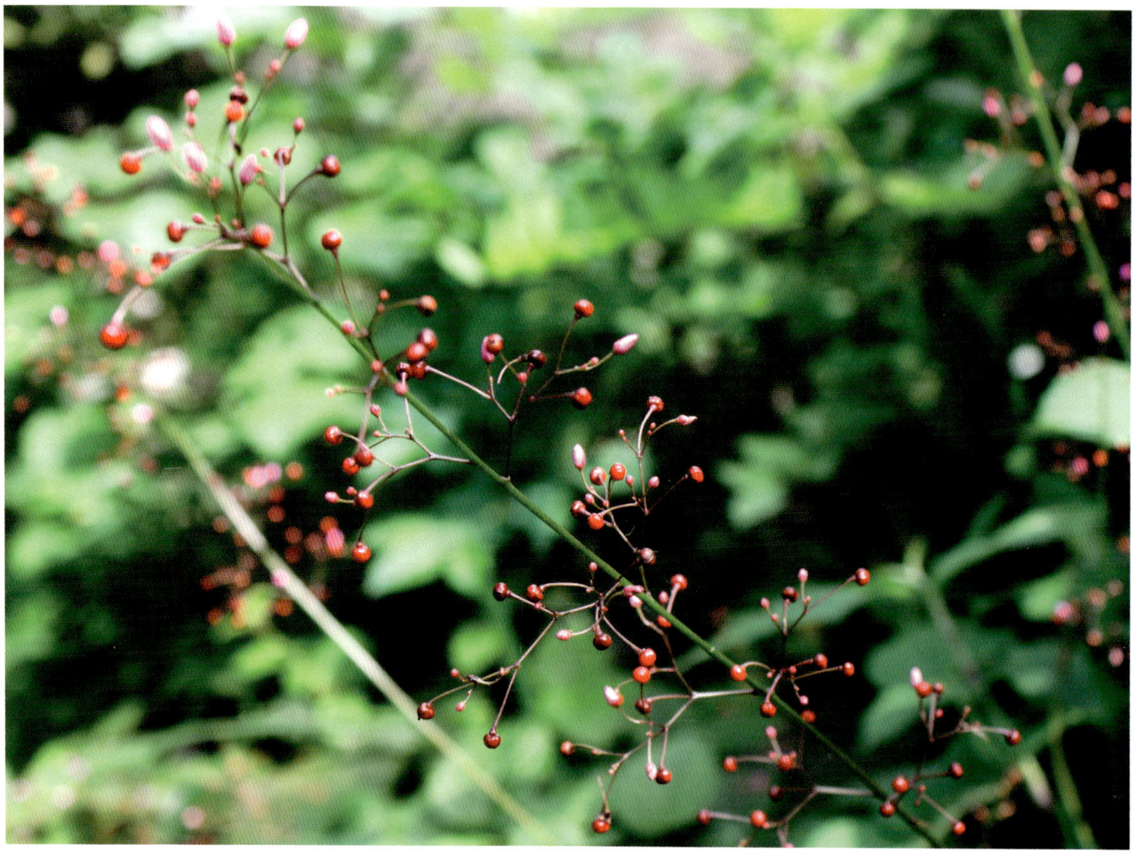

栌兰

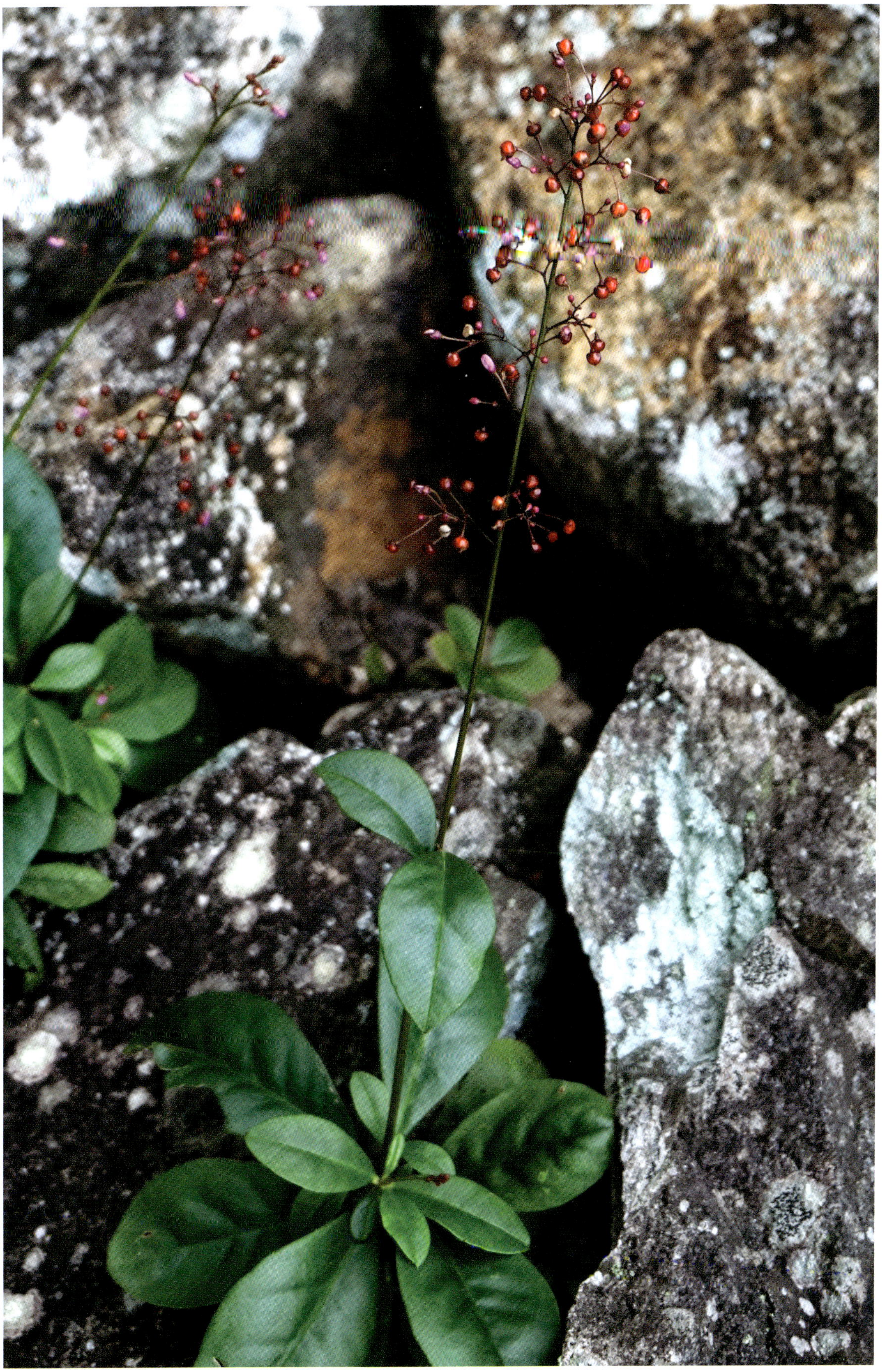

栌兰

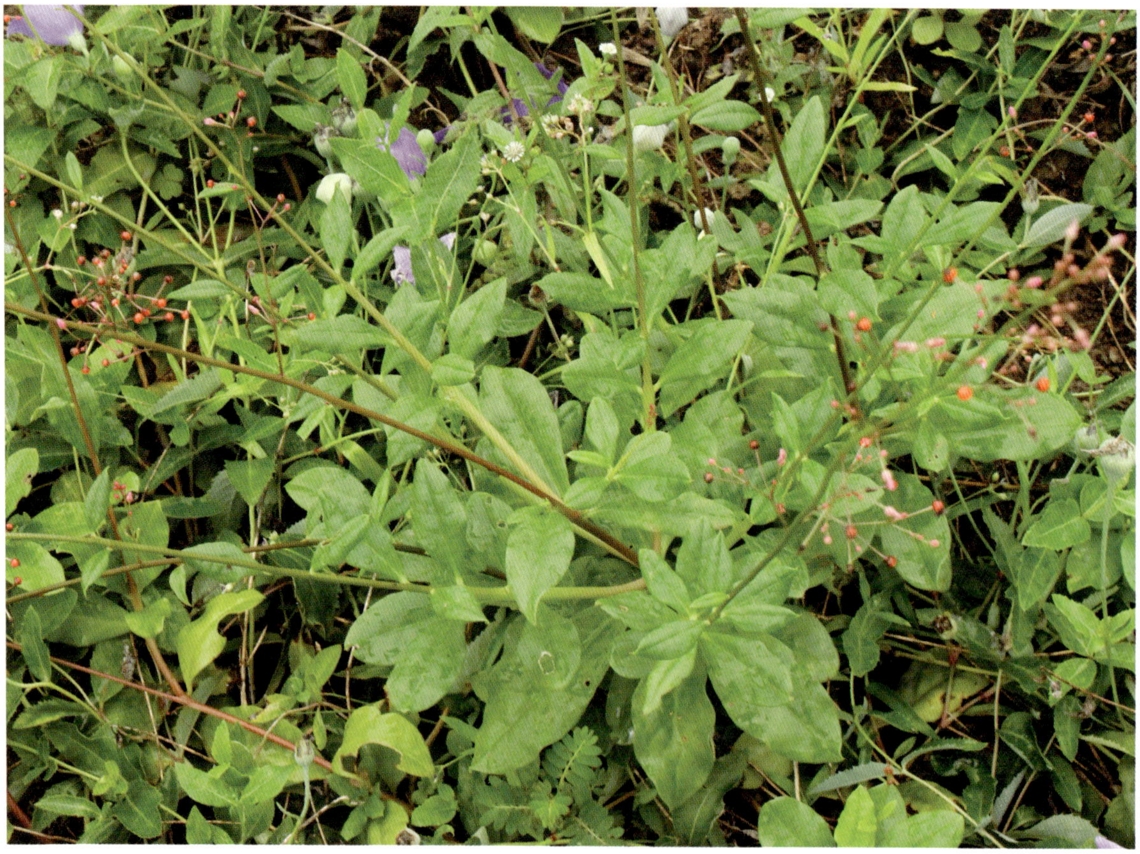

栌兰

药材鉴别

根圆柱形或长纺锤形，分枝或不分枝，长 2 ~ 15 cm，直径 0.7 ~ 1.7 cm，顶端具木质茎残基。表面灰黑色，有纵皱纹及点状突起的须根痕或细长须根。坚硬，易折断，断面类白色或黄白色，有放射状纹理。除去栓皮并经蒸煮后，表面为灰黄色半透明状，有点状须根痕及纵皱纹，隐约可见内部纵走的维管束。质坚硬，难折断，断面呈角质状，中央常有大空腔。气特异，味甘苦，嚼之有黏滑感。

功效主治

温肾健脾，润肺止咳，益气补虚。主治脾虚劳倦，泄泻，肺痨咳痰带血，眩晕潮热，盗汗自汗，月经不调，带下，脾虚泄泻，肺燥咳嗽，乳汁稀少。

用法用量

内服：10 ~ 30 g（鲜品 30 ~ 60 g），煎汤；或研末，入丸、散服。

民族药方

1. 慢性肾炎 土人参 15 g，金丝草 10 g，茯苓 30 g。水煎常服。

2. 肺燥咳嗽 土人参、岩白菜各 15 g，桑叶、杏仁、胡颓子叶、甘草各 10 g。水煎服，每日 3 次。

3. 老年多尿、小儿遗尿 土人参、仙茅根各 30 g。水煎服。

4. 无名毒疮 土人参适量。捣烂，外敷患处。

5. 外伤出血 土人参适量。研末撒敷患处。

6. 乳汁不足 土人参 37.5 g，大枣 6 粒。水 3 碗，加入土人参和大枣一同炖烂服。

7. 月经不调 土人参、益母草各 60 g，紫茉莉根 30 g。水煎服。

8. 咯血 土人参 30 g，冰糖 50 g。水煎服。

9. 痈疖 鲜土人参适量，少许红糖。共捣烂，外敷患处。

10. 肺燥咳嗽 土人参 30 g。水煎服。

使用注意

孕妇忌服。

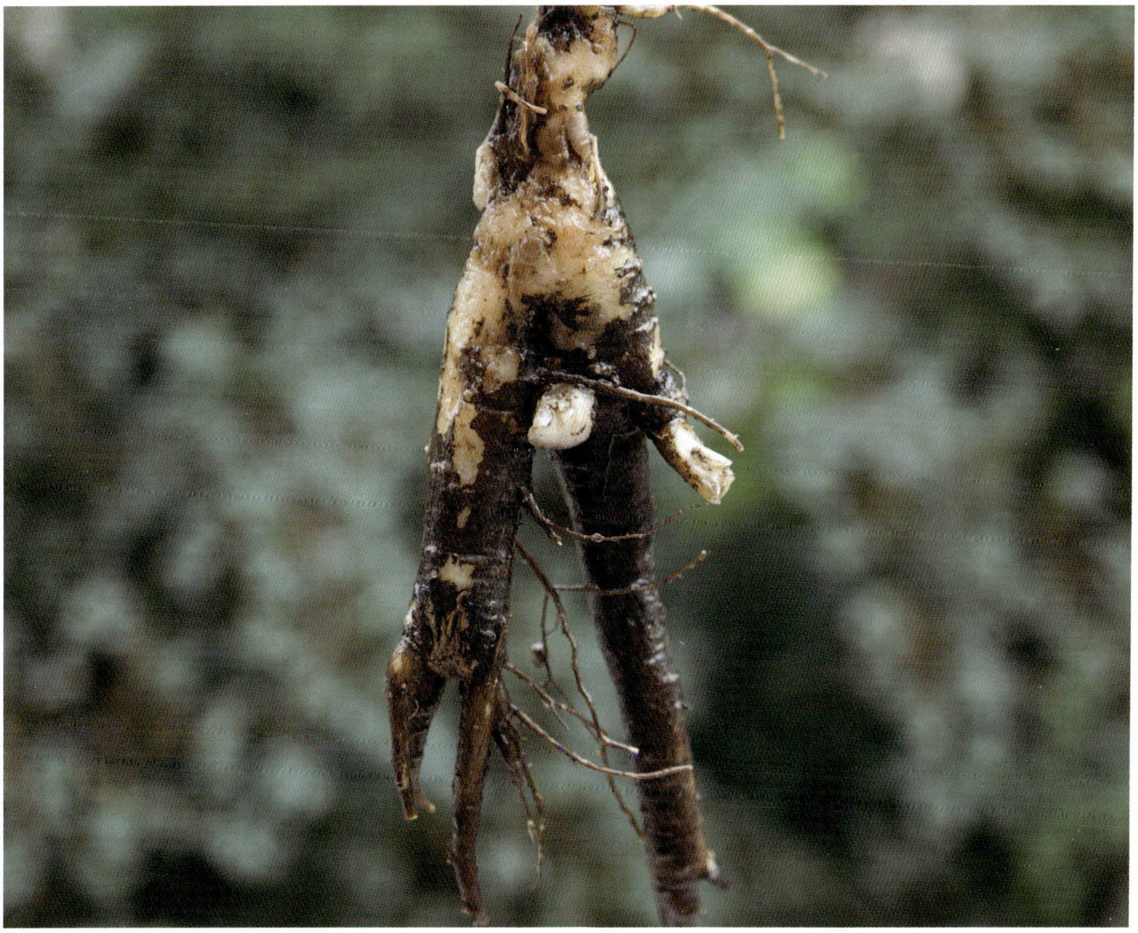

土人参药材

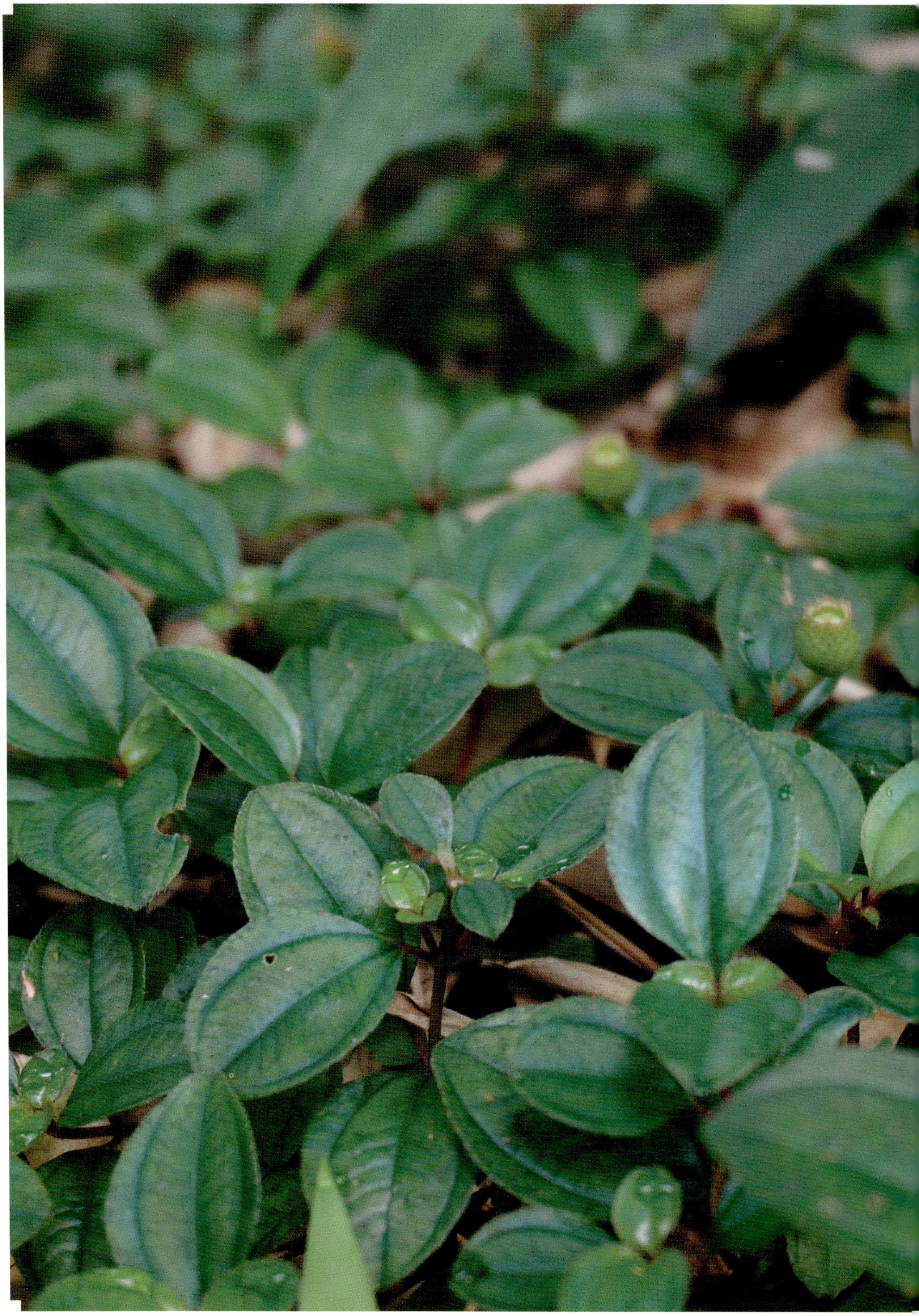

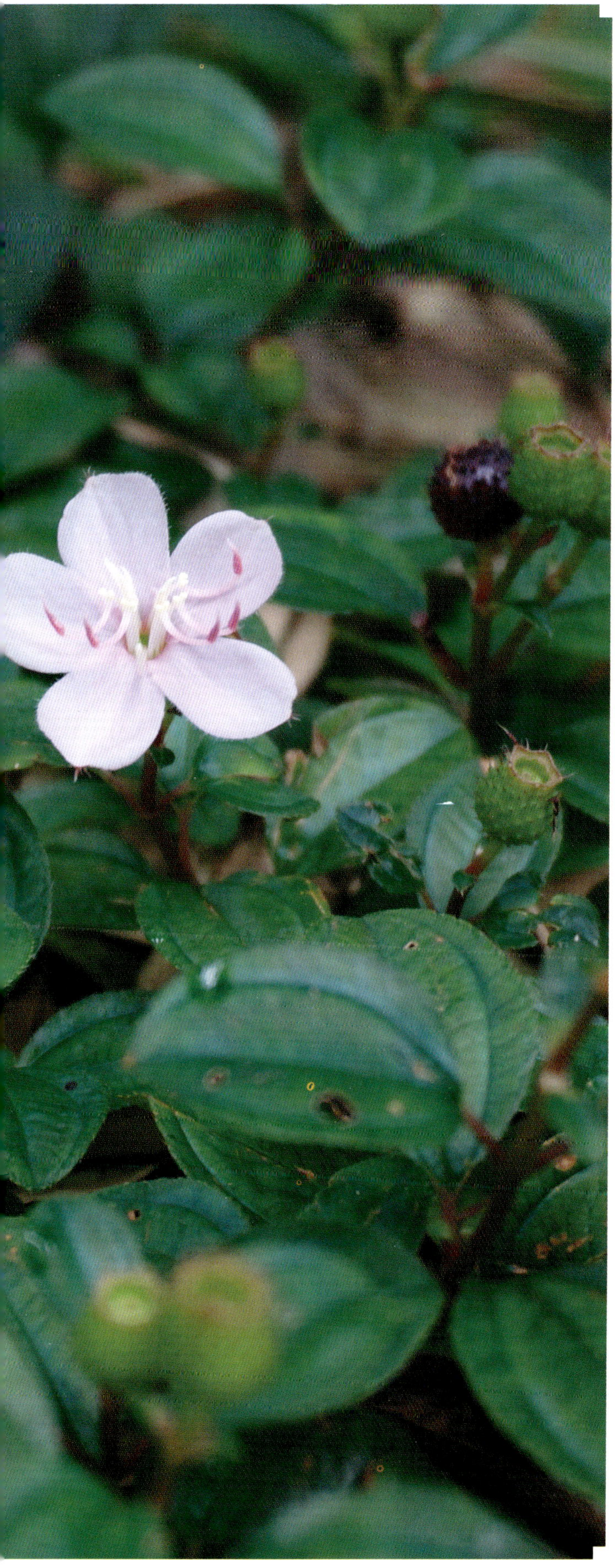

地菍

【水药名】骂嘎付。

【别　名】地茄、铺地锦、地石榴、山地菍。

【来　源】本品为野牡丹科植物地菍 *Melastoma dodecandrum* Lour. 的全草。

【性味归经】味甘、微涩，性凉。归心、肝、脾、肺经。

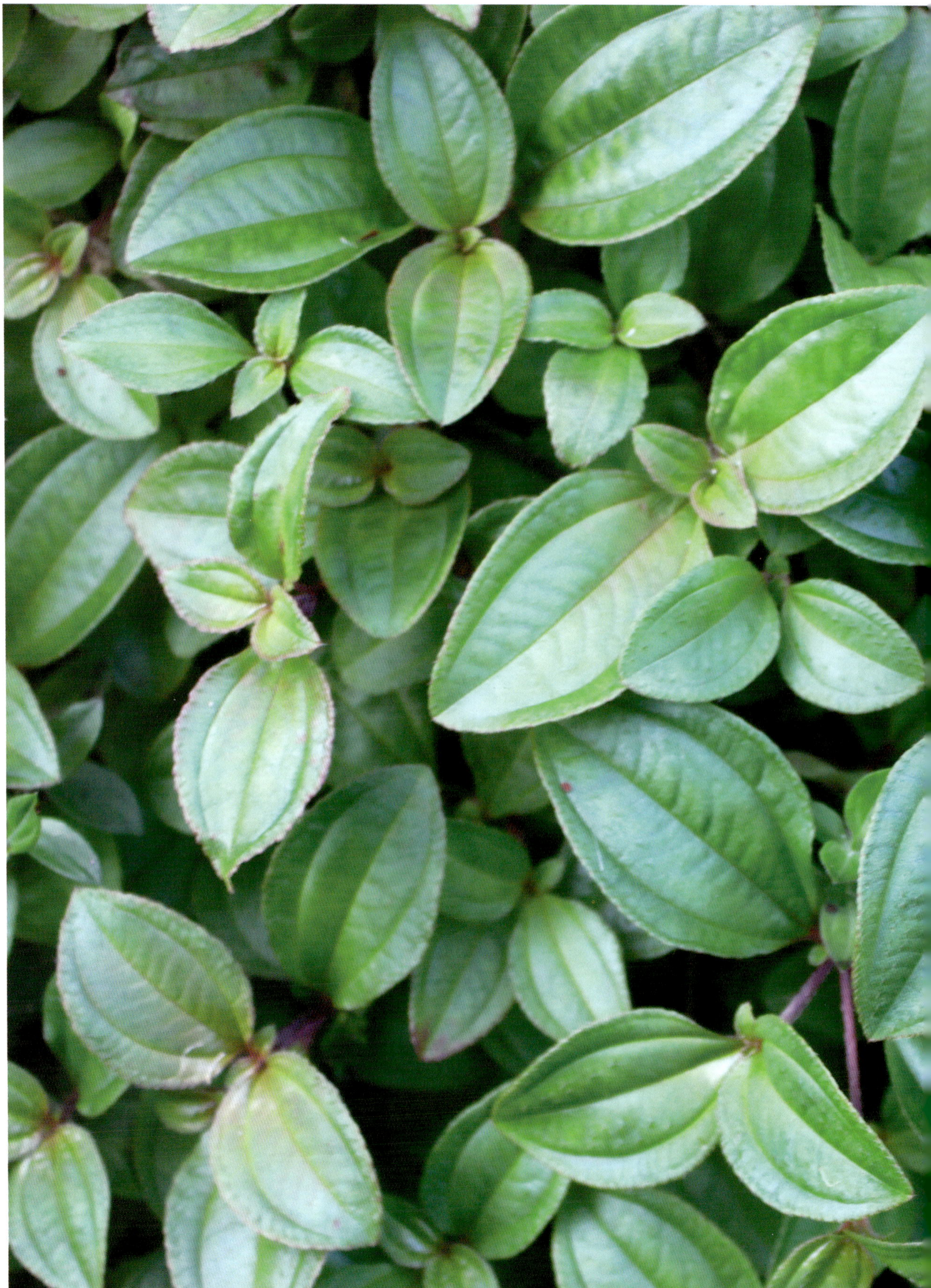

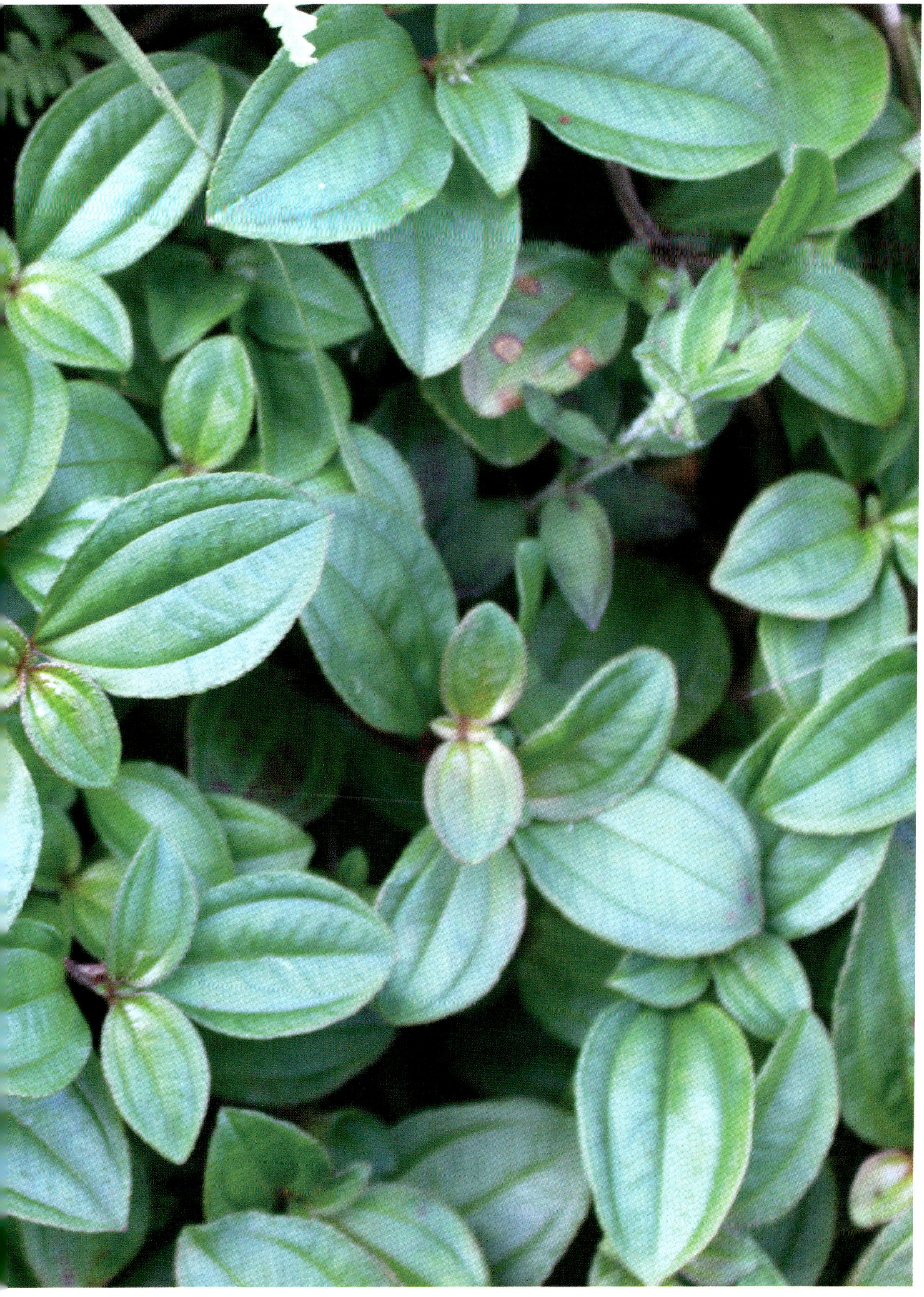

地菍

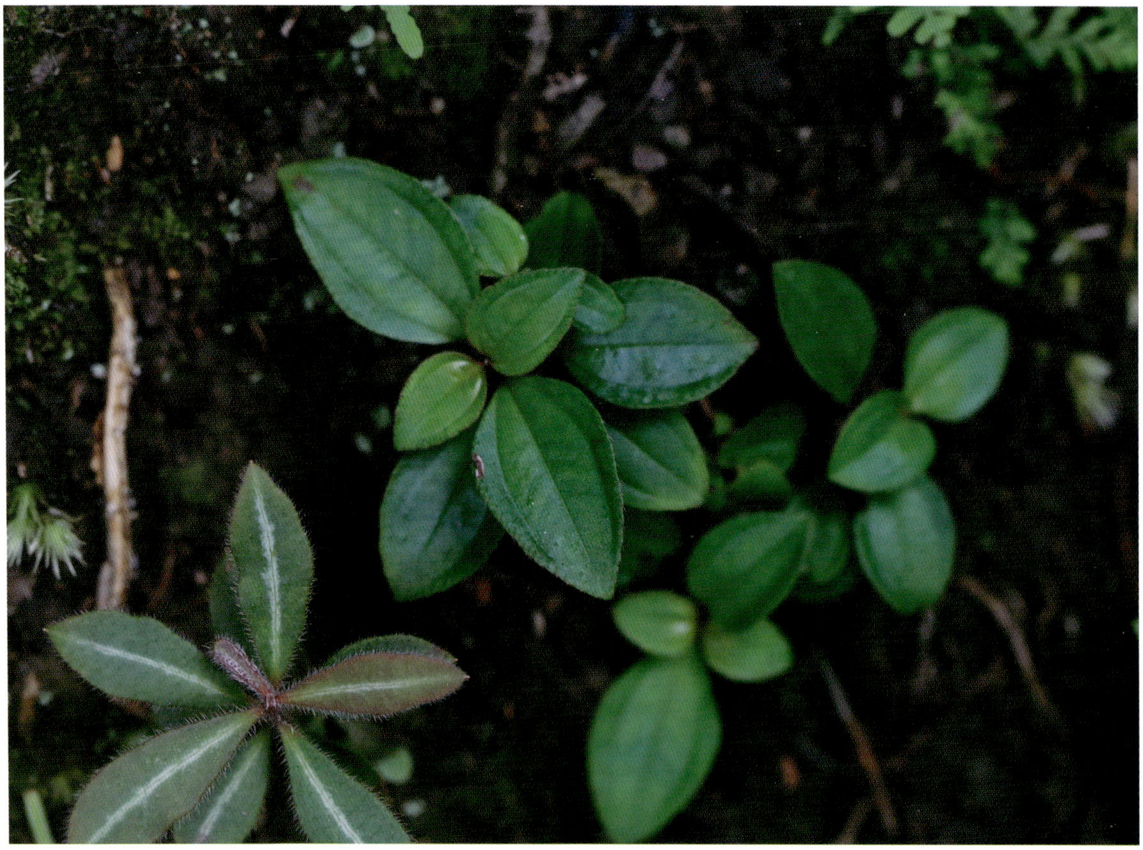

地菍

识别特征

披散或匍匐状亚灌木。枝秃净或被疏粗毛。叶小，卵形，倒卵形或椭圆形，先端尖，基部浑圆。花 1 ~ 3 朵生长于枝梢，紫红色。浆果球形，熟时紫色，被粗毛。花期 5 月，果期 6—7 月。

生境分布

生长于坡脚、灌丛、草地。分布于浙江、江西、福建、湖南、广东、广西、贵州等省区。

采收加工

5—6 月采收，洗净，除去杂质，晒干或烘干。

药材鉴别

本品茎四棱形，多分枝，长 10 ~ 25 cm，直径 1 ~ 2 mm，表面灰褐色或棕褐色，扭曲，有纵条纹，节处有细须根。叶对生，深绿色，多皱缩破碎，展开后呈卵形或椭圆形，长 1 ~ 4 cm，宽 0.8 ~ 3 cm，仅上面边缘和下面脉上生极疏的糙伏毛。花棕褐色，萼筒 5 裂，花瓣 5。气微，味微酸涩。

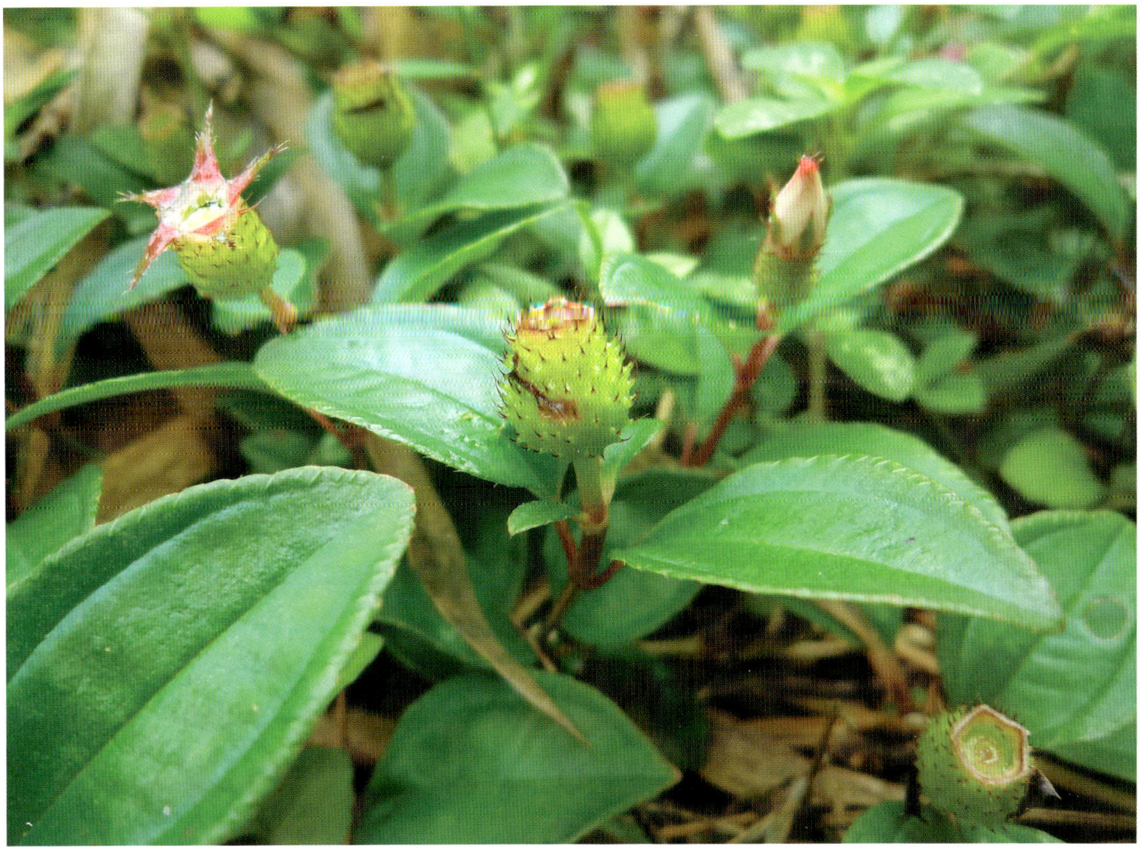

地菍

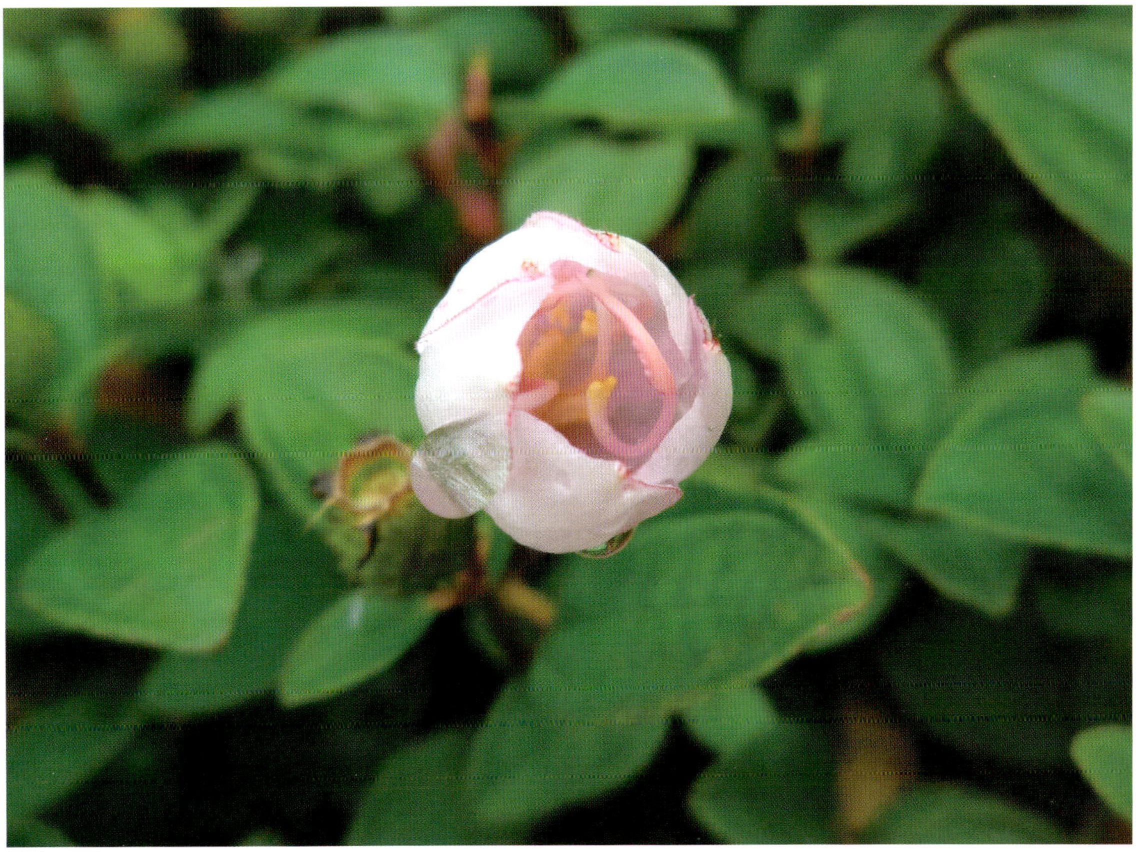

地菍

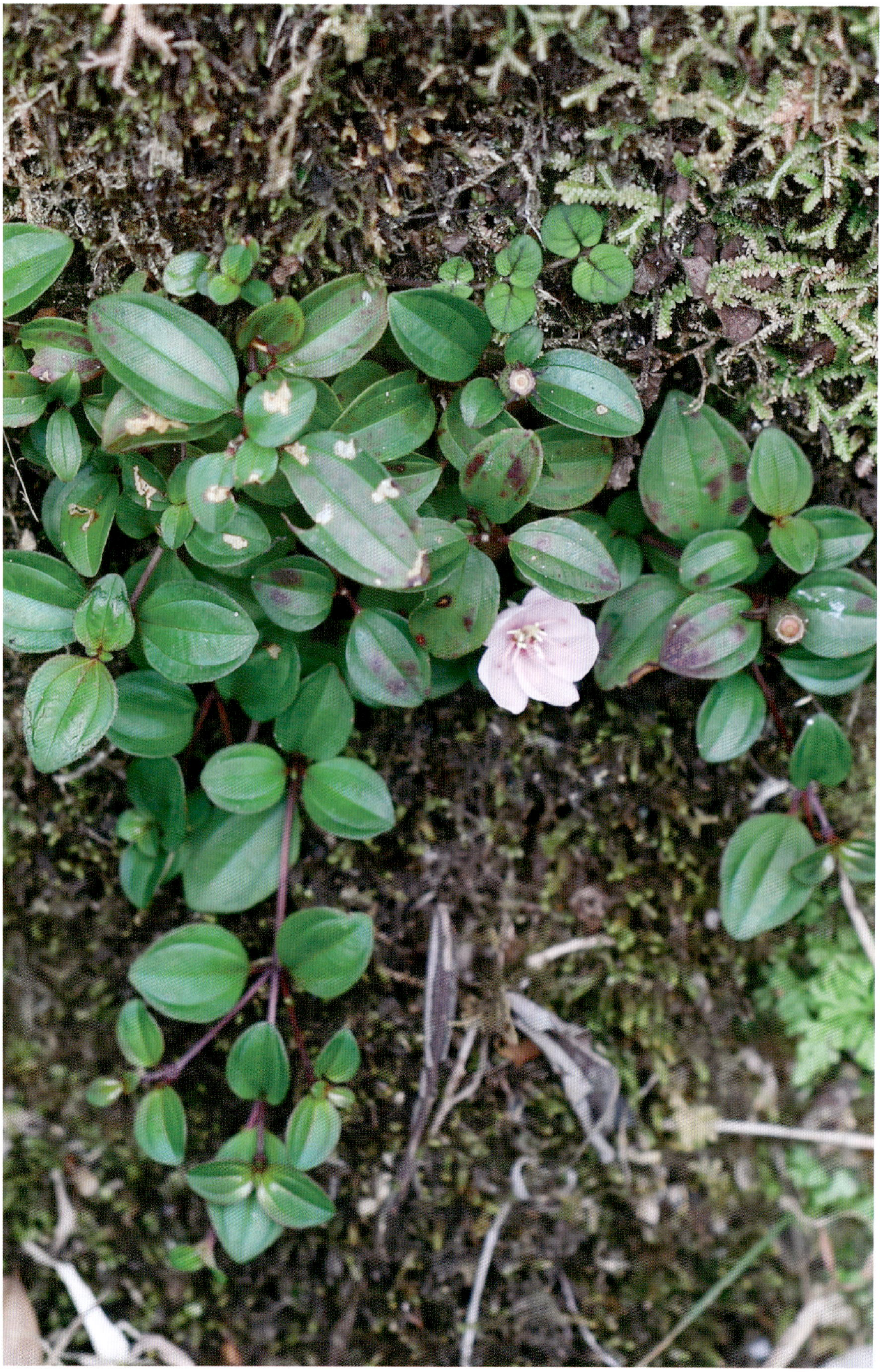

地菍

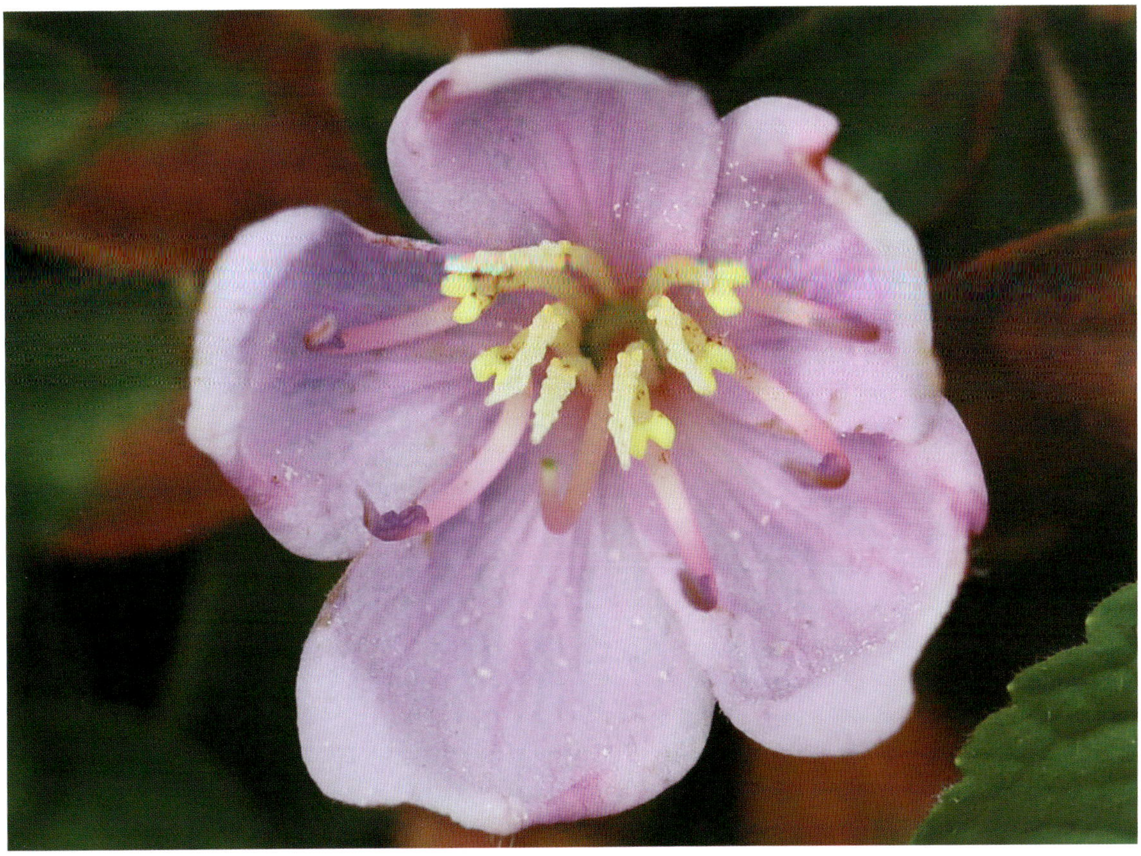

地菍

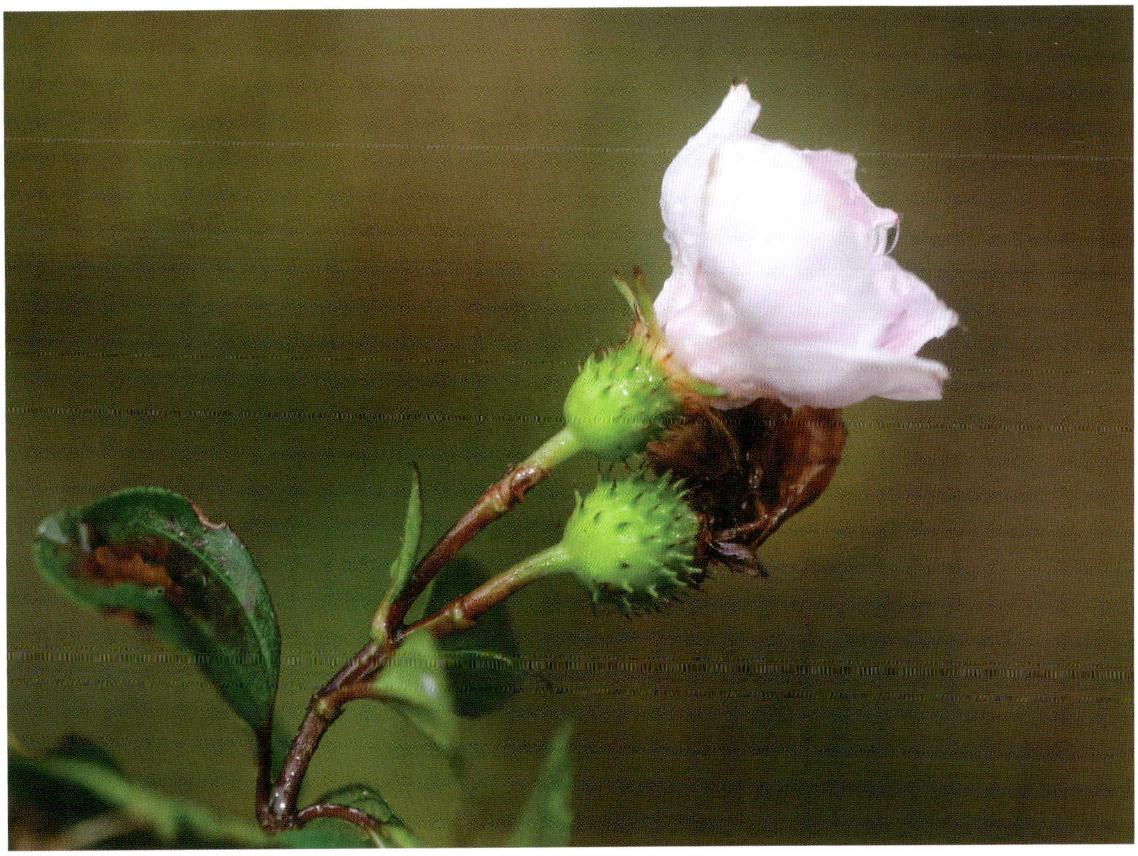

地菍

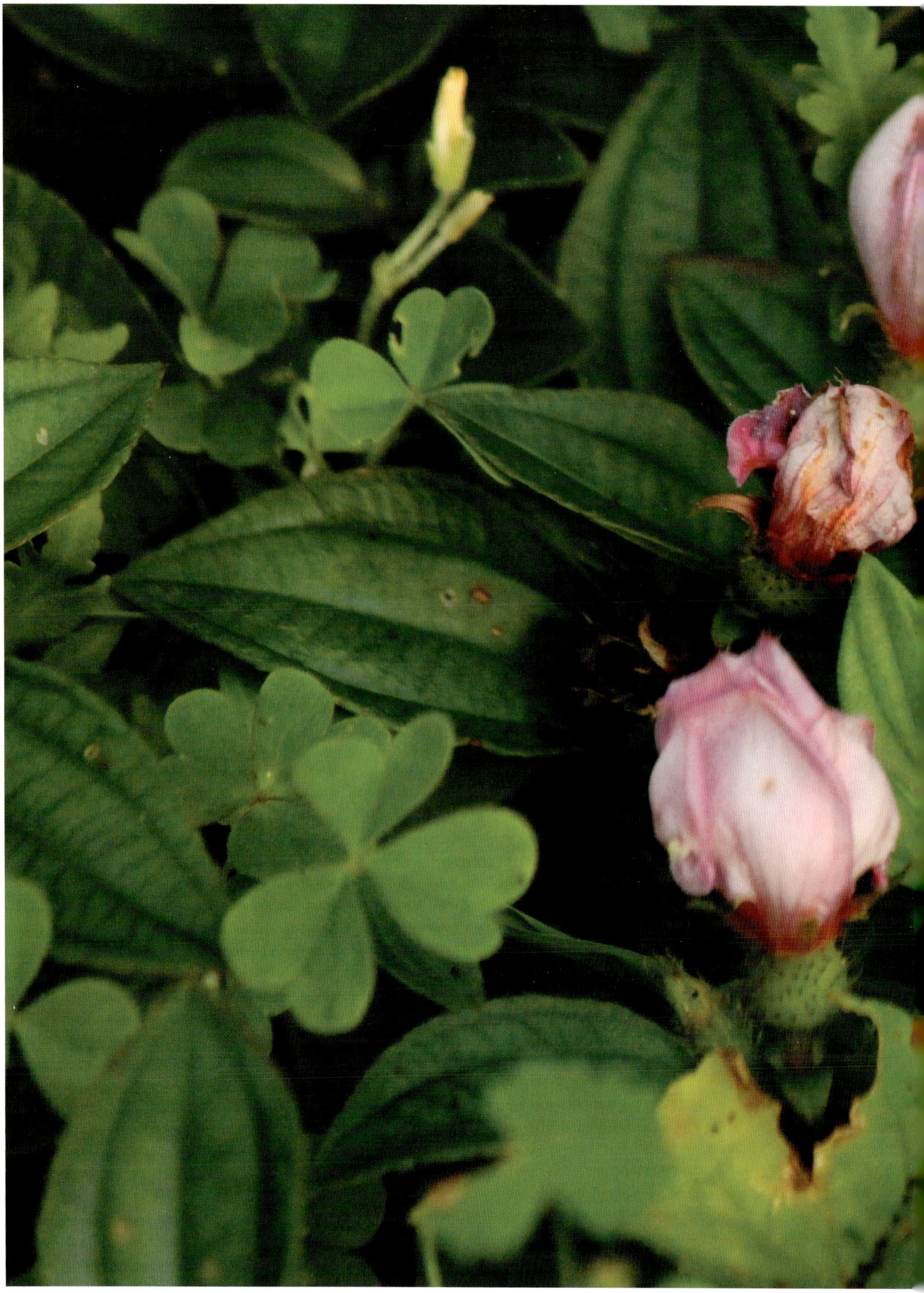

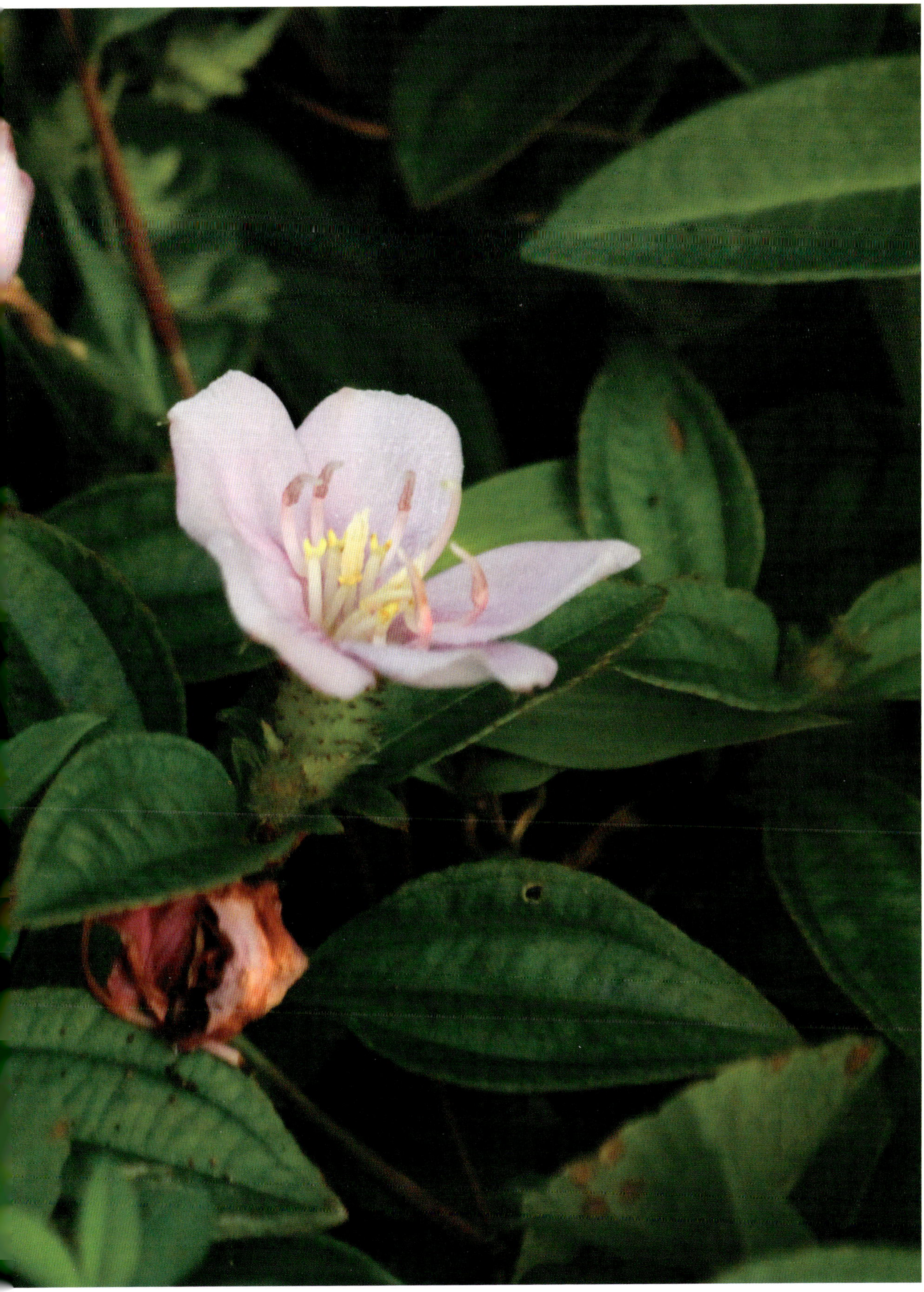

地菍

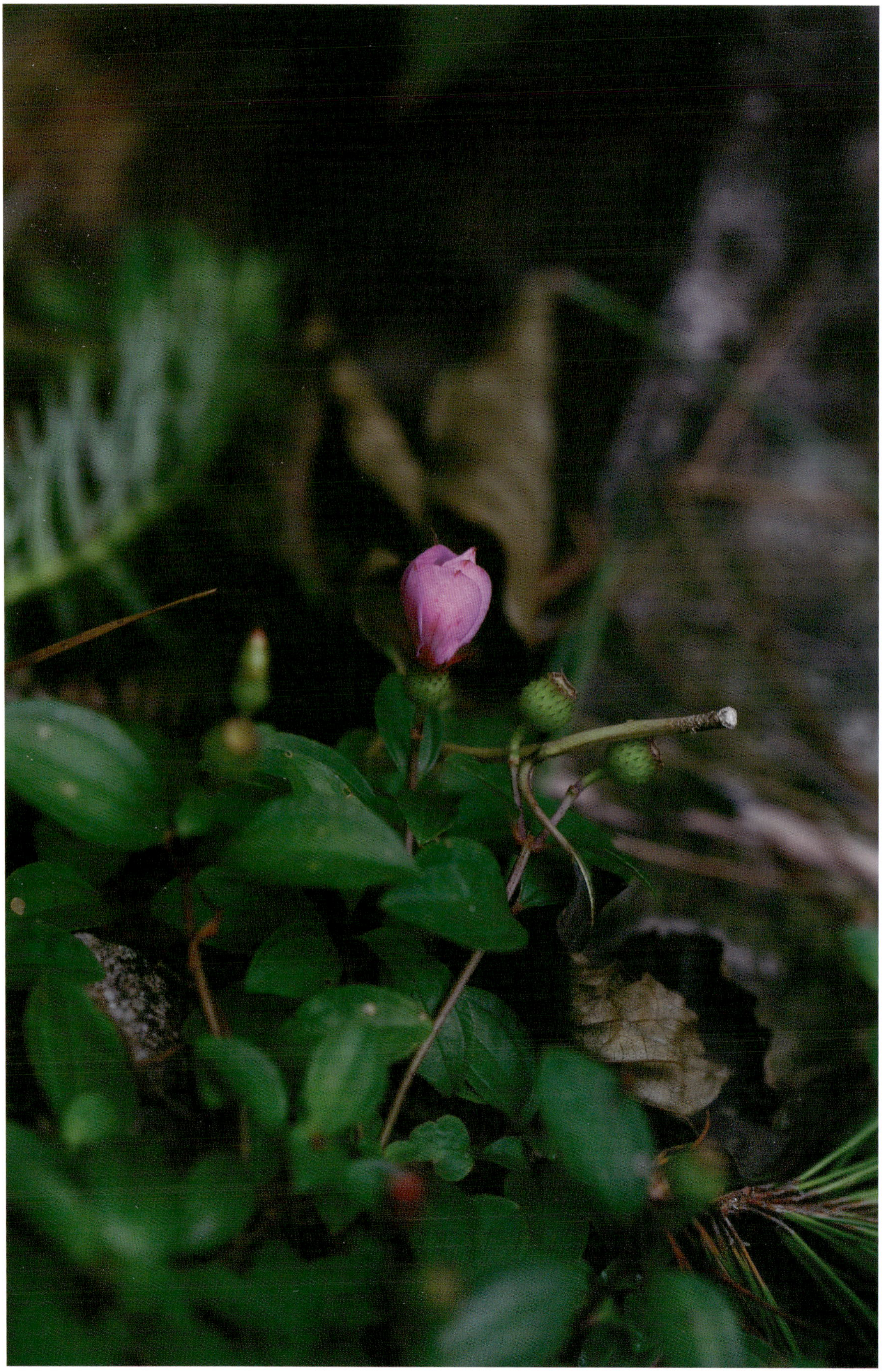

地菍

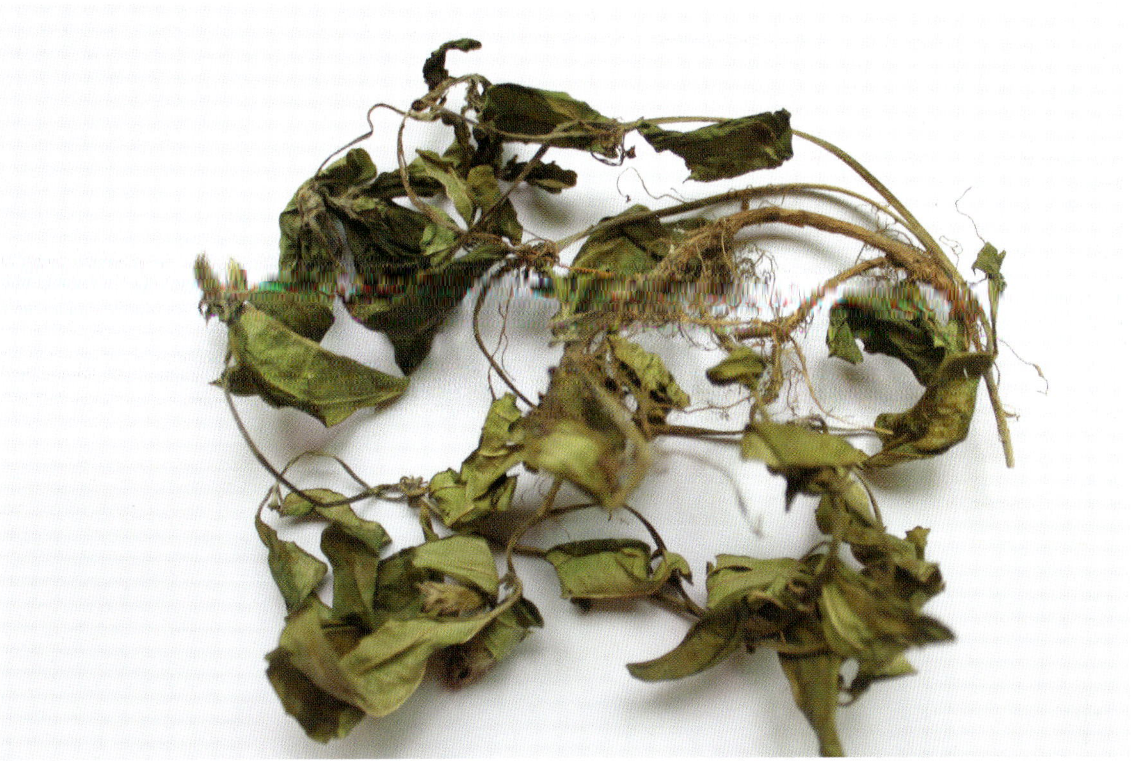

地菍药材

功效主治

活血止血，清热解毒。主治痛经，产后腹痛，血崩，带下，便血，痢疾，痈肿，疔疮。

用法用量

内服：10 ~ 30 g，煎汤。外用：煎水洗或捣敷。

民族药方

1．胃出血，大便下血　地菍 30 g，仙鹤草根 15 g。水煎服。

2．风火牙痛　地菍 30 g。水煎服。

3．外伤出血　地菍适量。捣烂外敷。

4．痢疾　鲜地菍 60 ~ 90 g。水煎服。

5．红肿痈毒　地菍适量。切碎，同酒酿糟杵烂敷患处，每日 1 换；或取茎叶阴干，碾细末，以蜂蜜或鸡蛋白调和敷患处，能消肿止痛。

6．疔疮　地菍适量。捣烂敷。

7．风火齿痛　地菍 30 g。洗净，水煎服。

8．咽喉肿痛　鲜地菍 18 ~ 30 g。洗净，水煎服。

使用注意

孕妇禁用。

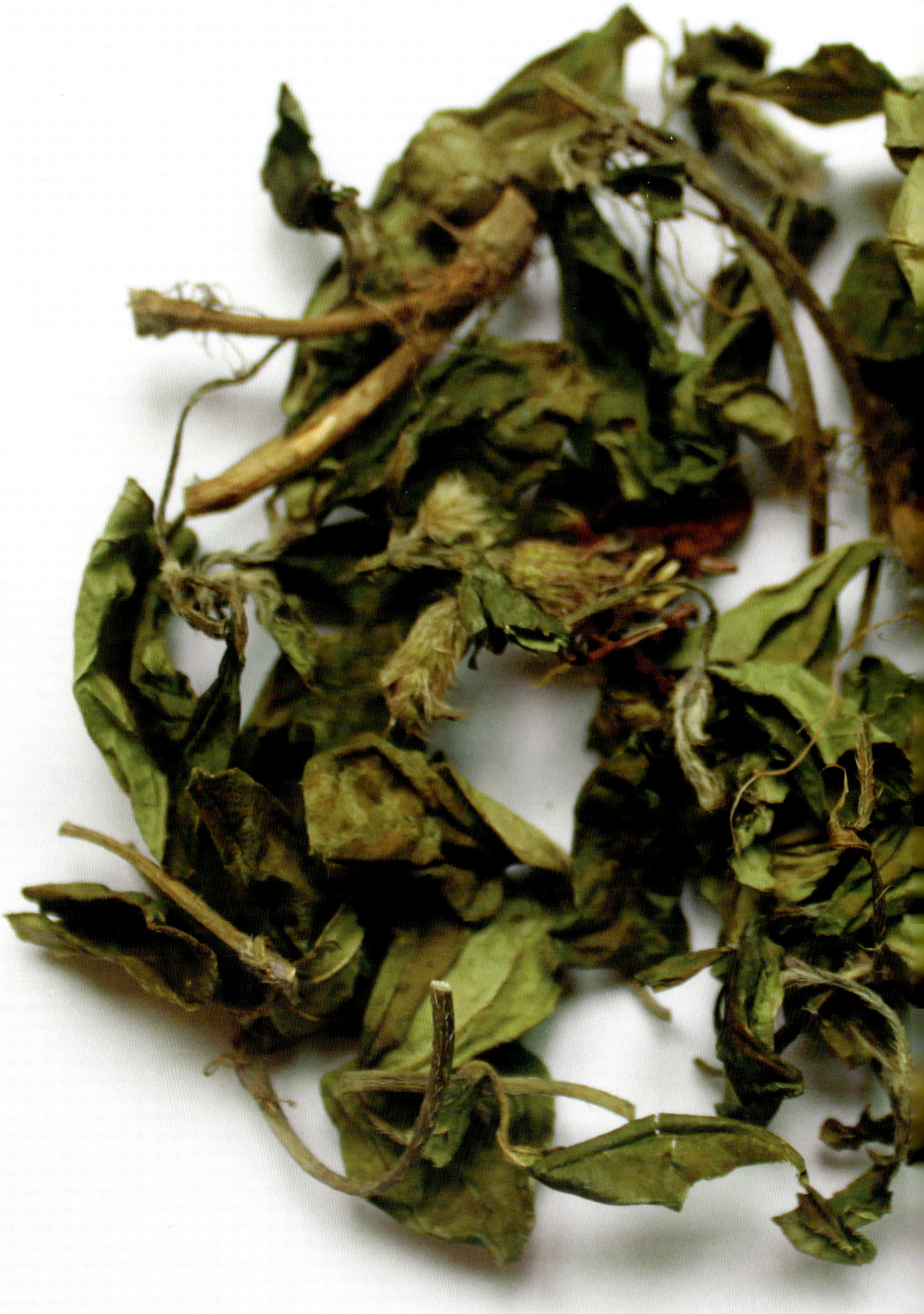

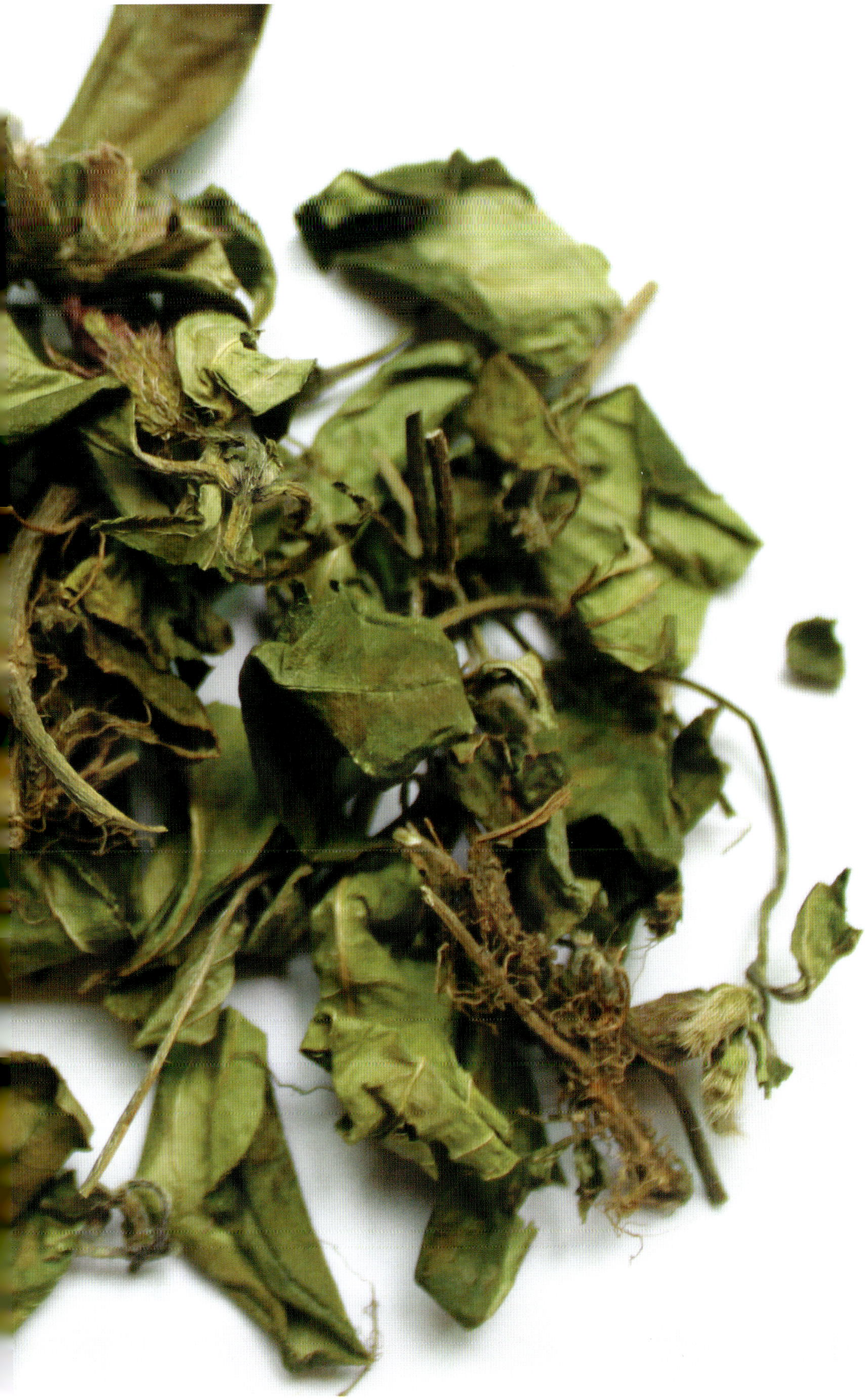

地菍饮片

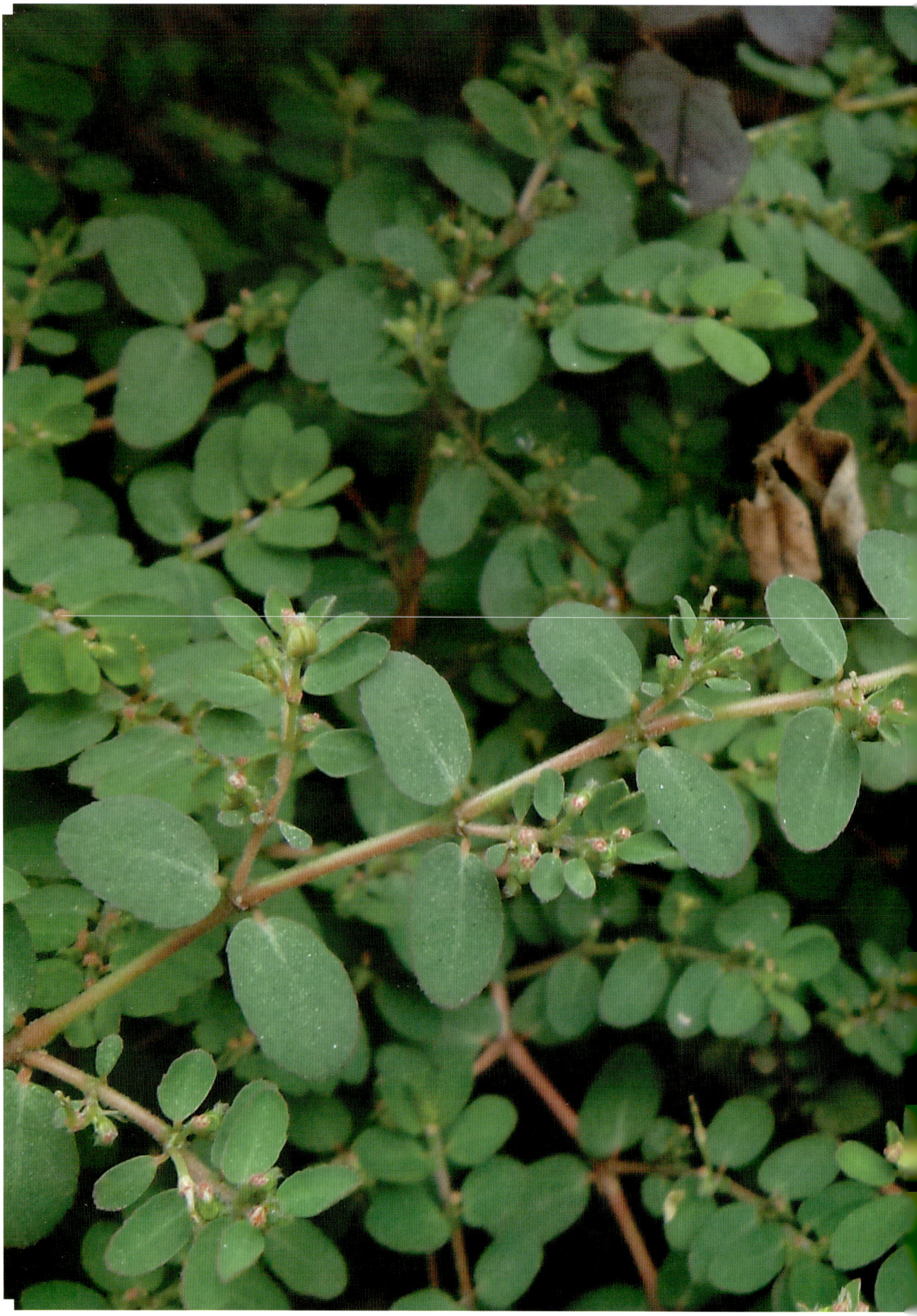

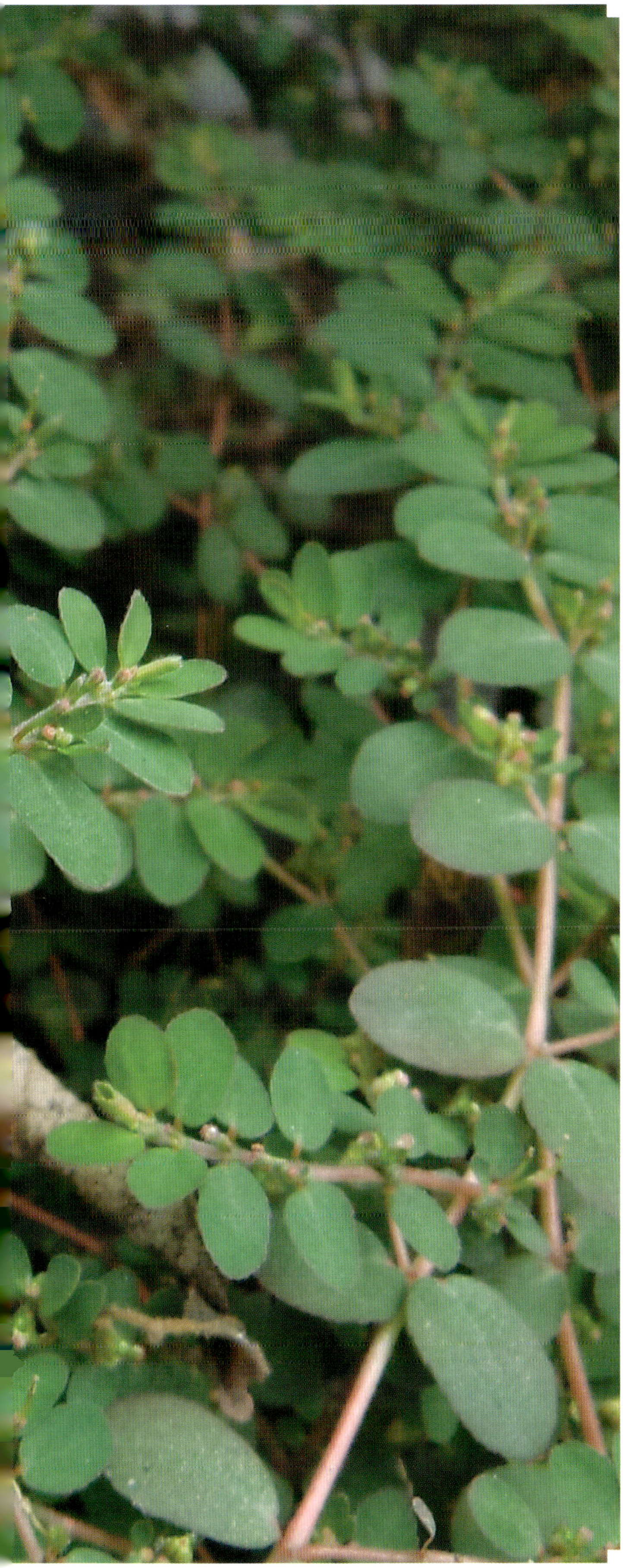

地锦草

【水药名】骂共干。

【别　名】斑鸠窝、扑地锦、奶花草、地联、小飞扬。

【来　源】本品为大戟科植物地锦 *Euphorbia humifusa* Willd. 或斑地锦 *Euphorbia maculata* L. 的干燥全草。

【性味归经】味甘，性凉。归肝、大肠经。

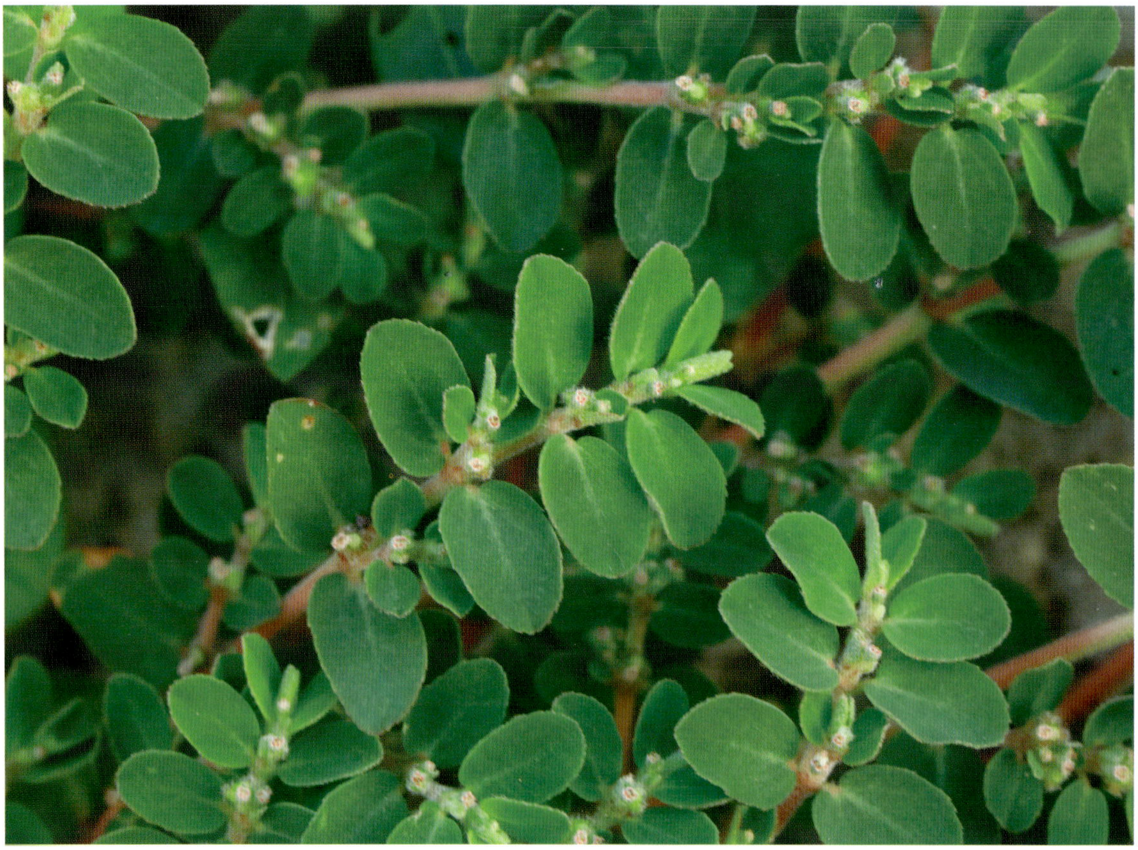

地锦

识别特征

1. 地锦 一年生匍匐草本。茎纤细，近基部分枝，带紫红色，无毛。叶对生；叶柄极短；托叶线形，通常 3 裂；叶片长圆形，长 4 ~ 10 mm，宽 4 ~ 6 mm，先端钝圆，基部偏狭，边缘有细齿，两面无毛或疏生柔毛，绿色或淡红色。杯状聚伞花序单生于叶腋；总苞倒圆锥形，浅红色，顶端 4 裂，裂片长三角形；腺体 4，长圆形，有白色花瓣状附属物；子房 3 室；花柱 3，2 裂。蒴果三棱状球形，光滑无毛；种子卵形，黑褐色，外被白色蜡粉，长约 1.2 mm，宽约 0.7 mm。花期 6—10 月，果实 7 月渐次成熟。

2. 斑地锦 本种与地锦极相似，主要区别在于：斑地锦叶片中央有一紫斑，背面有柔毛；蒴果表面密生白色细柔毛；种子卵形，有角棱。花果期与地锦草相同。

生境分布

生长于田野路旁及庭院间。全国各地均有分布，尤以长江流域及南方各省为多。

采收加工

夏、秋二季采收，除去杂质，晒干。

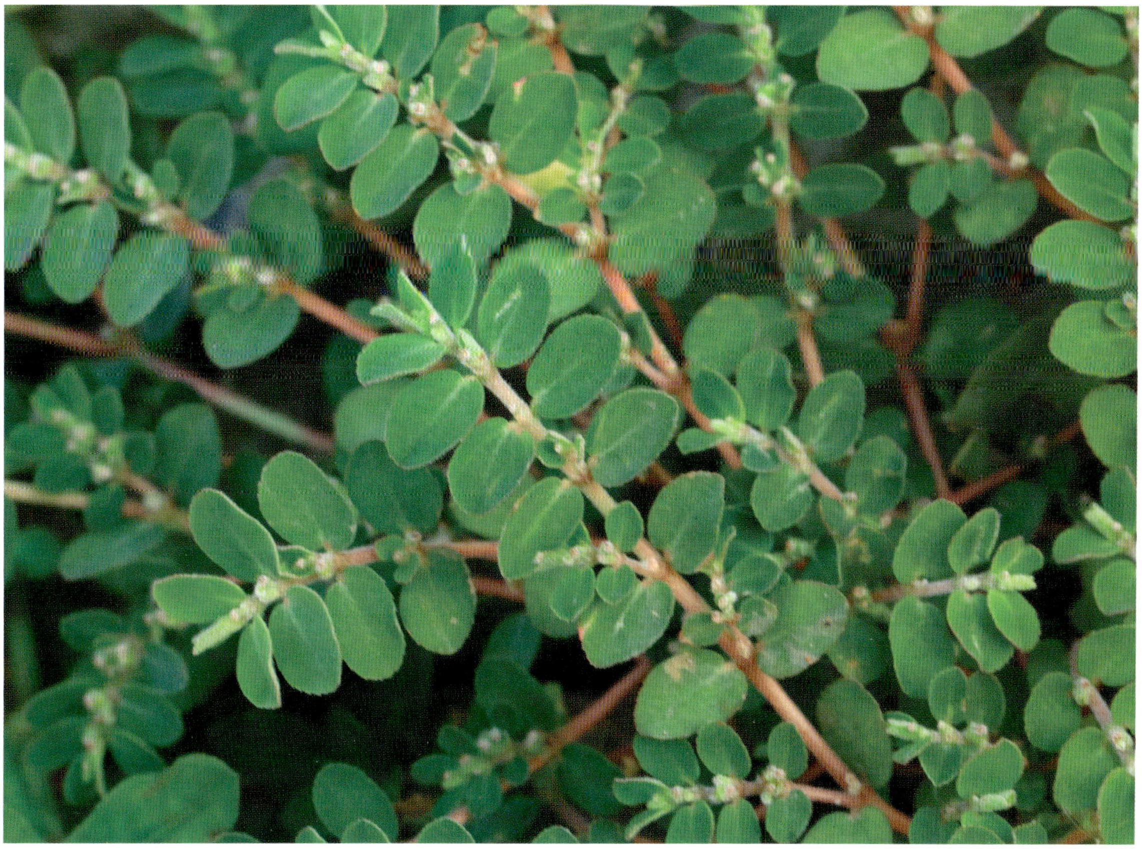

地锦

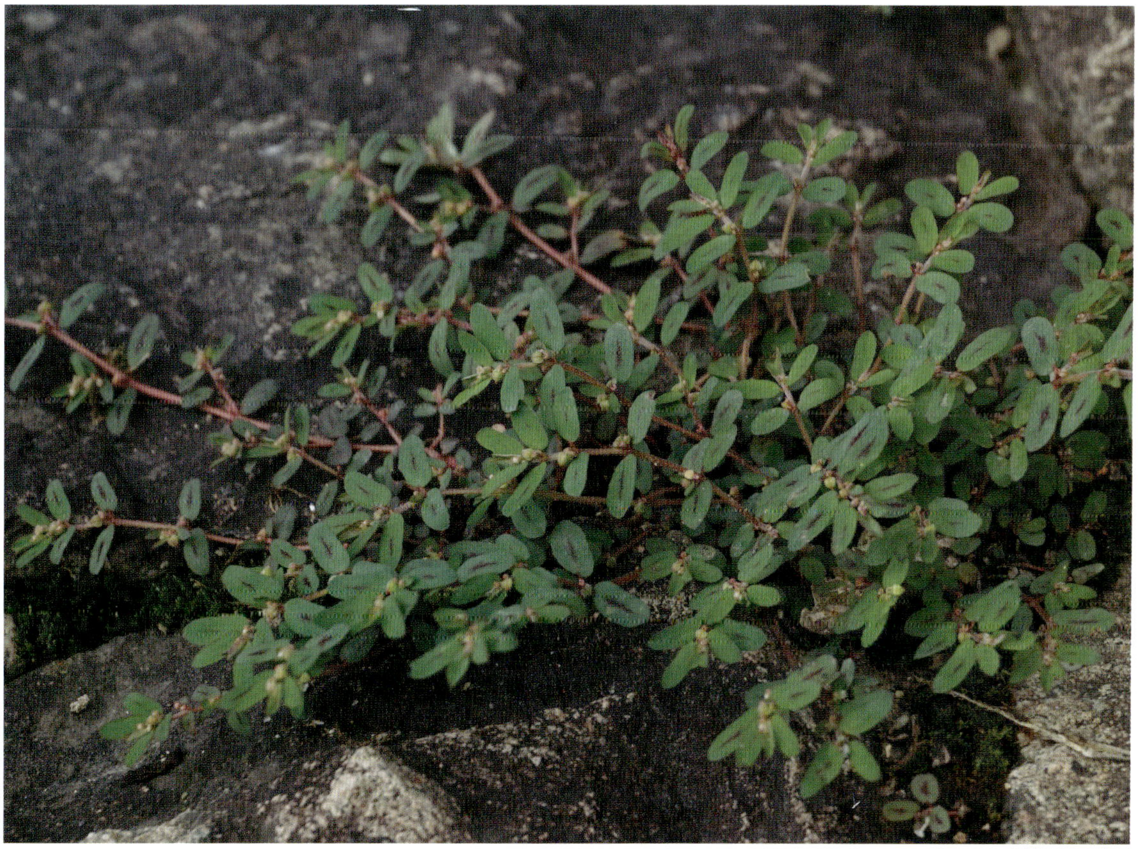

地锦

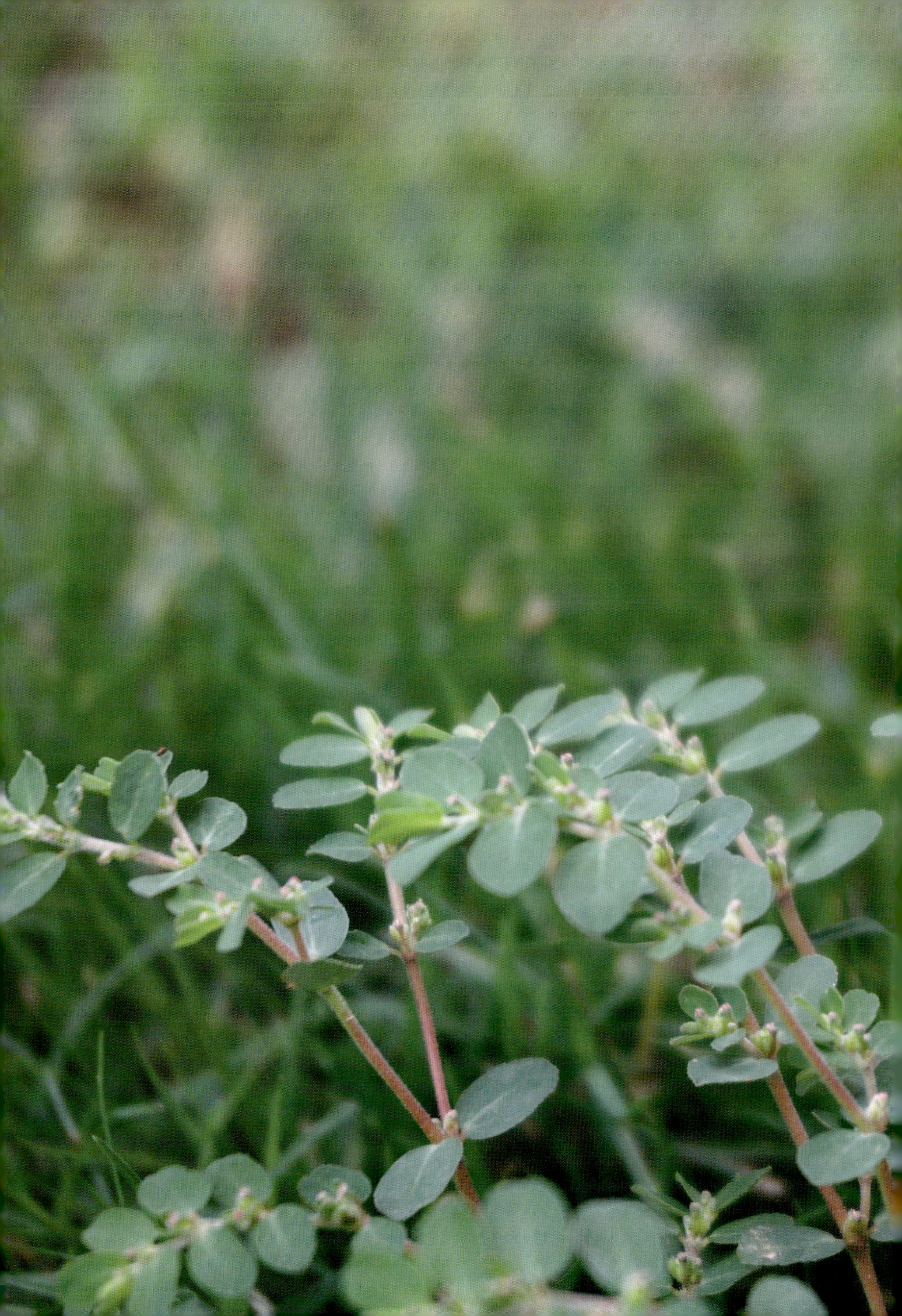

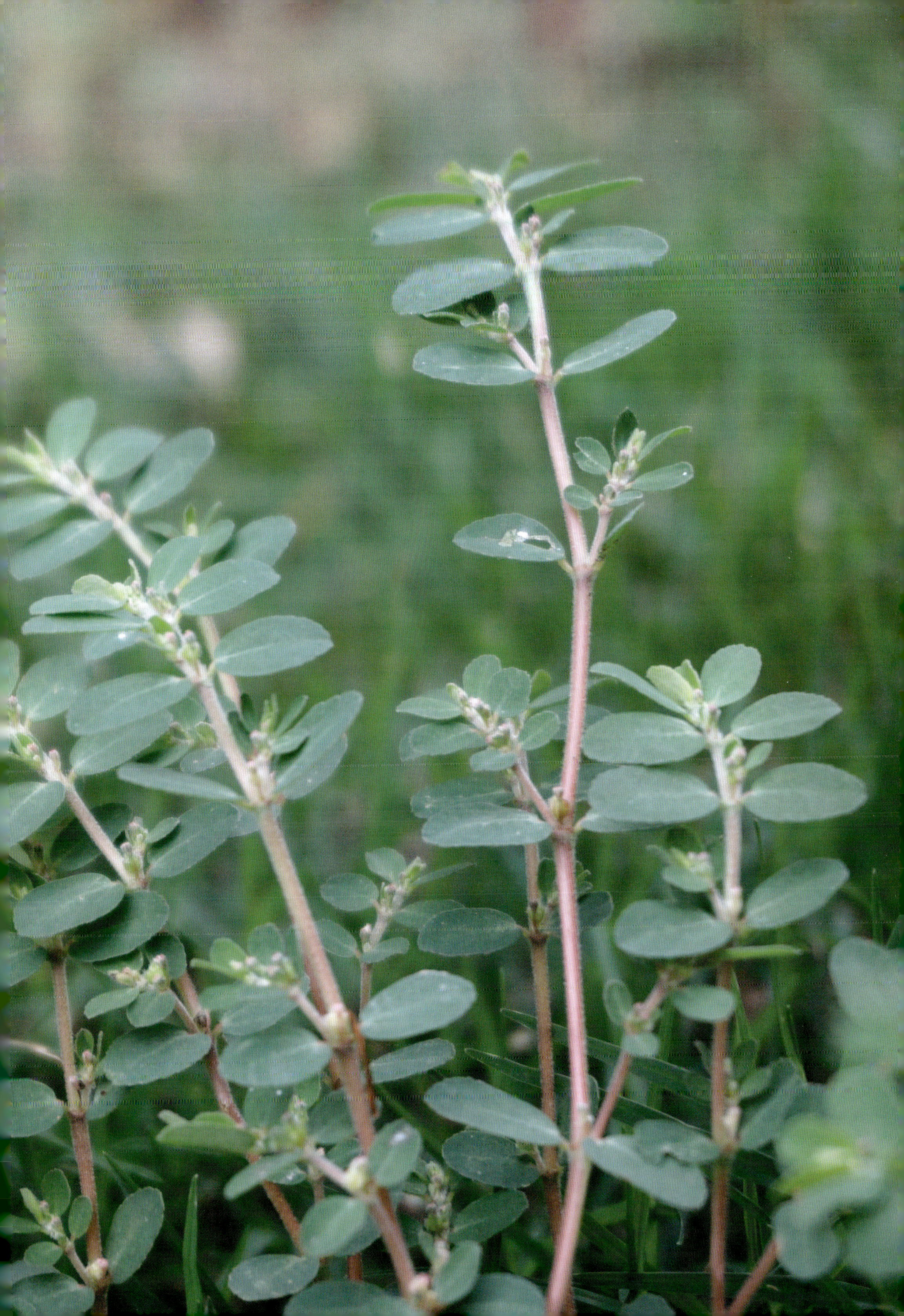

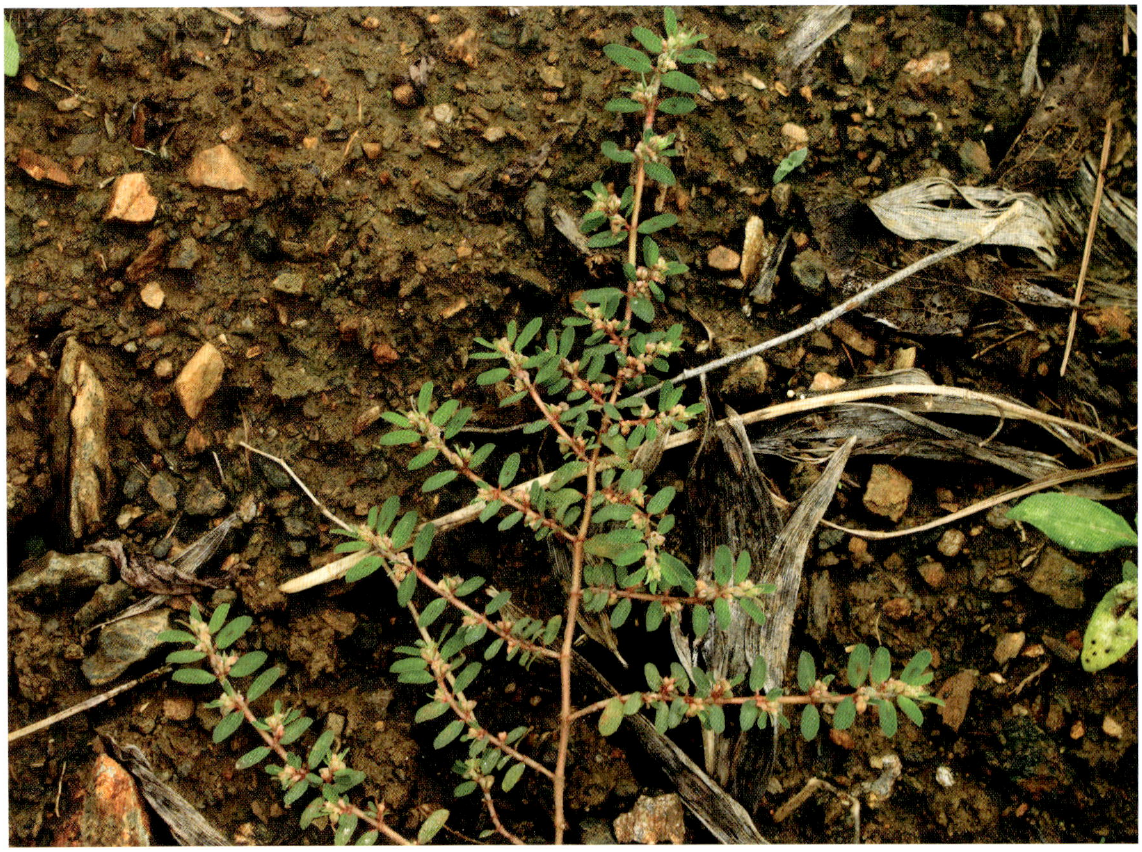

地锦

药材鉴别

1. 地锦 常皱缩卷曲，根细小。茎细，呈叉状分枝，表面带紫红色，光滑无毛或疏生白色细柔毛；质脆，易折断，断面黄白色，中空。单叶对生，具淡红色短柄或几无柄；叶片多皱缩或已脱落，展平后呈长椭圆形，长 5 ~ 10 mm，宽 4 ~ 6 mm；绿色或带紫红色，通常无毛或疏生细柔毛；先端钝圆，基部偏斜，边缘具小锯齿或呈微波状。杯状聚伞花序腋生，细小。蒴果三棱状球形，表面光滑。种子细小，卵形，褐色。气微，味微涩。

2. 斑地锦 叶上表面具红斑，蒴果被稀疏白色短柔毛。

功效主治

清热解毒，活血，止血，利湿，通乳。主治菌痢，肠炎，咳血，吐血，便血，外伤出血，湿热黄疸，乳汁不通。

用法用量

内服：10 ~ 30 g，煎汤；或入散剂。外用：捣敷或研末敷。

民族药方

1. 小儿疳积 地锦草 10 g，猪瘦肉 50 g。共同剁碎，蒸熟吃。

2．肠炎菌痢 地锦草 15 g，萹蓄 15 g。水煎服。

3．胃肠炎 鲜地锦草 30 g，苍术、白术、白芍各 10 g，甘草 6 g。水煎服，每日 1 剂，早、晚分服。

4．带状疱疹 鲜地锦草、鲜马齿苋各 30 g。捣烂取汁，涂患处，每日 2 次。

5．菌痢 鲜地锦草 150 g。水煎至 50 mL，口服，每日 3 次。

6．婴幼儿腹泻 地锦草 15～30 g。水煎服。

7．湿热黄疸 地锦草、茵陈各 30 g，栀子、甘草各 10 g。水煎服，每日 1 剂，早、晚分服。

8．牙龈出血 鲜地锦草 15 g。水煎漱口。

9．细菌性痢疾 鲜地锦草、白芍、鲜马齿苋各 30 g。水煎服，每日 1 剂，早、晚分服。

10．功能性子宫出血 地锦草 30 g，白茅根、小蓟各 15 g，仙鹤草、牡丹皮各 10 g。水煎服，每日 1 剂，早、晚分服。

11．咽喉肿痛 鲜地锦草、金银花各 30 g，连翘、山豆根各 10 g，薄荷 6 g。水煎服，每日 1 剂，早、晚分服。

使用注意

血虚无瘀及脾胃虚弱者慎用。

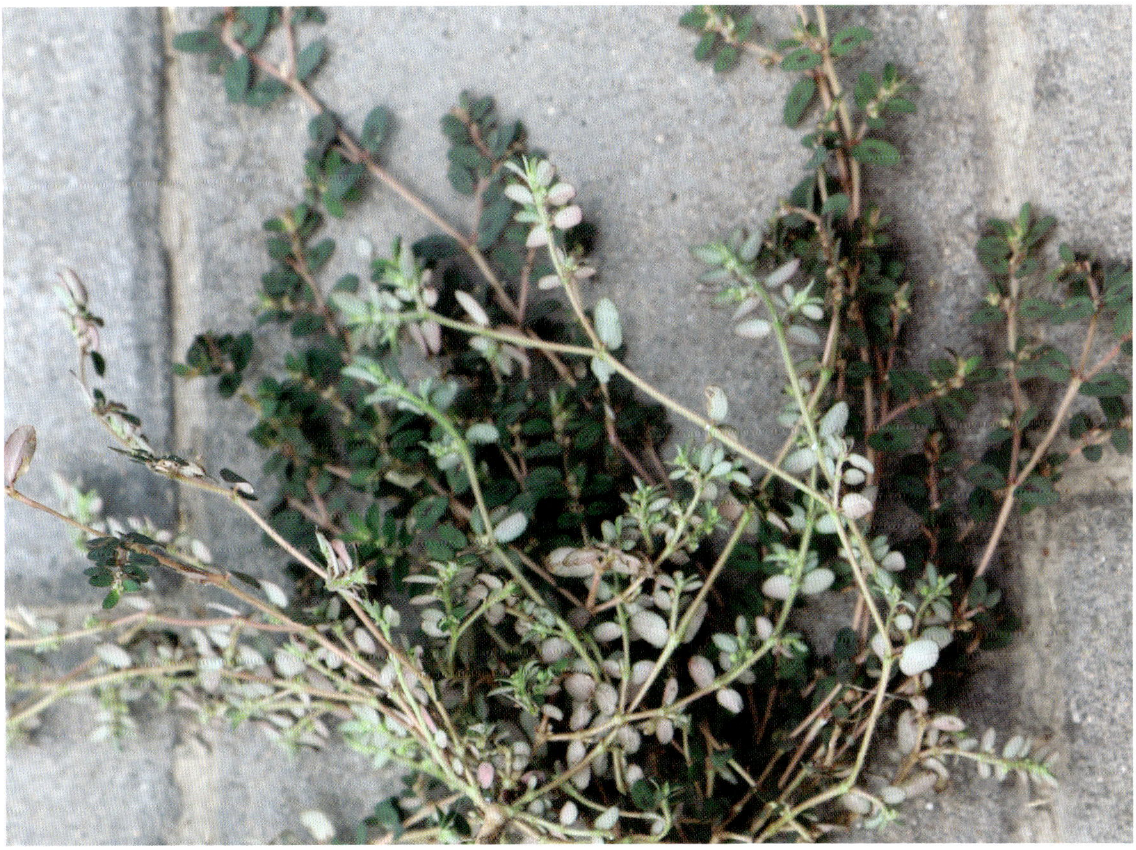

地锦

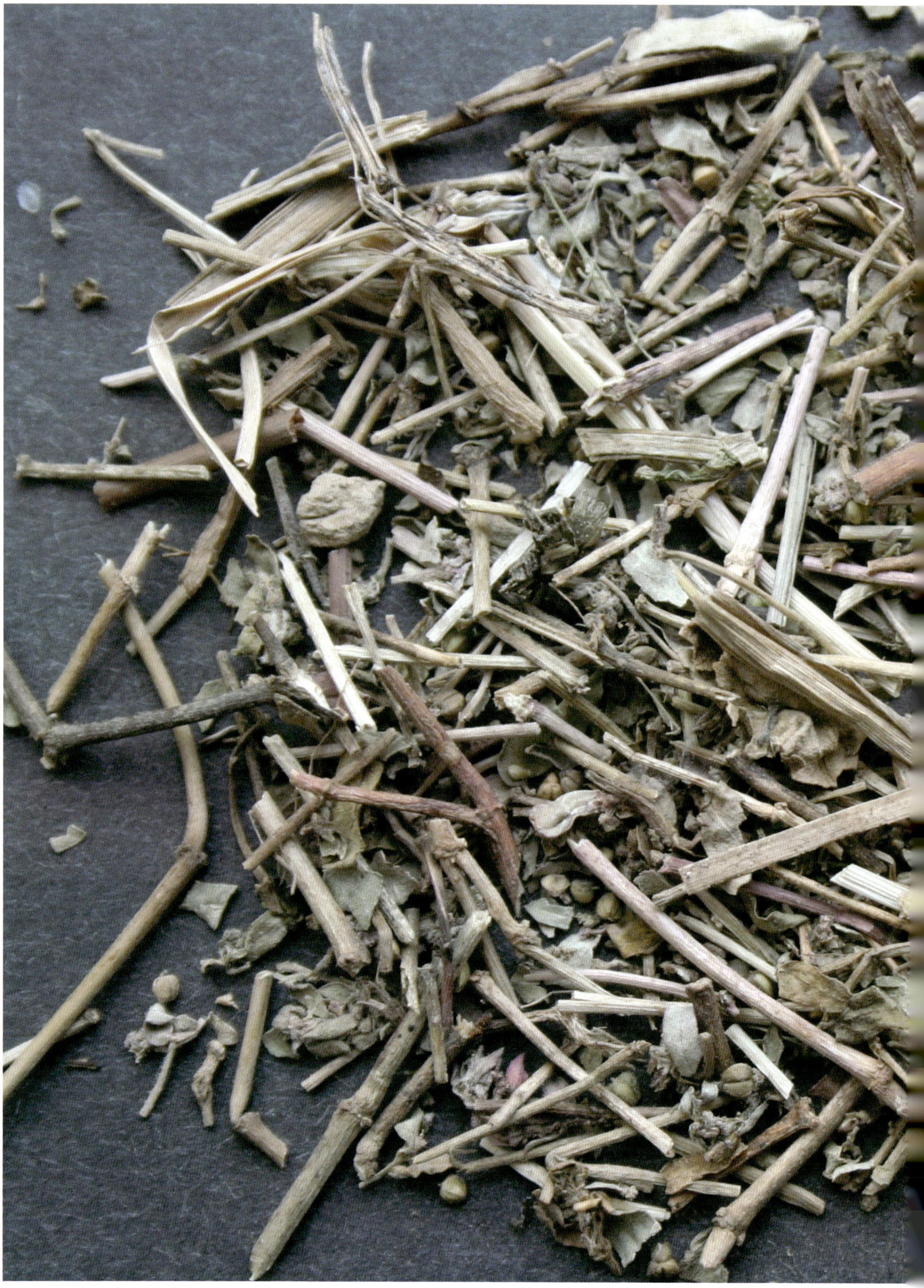

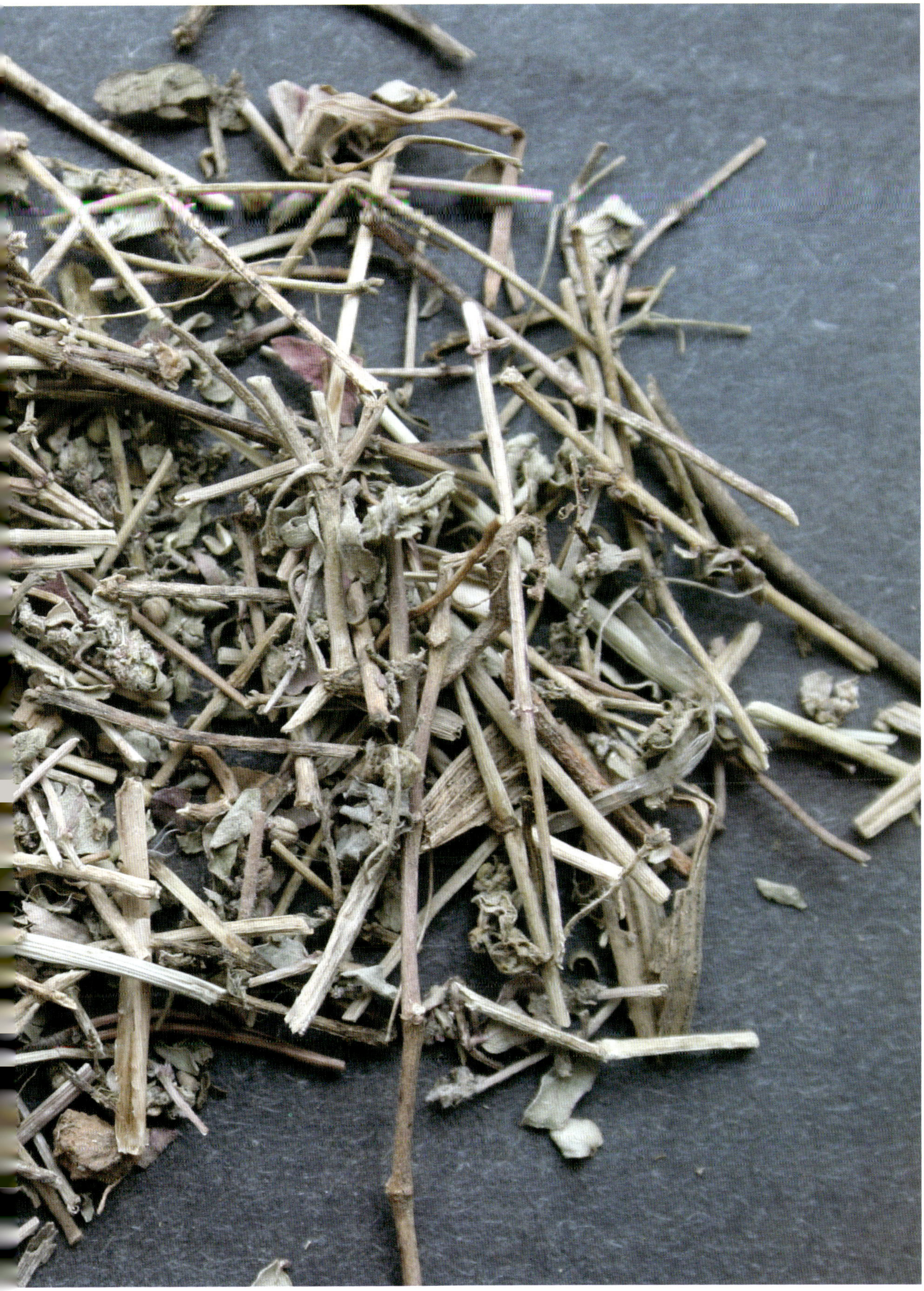

地锦草饮片

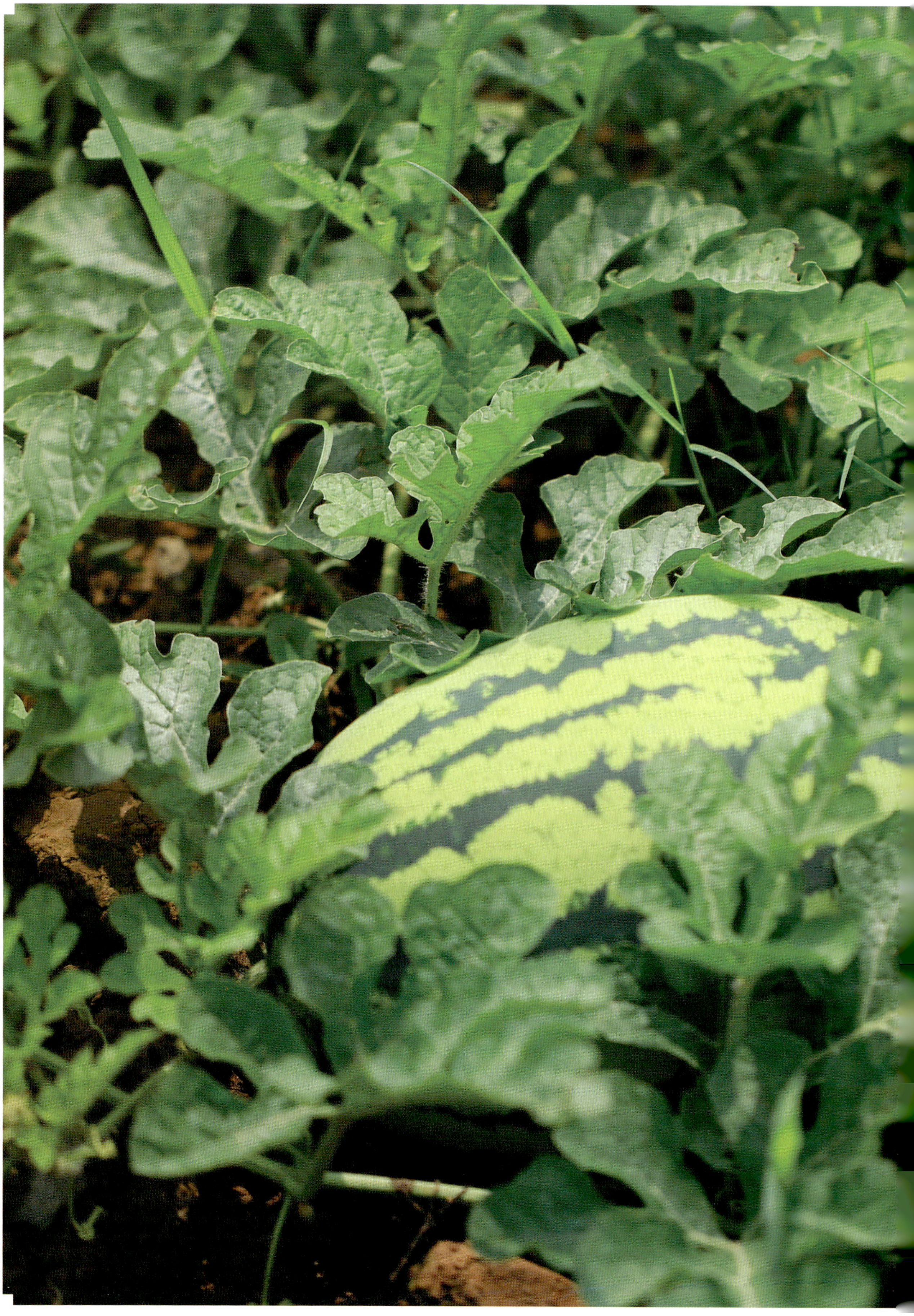

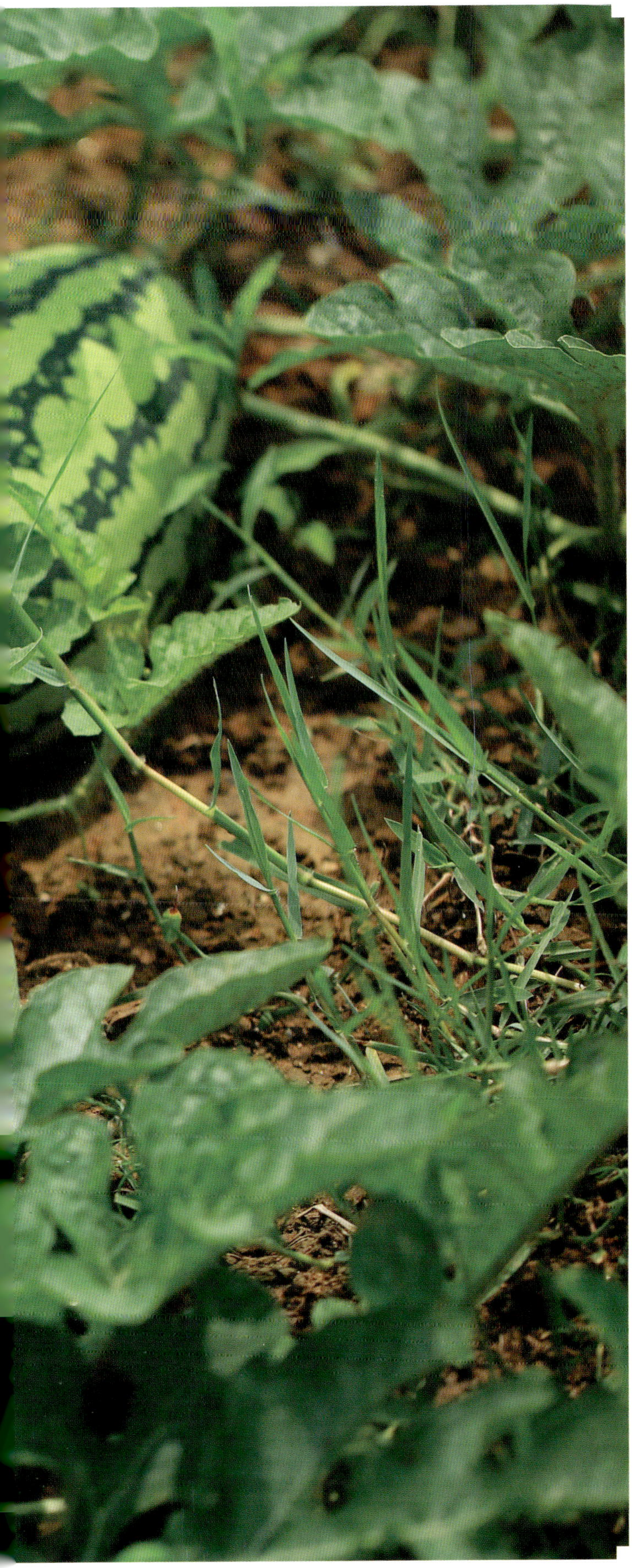

西瓜

【水药名】卦雷。

【别　名】寒瓜、天生白虎汤。

【来　源】本品为葫芦科植物西瓜 *Citrullus lanatus* (Thunb.) Matsum. et Nakai 的果皮、果瓤和种仁。

【性味归经】味甘，性寒。归心、胃、膀胱经。

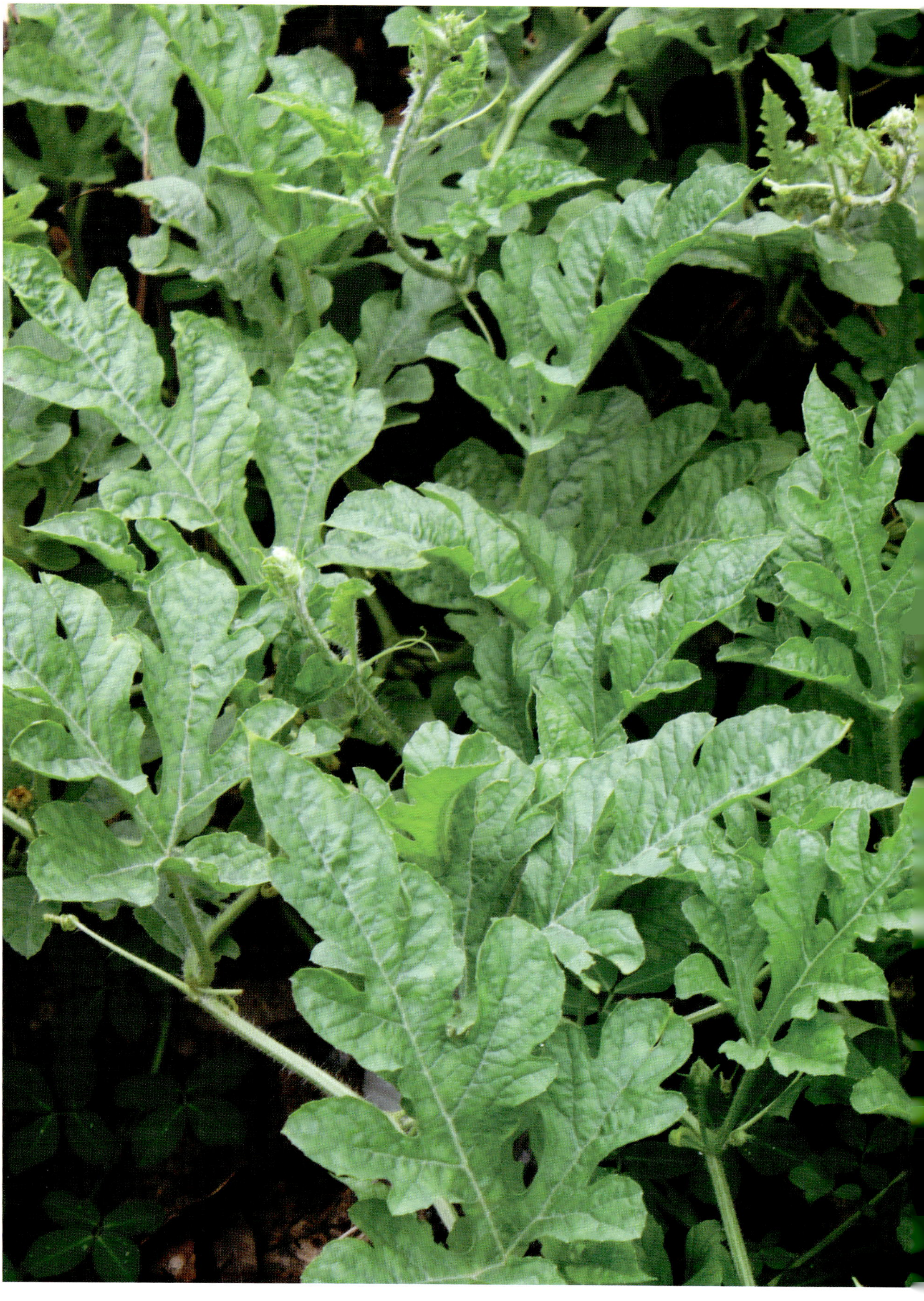

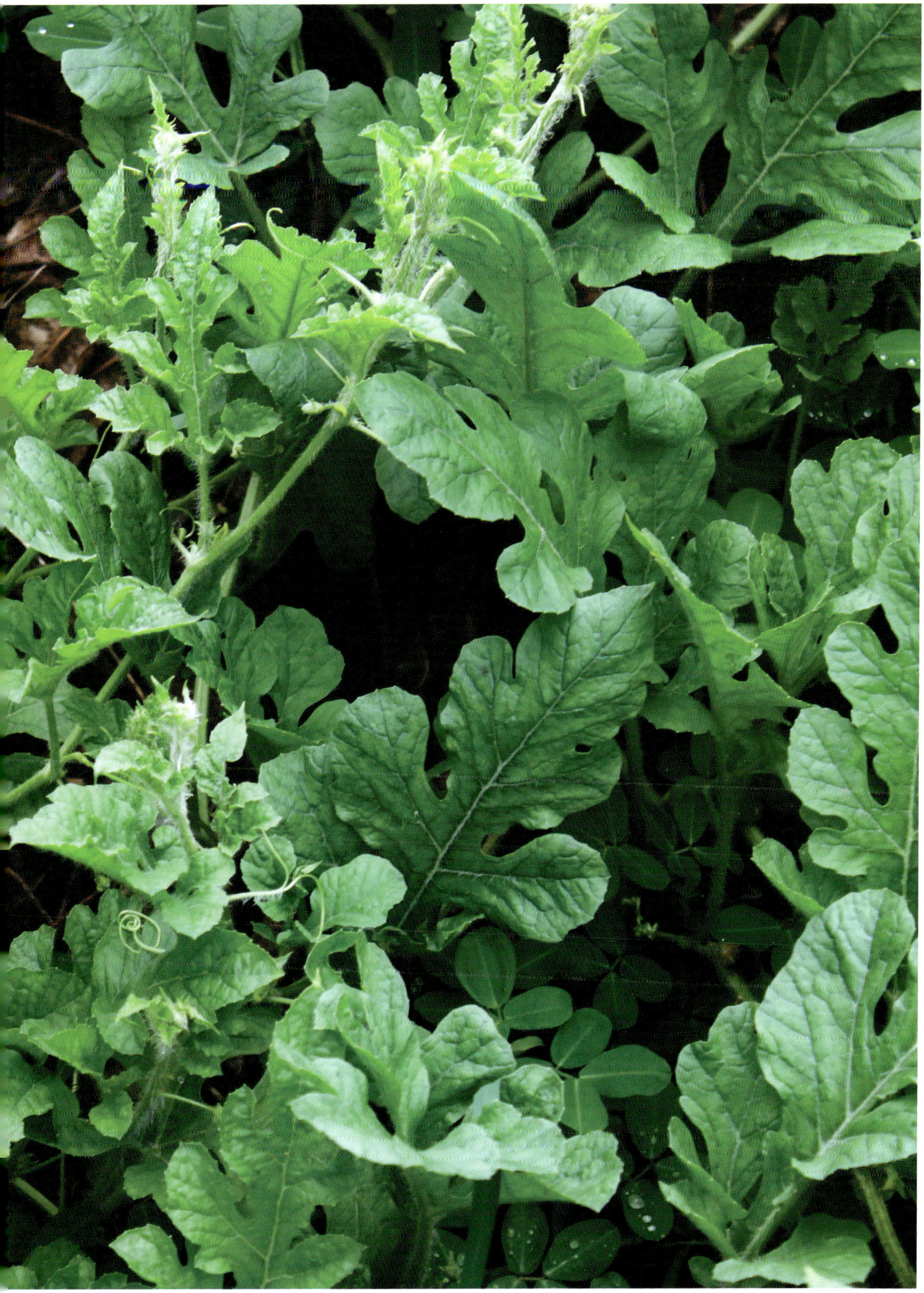

西瓜

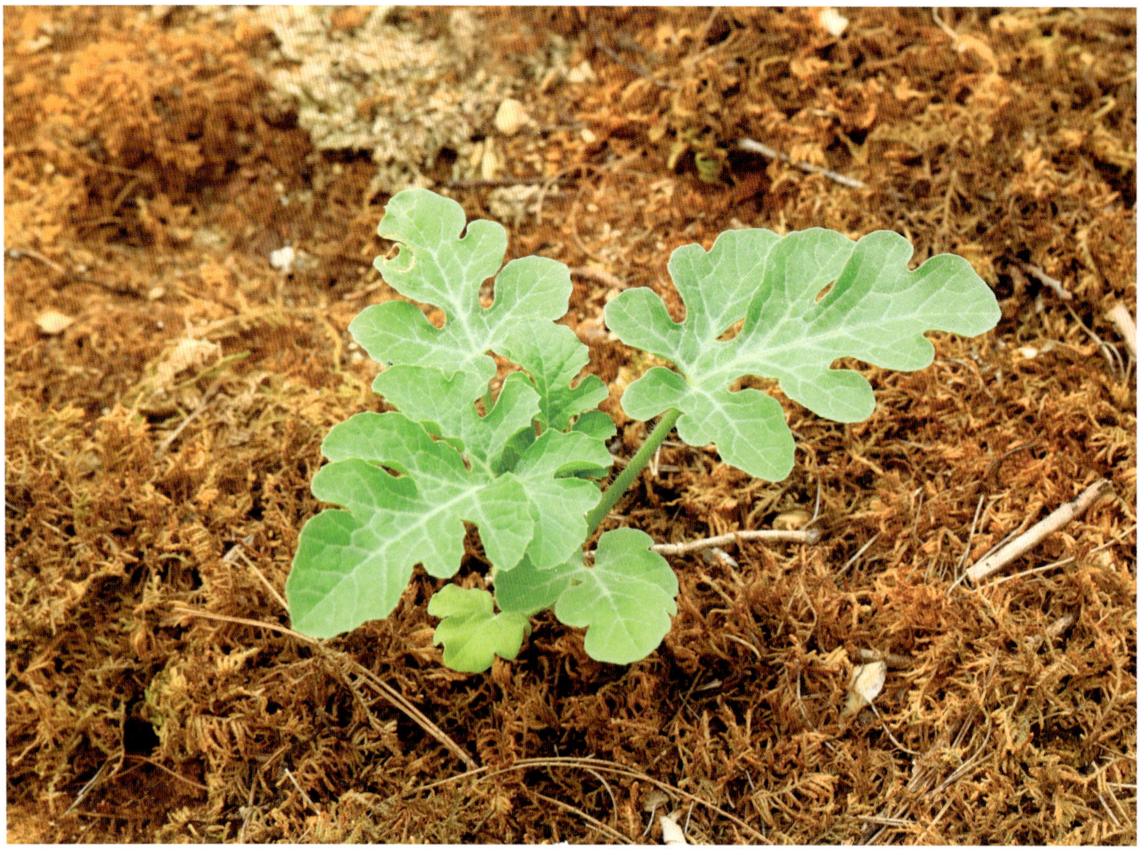

西瓜

识别特征

一年生蔓性草本。茎细弱，匍匐，略具 5 棱，嫩枝密被毛；卷须 2 分叉，被毛。叶互生，叶片三角状卵形、广卵形等，长 15 ~ 25 cm，宽 10 ~ 16 cm，3 深裂或近 3 全裂，中间裂片较长，裂片再作不规则羽状分裂或二回羽状分裂。花单性，同株，单生长于叶腋；雄花梗细，花萼合生成广钟形，花冠合生成漏斗状；雌花较雄花大，花萼、花冠和雄花相似。瓠瓜近圆形或长椭圆形，表面绿色、浅绿色，多具深浅相间的条纹。种子多数，扁平，略呈卵形。花期 6—7 月，果期 7—10 月。

生境分布

均为栽培。分布于全国各地。

采收加工

夏季收集西瓜皮，削去内层柔软部分，洗净后晒干。

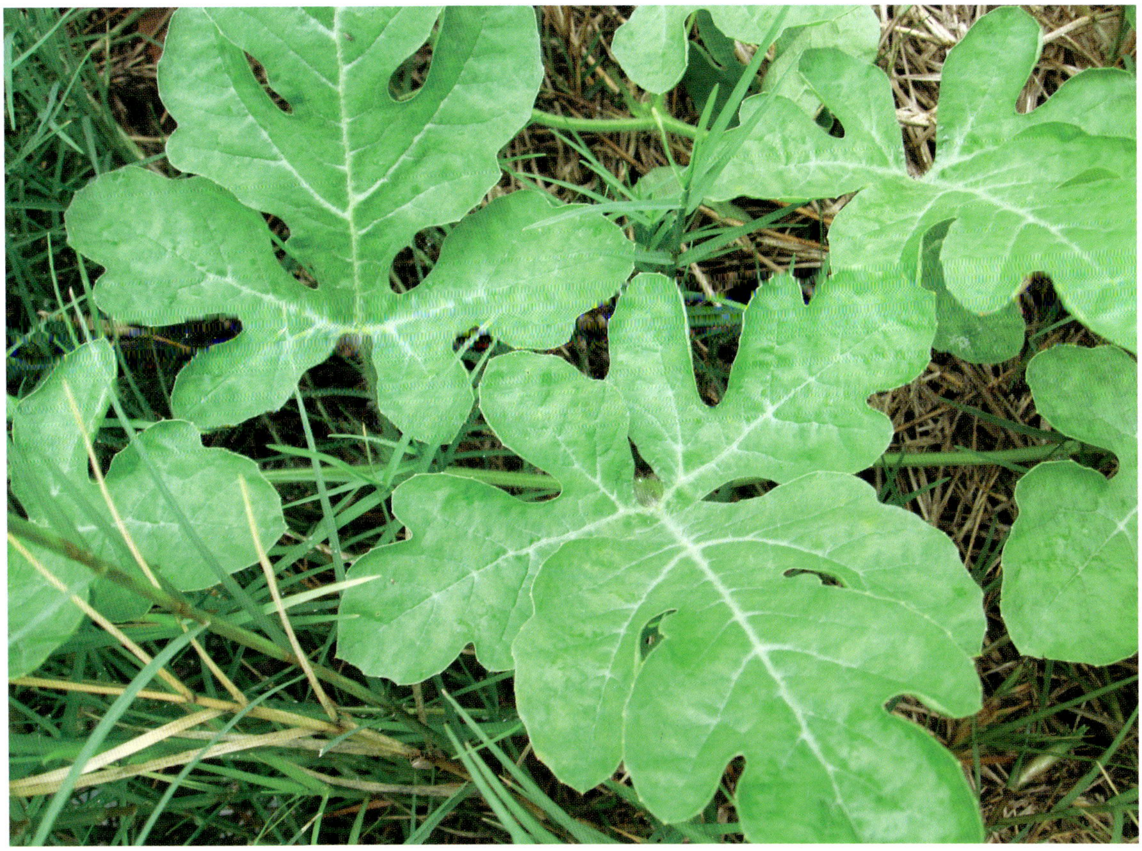

西瓜

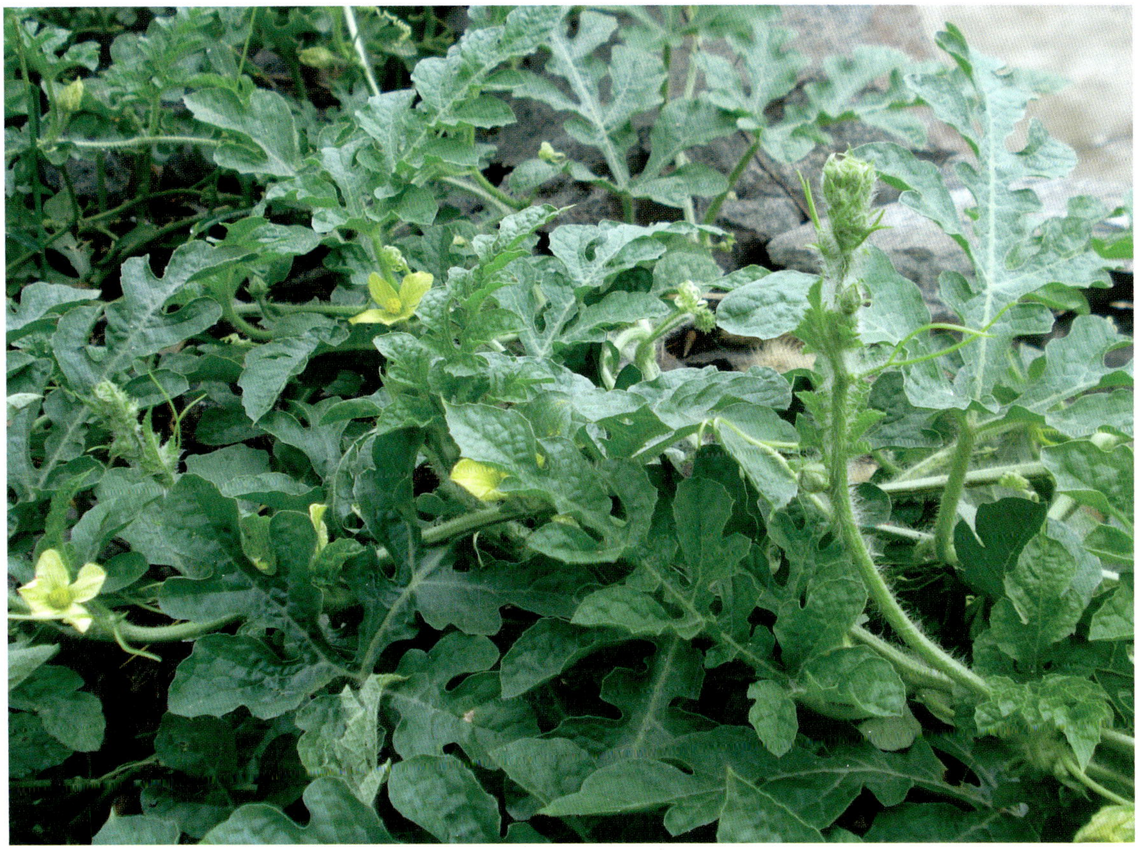

西瓜

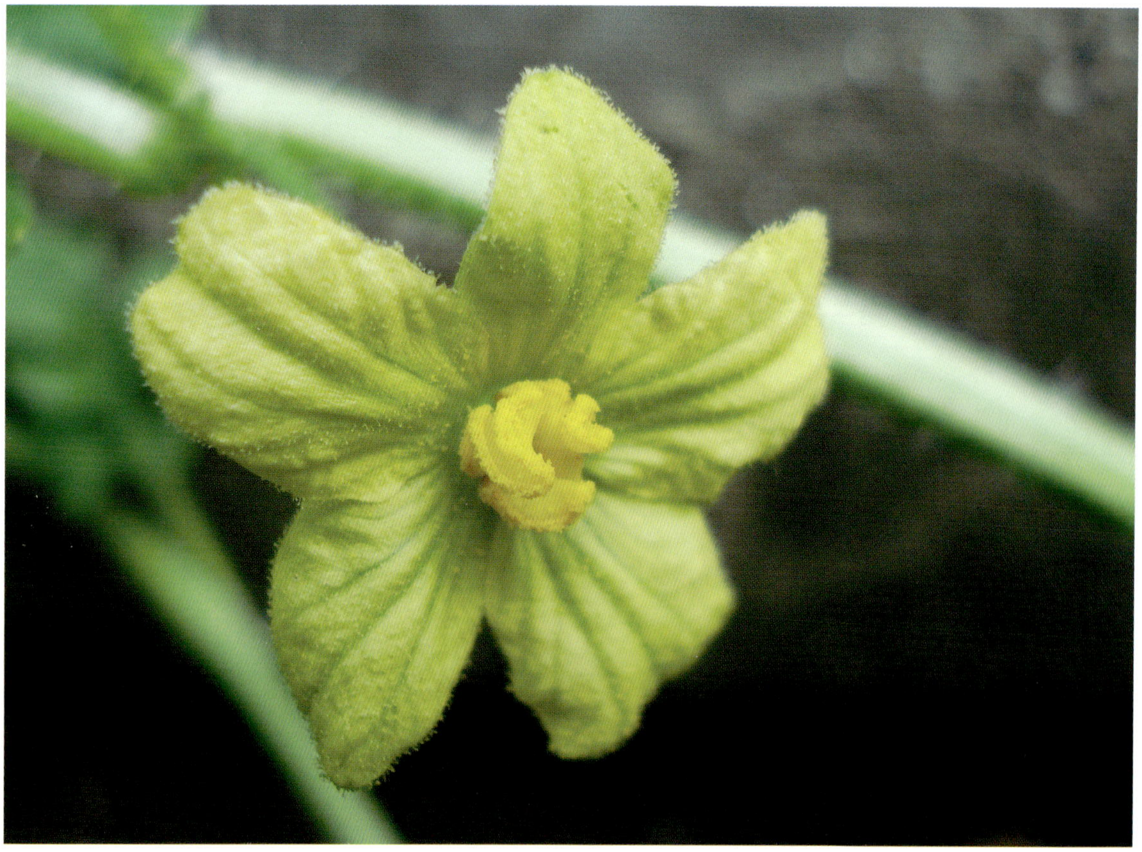

西瓜

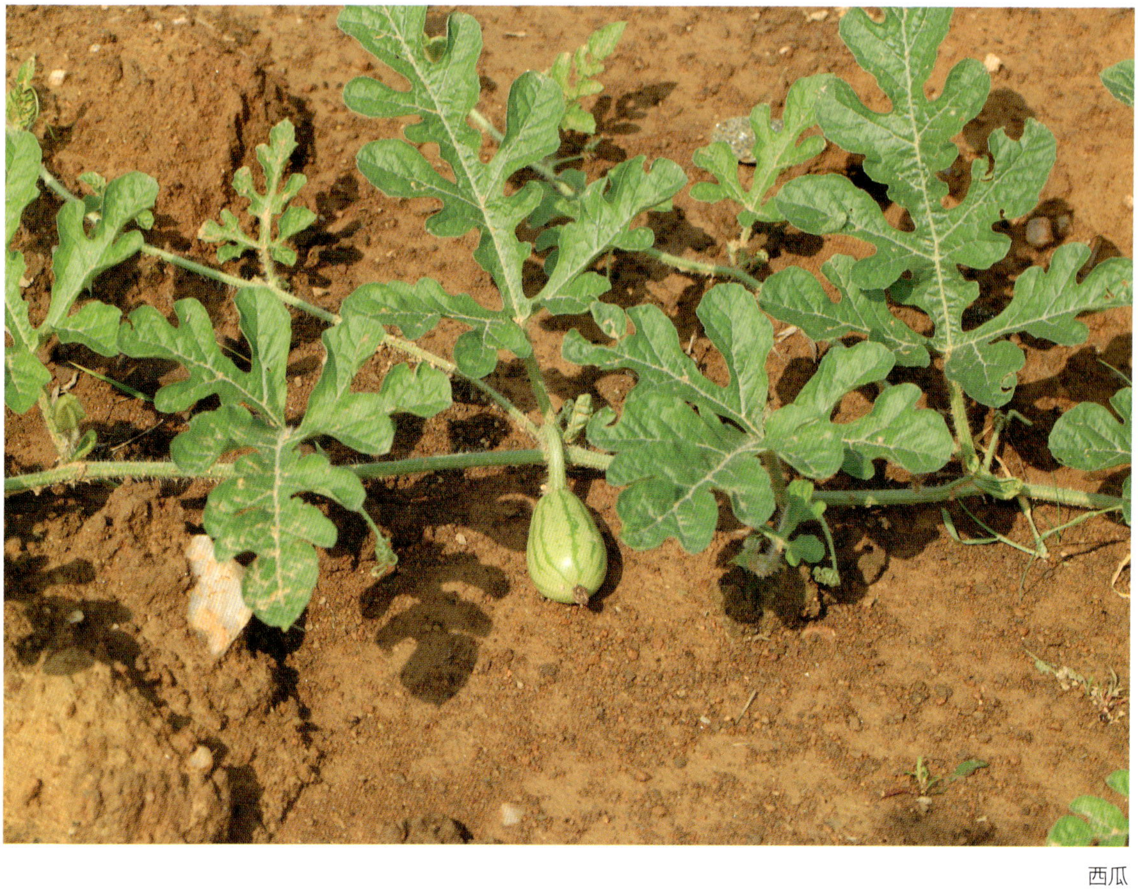

西瓜

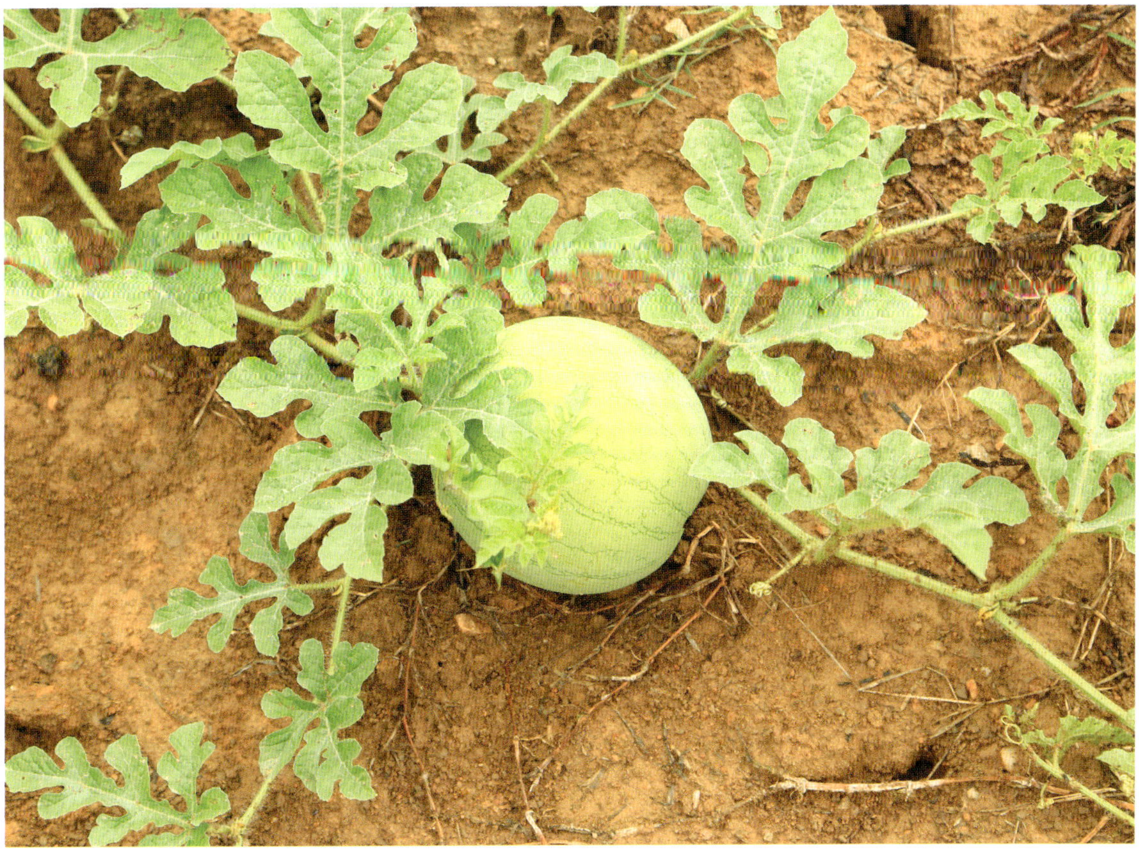

西瓜

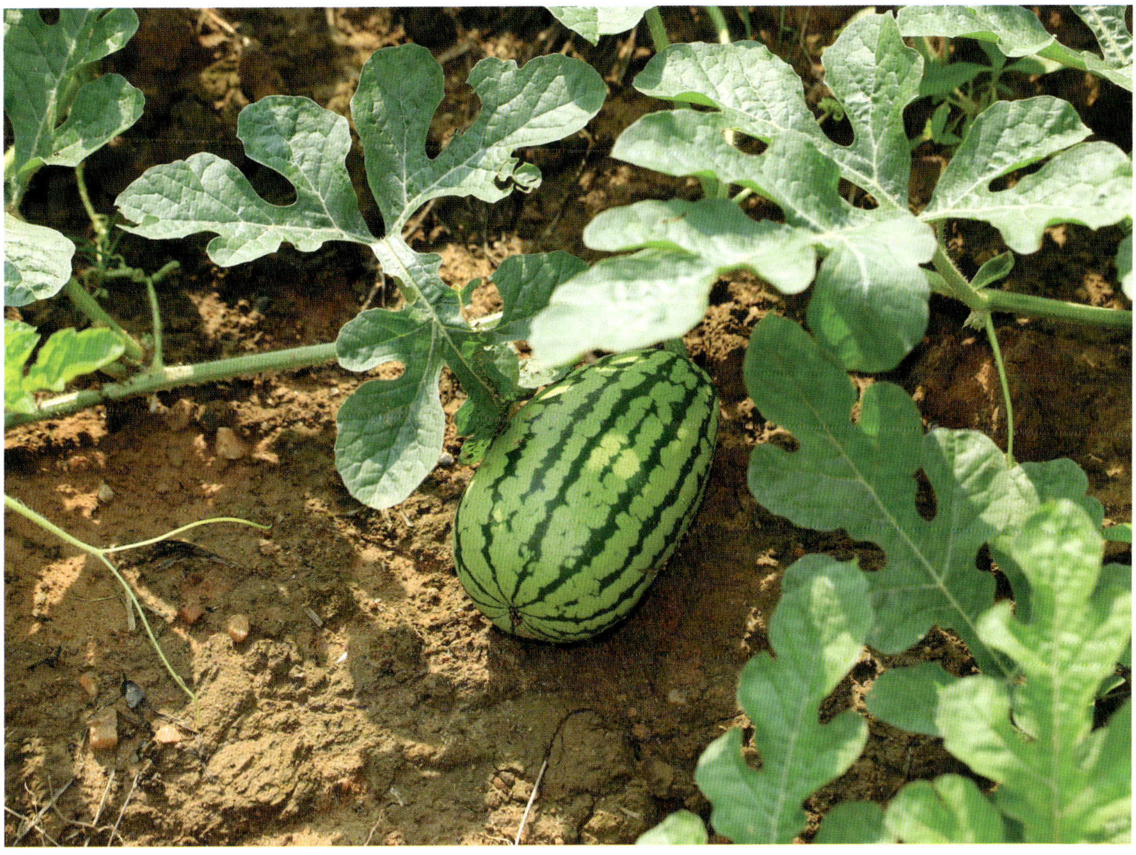

西瓜

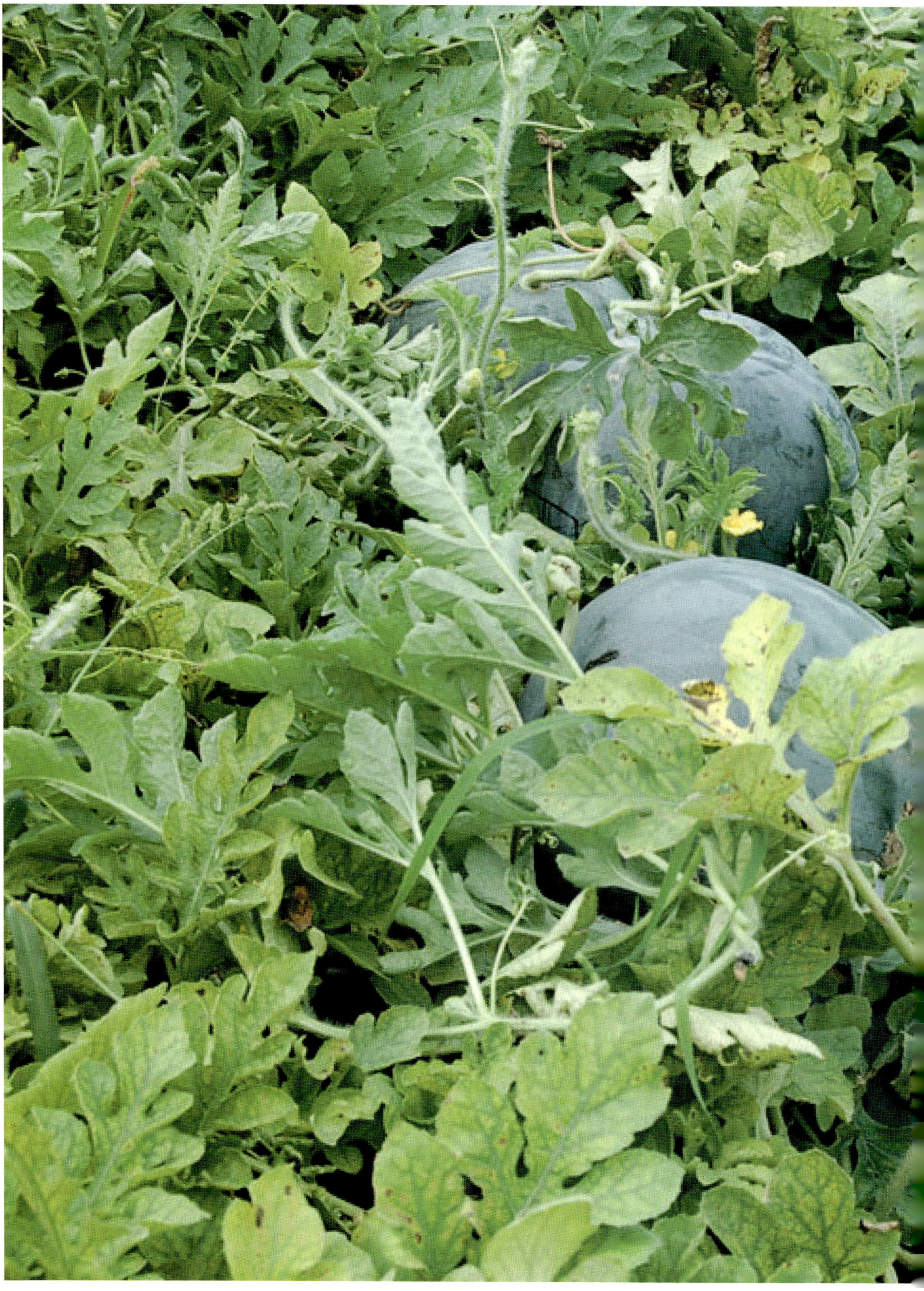

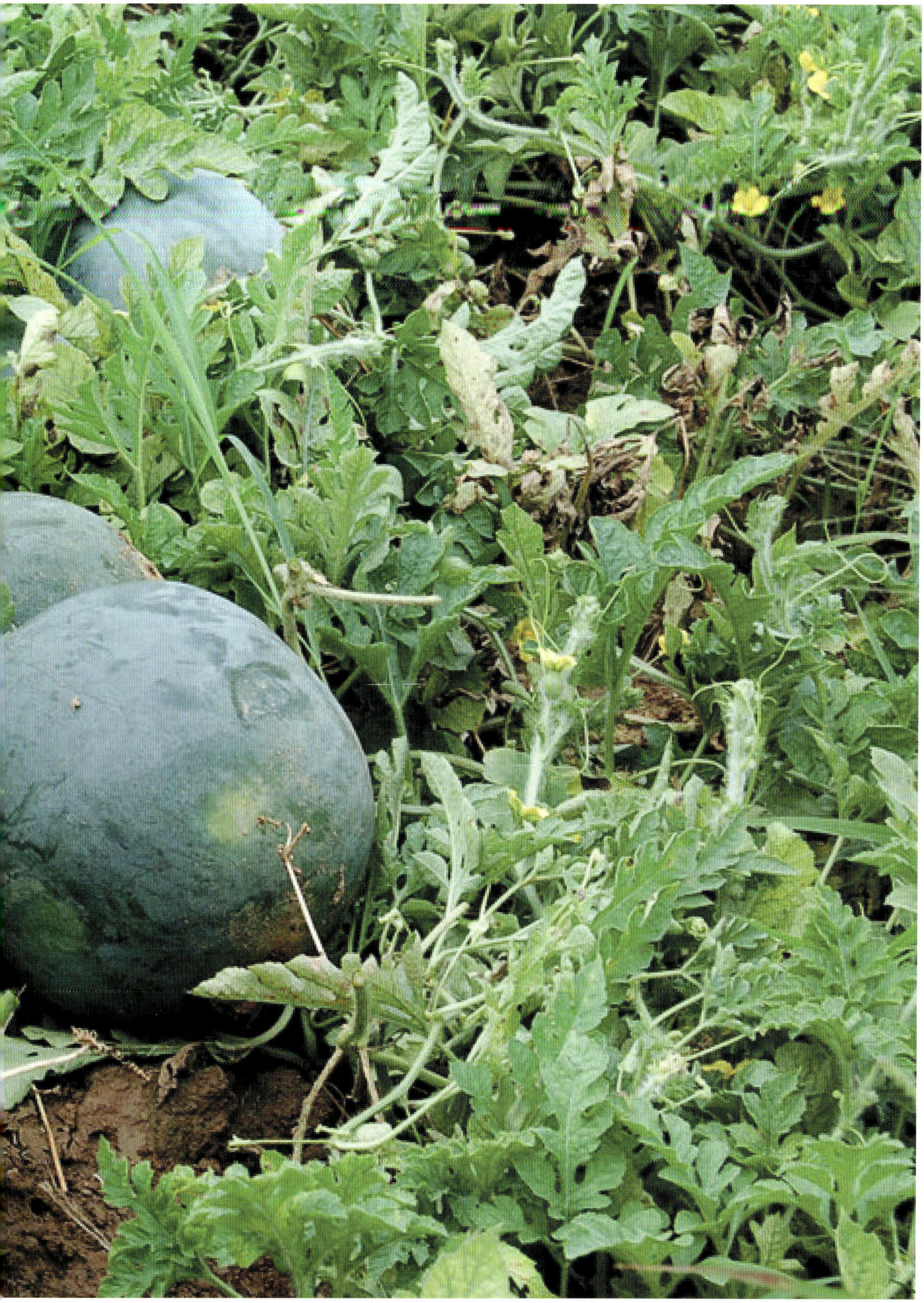

西瓜

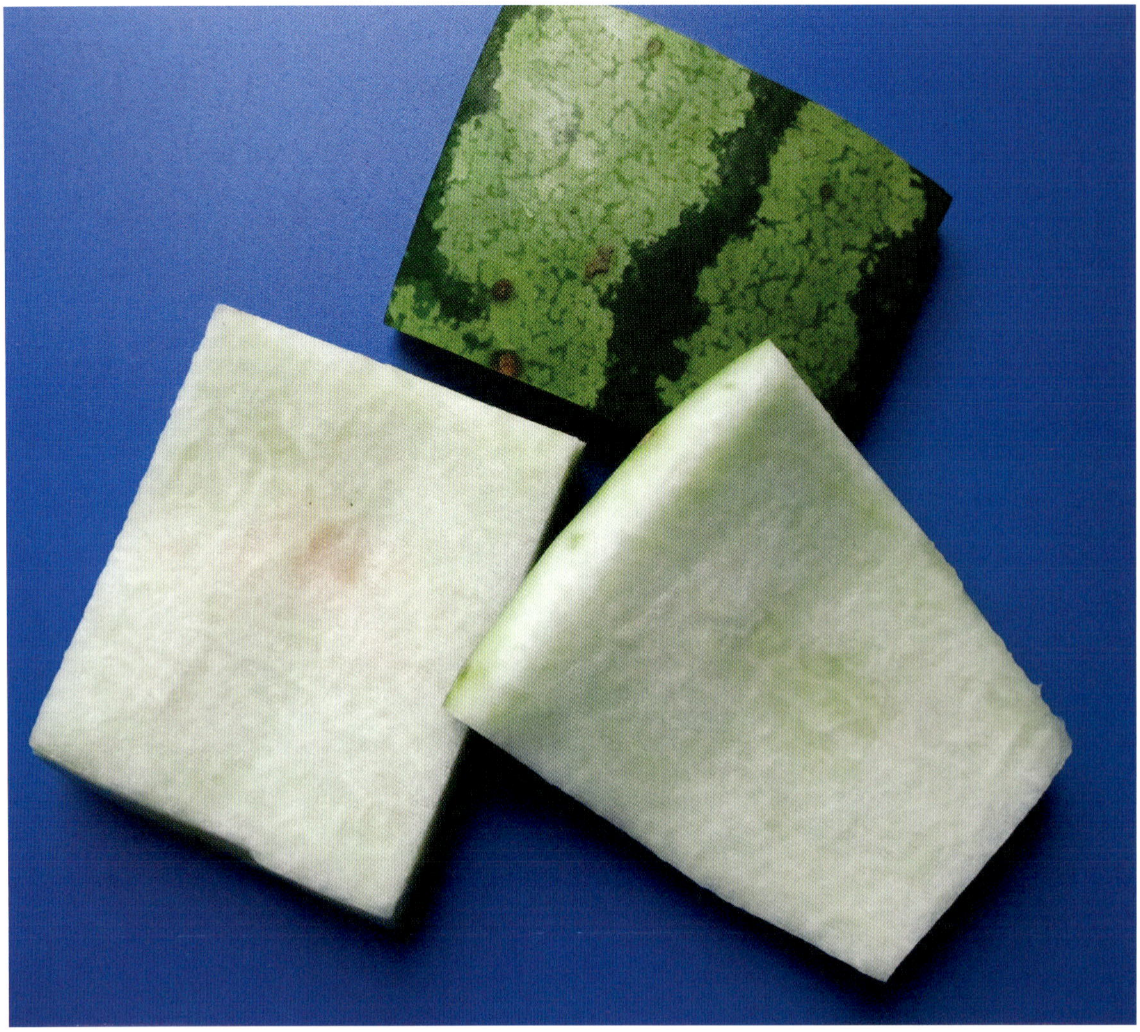

西瓜皮药材

药材鉴别

本品为干燥的果皮，薄而卷曲，成筒状或不规则形，大小不一，外表黄绿色至黑棕色；内表面有网状的维管束线纹。质脆，易折碎。除去外层青皮者，呈不规则的条块状，皱缩而常卷曲，表面灰黄色，有明显皱纹及网状维管束。气微，味淡。以干燥、皮薄、外面青绿色、内面近白色者为佳。

功效主治

清热解署，除烦止渴，利小便。主治暑热烦渴，热盛津伤，小便不利，喉痹，口疮。

用法用量

内服：果皮 15 ~ 60 g，煎汤；果瓤适量，取汁饮。

民族药方

1．高热，高烧，口渴 西瓜皮 60 g，生石膏 30 g。水煎服。

2．暑热症身热，口渴心烦 西瓜皮、丝瓜皮、鲜荷叶、鲜金银花、鲜扁豆花、鲜竹叶心各 6 g。水煎取汁，频服，每日 1 ~ 2 剂。

3．轻度烧伤 西瓜皮、地榆各适量。水煎待凉浸泡，或以纱布蘸药液持续湿敷，至灼热痛感消失，肤色正常。

4．脚癣感染 西瓜皮、蒲公英、紫花地丁、忍冬藤各适量。水煎后待温浸泡，每日 3 次，每日 1 剂，至感染症状消失。

5．炎性外痔 西瓜皮（较大剂量）、地榆、芒硝各适量。水煎熏洗坐浴，每次 20 分钟，每日 3 次，至肿消痛止、炎症消散。

6．口疮 西瓜皮、白及粉各适量。西瓜皮晒干研成细粉，与白及粉混匀，高压消毒后涂患处，每日 3 次，至溃疡面愈合。

使用注意

中寒湿盛者忌服。

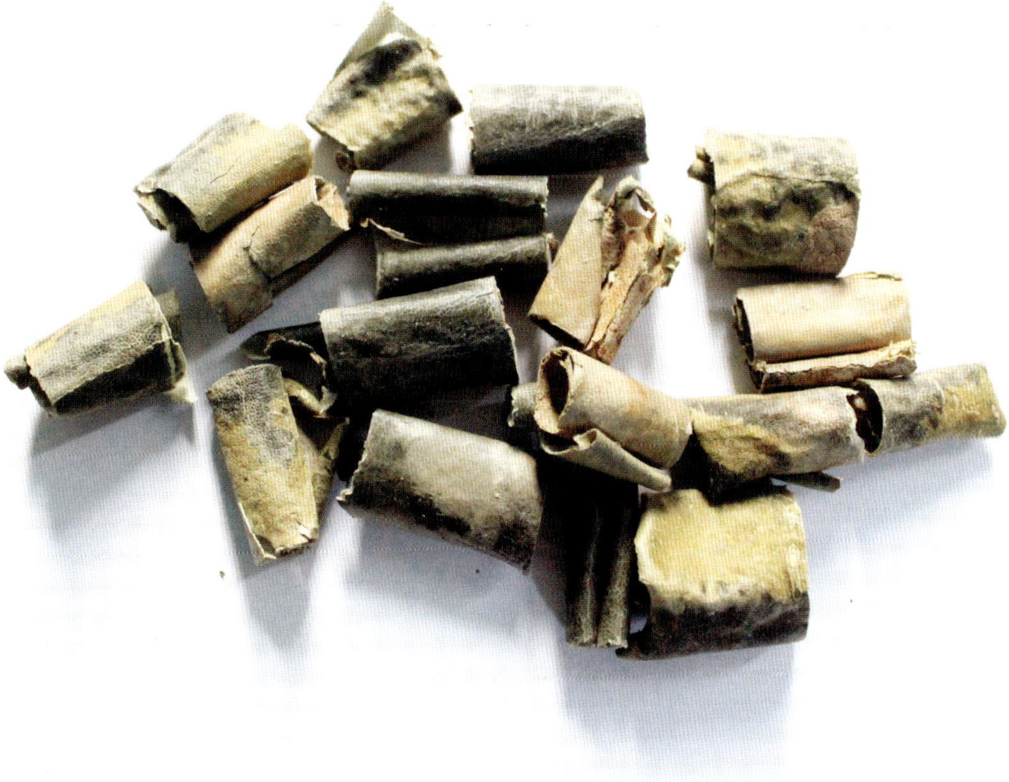

西瓜皮饮片

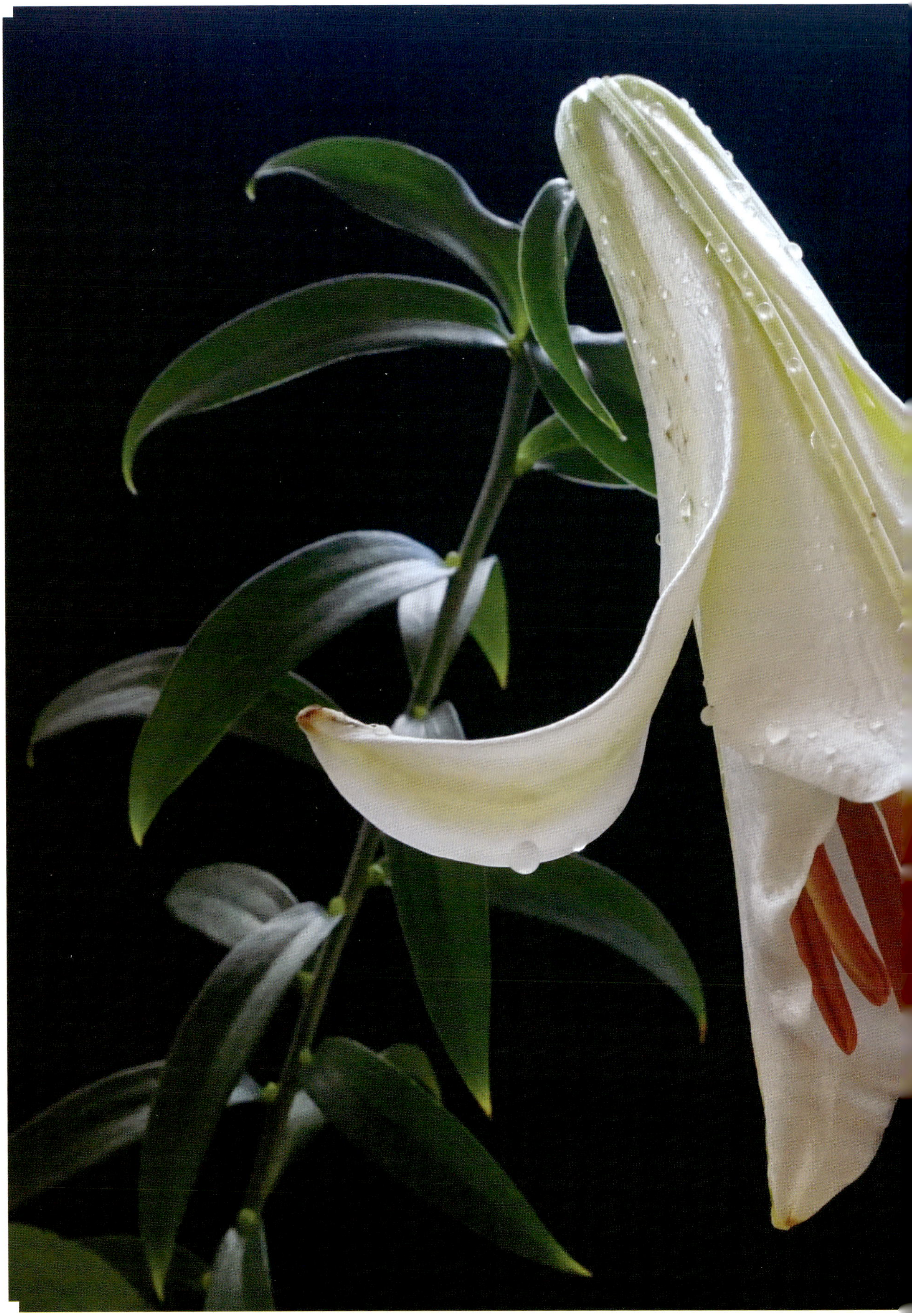

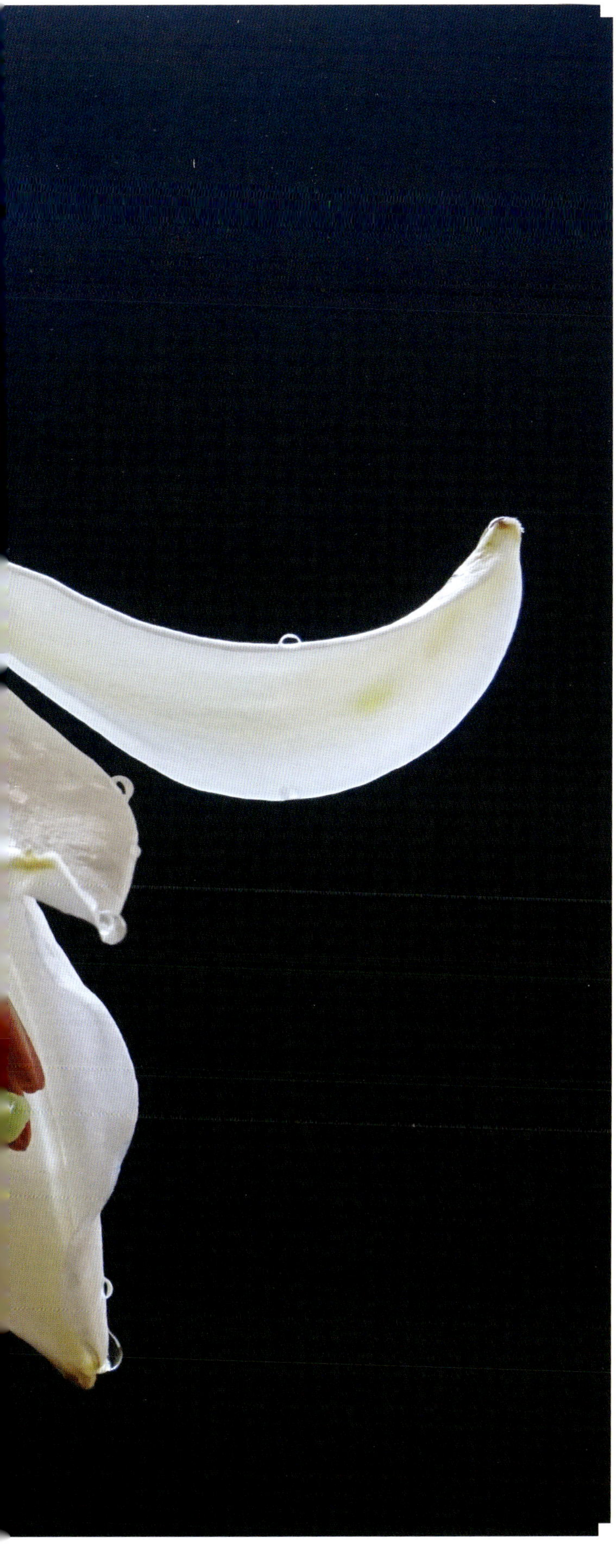

百合

【水药名】骂丘。

【别　名】白百合、八辨花、夜合花、中庭、百合蒜。

【来　源】本品为百合科植物卷丹 *Lilium lancifolium* Thunb.、百合 *Lilium brownii* F.E.Brown var. *viridulum* Baker 或细叶百合 *Lilium pumilum* DC. 的干燥肉质鳞叶。

【性味归经】味甘、微苦，性平。归心、肺经。

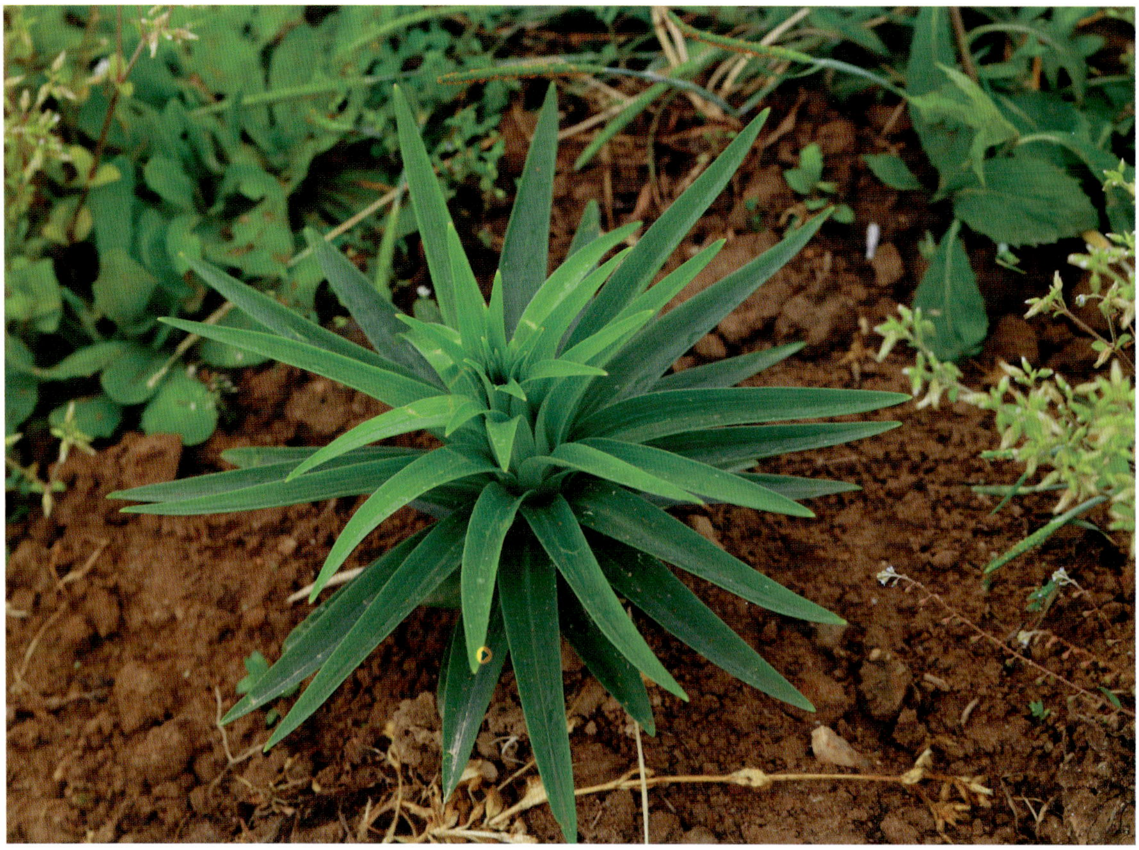

卷丹

识别特征

多年生草本。鳞茎球状，白色，肉质，先端常开放如荷花状，下面着生多数须根。茎直立，圆柱形，常有褐紫色斑点。叶 4 ~ 5 列互生，无柄，叶片线状披针形至长椭圆状披针形，先端渐尖，基部渐狭，全缘或微波状。花大，单生长于茎顶，花被 6 片，乳白色或带淡棕色。蒴果长卵圆形，种子多数。花期 6—8 月，果期 9 月。

生境分布

生长于土壤深肥的林边或草丛中。分布于河北、陕西、甘肃、山东、江苏、安徽、浙江、江西、河南、湖北、湖南、广东、四川、贵州、云南、西藏等省区。

采收加工

秋、冬二季采挖，除去地上部分，洗净，剥取鳞片，用沸水烫过或微蒸，晒干或炕干。

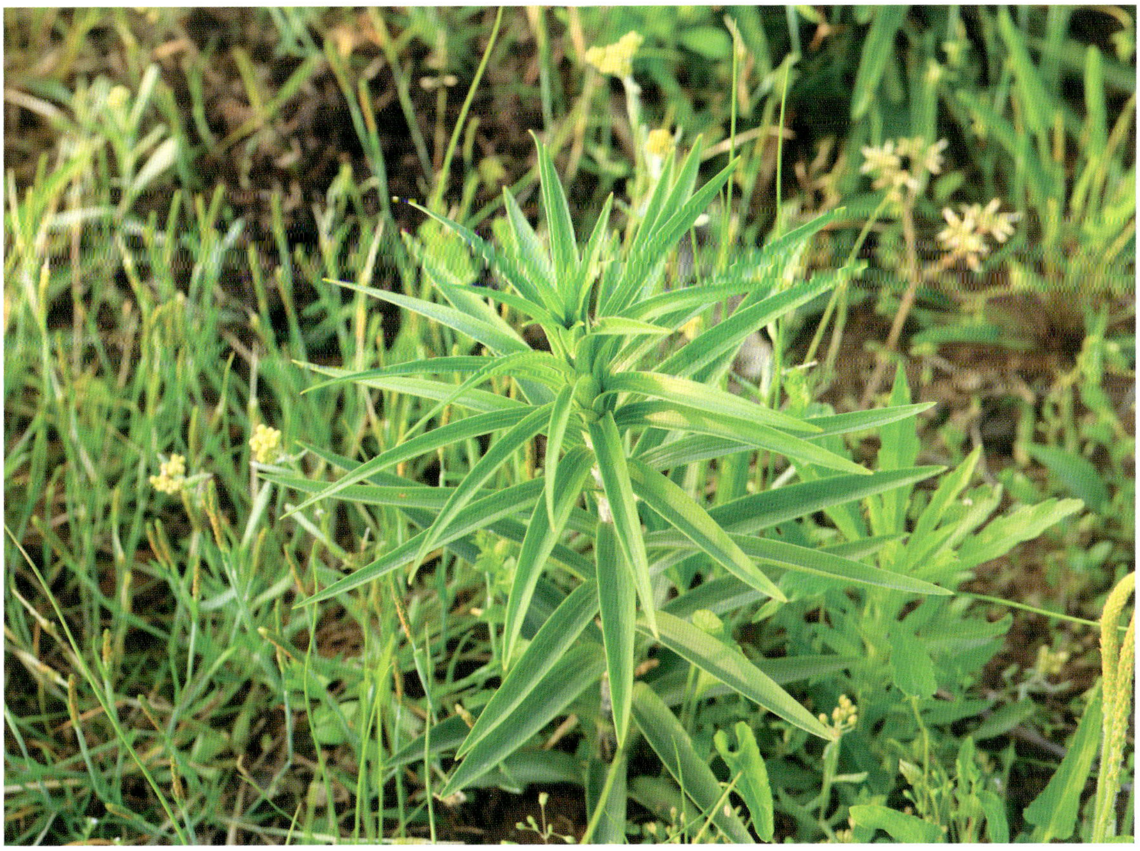

卷丹

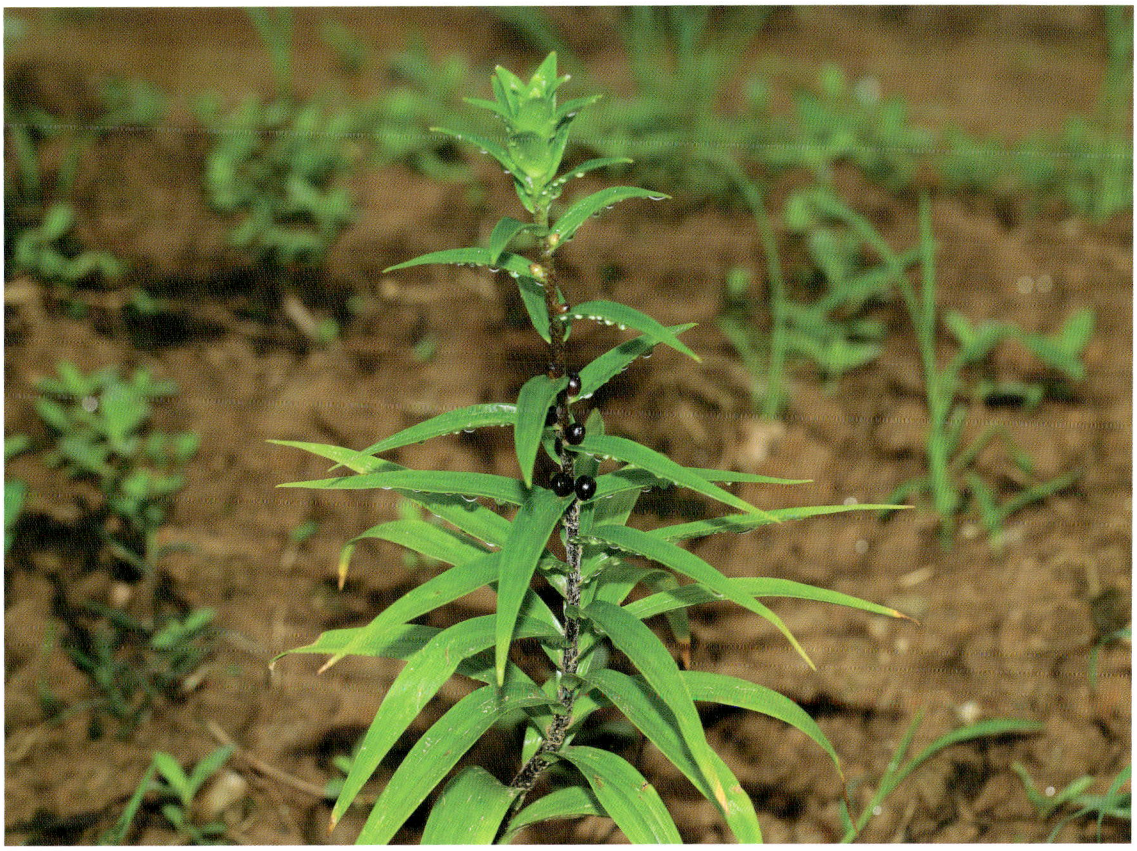

卷丹

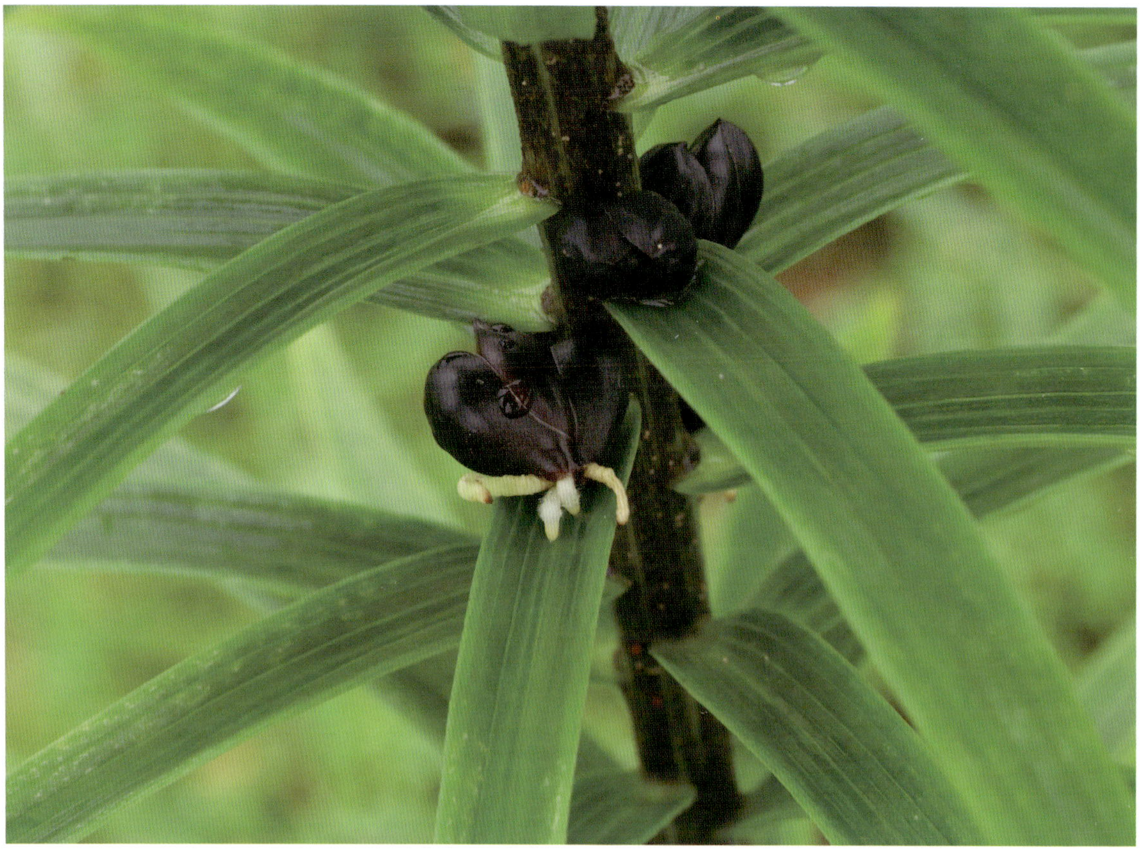

卷丹

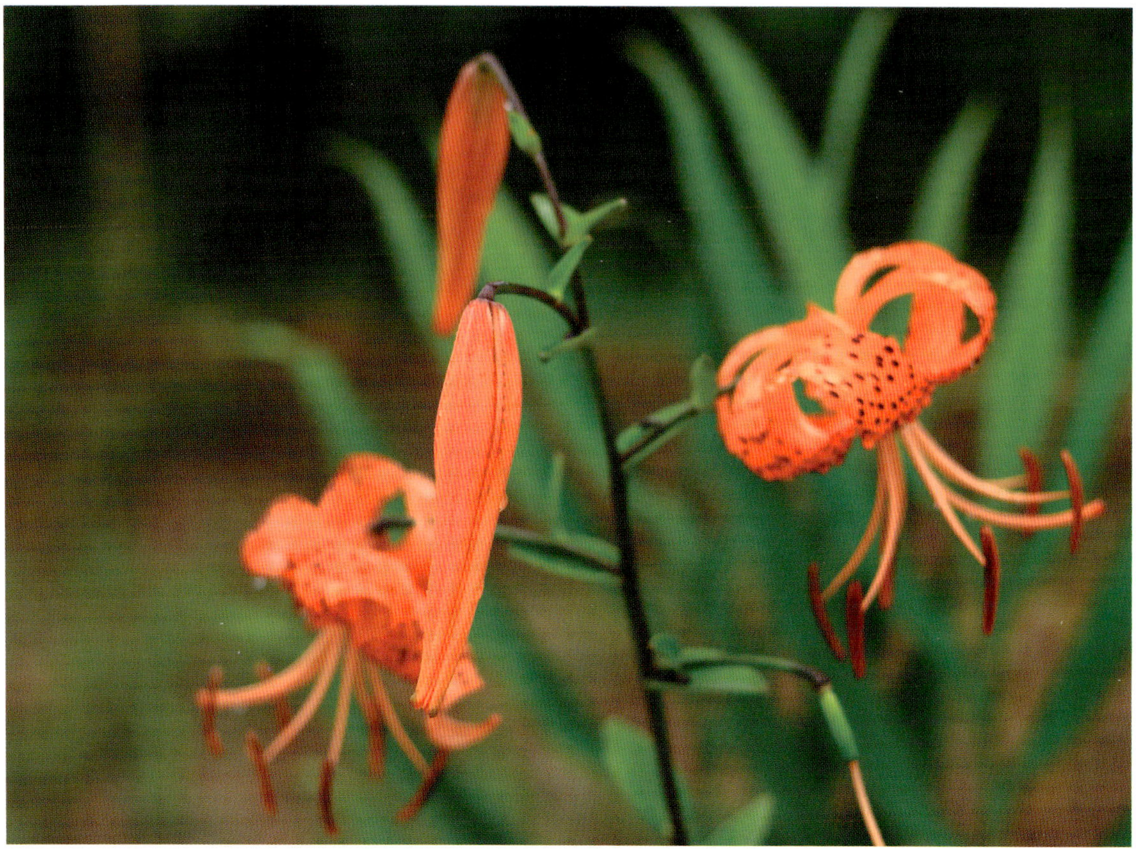

卷丹

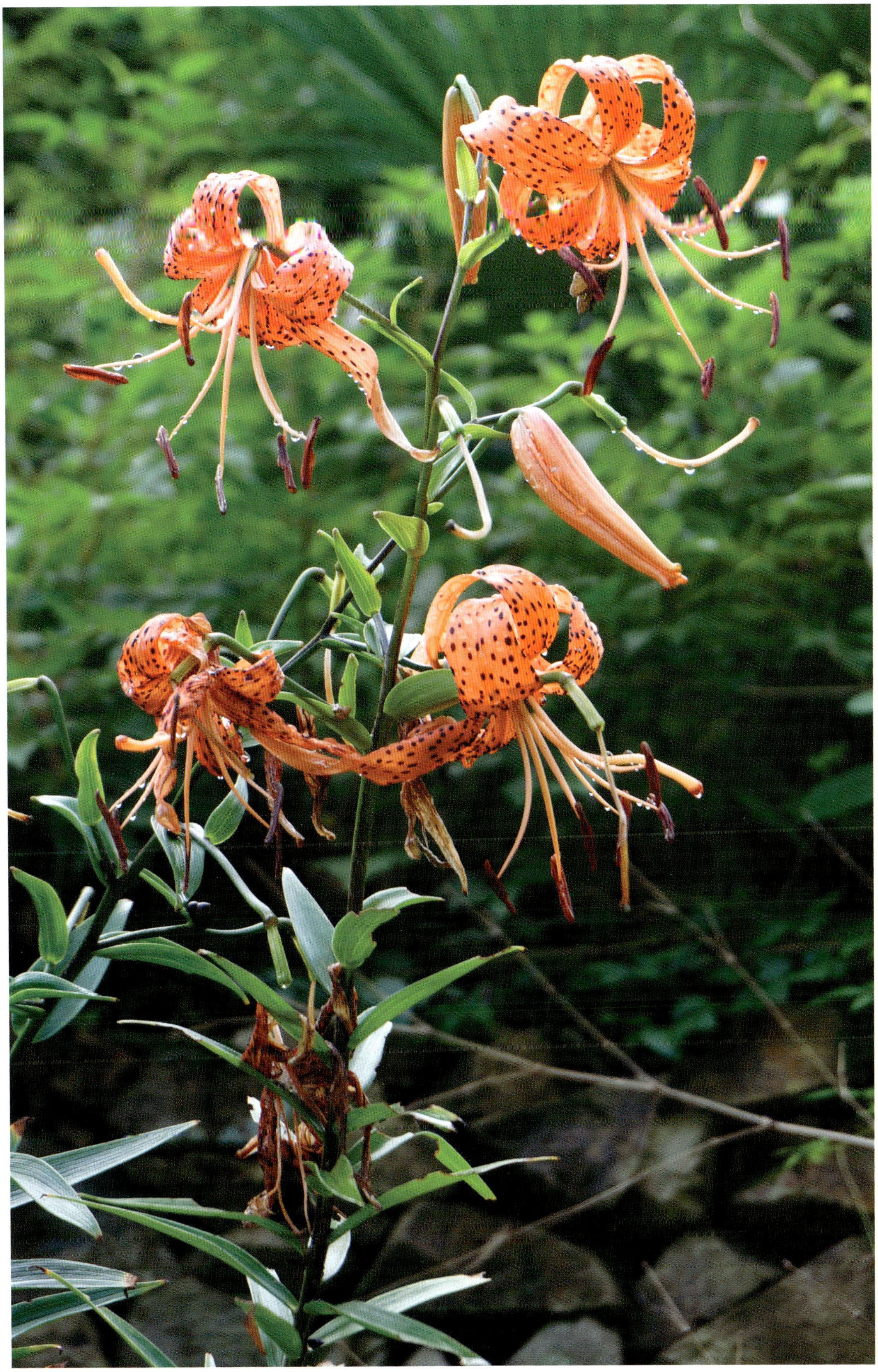

卷丹

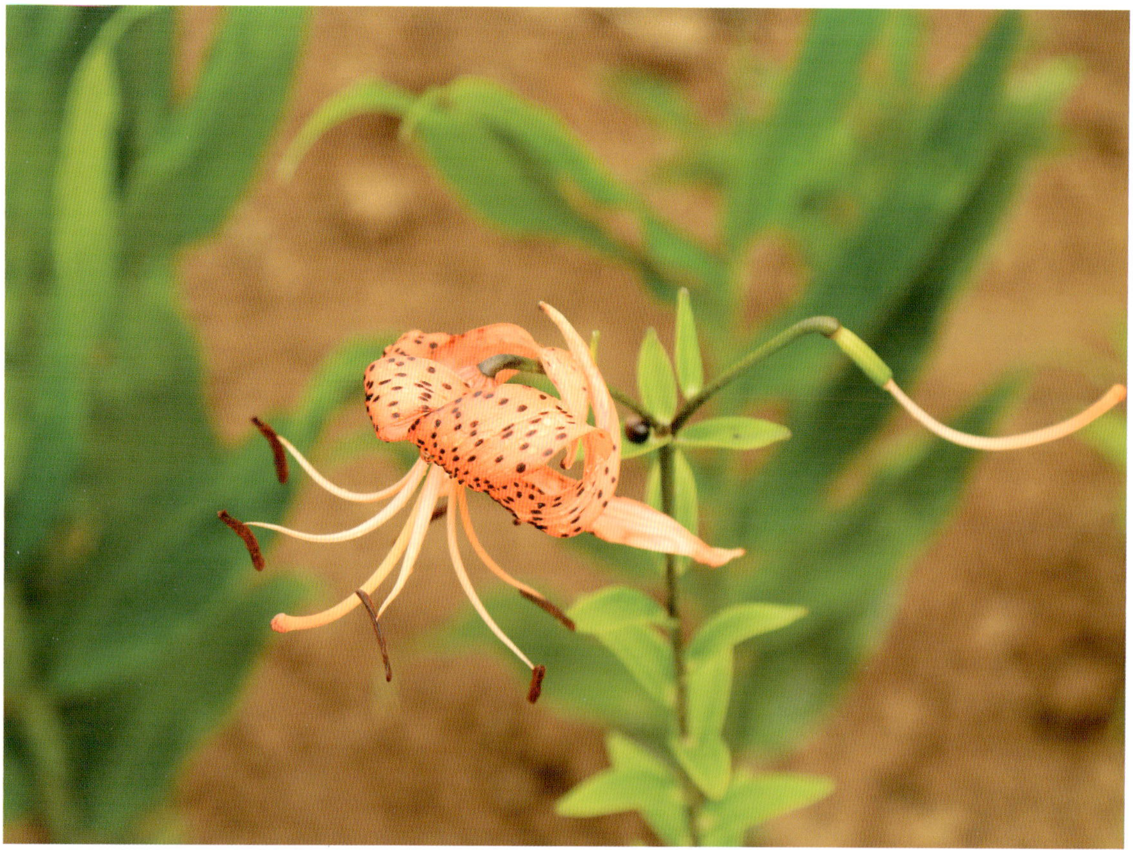

卷丹

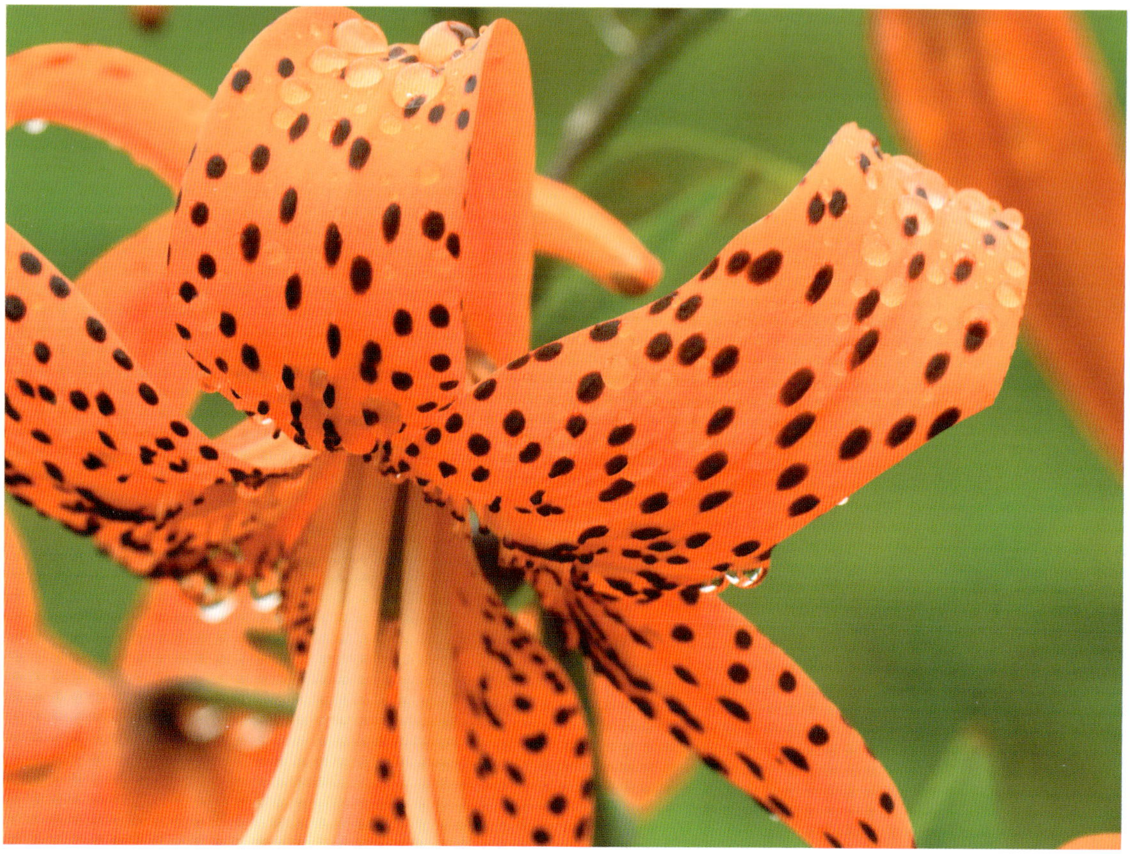

卷丹

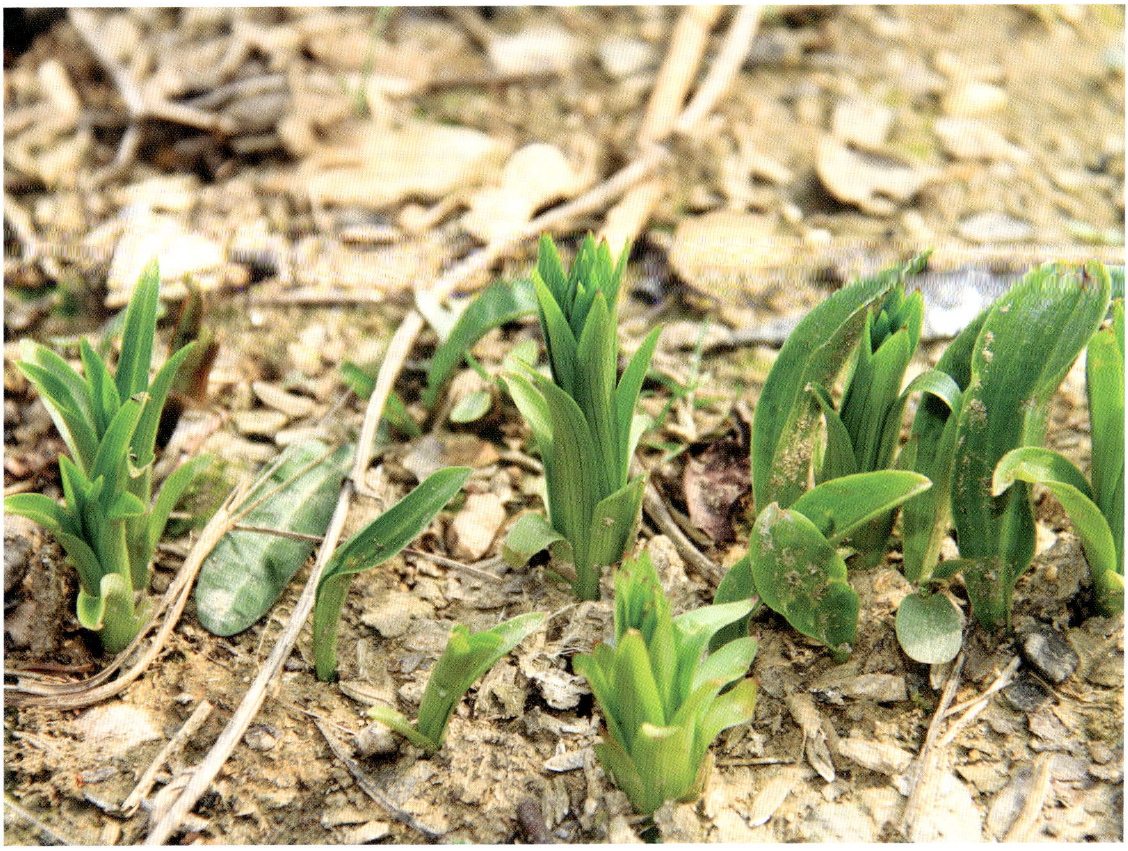

百合

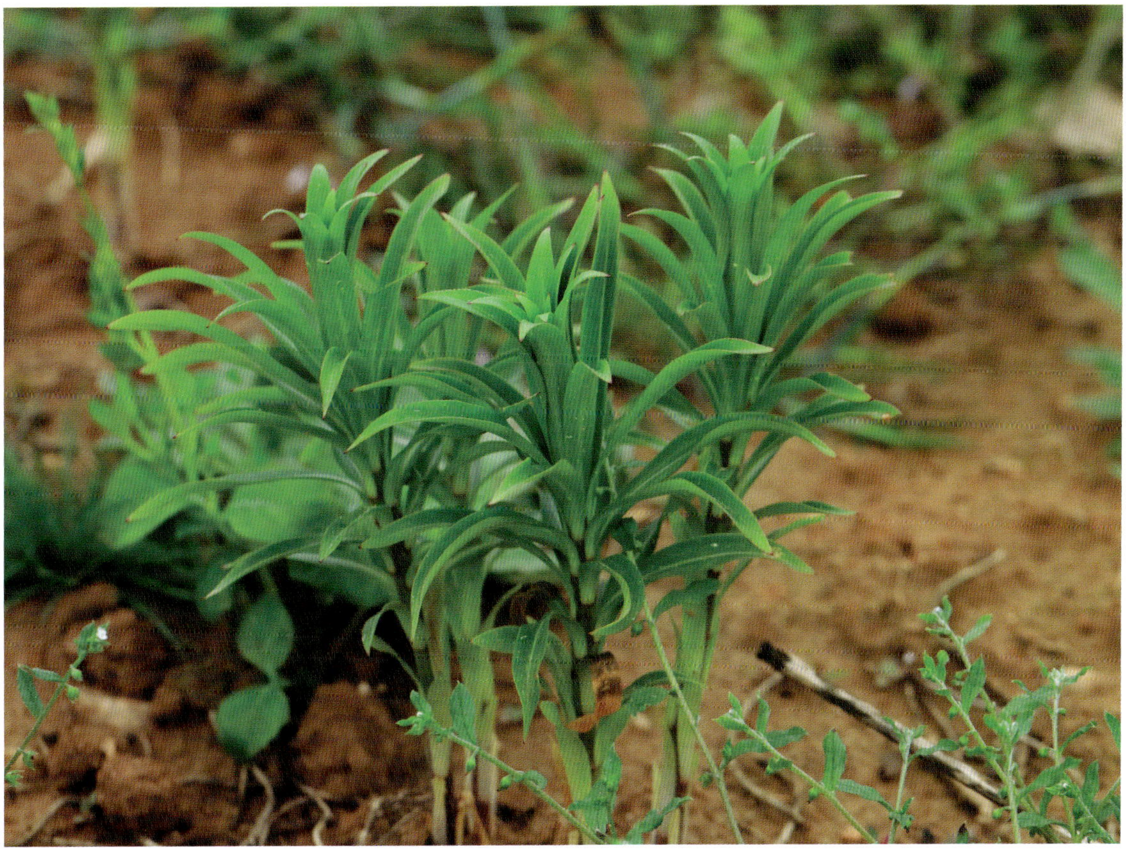

百合

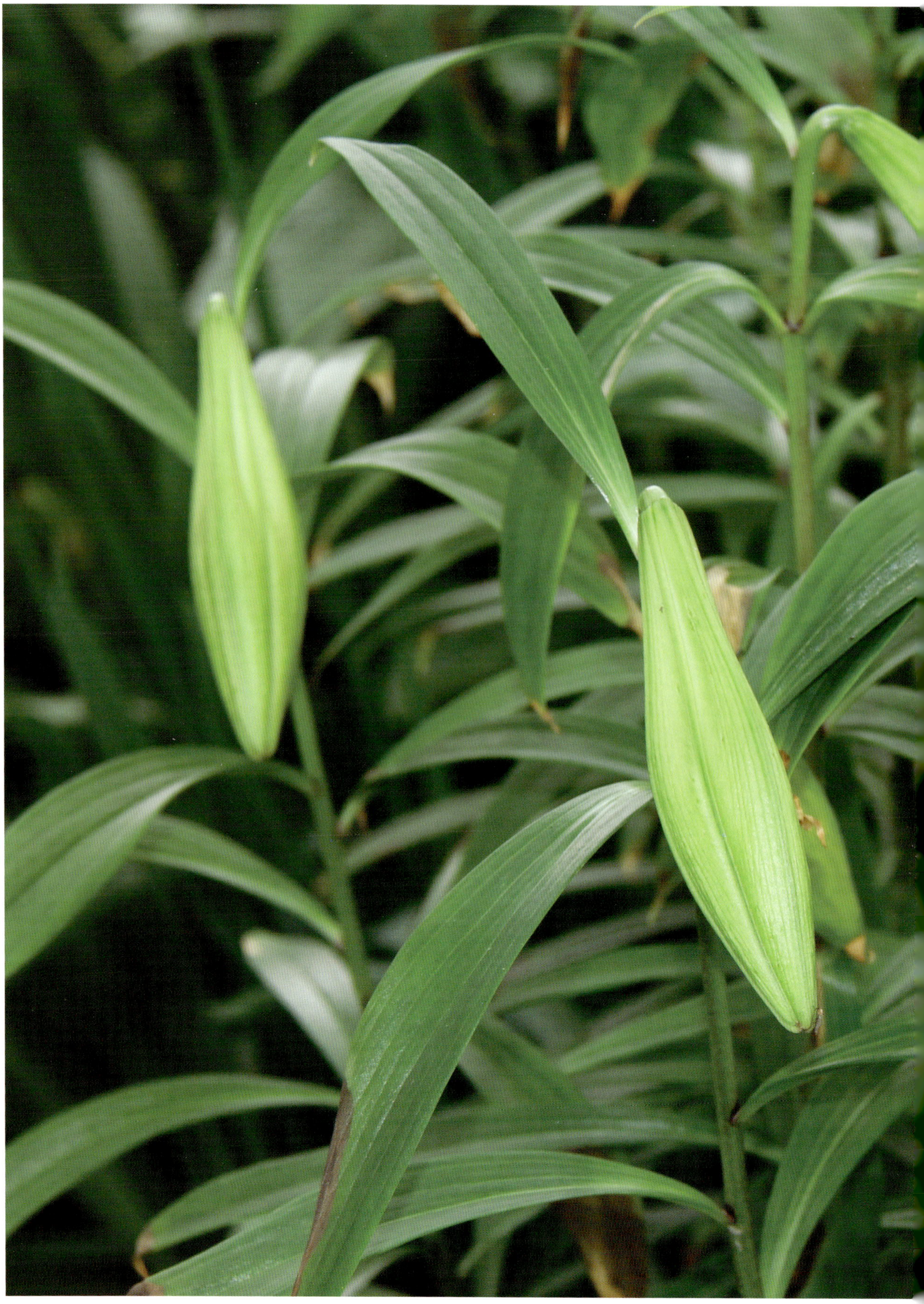

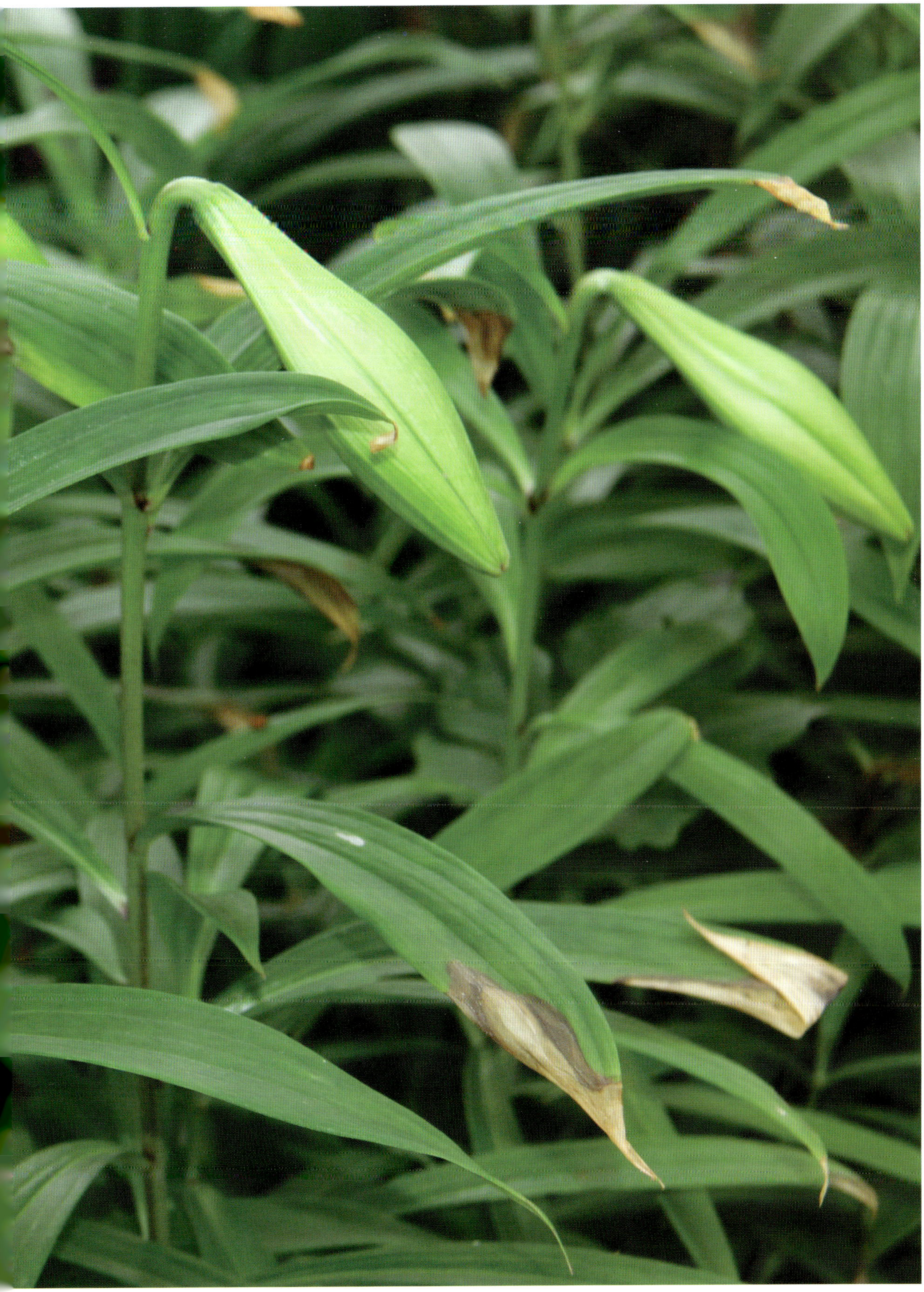

百合

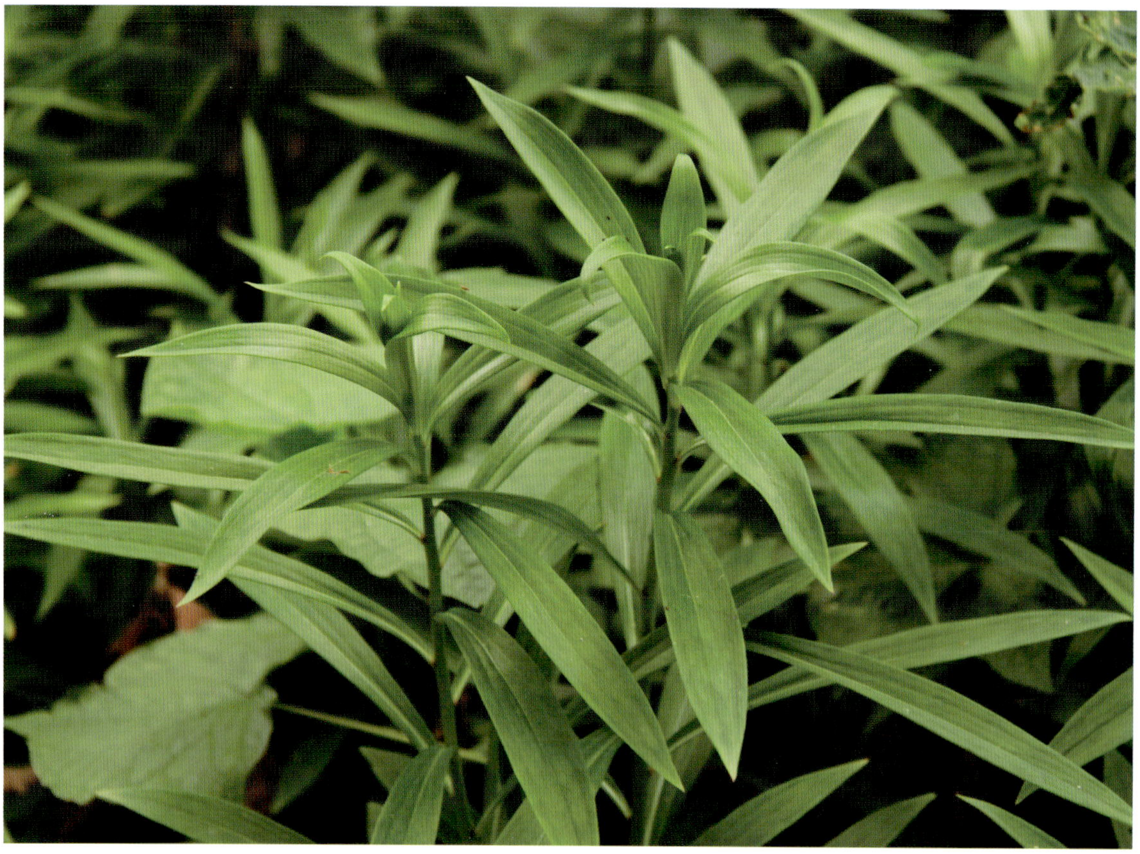

百合

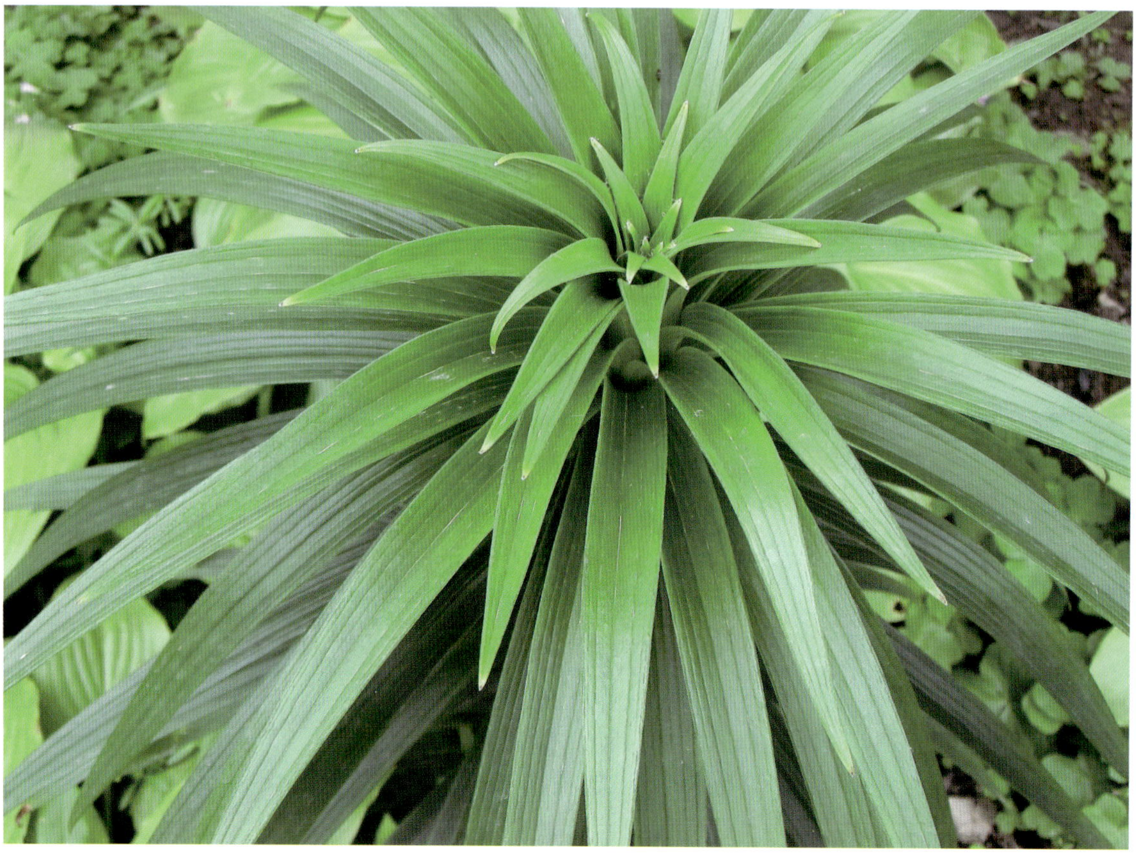

百合

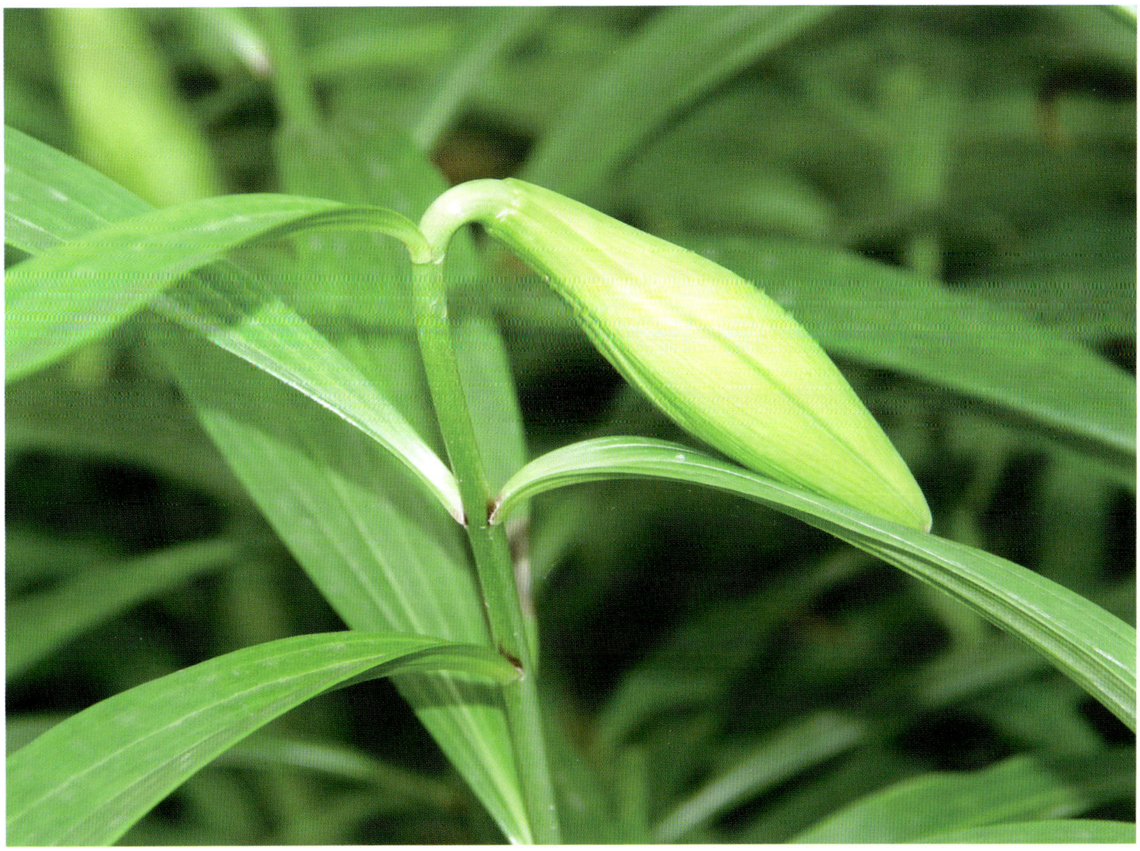

百合

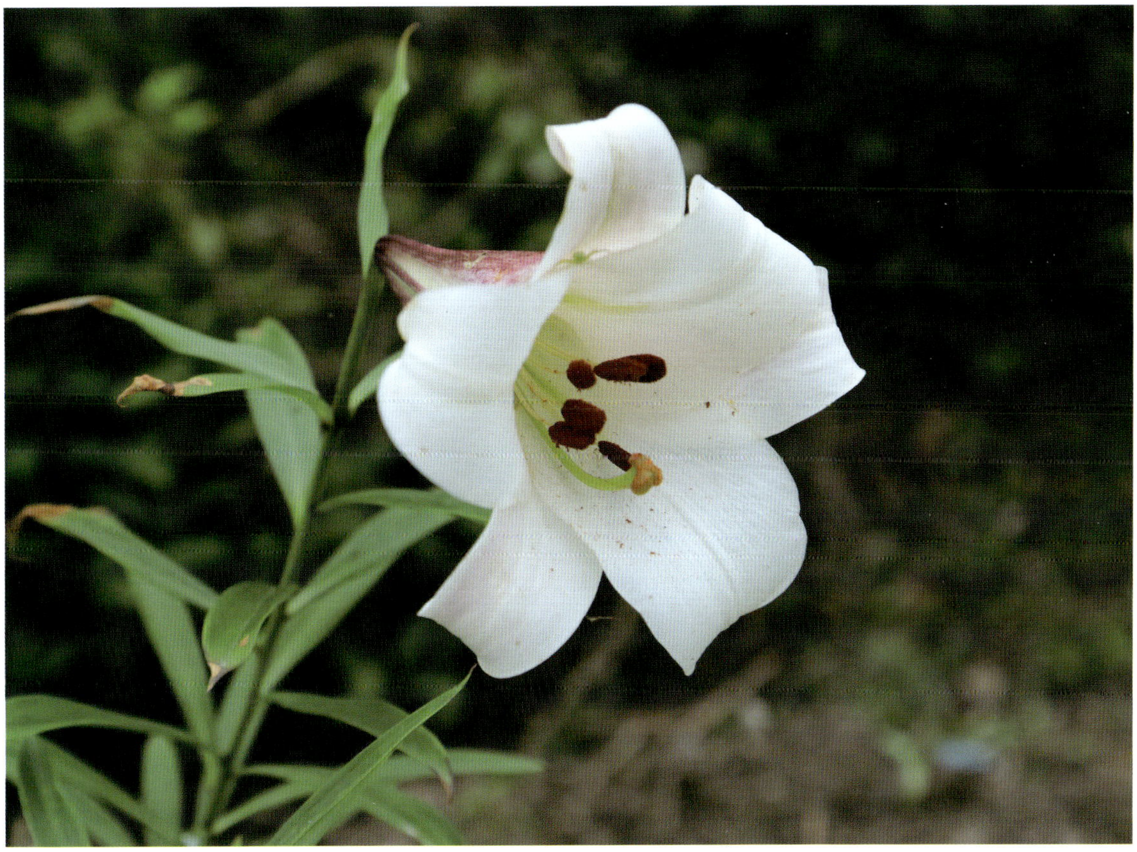

百合

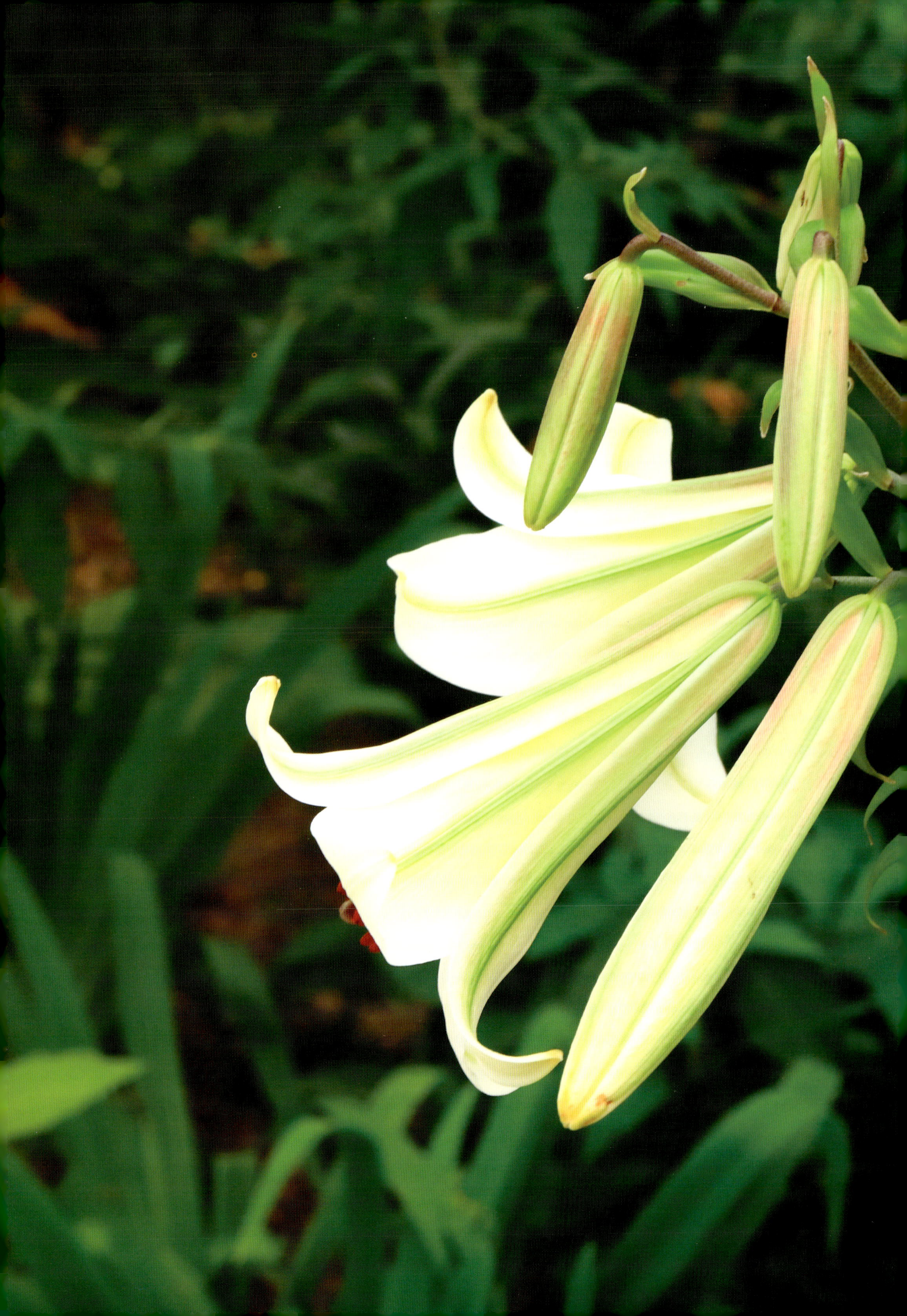

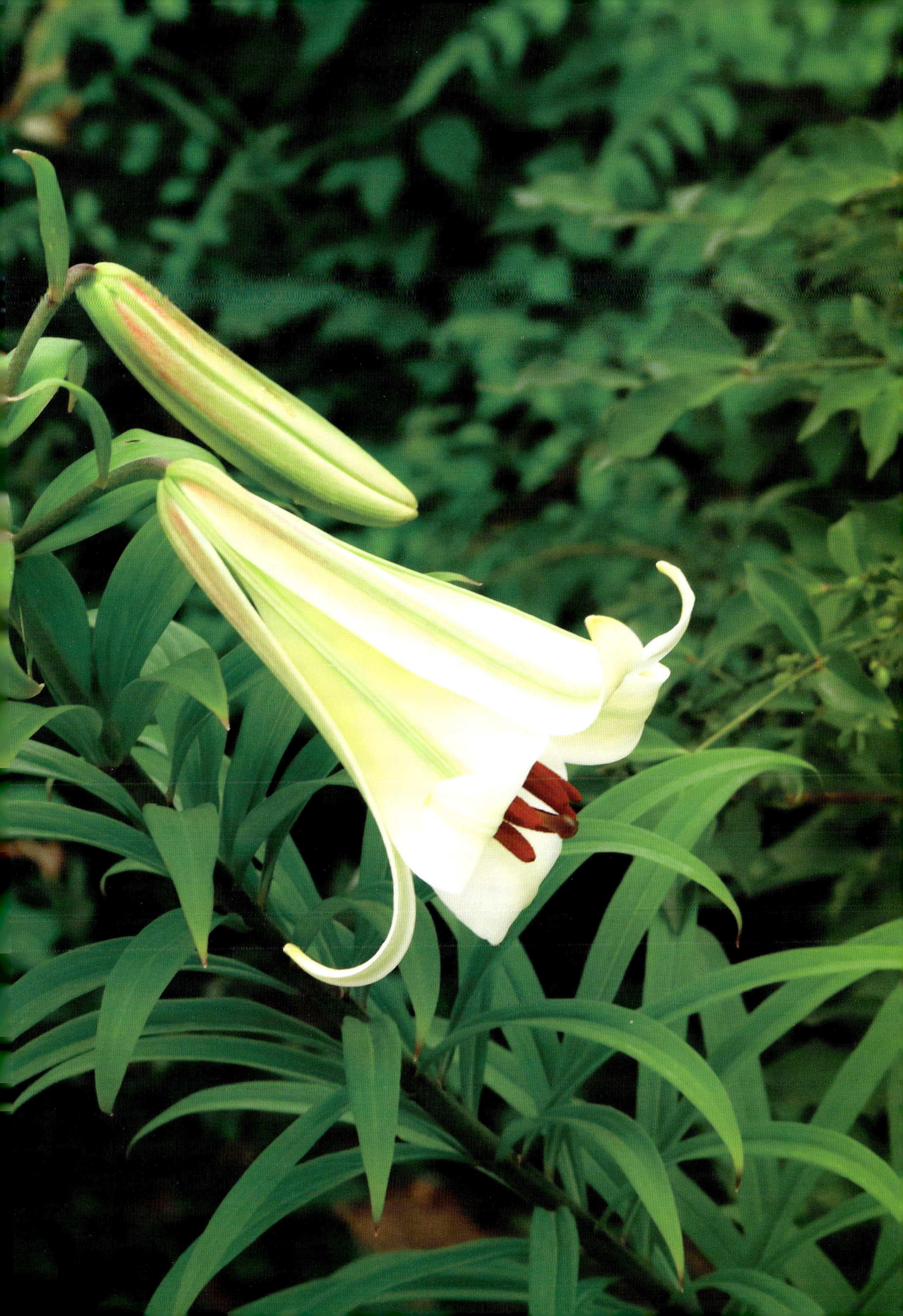

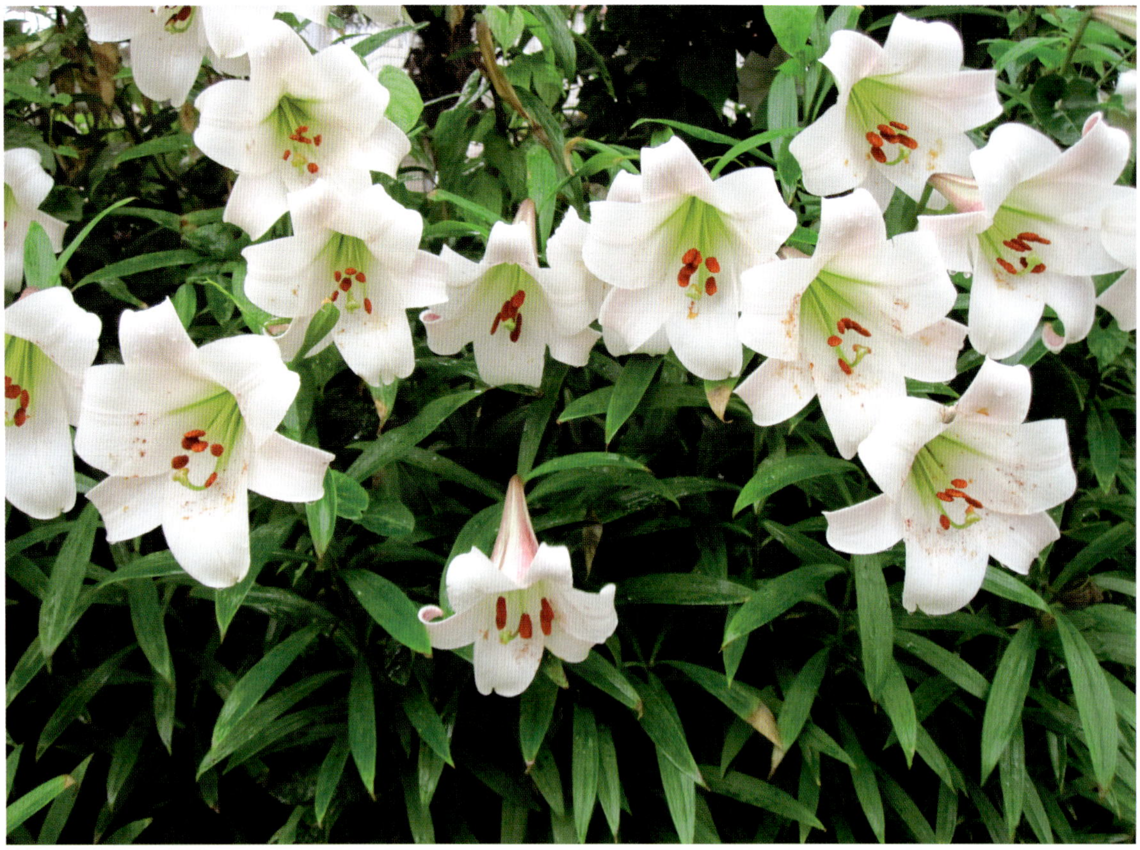
百合

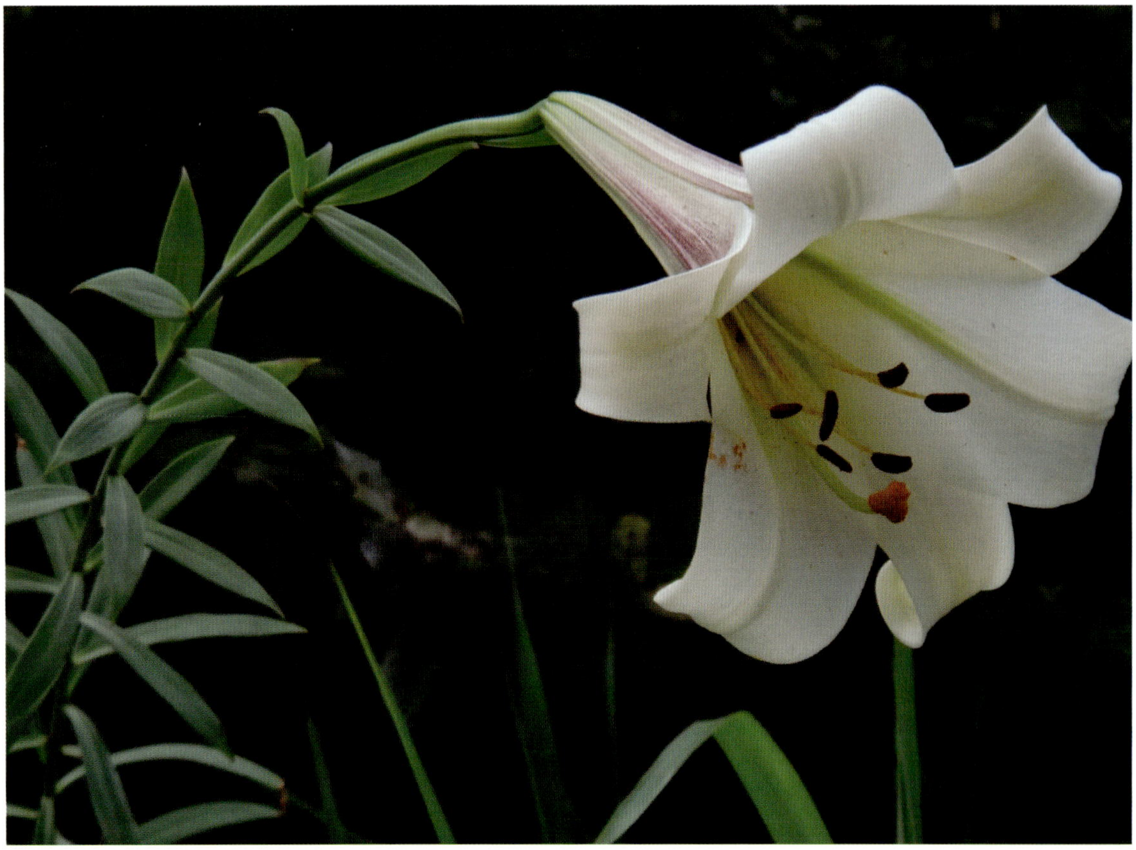
百合

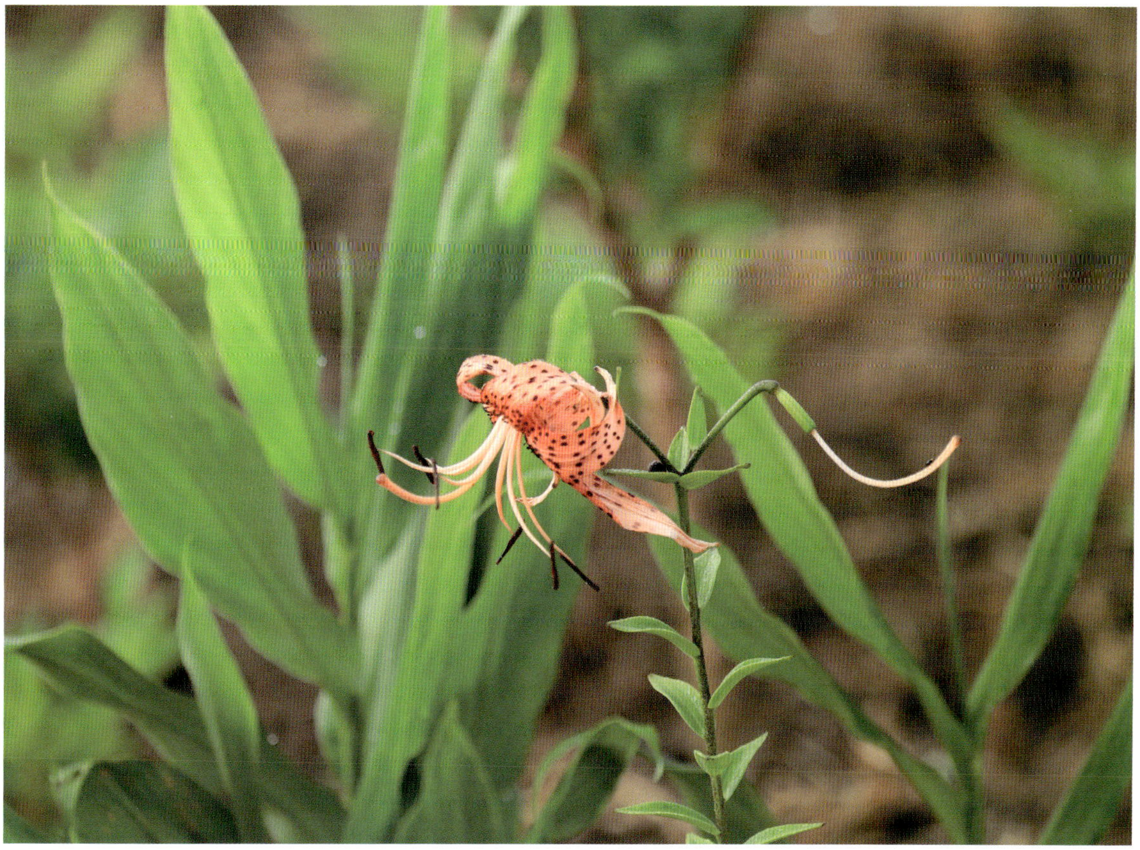

细叶百合

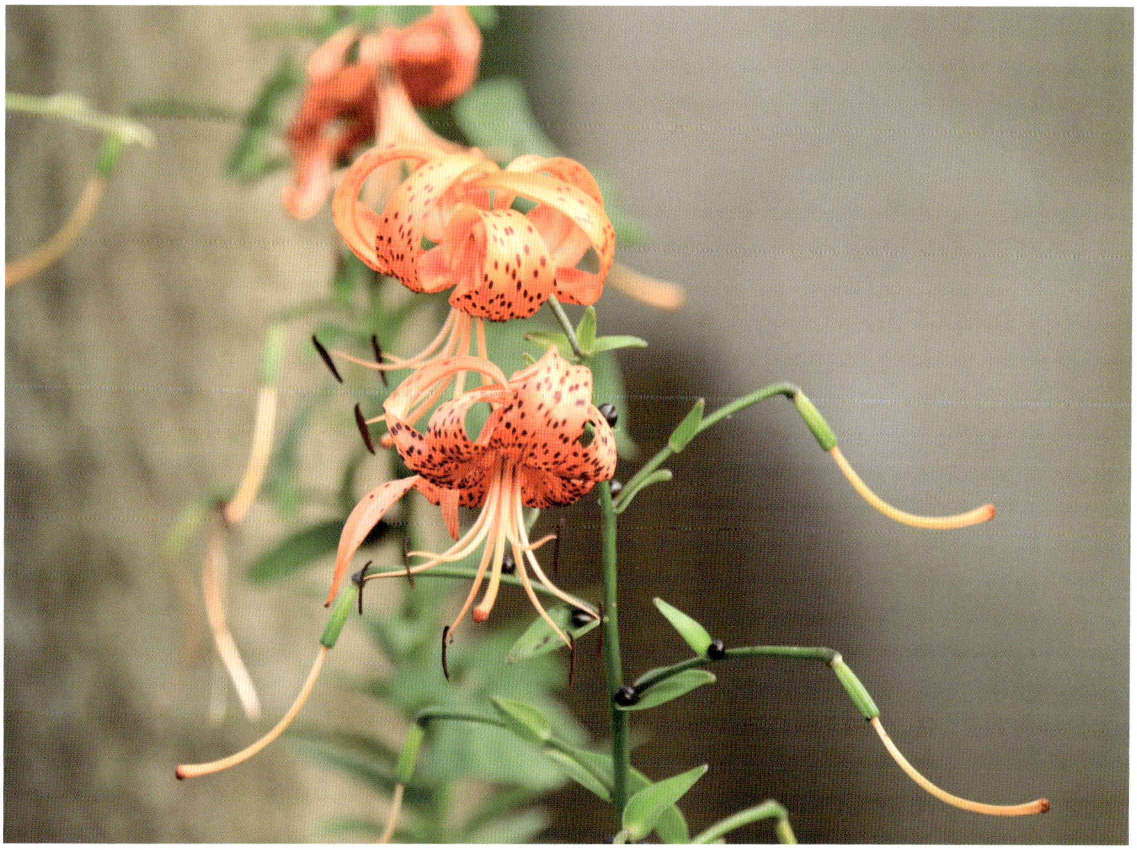

细叶百合

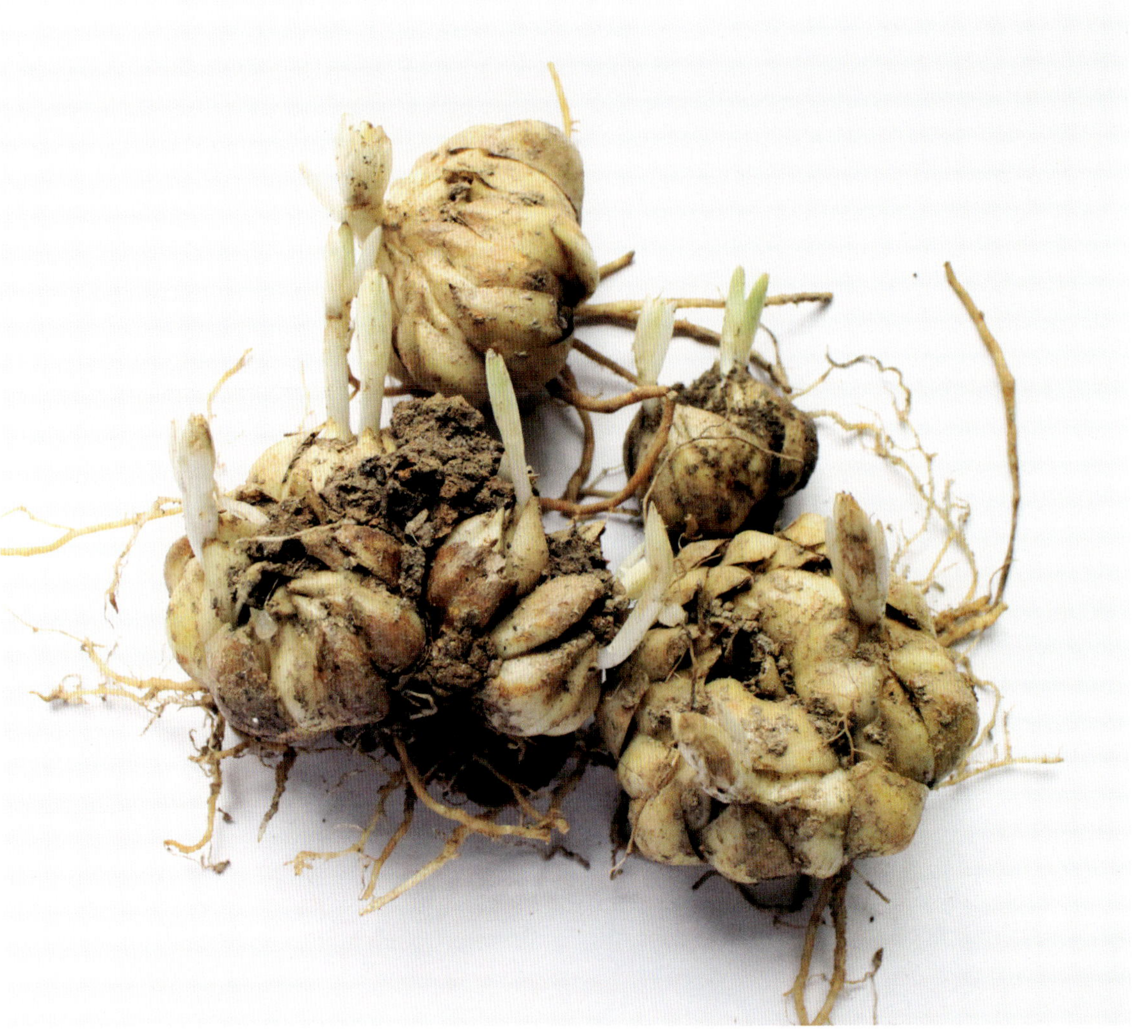

百合药材

药材鉴别

本品为干燥的鳞叶，呈长椭圆形，披针形或长三角形，长 2 ~ 4 cm，宽 0.5 ~ 1.5 cm，肉质肥厚，中心较厚，边缘薄而成波状，或向内卷曲，表面乳白色或淡黄棕色，光滑细腻，略有光泽，瓣内有数条平行纵走的白色维管束。质坚硬而稍脆，折断面较平整，黄白色似蜡样。气微，味微苦。以瓣匀肉厚、色黄白、质坚、筋少者为佳。

功效主治

润肺止咳，清心安神。主治肺劳久嗽，咳唾痰血，热病后余热未清，虚烦惊悸，神志恍惚，脚气浮肿。

用法用量

内服：10 ~ 30 g，煎汤；蒸吃或煮粥吃。外用：捣敷。

民族药方

1. 百合病（热病后余热未清，忧郁无语，心烦惊悸，神志恍惚） 百合、生地黄各30 g。水煎服。

2. 咳嗽不已，或痰中带血 百合、款冬花各等份。共研为细末，炼蜜为丸，如桂圆大，每服 1 丸，姜汤咽下。

3. 干咳痰少，口干咽燥 百合 30 g，北沙参 15 g（亦可加款冬花 10 g），冰糖15 g。水煎服，每日 1 剂。

4. 神经衰弱，睡眠欠佳，久咳，口干等 百合 100 g，蜂蜜 50 g。拌匀蒸熟，于睡前食用。

5. 肝炎，胃病，贫血，体虚 鲜百合适量。洗净，蒸熟食用，可连续服用。

6. 失眠，心悸，精神不安，肺痿肺痈，痰火咳血等 百合 100 g，白糖适量。煮汤食用。

7. 身体虚弱者，慢性支气管炎、浮肿患者 百合 100 g，猪瘦肉（亦可用鸡肉、羊肉）500 g。共炖熟佐餐食用。

使用注意

风寒痰嗽、中寒便滑者忌服。

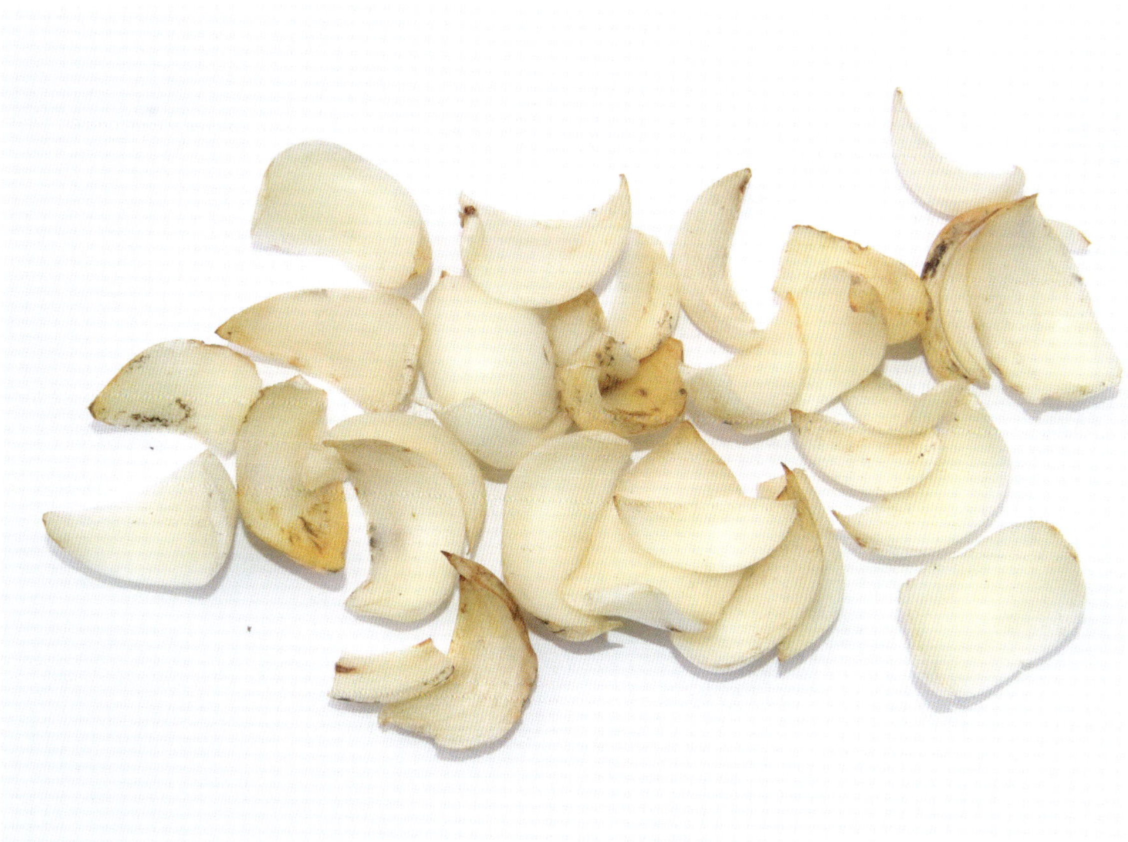

百合药材

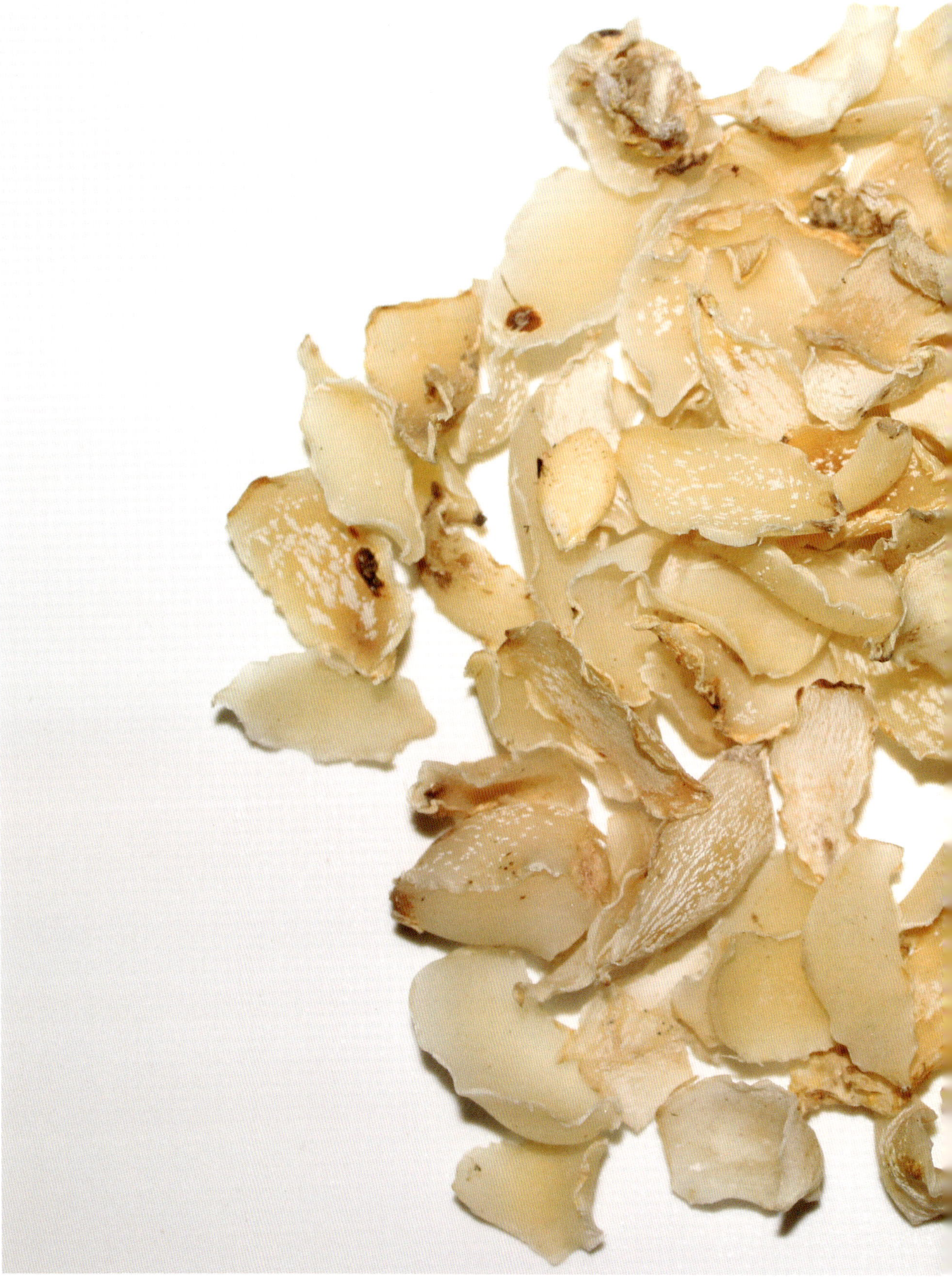

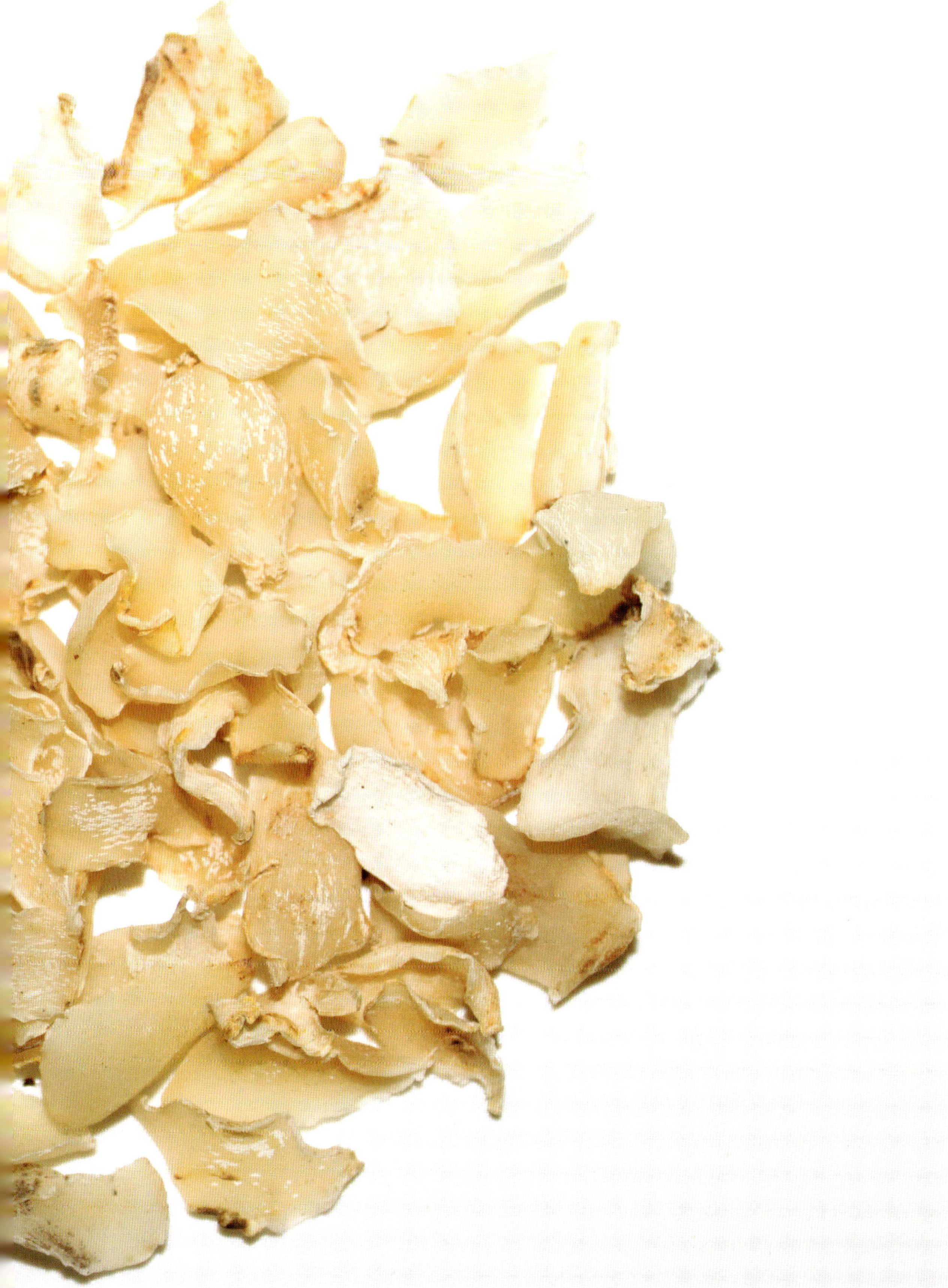

百合饮片

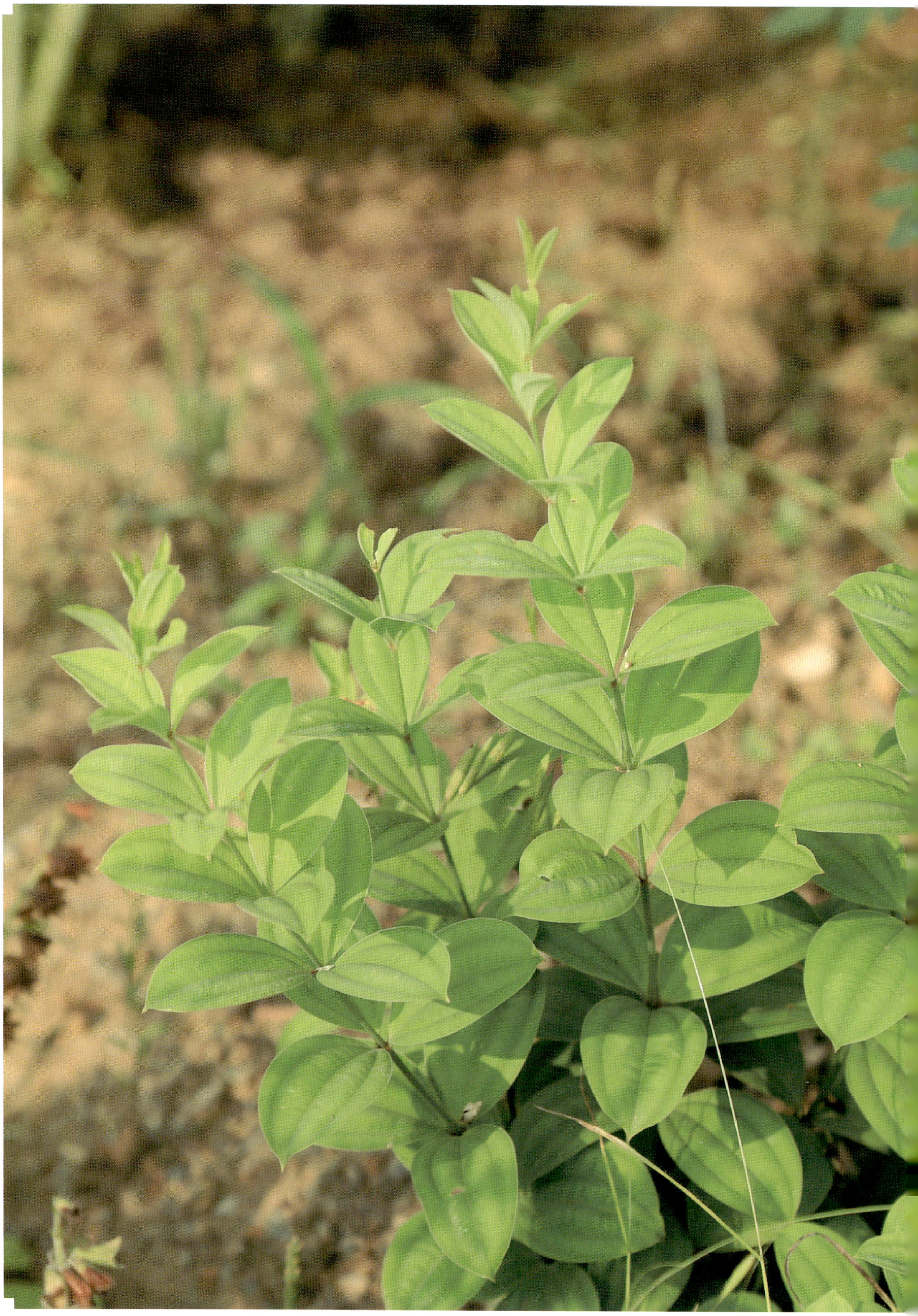

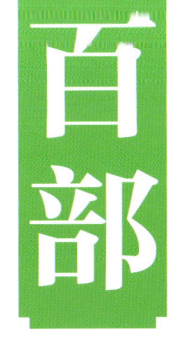

百部

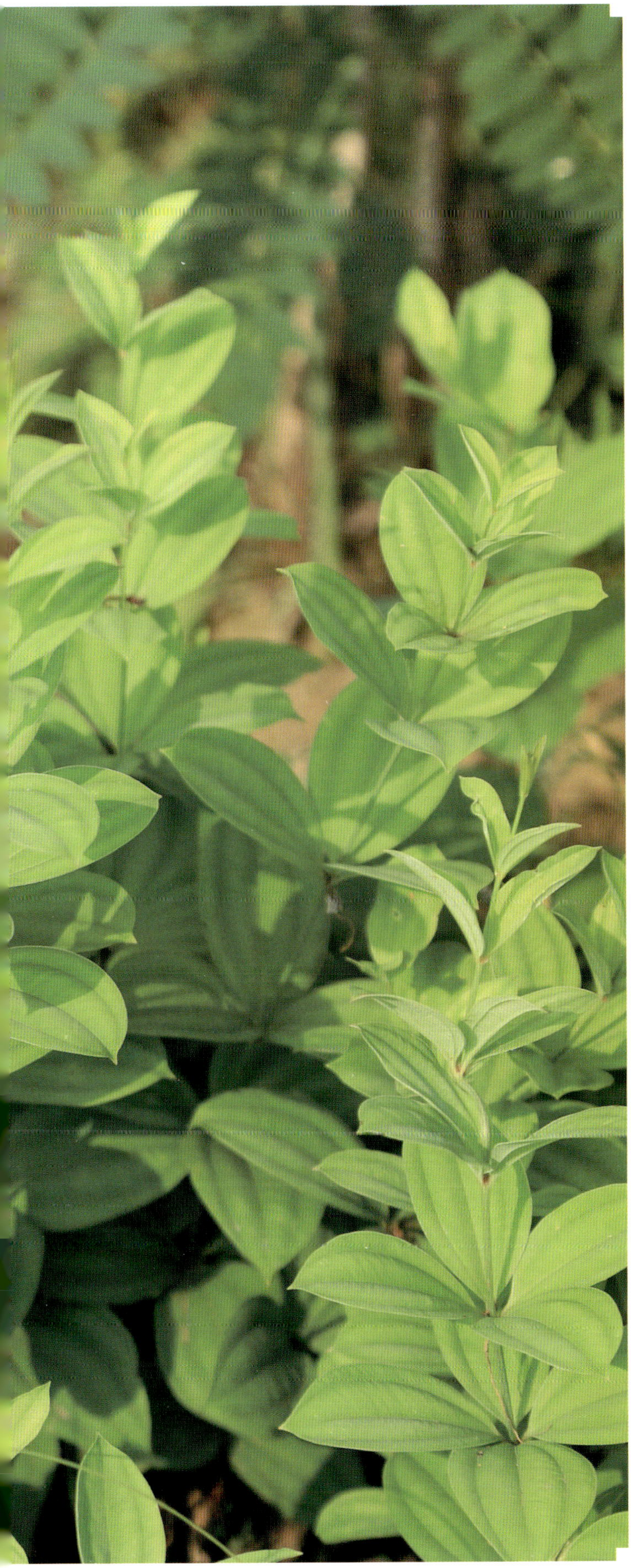

【水药名】骂蒂。

【别　名】对叶百部、大百部、假天冬、九十九条根、山百根、牛虱鬼。

【来　源】本品为百部科植物直立百部 *Stemona sessilifolia*（Miq.）Miq.、蔓生百部 *Stemona japonica*（Bl.）Miq. 或对叶百部 *Stemona tuberosa* Lour. 的干燥块根。

【性味归经】味甘、苦，性微温，有小毒。归肺经。

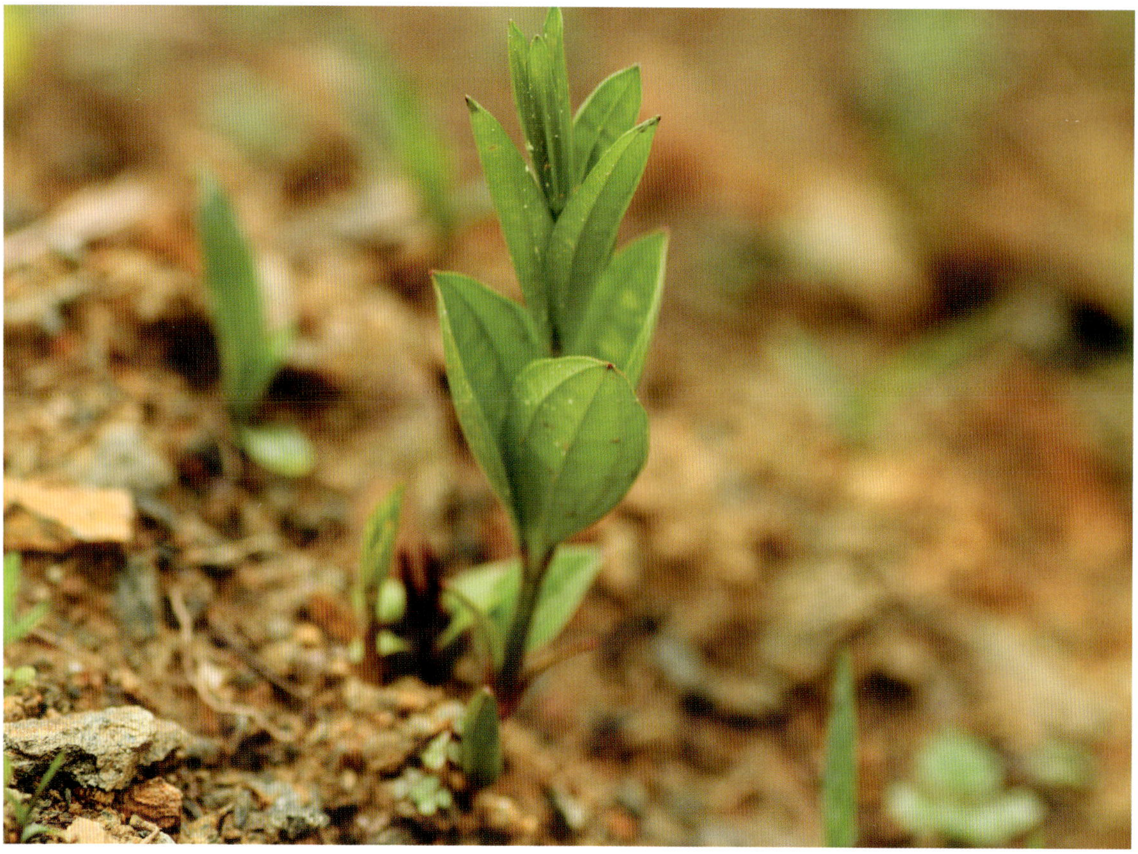
直立百部

识别特征

1. 直立百部 多年生草本，高 30 ~ 60 cm。茎直立，不分枝，有纵纹。叶通常 3 ~ 4 片轮生，偶为 5 片，卵形、卵状椭圆形至卵状披针形，长 3.5 ~ 5.5 cm，宽 1.8 ~ 3.8 cm，先端急尖或渐尖，基部楔形，叶脉通常 5 条，中间 3 条特别明显，有短柄或几无柄。花腋生，多数生于近茎下部呈鳞片状的苞腋间；花梗细长，直立或斜向上。花期 3—4 月。

2. 蔓生百部 多年生草本，高 60 ~ 90 cm，全体平滑无毛。根肉质，通常作纺锤形，数个至数十个簇生。茎上部蔓状，具纵纹。叶通常 4 片轮生，卵形或卵状披针形，长 3 ~ 9 cm，宽 1.5 ~ 4 cm，先端锐尖或渐尖，全缘或带微波状，基部圆形或近于截形，偶为浅心形，中脉 5 ~ 9 条；叶柄线形，长 1.5 ~ 2.5 cm。花梗丝状，长 1.5 ~ 2.5 cm，其基部贴生于叶片中脉上，每梗通常单生 1 花；花被 4 片，淡绿色，卵状披针形至卵形；雄蕊 4，紫色，花丝短，花药内向，线形，顶端有一线形附属体；子房卵形，甚小，无花柱。蒴果广卵形而扁，内有长椭圆形的种子数粒。花期 5 月，果期 7 月。

3. 对叶百部 多年生攀援草本，高达 5 m。块根肉质，纺锤形或圆柱形，长 15 ~ 30 cm。茎上部缠绕。叶通常对生，广卵形，长 8 ~ 30 cm，宽 2.5 ~ 10 cm，基部浅心形，全缘或微波状，叶脉 7 ~ 11 条；叶柄长 4 ~ 6 cm。花腋生，花下具 1 披针形的小苞片；花被 4 片，披针形，黄绿色，有紫色脉纹。蒴果倒卵形而扁。花期 5—6 月。

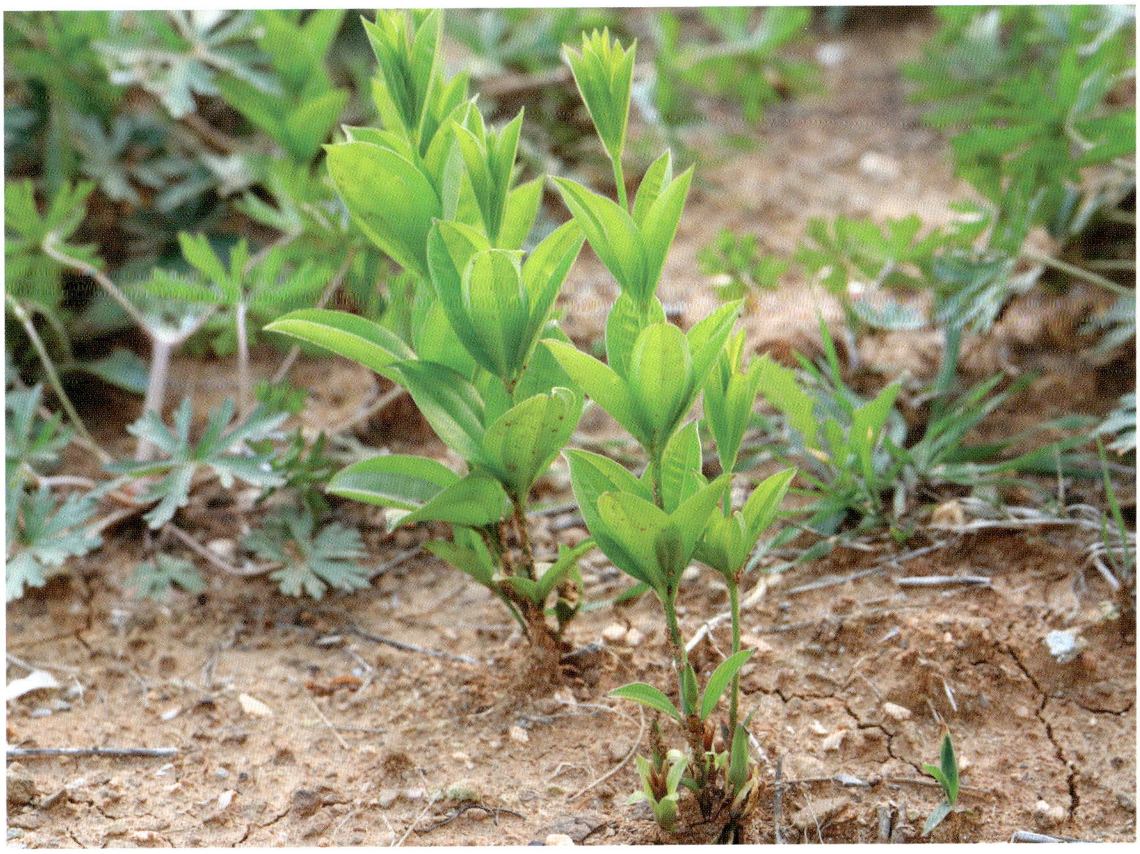

直立百部

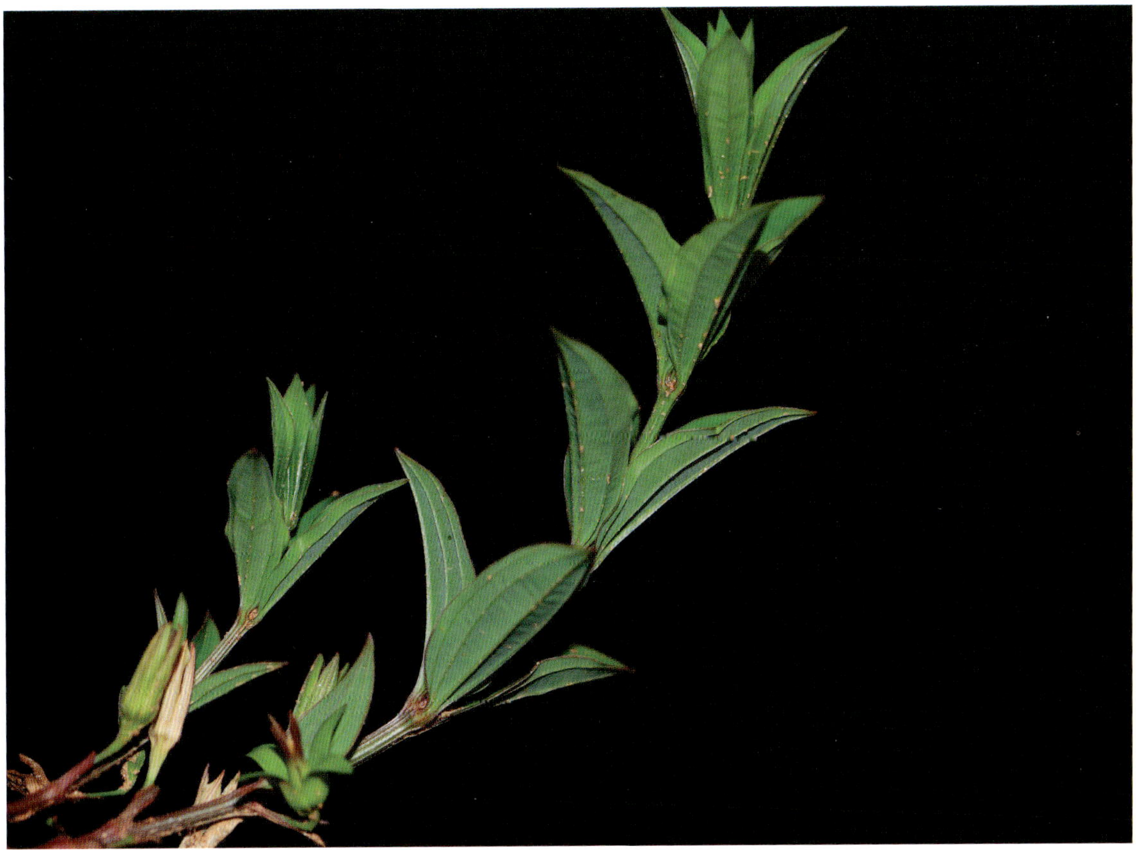

直立百部

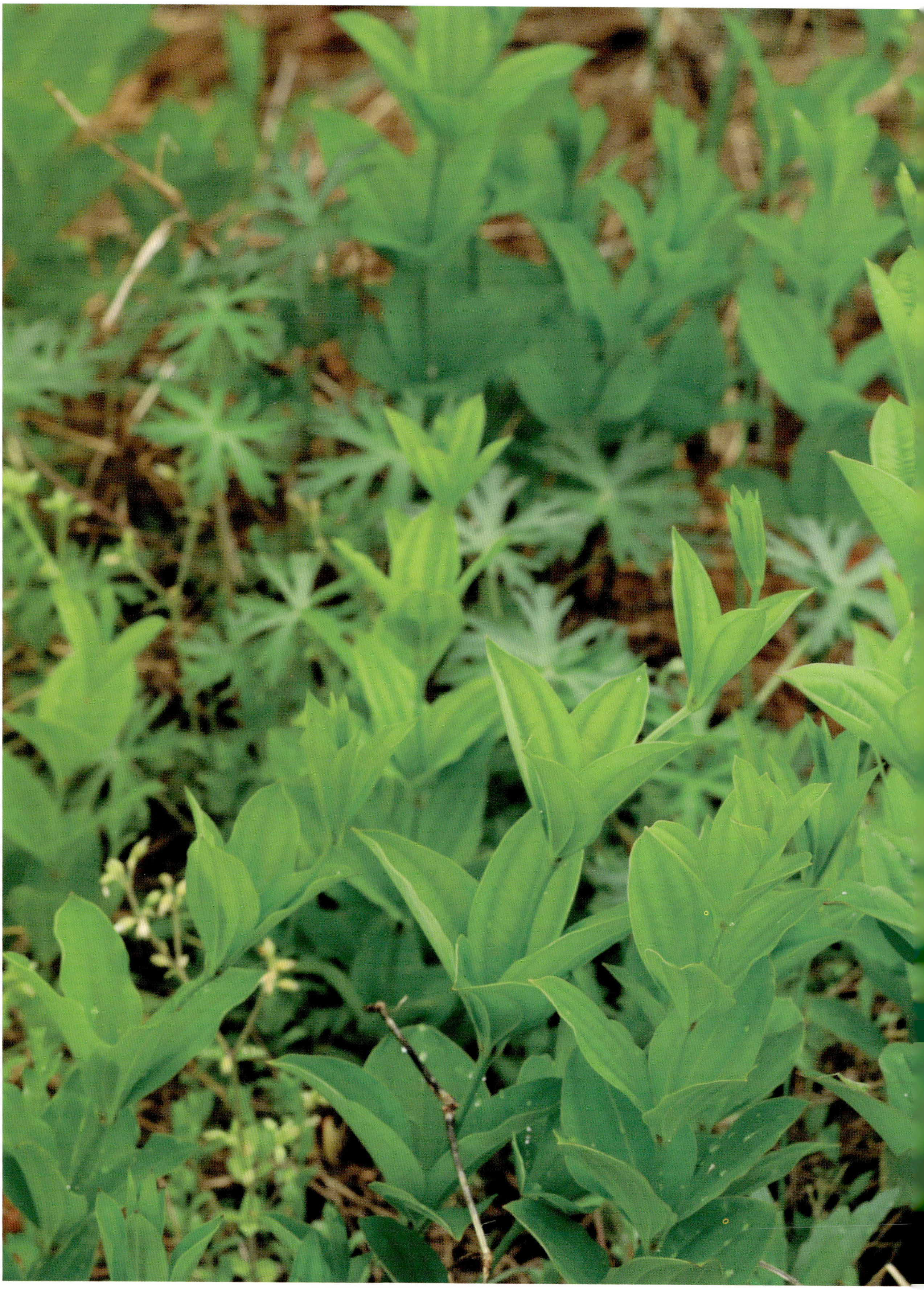

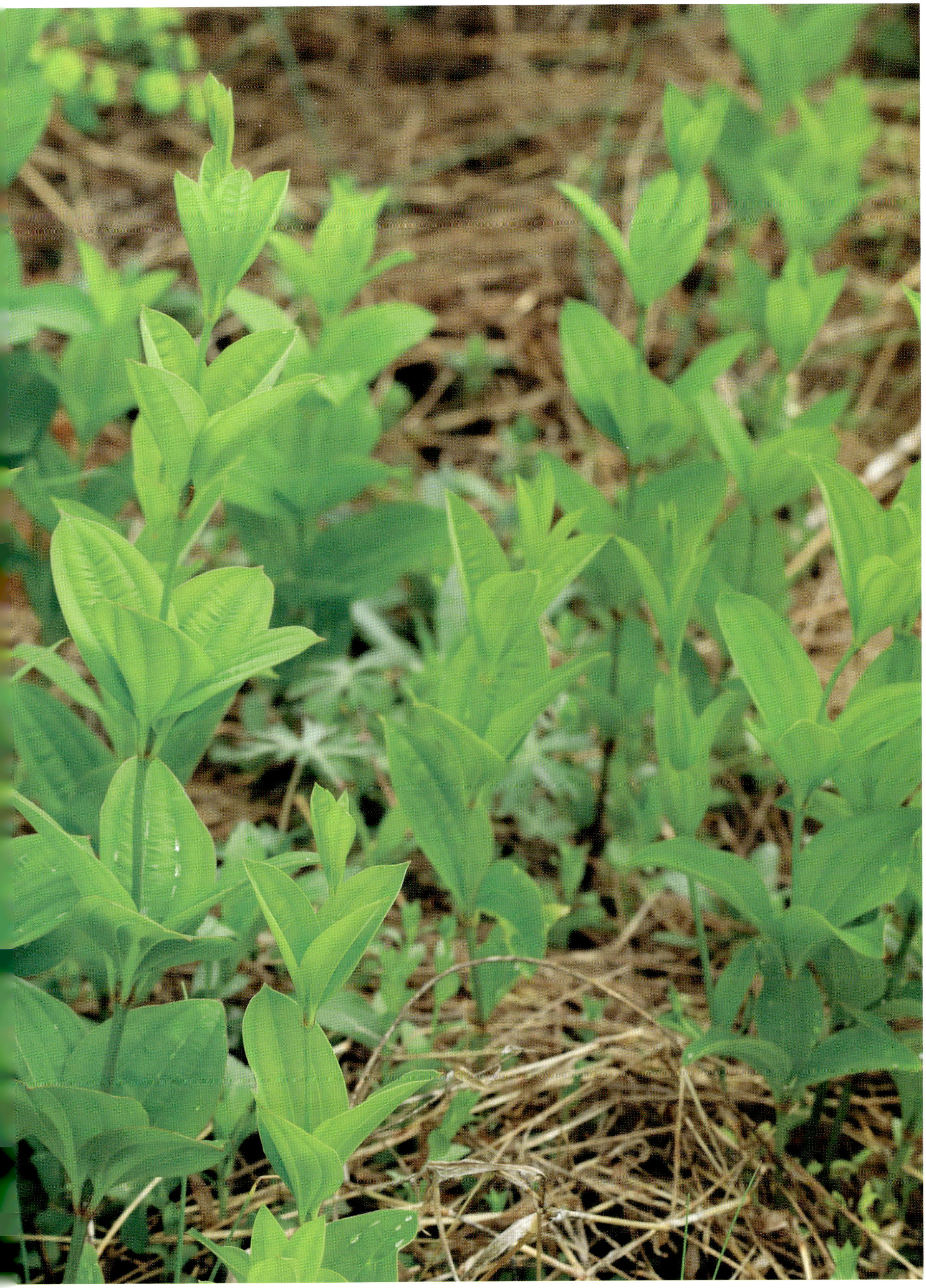

直立百部

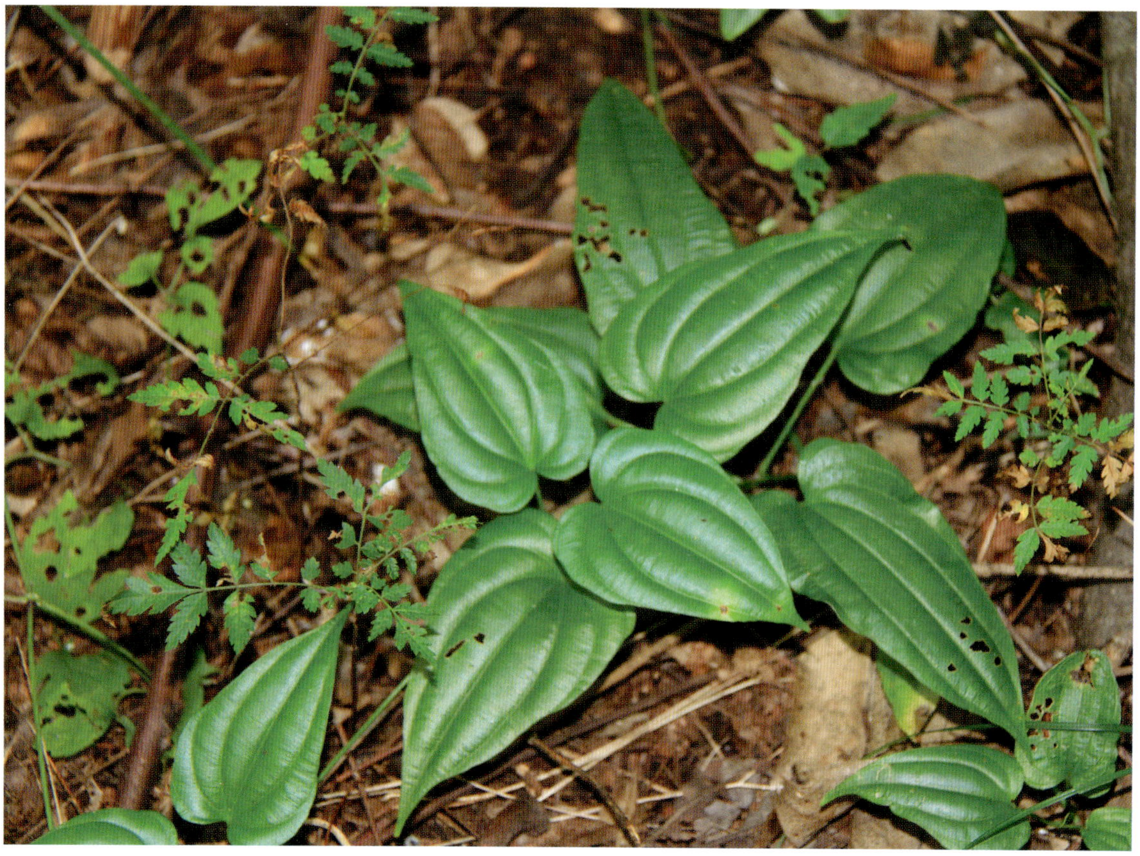

蔓生百部

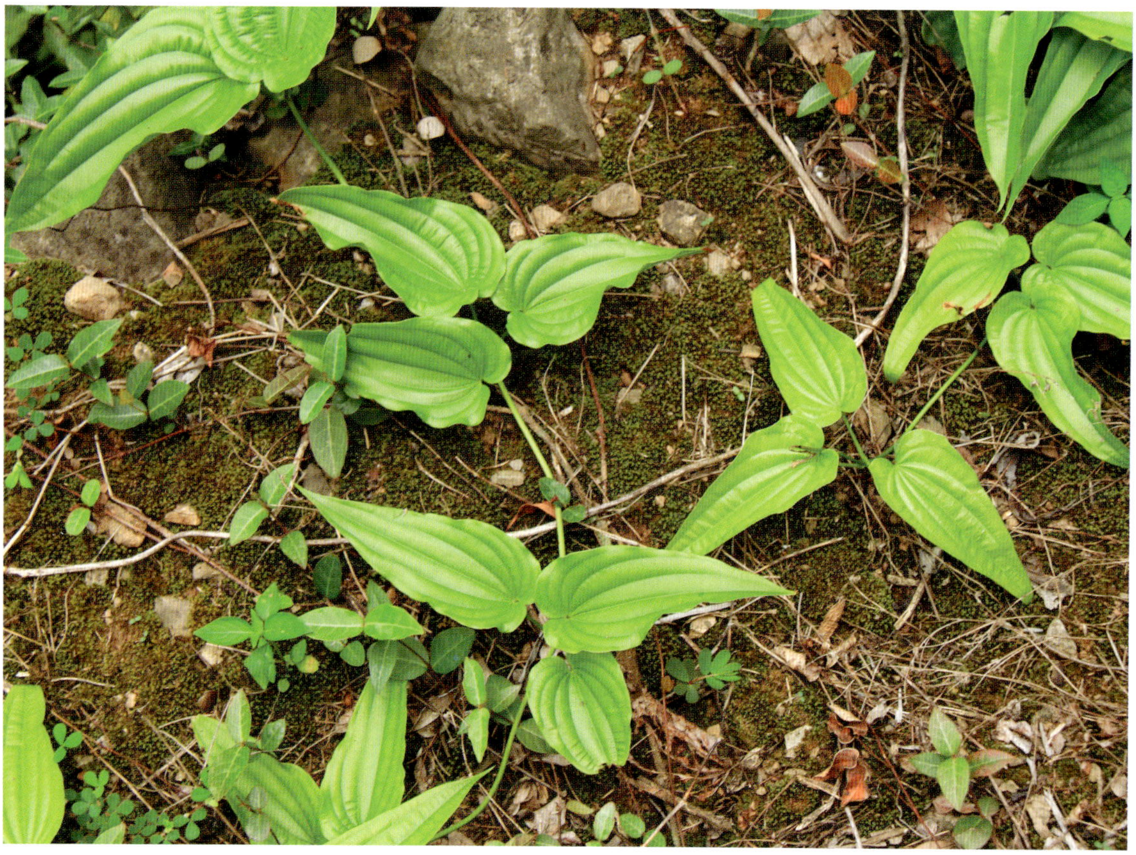

蔓生百部

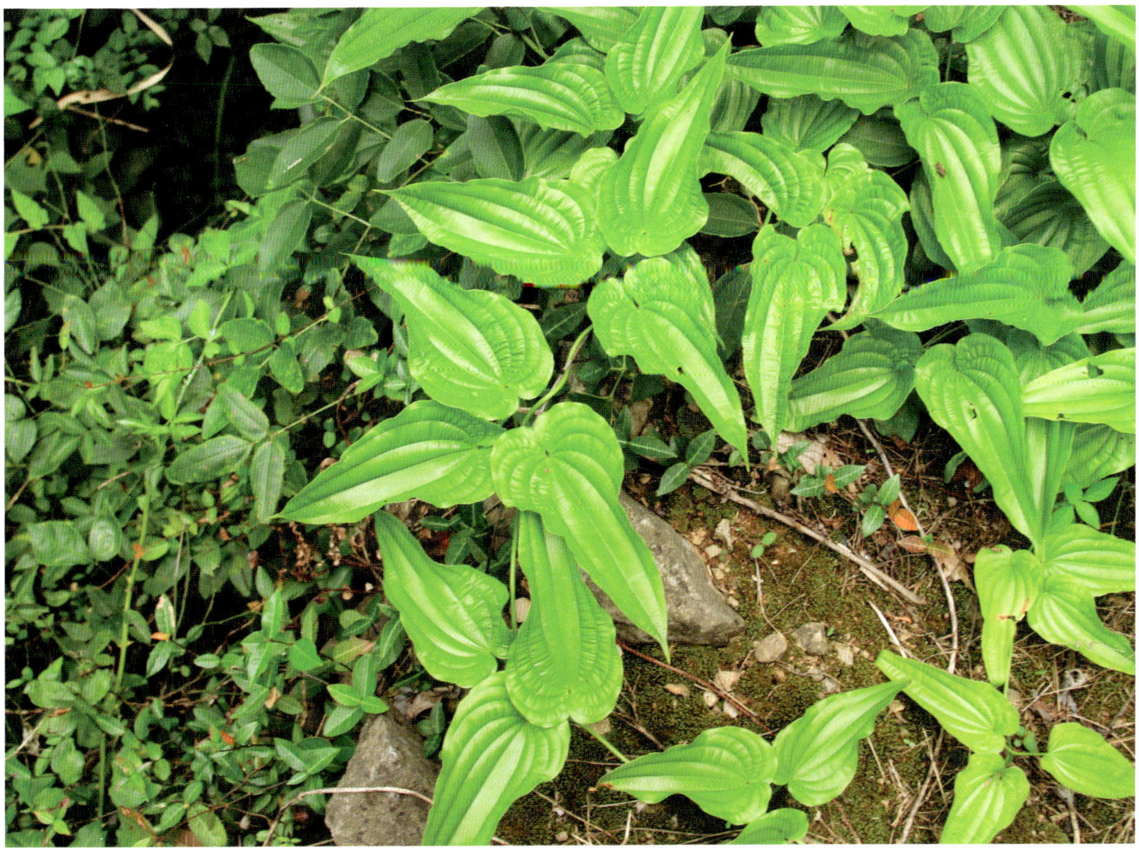

蔓生百部

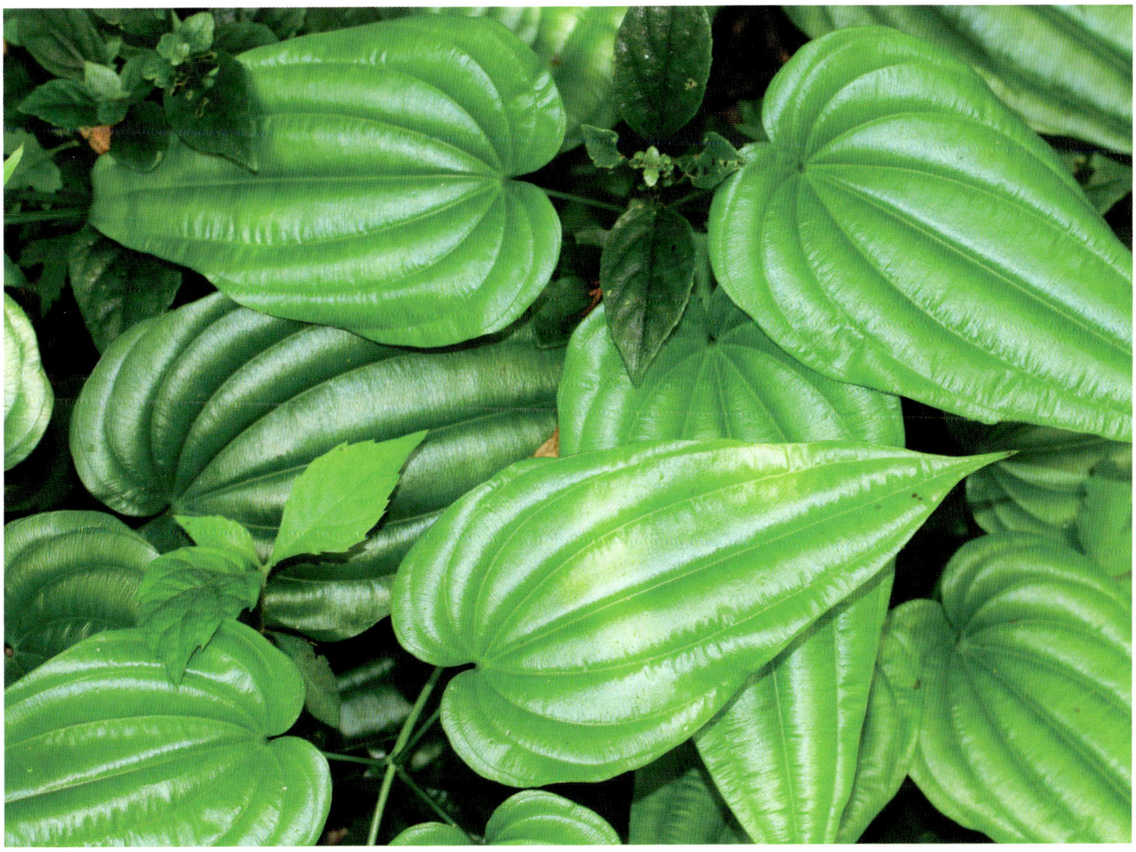

蔓生百部

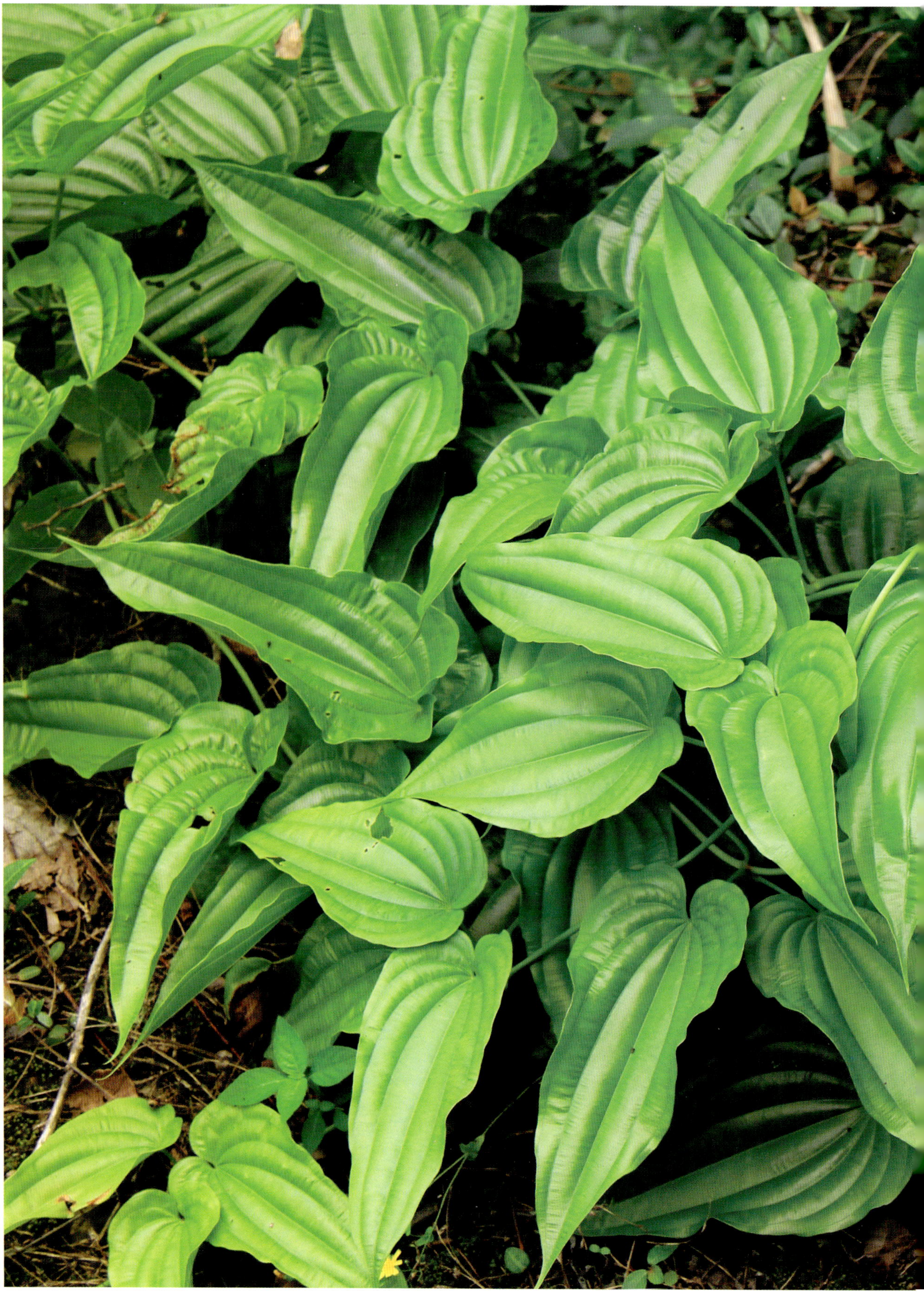

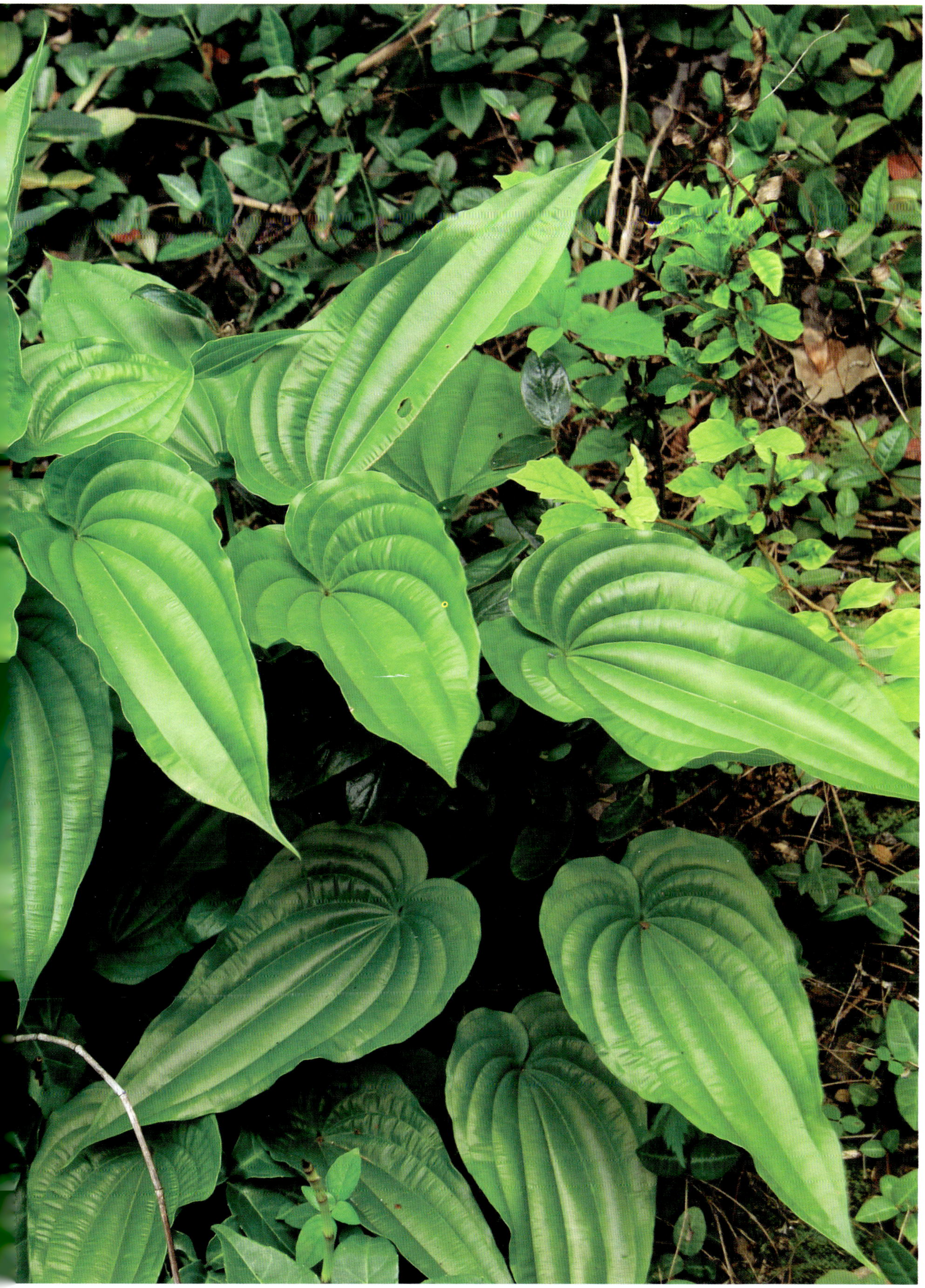

蔓生百部

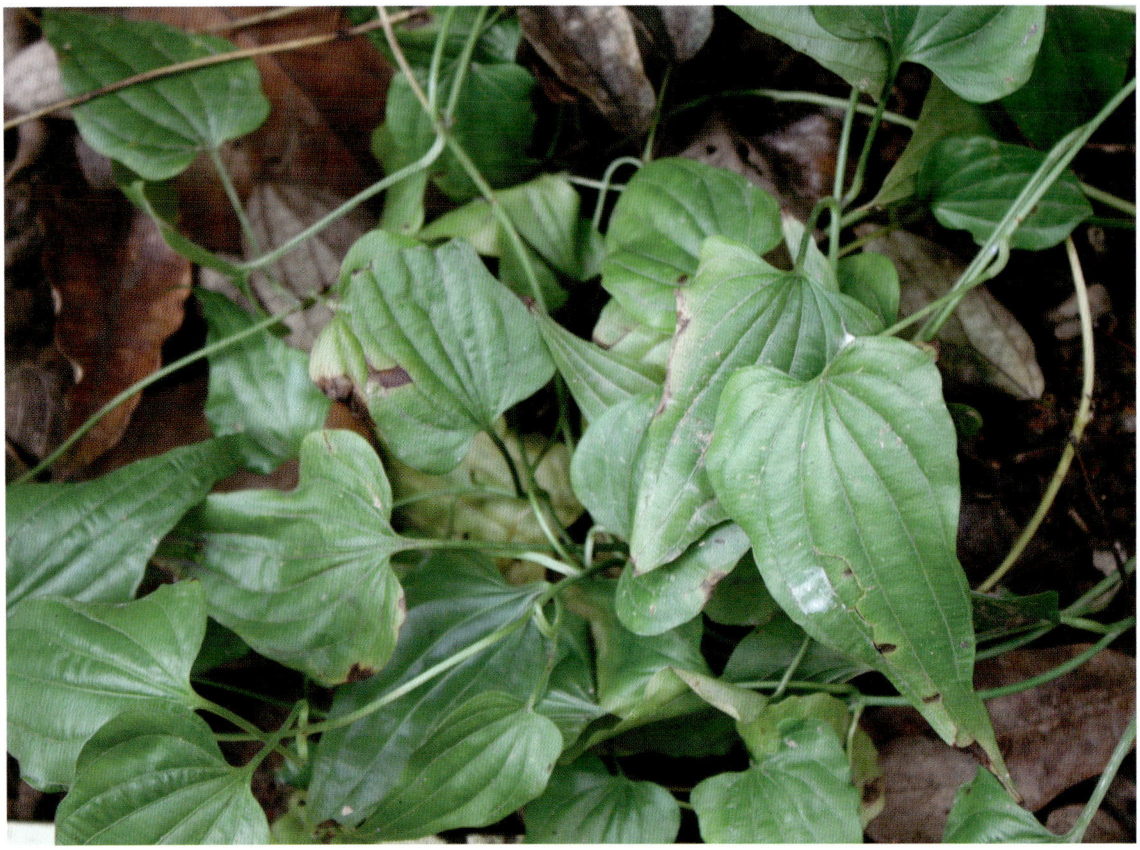

蔓生百部

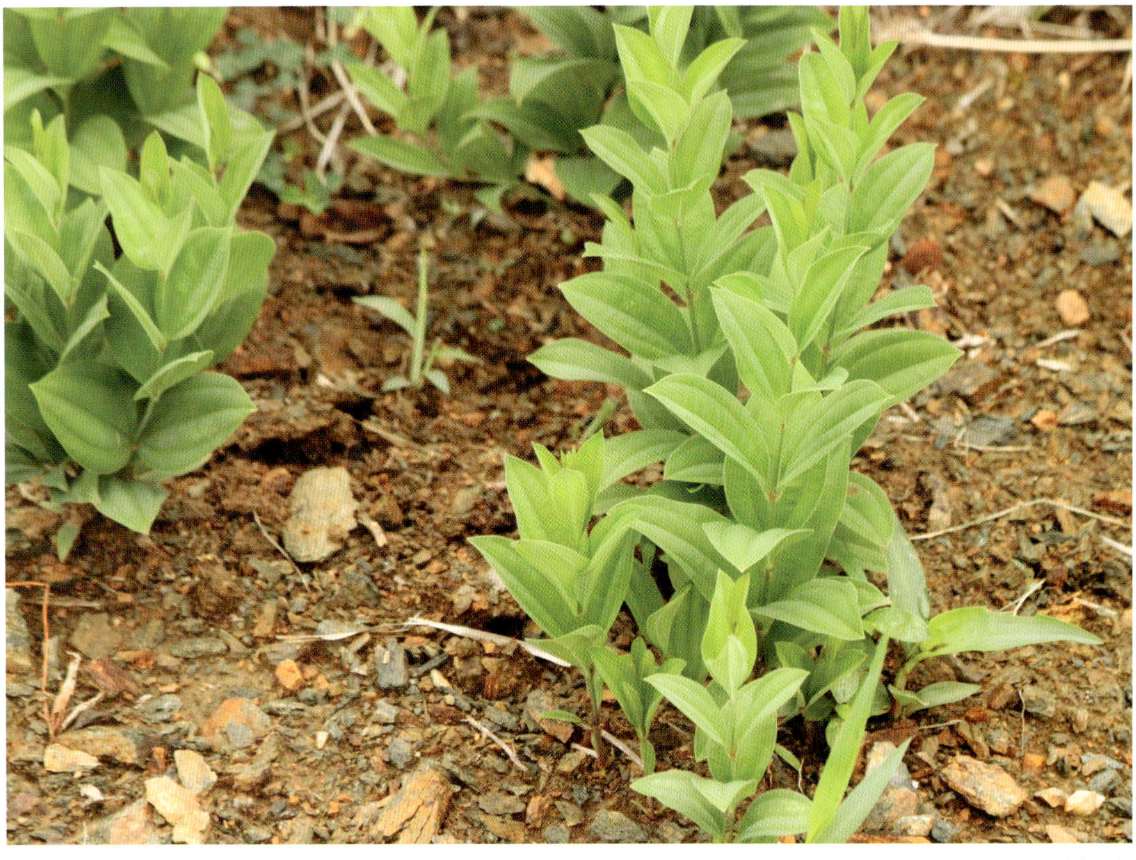

对叶百部

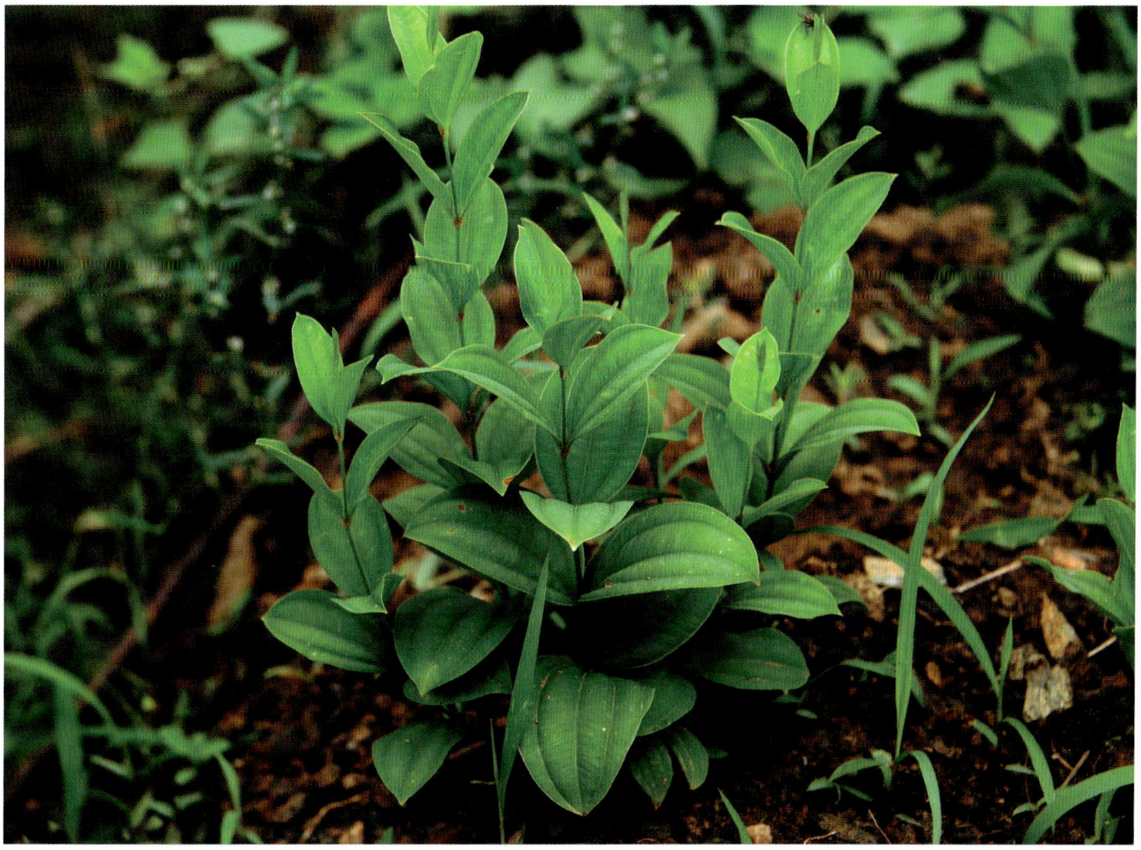

对叶百部

生境分布

生长于向阳的灌木林下。分布于山东、安徽、江苏、浙江、福建、江西、湖南、湖北、四川、陕西、河南、台湾、广东、广西、贵州、云南等省区。

采收加工

春、秋二季采挖，除去须根，洗净，置沸水中略烫或蒸至无白心，取出晒干，切厚片生用，或蜜炙用。

药材鉴别

1. 直立百部　呈纺锤形，上端较细长，皱缩弯曲，长 5 ~ 12 cm，直径 0.5 ~ 1 cm。表面黄白色或淡棕黄色，有不规则深纵沟，间或有横皱纹。质脆，易折断，断面平坦，角质样，淡黄棕色或黄白色，皮部较宽，中柱扁缩。气微，味甘、苦。

2. 蔓生百部　两端稍狭细，表面多不规则皱褶及横皱纹。

3. 对叶百部　呈长纺锤形或长条形，长 8 ~ 24 cm，直径 0.8 ~ 2 cm。表面浅黄棕色至灰棕色，具浅纵皱纹或不规则纵槽。质坚实，断面黄白色至暗棕色，中柱较大。髓部类白色。

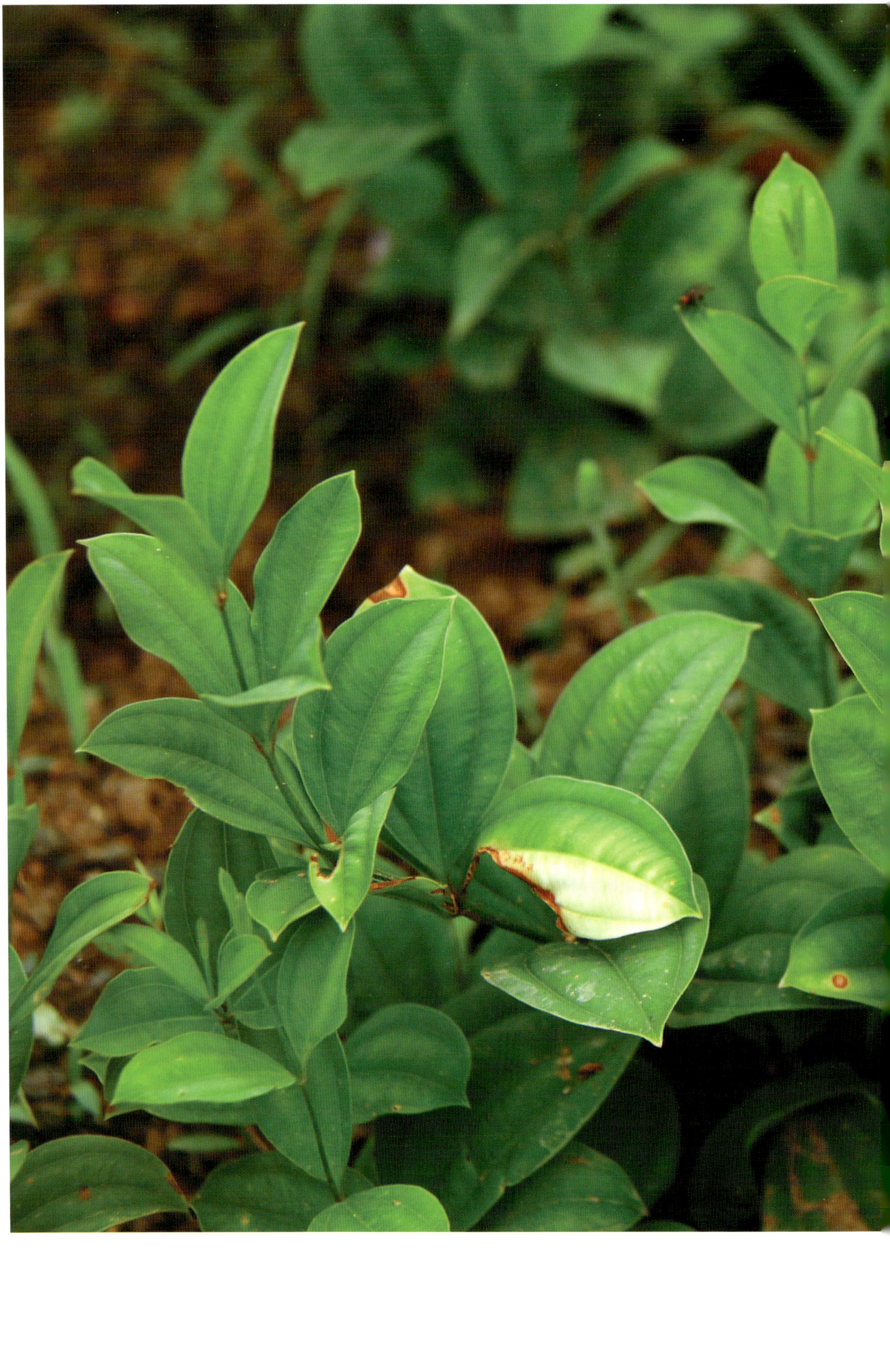

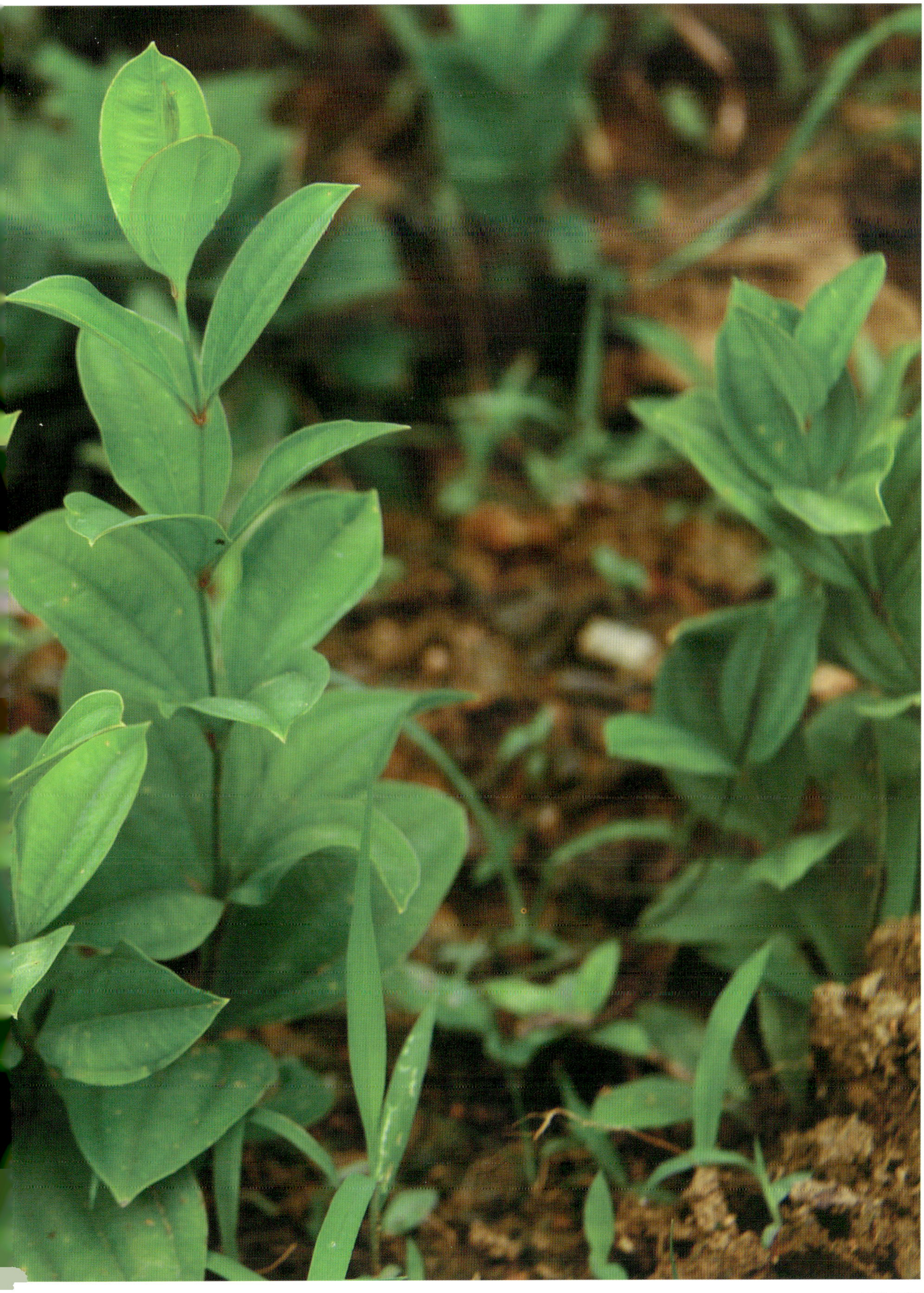

对叶百部

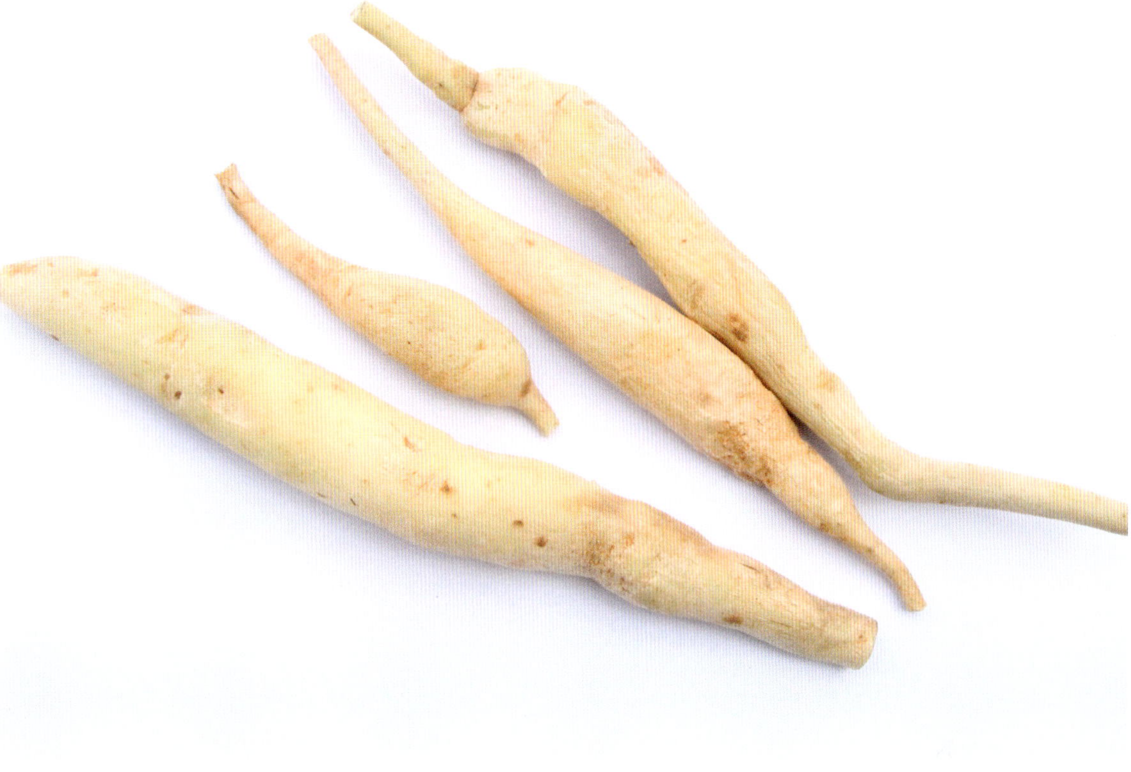

对叶百部药材

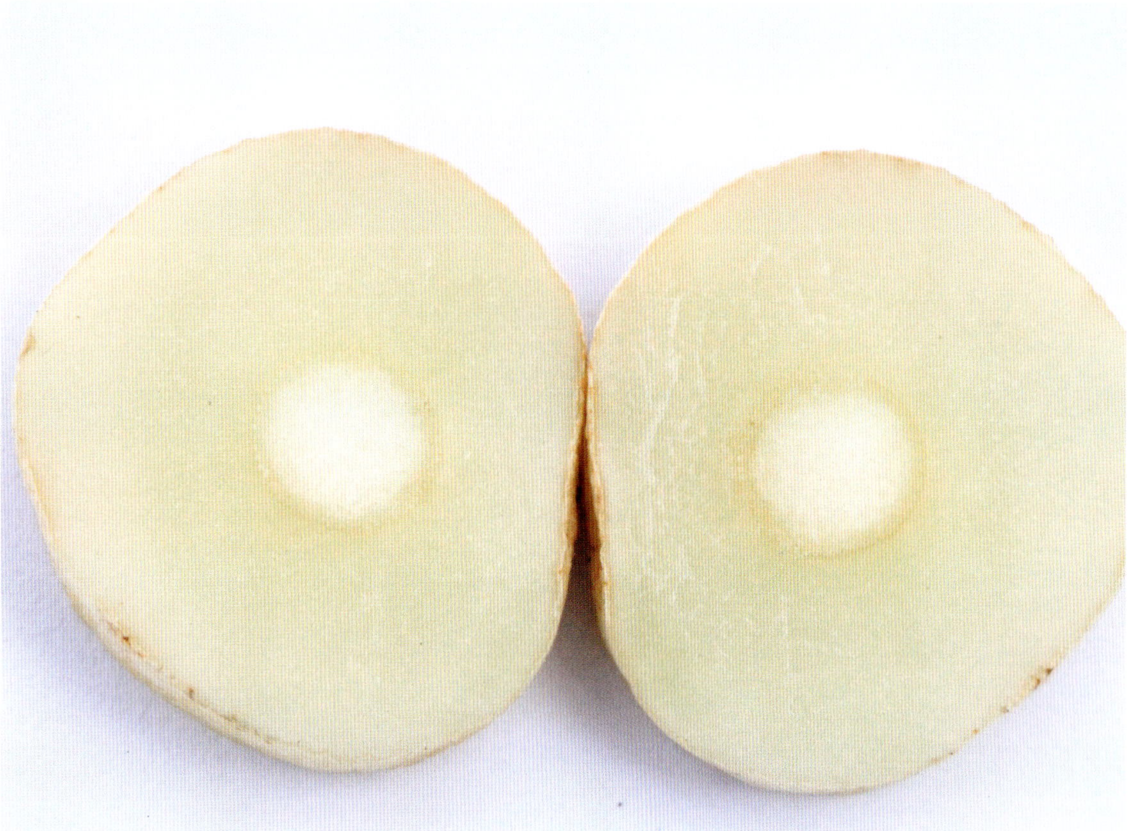

对叶百部药材

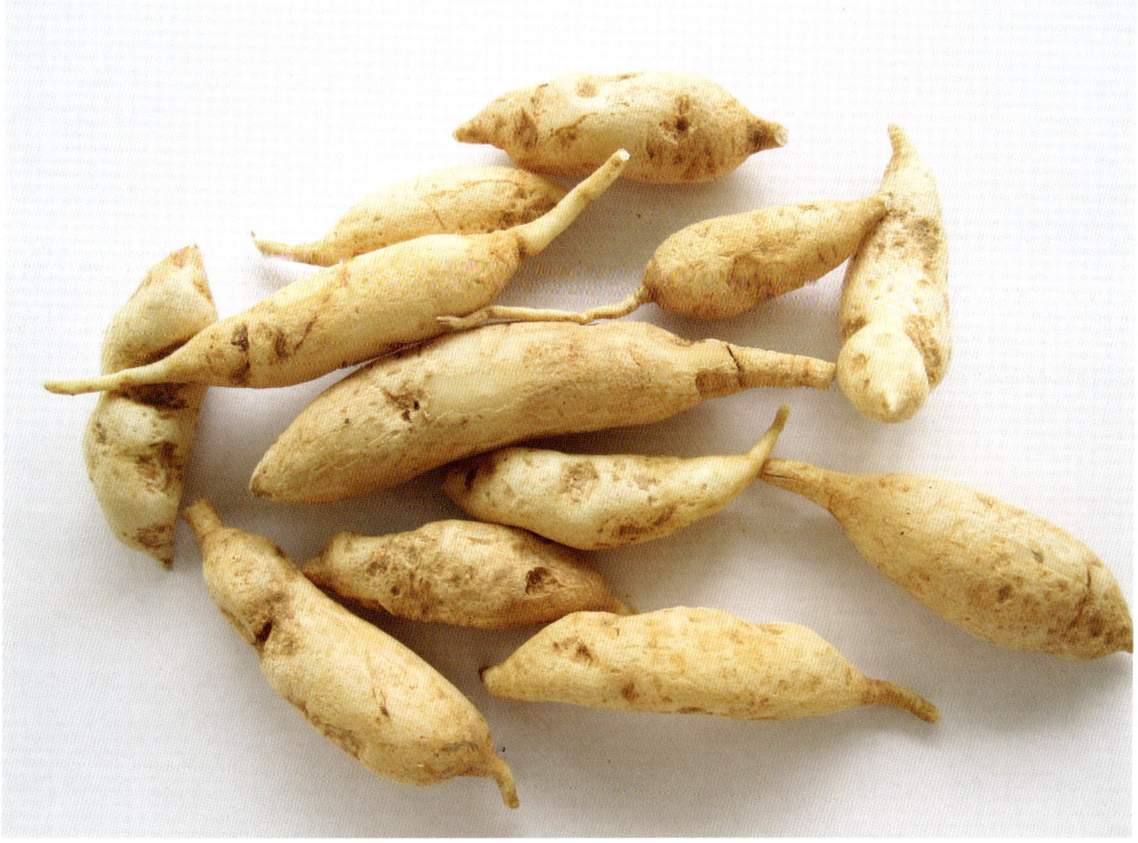

百部药材

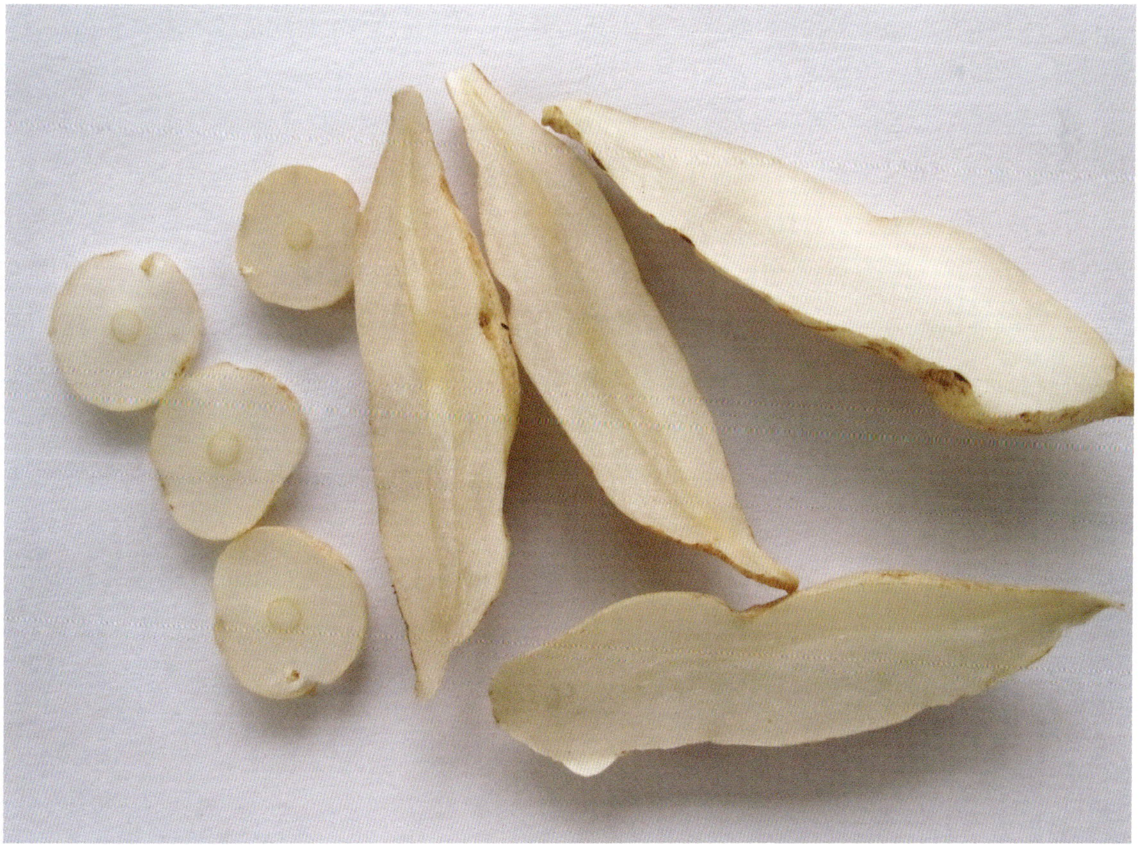

百部药材

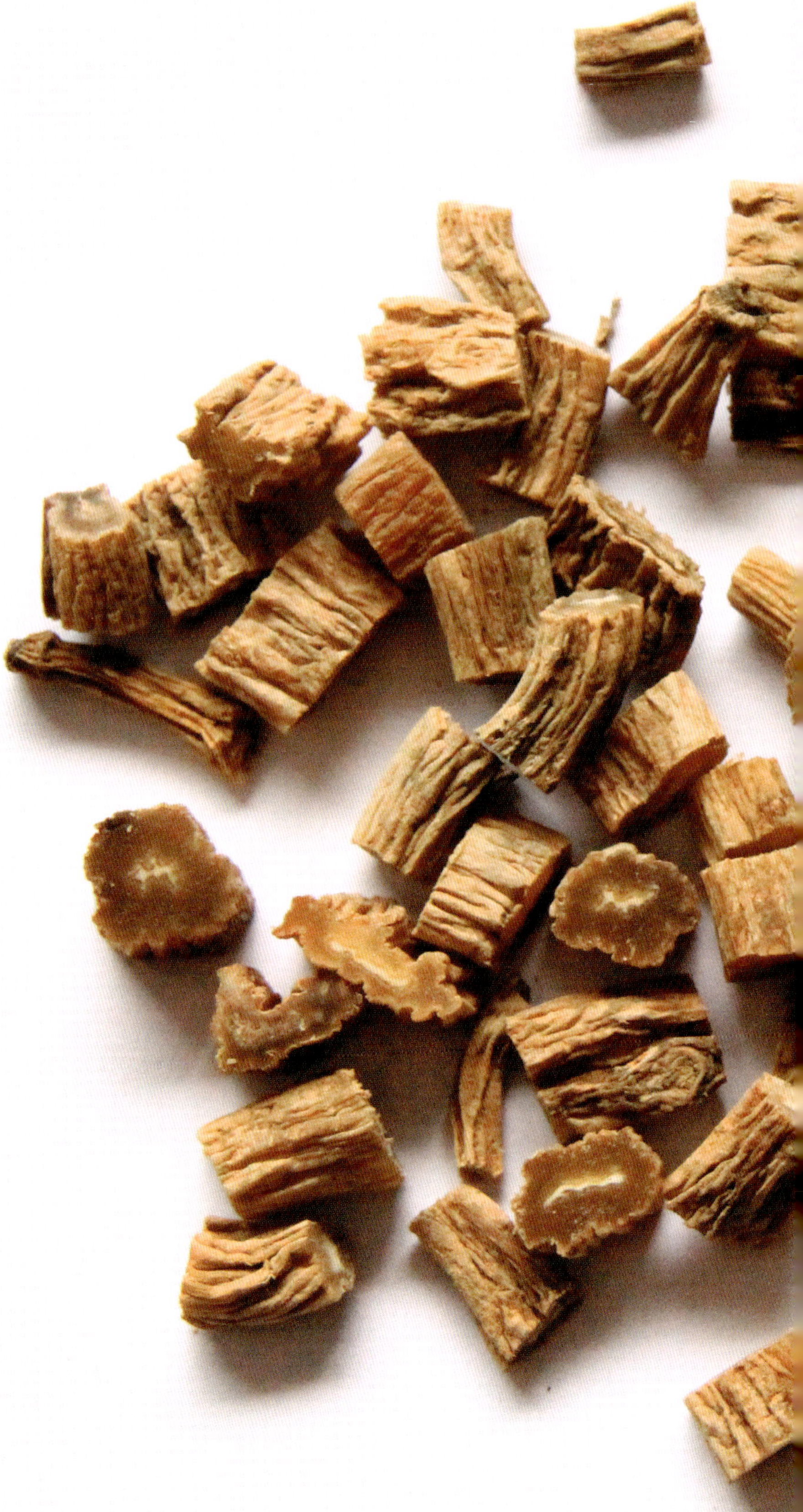

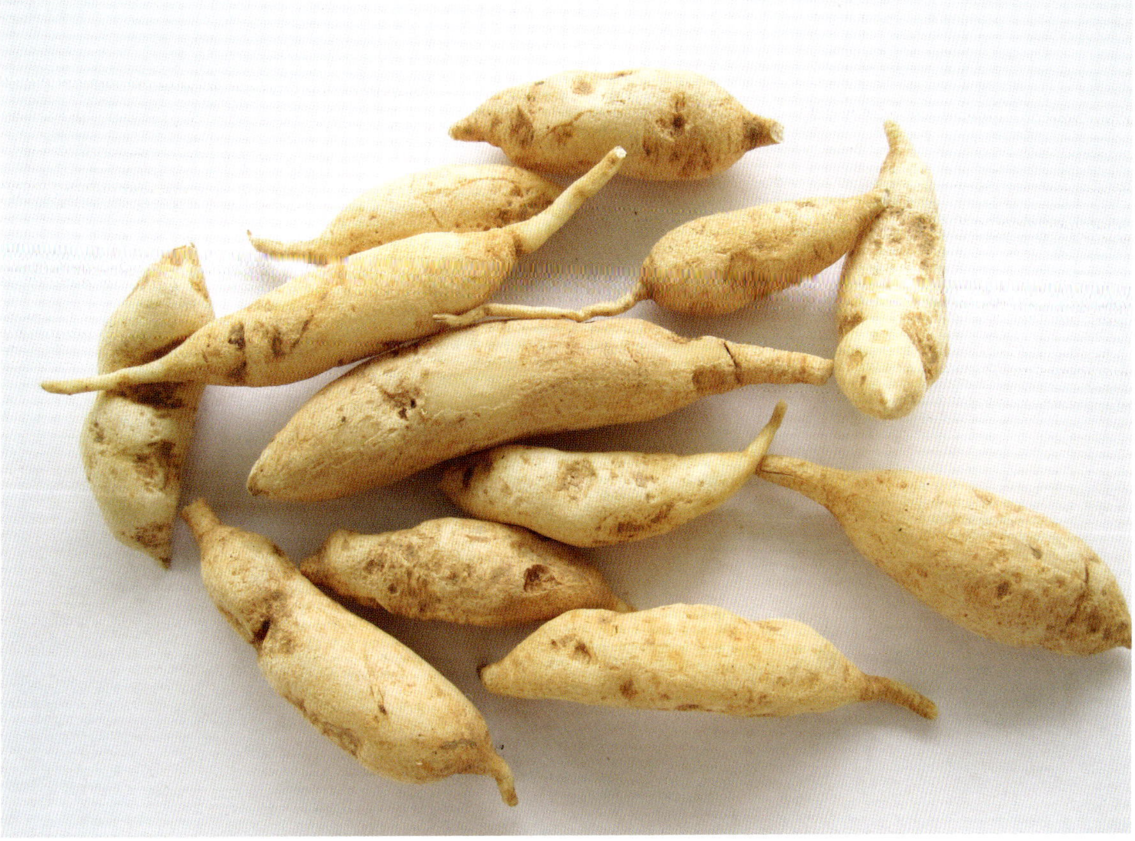

百部药材

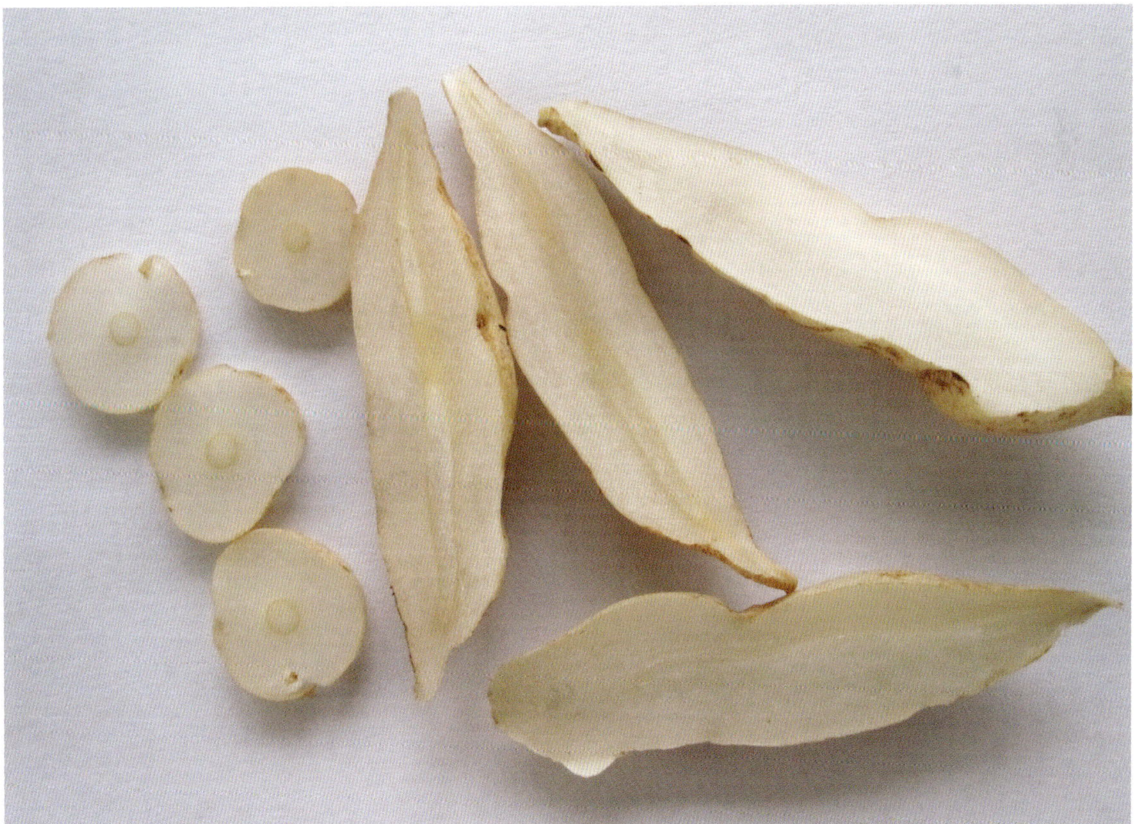

百部药材

功效主治

润肺下气止咳，杀虫。主治久咳嗽，肺痨咳嗽，百日咳。外用于头虱，体虱，蛲虫病，阴部骚痒。蜜百部润肺止咳，用于阴虚劳嗽。

用法用量

内服：10 ~ 30 g，煎汤；或研末，作丸、散服，每服3 ~ 6 g。外用：适量，煎水洗。

民族药方

1. 肺痨（肺结核） 百部、夏枯草、麦冬、十大功劳、岩茶、冬青各15 g，黄芩、胡颓叶、紫苏叶、甘草各10 g，天冬30 g，红糖50 g。水煎服。

2. 干疙痨，皮肤湿疹 百部、烟梗各15 g，苦参、苦楝皮各30 g。煎水外洗或浸洗。

3. 过敏性皮炎 百部、何首乌、生地黄、当归、赤芍、苦参、蛇床子各20 g，花椒10 g。用纱布包好，放入盆内水煎煮20分钟，加雄黄、冰片各3 g，5分钟后捞出纱布包，熏洗患处15 ~ 20分钟，每日1剂，每日洗2次。

4. 荨麻疹 百部、苦参各20 g，蛇床子30 g，川椒、艾叶、白矾各10 g。除白矾外，余药水煎2次，混合后将白矾放入烊化，趁热熏洗患处，每次20分钟，每日1次，每晚临睡时用药最好。

5. 白癜风 百部15 g，蛇床子10 g，雄黄、硫黄、熟附子各6 g。共研细末，以食醋调匀涂搽患处，每日2次，连用2个月。

6. 阴道炎 百部、苦参各20 g，五倍子、明矾、花椒各20 g。水煎1500 mL左右，先熏后洗。每日1剂，早晚各1次，每次20分钟，7日为1个疗程。

7. 皮肤瘙痒症 百部30 g。用75%乙醇100 mL浸泡，7日后去渣备用，外涂患处。

8. 百日咳 百部250 g，蜂蜜适量。百部研细末，加炼蜜制丸，梧桐子大，每日3次，1岁以下每次3 ~ 5丸，2 ~ 4岁每次10 ~ 15丸，5 ~ 8岁每次20 ~ 30丸，开水送服。

9. 肺痨咳嗽 百部500 g。加水4000 mL煎膏，每次1匙，每日2次，连服15日。

10. 慢性咽喉炎 百部500 g，蜂蜜适量。将百部加水煎3次，取汁浓缩，加蜂蜜收膏，每次1汤匙，每日2 ~ 3次，开水送服。

11. 慢性支气管炎 百部20 g。水煎2次到60 mL，每次20 mL，每日3次。

12. 酒糟鼻 百部50 g，95%乙醇100 mL。将百部瓶装，加乙醇浸泡10日，每日用棉签蘸搽患处3次，连续使用1个月以上。

使用注意

易伤胃滑肠，脾虚便溏者慎服。

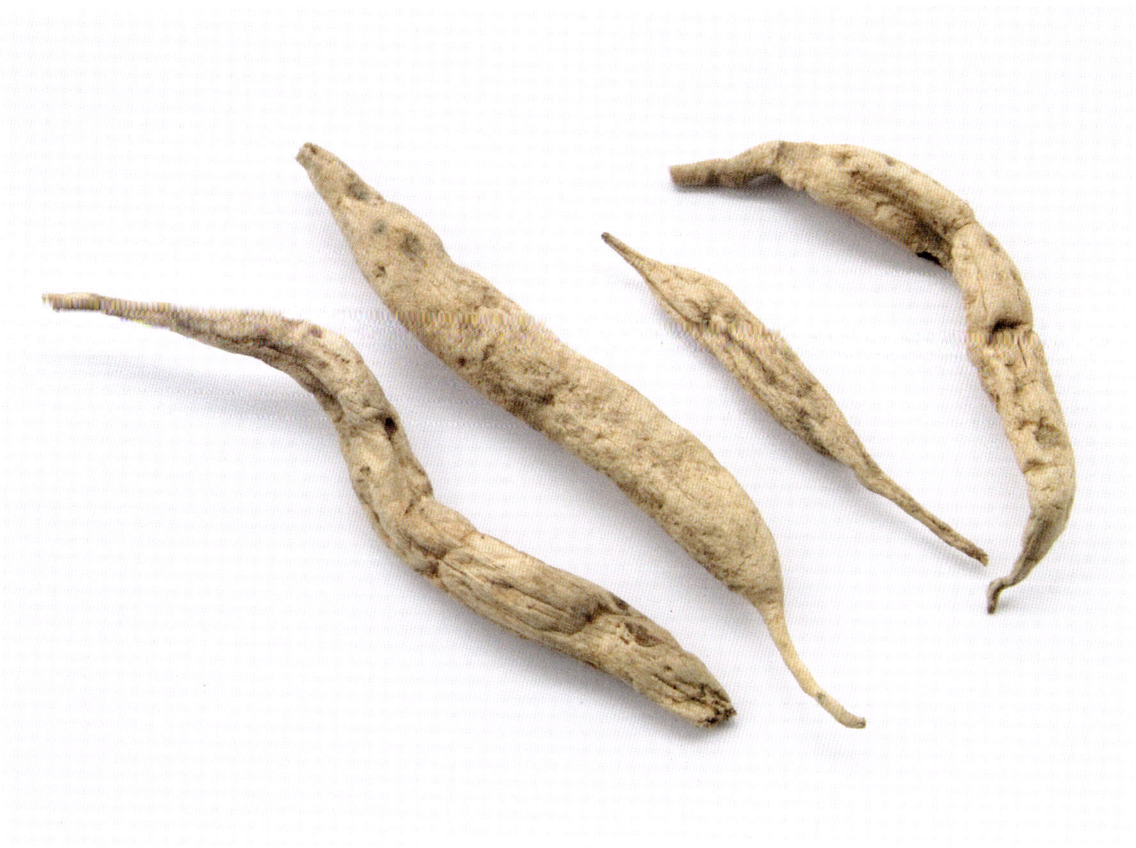

百部药材

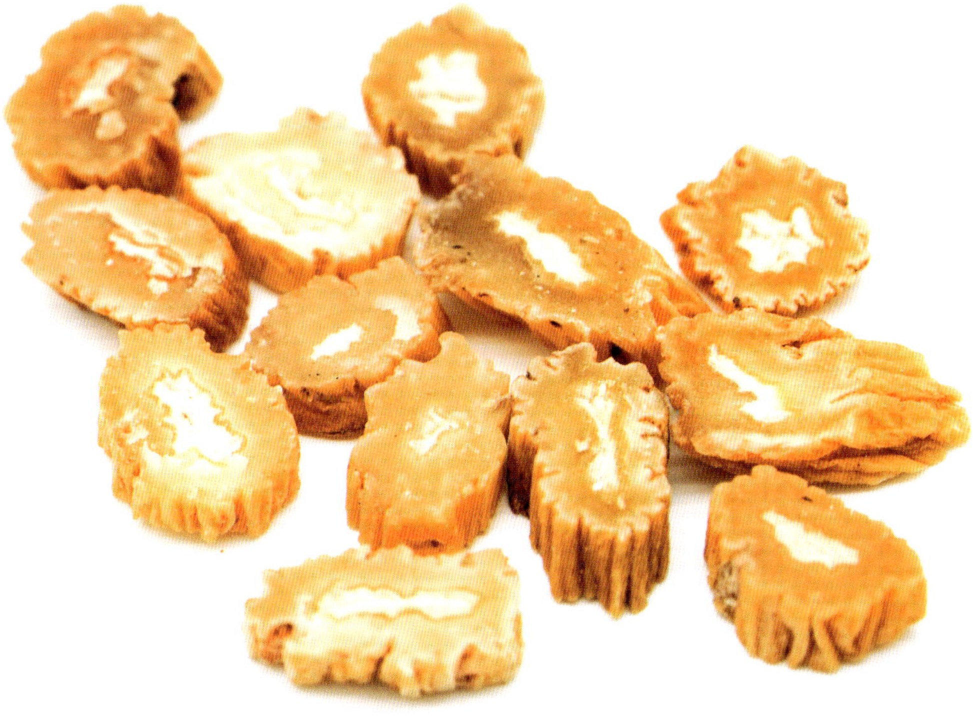

百部药材

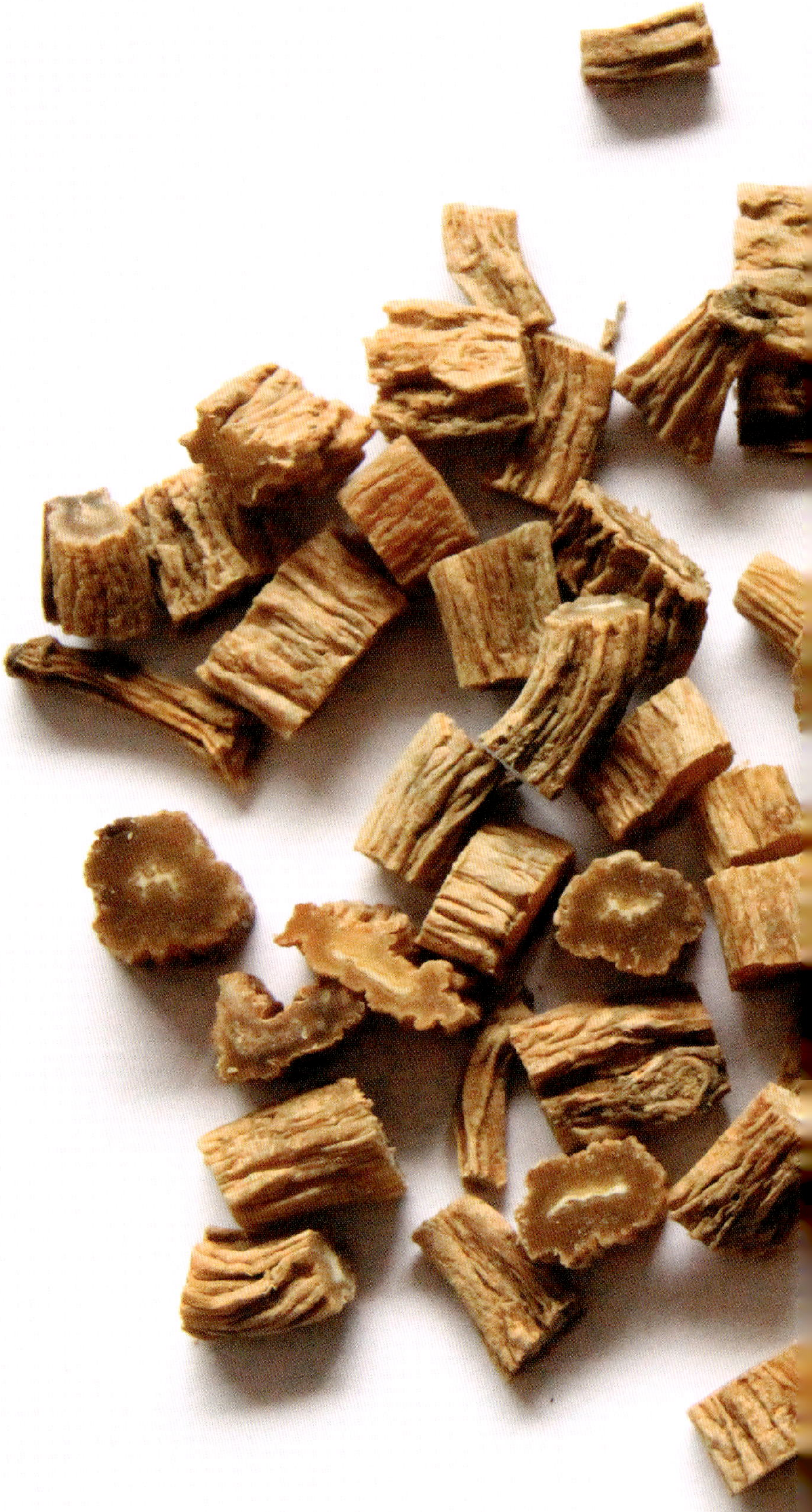

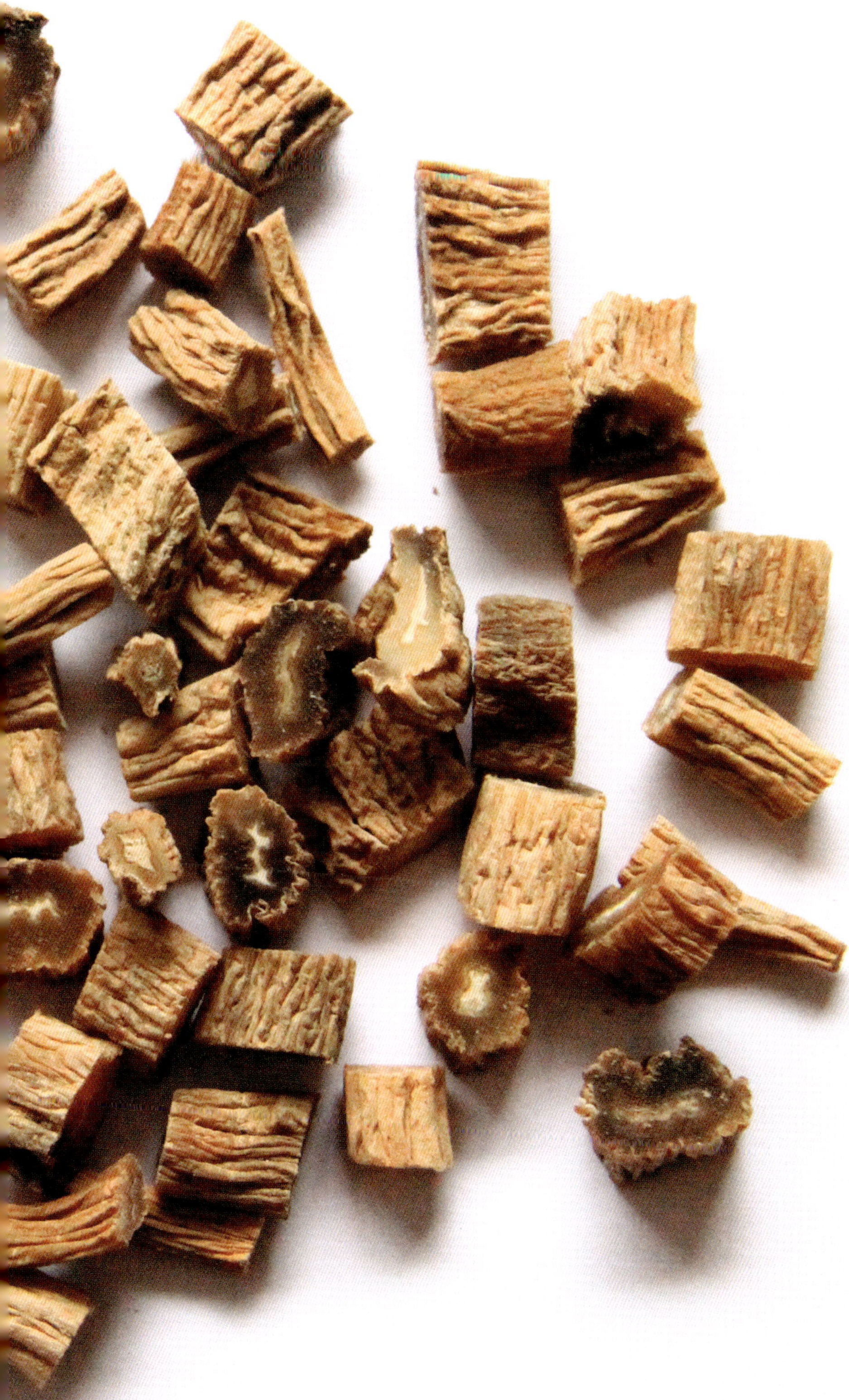

百部饮片

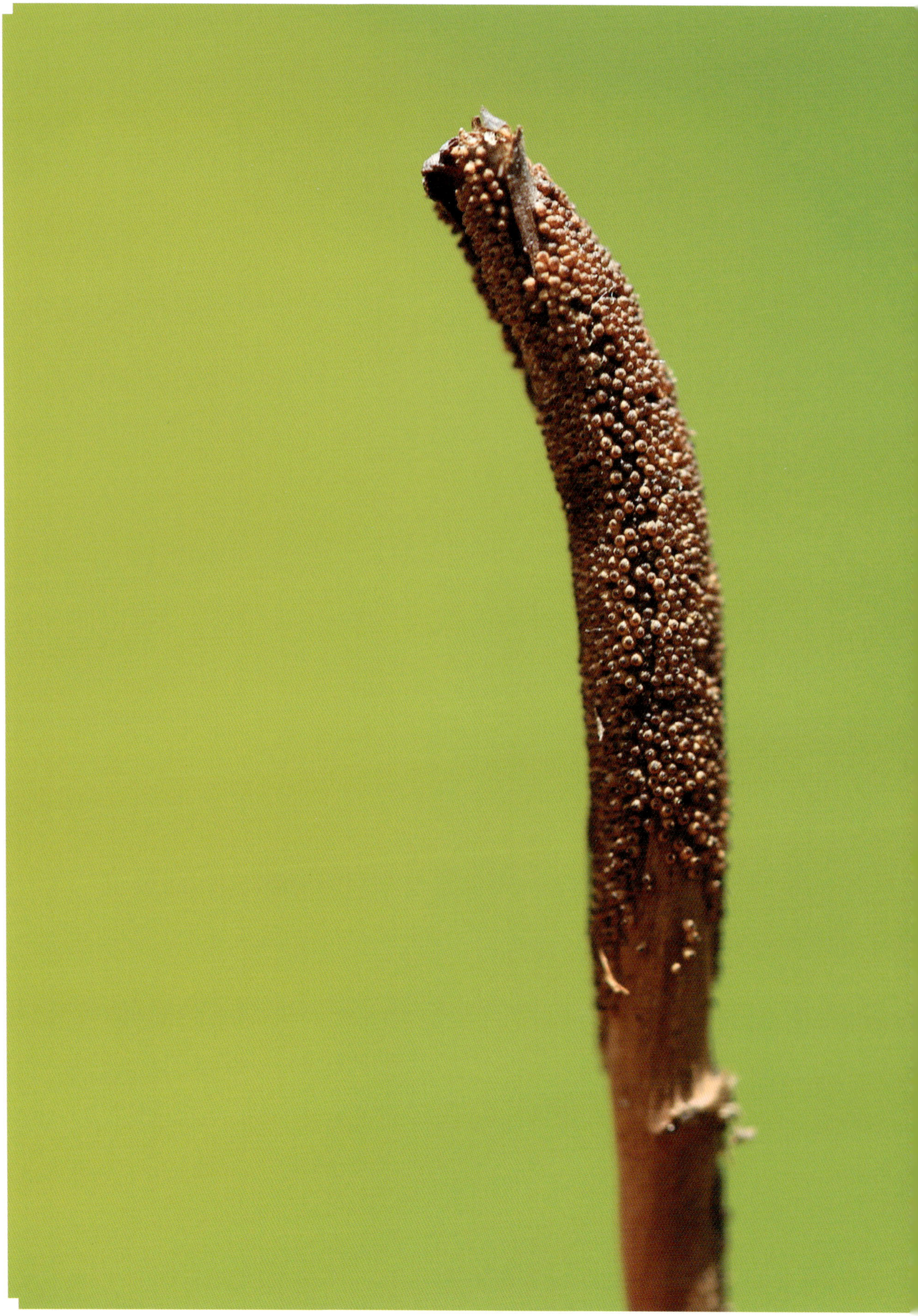

冬虫夏草

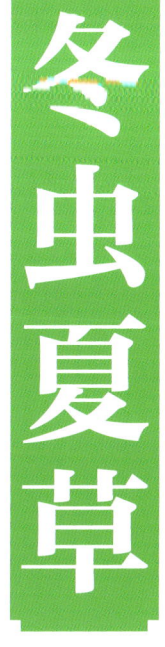

【水药名】骂丛。

【别　名】冬虫草、虫草。

【来　源】本品为麦角菌科真菌寄生在蝙蝠蛾科昆虫蝙蝠蛾幼虫尸体的复合体冬虫夏草 *Cordyceps sinensis* (Berk.) Sace 的全体。

【性味归经】味甘、微咸，性温。归肺、肾经。

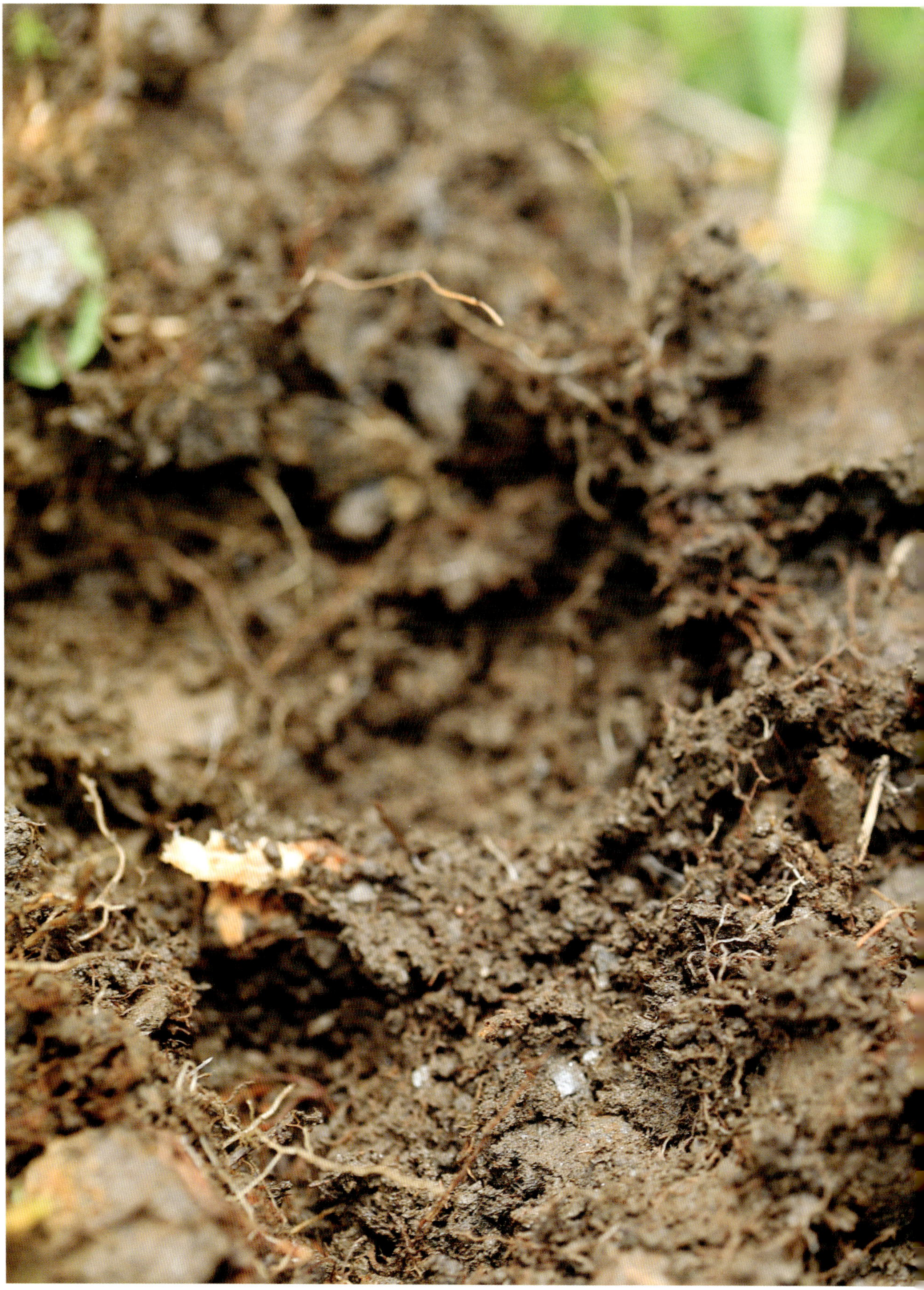

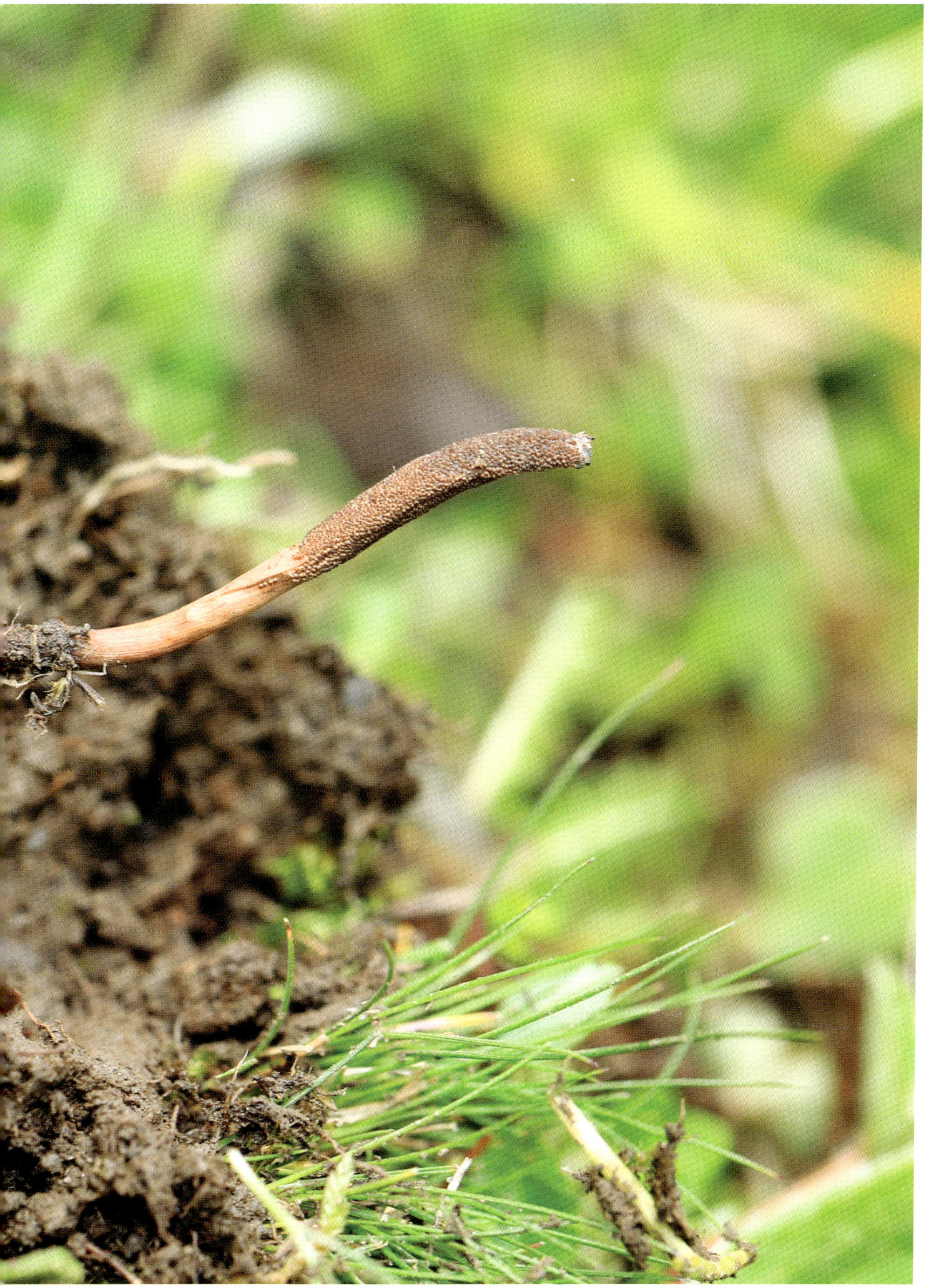

冬虫夏草

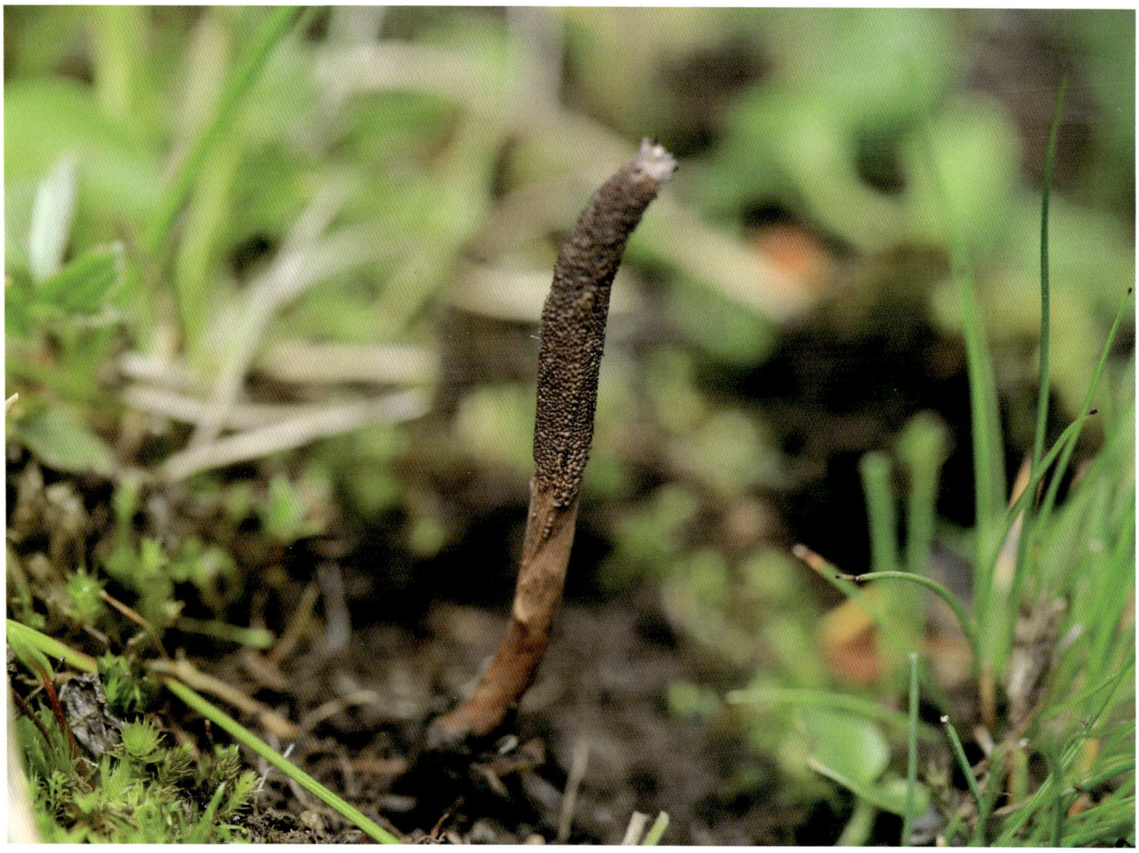

冬虫夏草

识别特征

子囊菌之子座出自寄主幼虫的头部，单生，细长如棒球棍状，长 6 ~ 12 cm；不育柄部长 3 ~ 8 cm，直径 1.5 ~ 4 mm；上部为子座头部，稍膨大，呈圆柱形，长 1.5 ~ 4 cm，褐色，除先端小部外，密生多数子囊壳；子囊壳大部陷入子座中，先端凸出于子座之外，卵形或椭圆形，长 250 ~ 500 um，直径 80 ~ 200 um，每一子囊壳内有多数长条状线形的子囊；每一子囊内有 8 个具有隔膜的子囊孢子。寄主为蝙蝠蛾科昆虫幼虫尸体，冬季菌丝侵入蛰居于土中的幼虫体内，使虫体充满菌丝而死亡。夏季长出子座。

生境分布

生长于高寒凉爽的疏林、草地。分布于四川、云南、贵州、甘肃、青海、西藏等省区。

采收加工

夏初子座出土，孢子未发散时挖取，晒至六七成干，除去似纤维状的附着物及杂质，晒干或低温干燥。

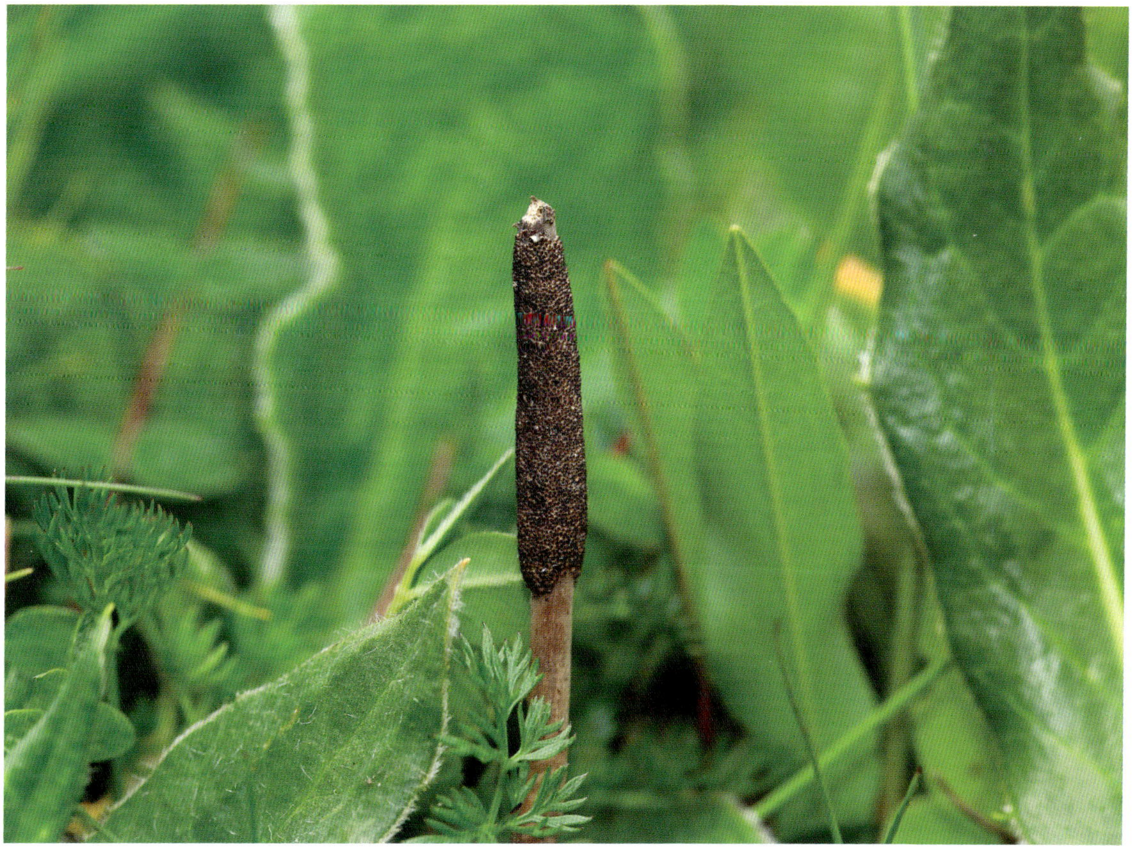

冬虫夏草

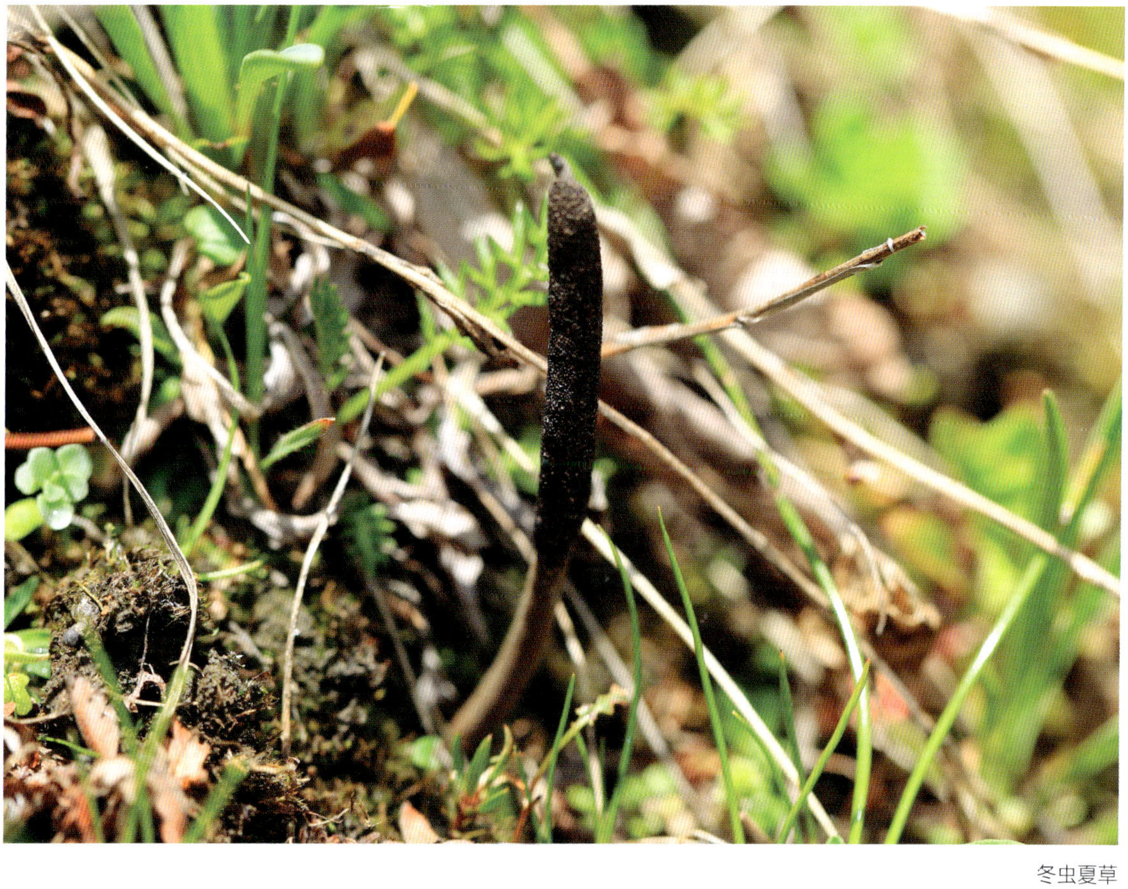

冬虫夏草

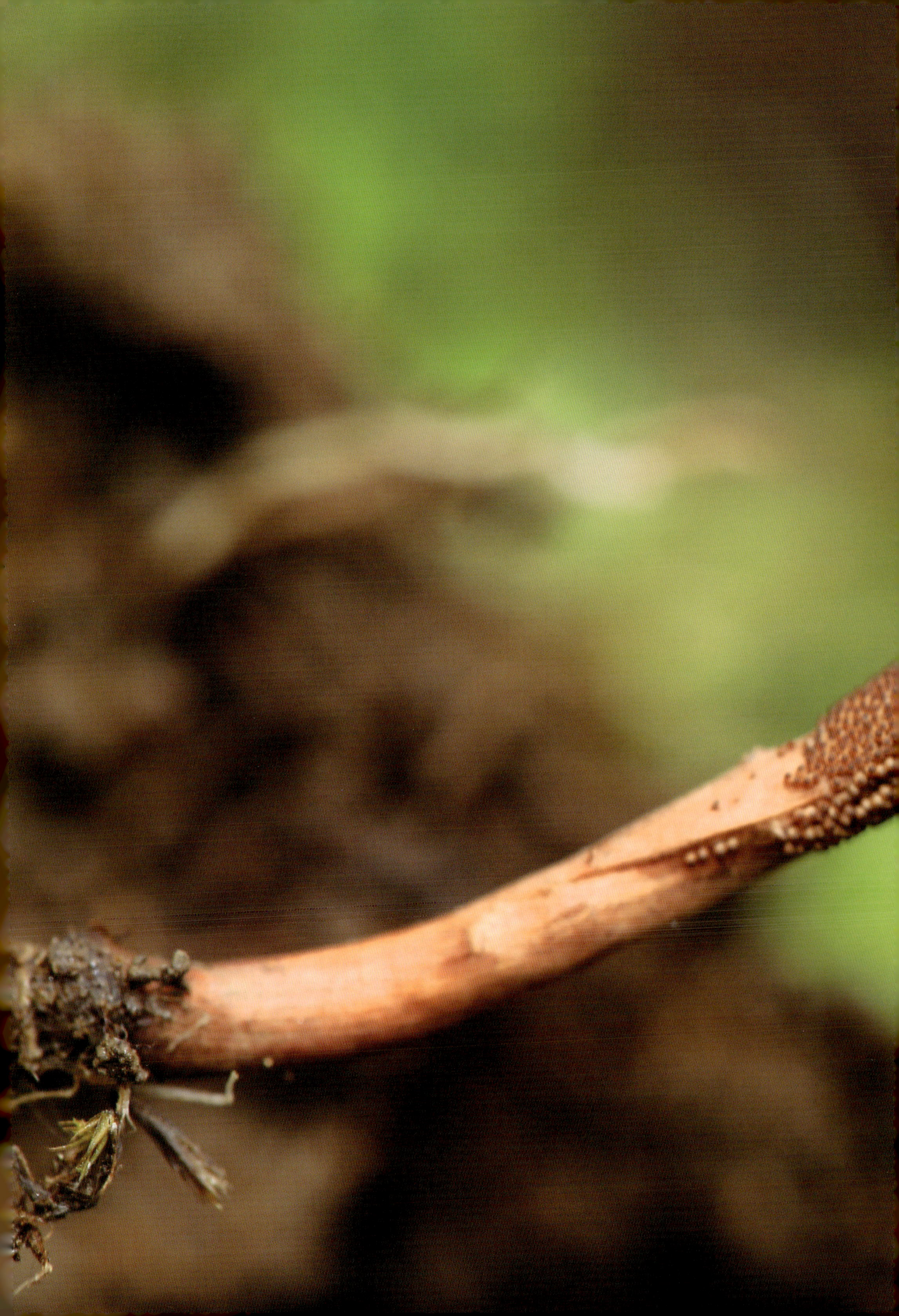

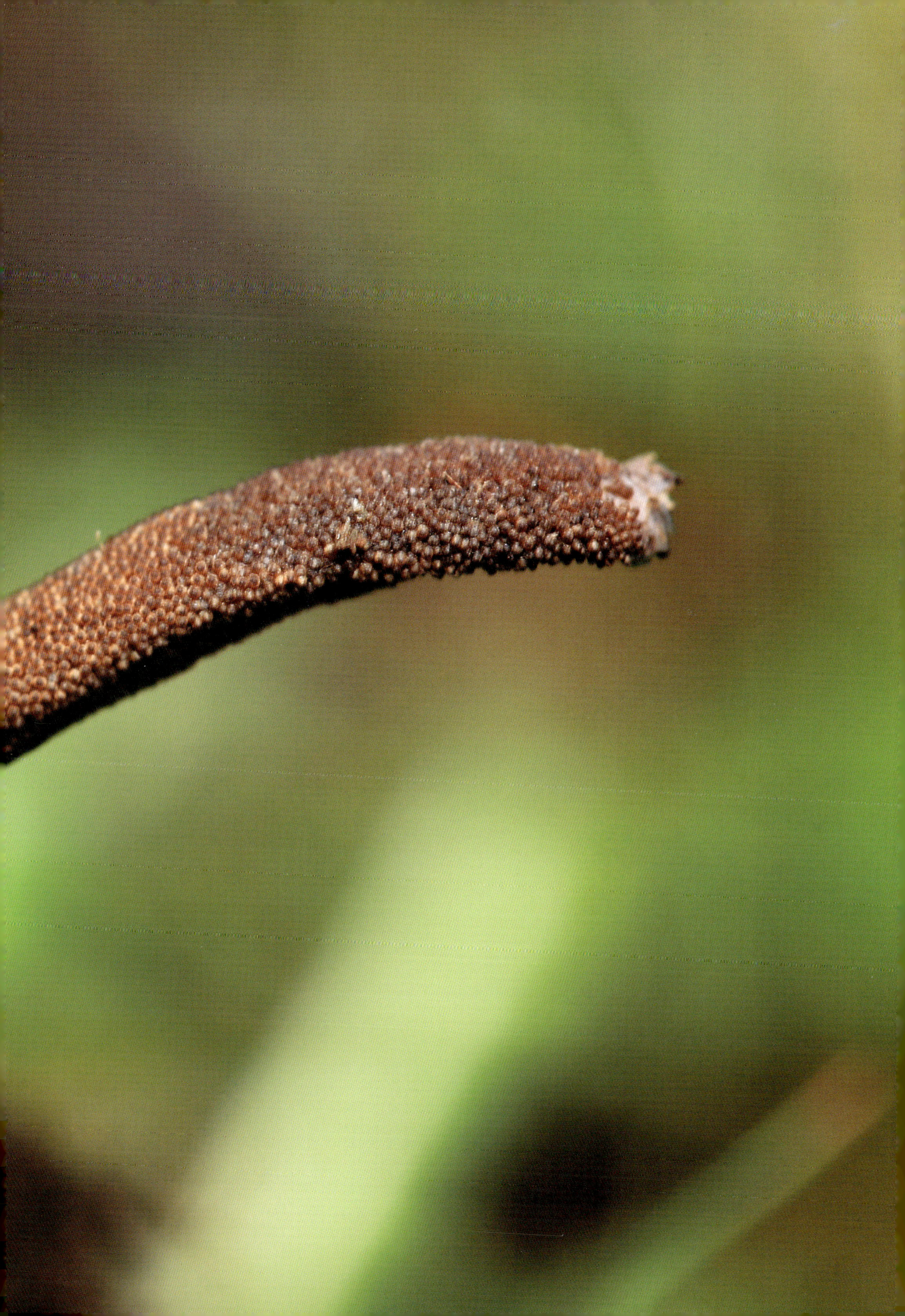

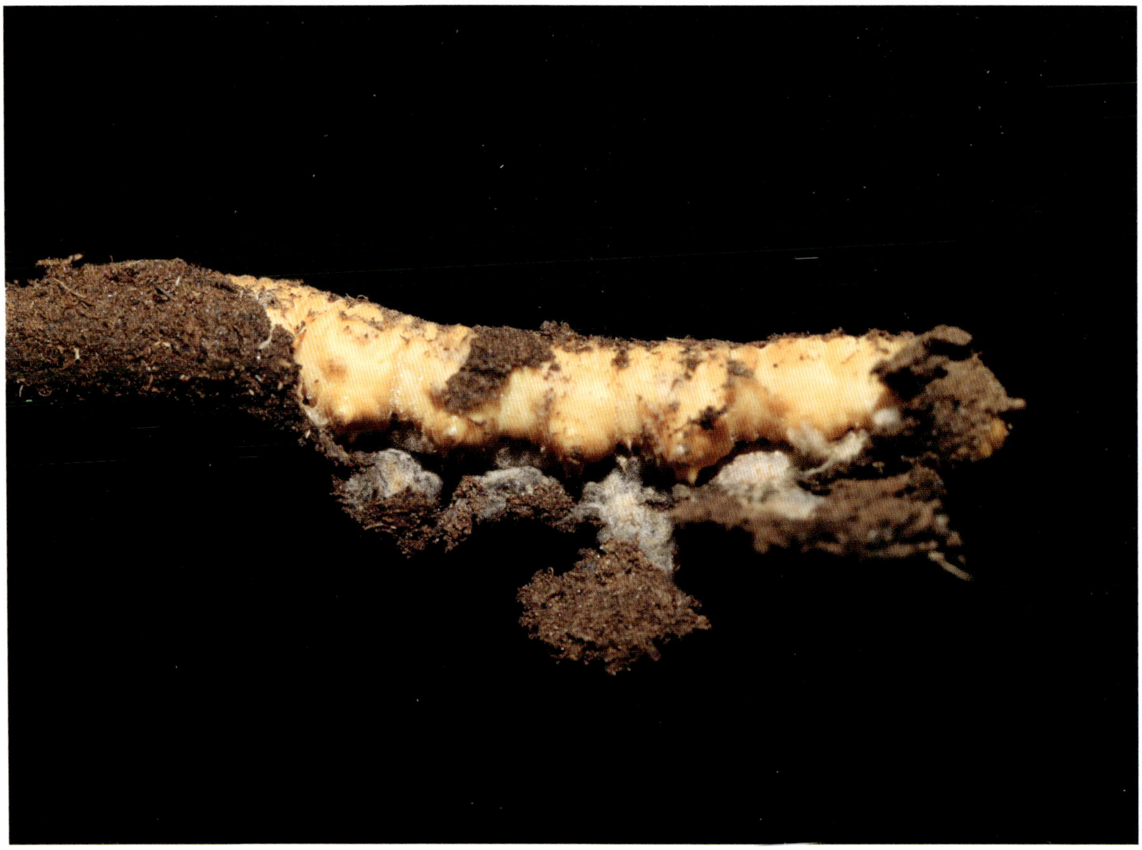

冬虫夏草

药材鉴别

本品由虫体及从虫体头部长出的真菌子座组成。虫体似蚕，外表皮深黄色至黄棕色。质脆易断，断面略平坦，淡黄白色。气微腥，味微苦。

功效主治

补虚损，益精气，止咳化痰。主治痰饮喘咳，虚喘，痨咳，咯血，自汗盗汗，阳痿遗精，腰膝酸痛，病后久虚。

用法用量

内服：5 ~ 10 g，煎汤；炖肉服；多作散剂，每服 3 ~ 5 g。

民族药方

1．病后体虚、头目眩晕 冬虫夏草 5 枚，乳鸽（去毛，洗净）1 只，生姜、花椒各适量（浸发）。放入容器，加适量开水，少许酒，加盖炖至肉熟，食肉喝汤。

2．元气不足，肾虚阳痿 冬虫夏草、人参各等份。以适量酒浸泡，每次饮 1 小杯。

3．喘咳短气，自汗或肾虚阳痿，腰膝酸软　冬虫夏草 10 g，雄鸭 1 只。鸭去毛和肠杂，将鸭头顺嘴劈开，纳入冬虫夏草，放入盆中，加姜、盐、白酒，上笼蒸熟食。

4．虚劳咳嗽，咽干痰少，咯血　冬虫夏草 6 g，白及 10 g，粳米 50 g。二药研细末，粳米加水煮成稀粥，米近熟时加入药末及冰糖，煮至米熟粥稠。

5．黑眼圈，头晕眼花及飞蚊症　冬虫夏草、炮天雄、肉苁蓉各 10 g，羊肉 100 g，生姜 2 片。羊肉放开水锅中煮 5 分钟，取出洗净，入诸药，放入罐中，加水适量，炖至肉烂，服汤吃肉。

6．肾虚腰痛　冬虫夏草、枸杞子各 30 g，黄酒 1000 mL。浸泡 1 星期，每次 1 小盅，每日 2 次。

7．阳痿，遗精　冬虫夏草 3 ~ 9 g，枸杞子、山药、山茱萸各 10 g。水煎服，每日 1 剂。

8．阳痿遗精，自汗盗汗，胃寒怕冷　冬虫夏草 10 g，公鸡 1 只。炖熟分次食之。

9．女性尖锐湿疣　冬虫夏草 9 g，黄芪、土茯苓各 30 g，紫草根、蒲公英、露蜂房、赤芍、板蓝根各 20 g，败酱草 15 g，蜈蚣 2 条，甘草 6 g。水煎取药汁，每日 1 剂，分 2 次服用。

使用注意

有表邪者慎用。

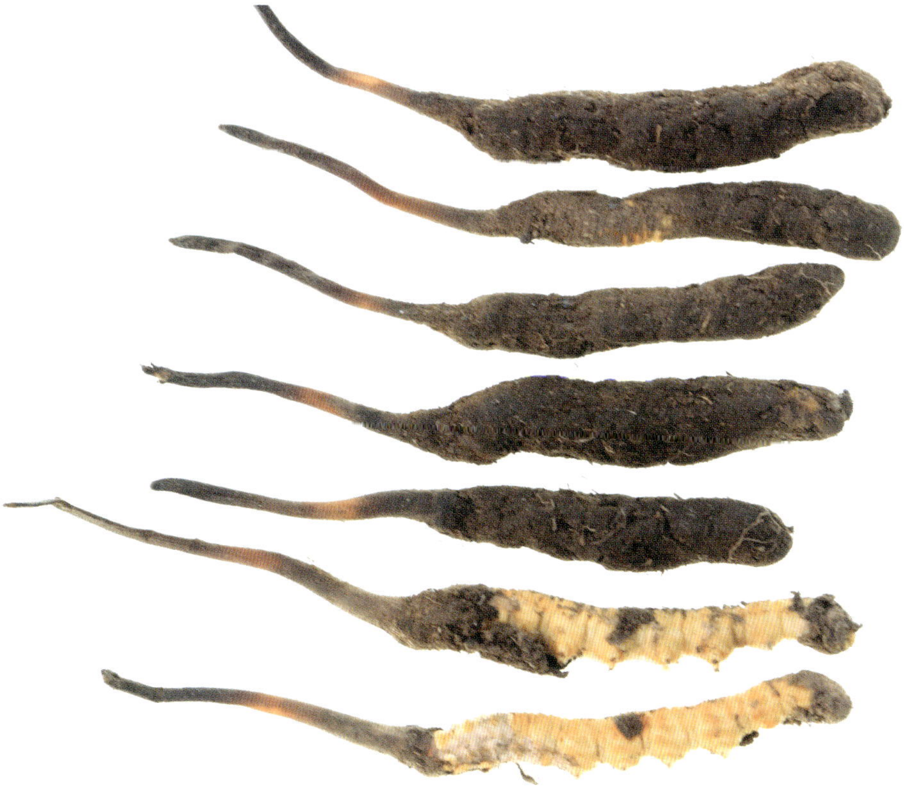

冬虫夏草药材

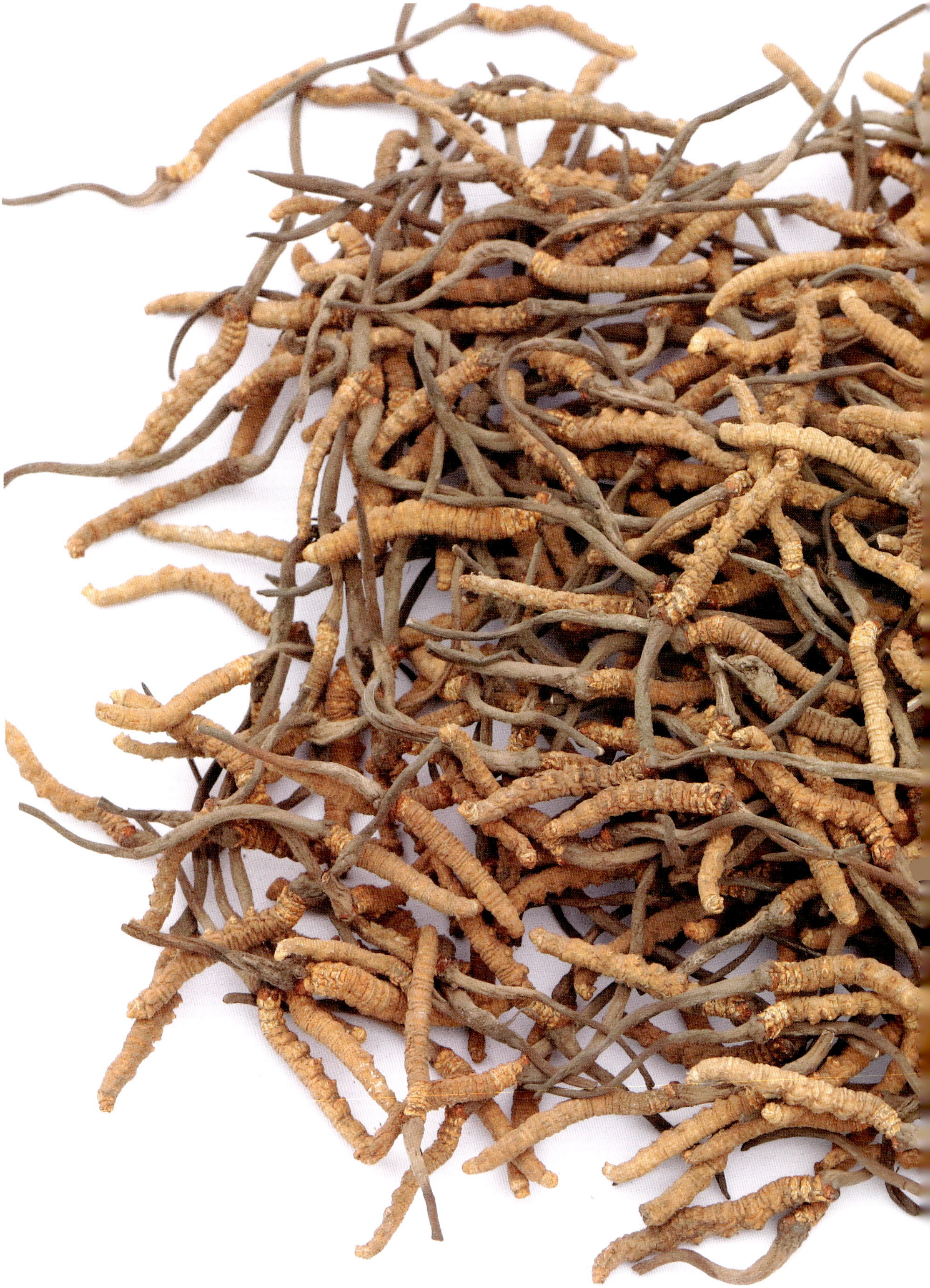

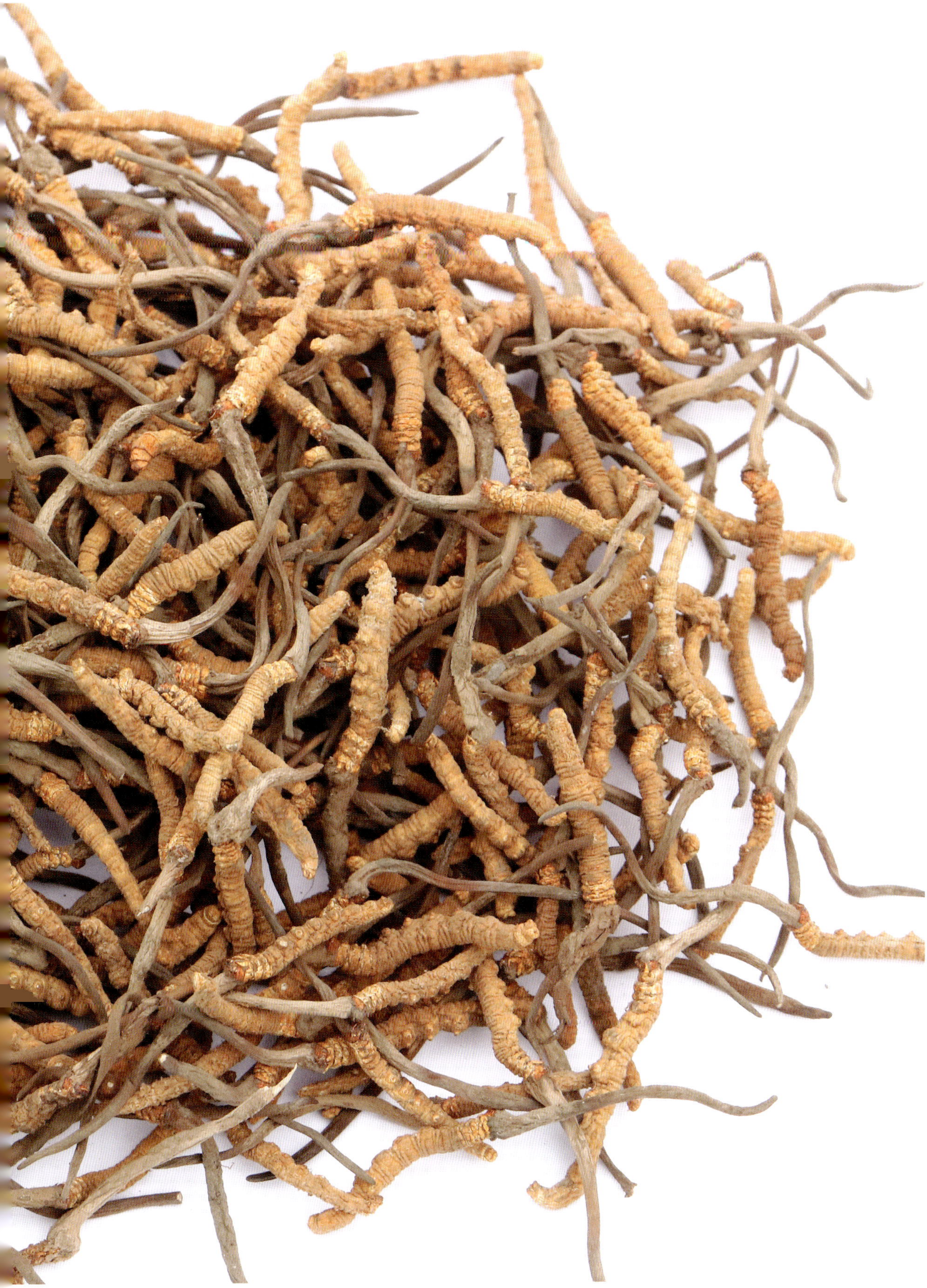

冬虫夏草饮片

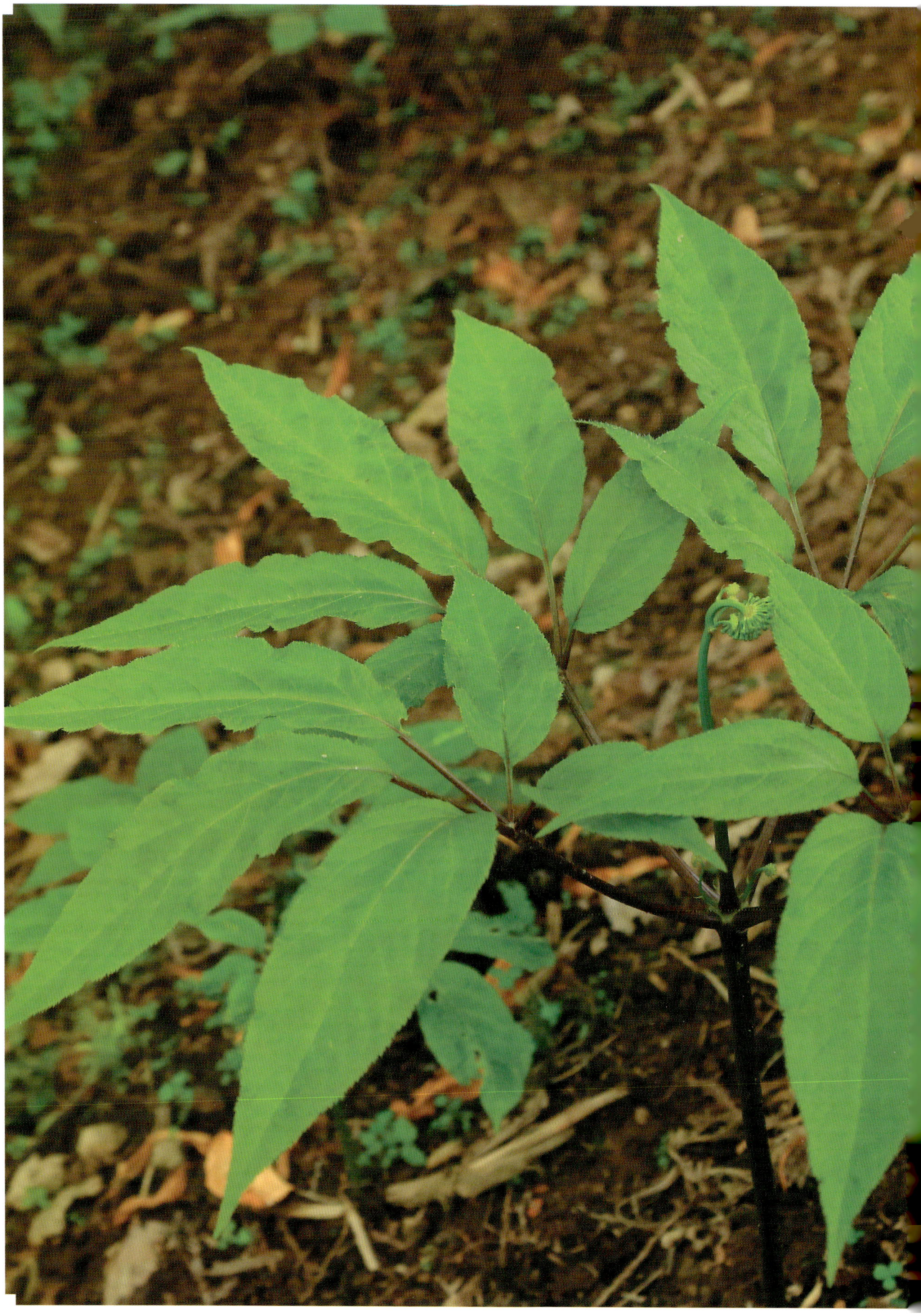

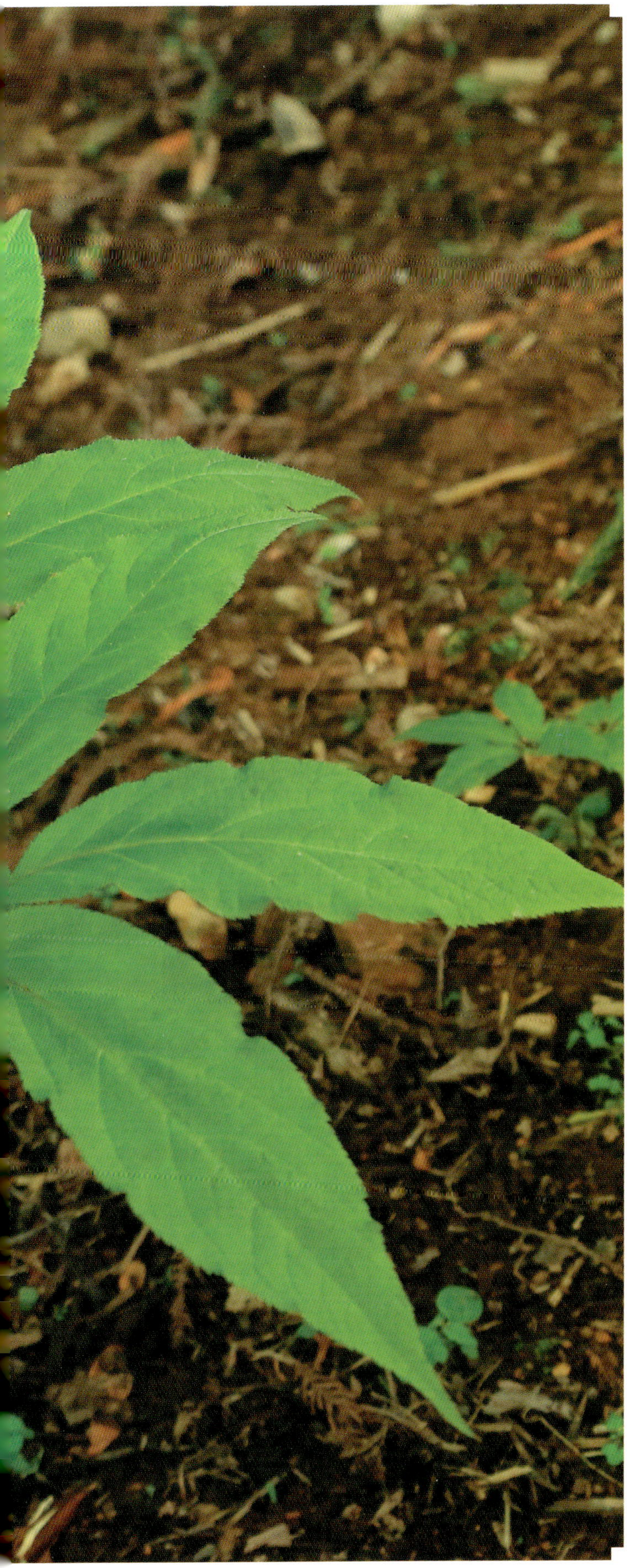

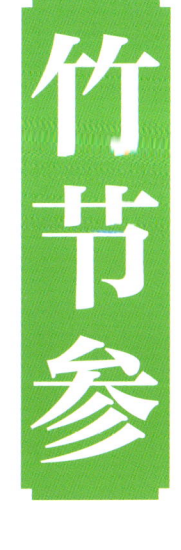

竹节参

【水药名】骂购奋。

【别　名】南方人参、西南参、竹节三七、竹节人参、竹节七、白三七。

【来　源】本品为五加科植物竹节参 *Panax japonicus* C.A.Mey. 的根茎。

【性味归经】味甘、苦，性温。归肝、脾、肺经。

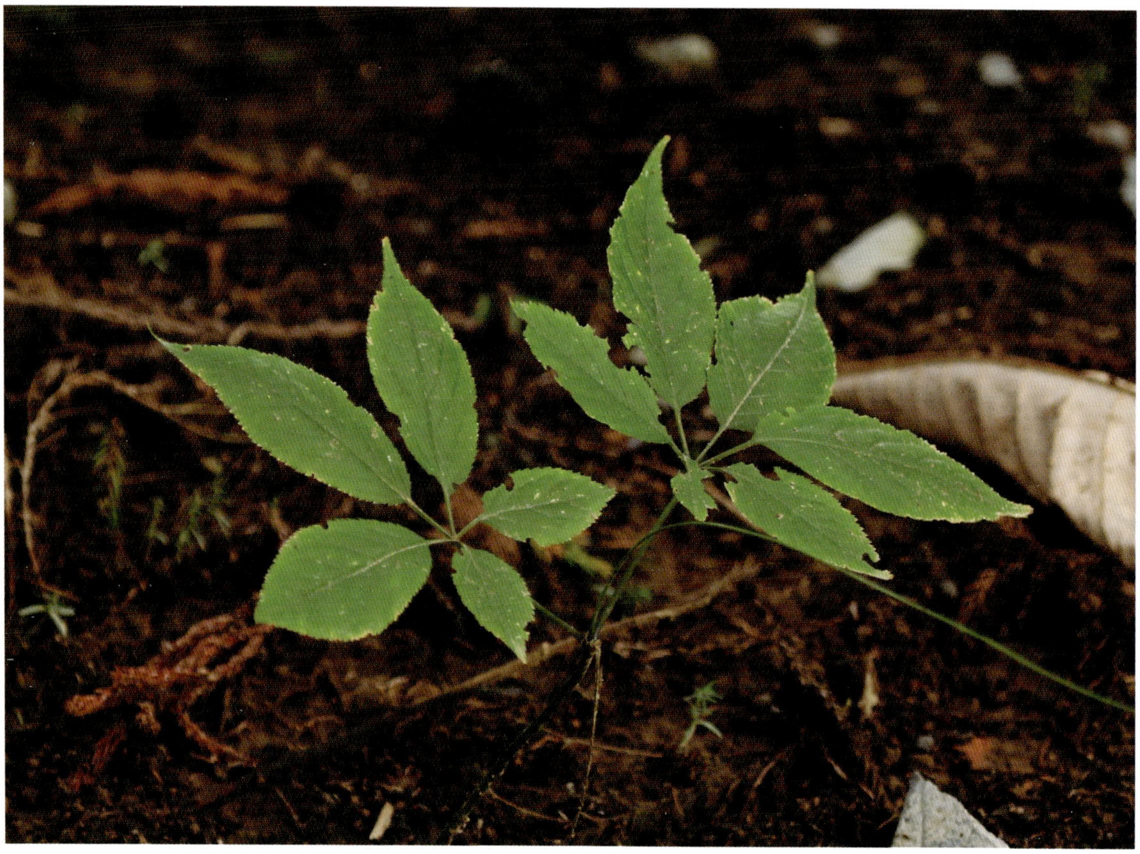

竹节参

识别特征

多年生草本，高约 60 cm。根茎横卧，呈竹鞭状或串珠状，肉质肥厚，黄白色，节间短。茎直立，圆柱形，表面无毛，有纵条纹。掌状复叶，3 ~ 5 枚轮生长于顶端，叶柄细柔，小叶通常 5 片，薄膜质，阔椭圆形、椭圆形、椭圆状卵形至倒卵状椭圆形，长 7 ~ 11 cm，宽 2 ~ 3 cm，先端渐尖，基部楔形，圆形或心形，边缘锯齿细密或呈重锯齿状。伞形花序单一、顶生，总花柄直立，小花多数，花萼绿色，花瓣淡黄绿色。核果浆果状，球形，熟时红色。

生境分布

生长于高山林缘、沟边或林下。分布于西南及陕西、甘肃、安徽、浙江、江西、福建、河南、湖南、湖北、广西等地。

采收加工

秋季采收，除去主根和外皮，鲜用或晒干。

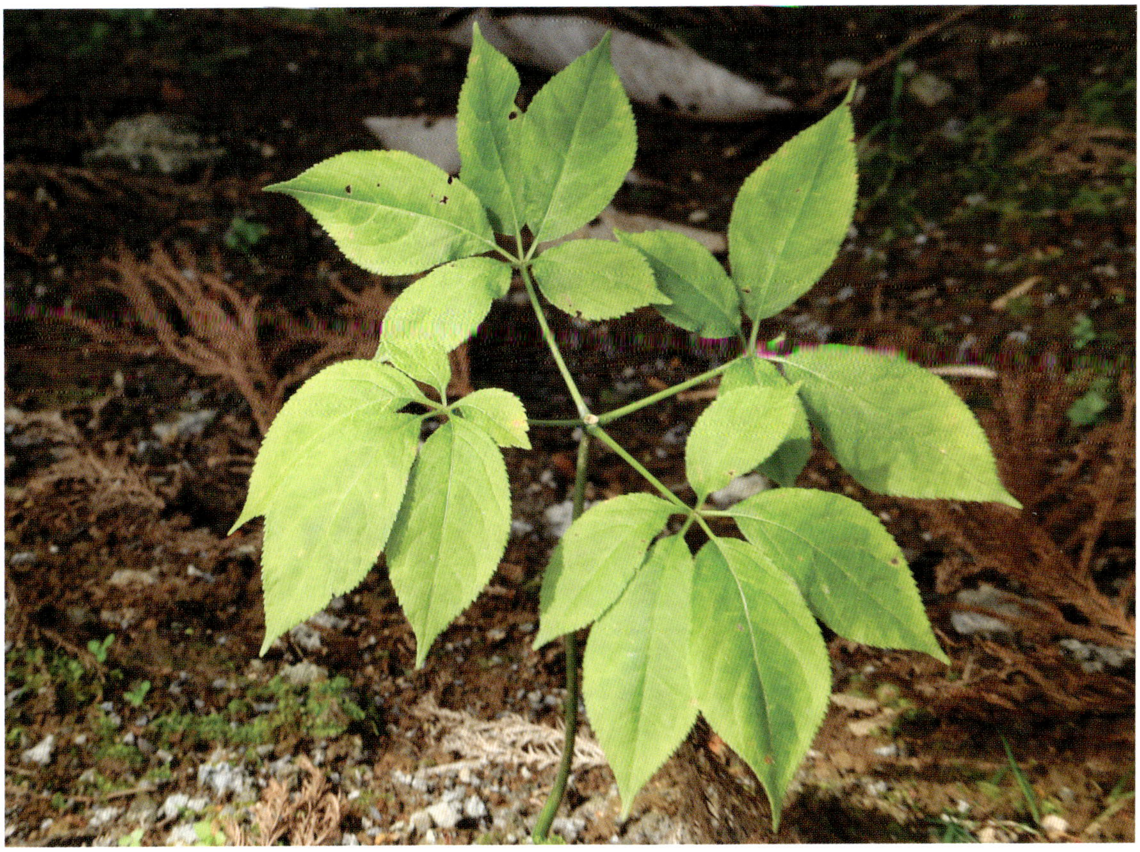

竹节参

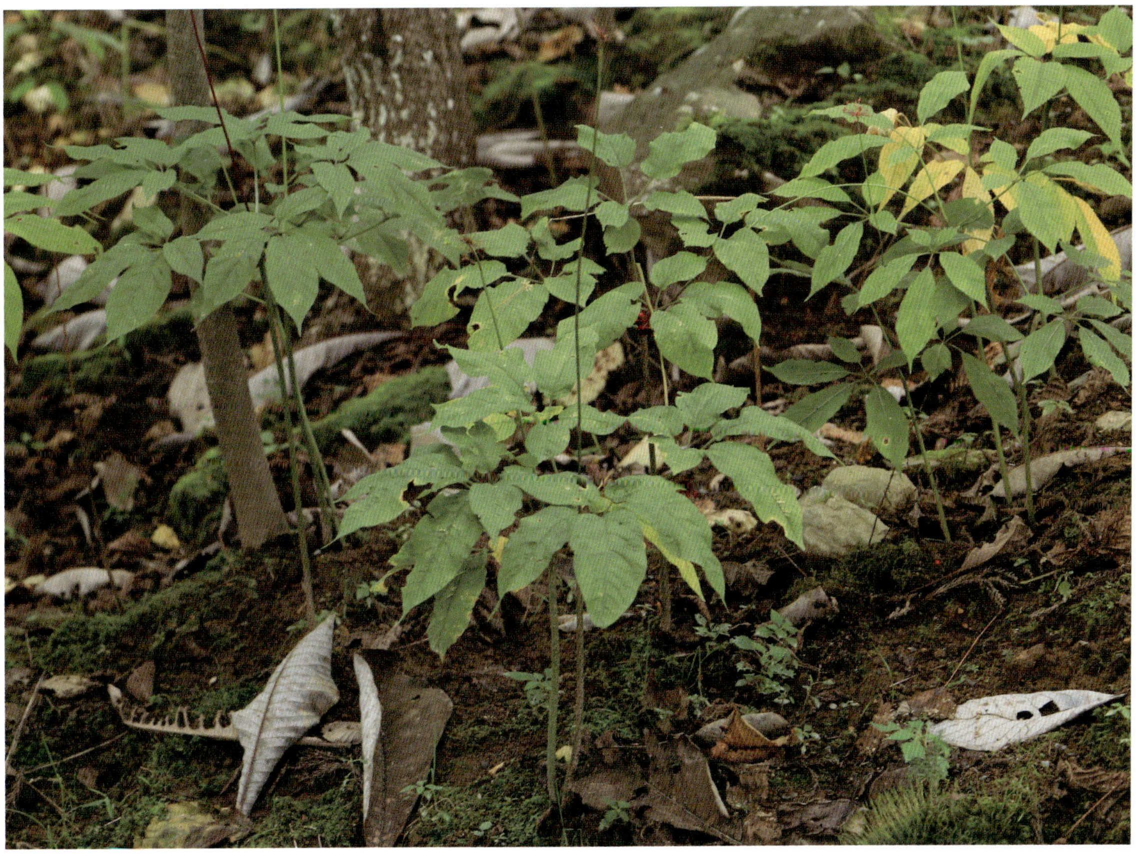

竹节参

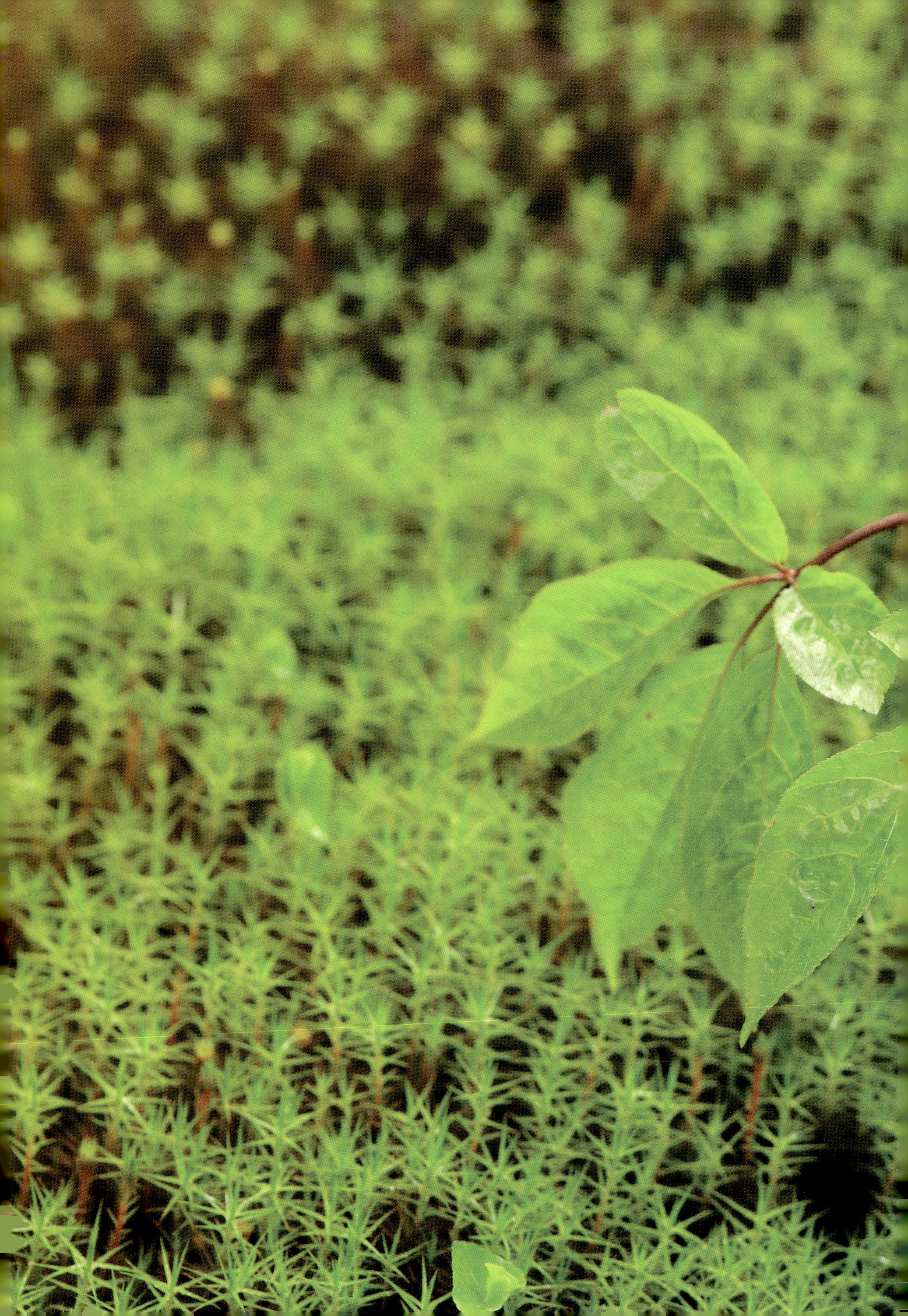

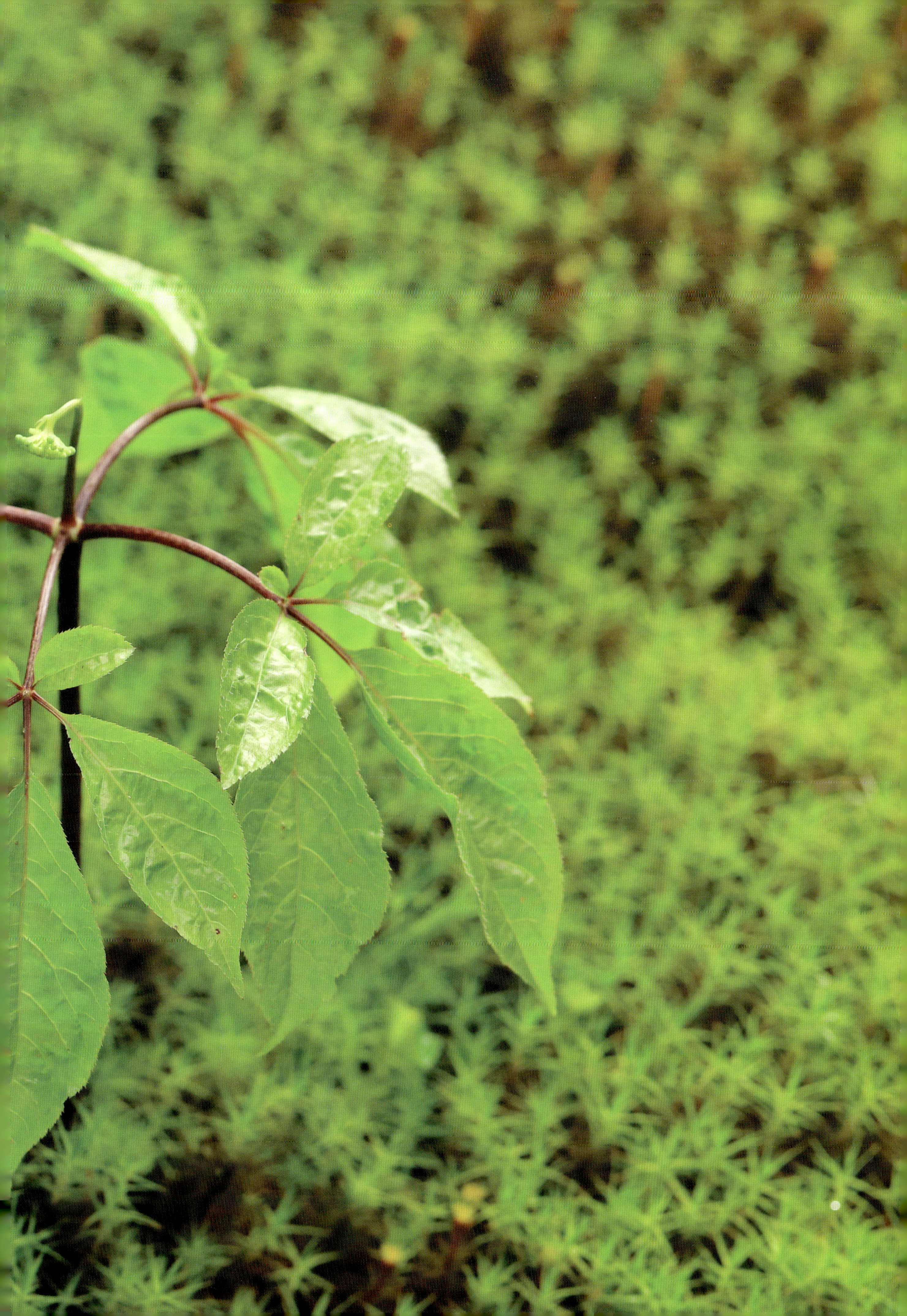

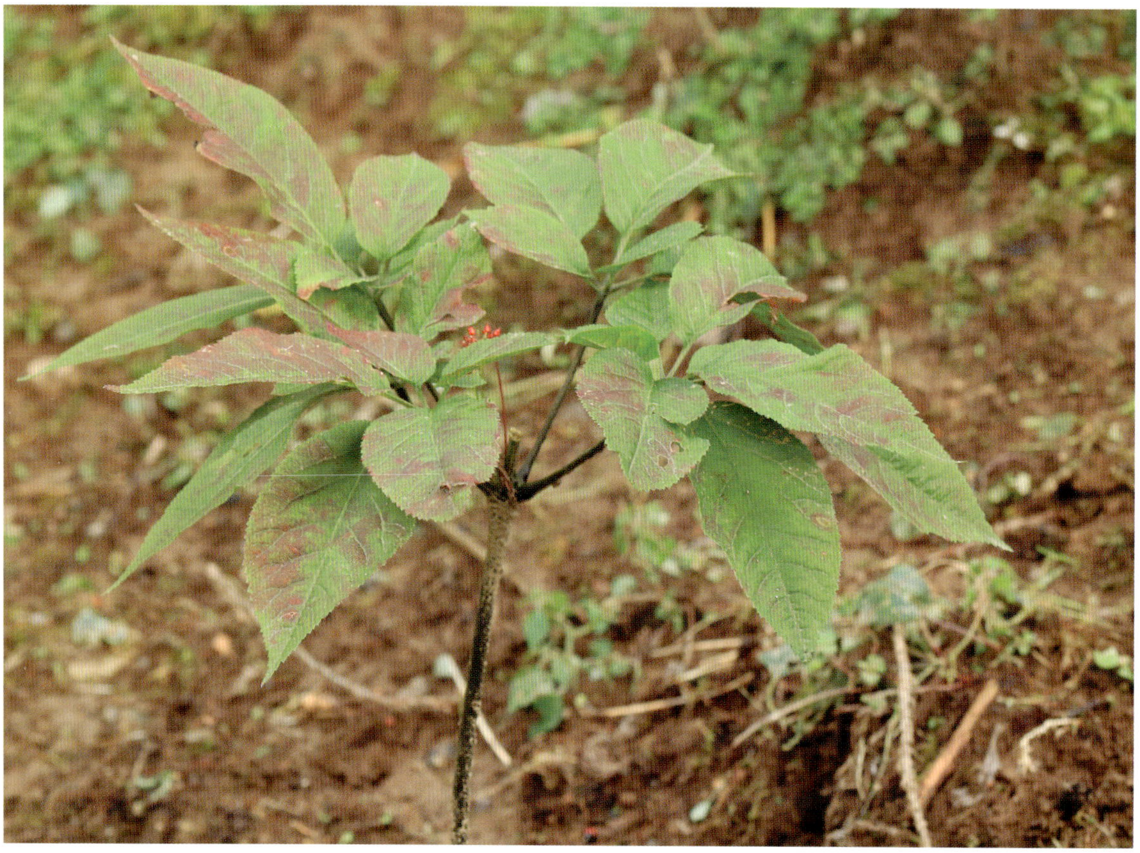

竹节参

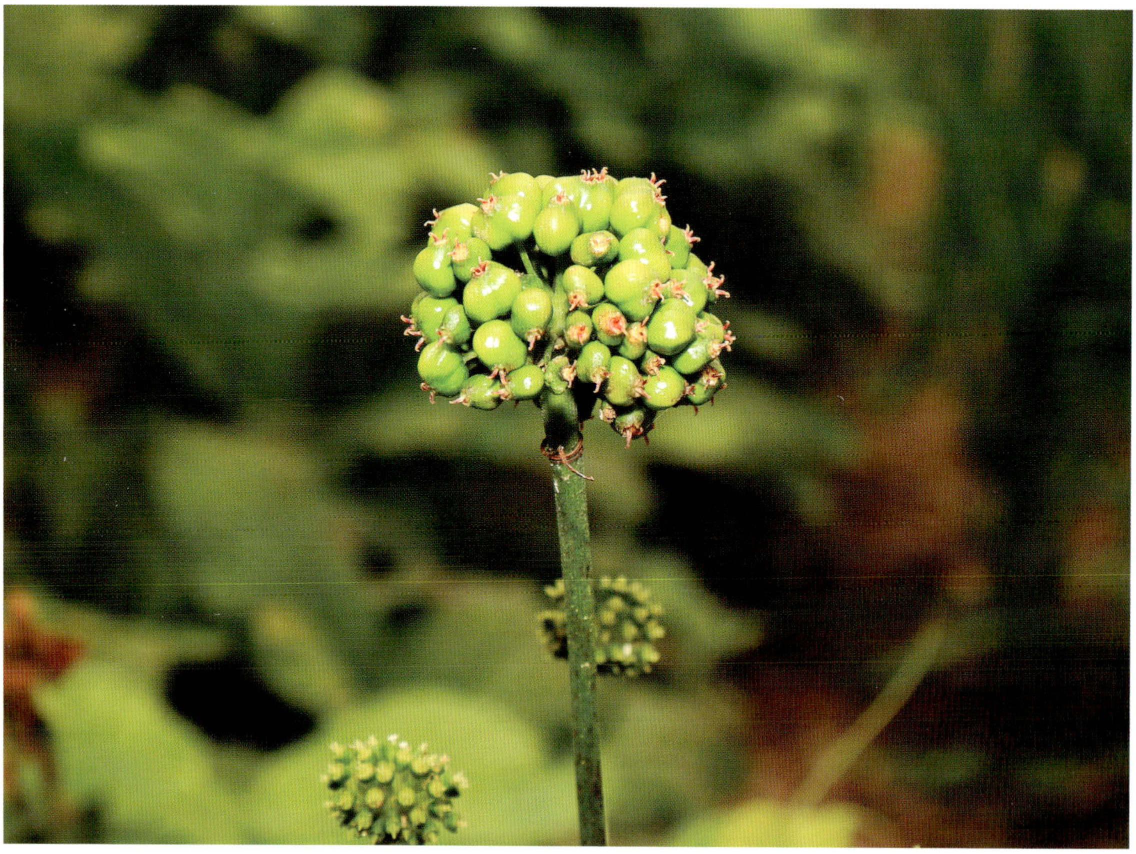

竹节参

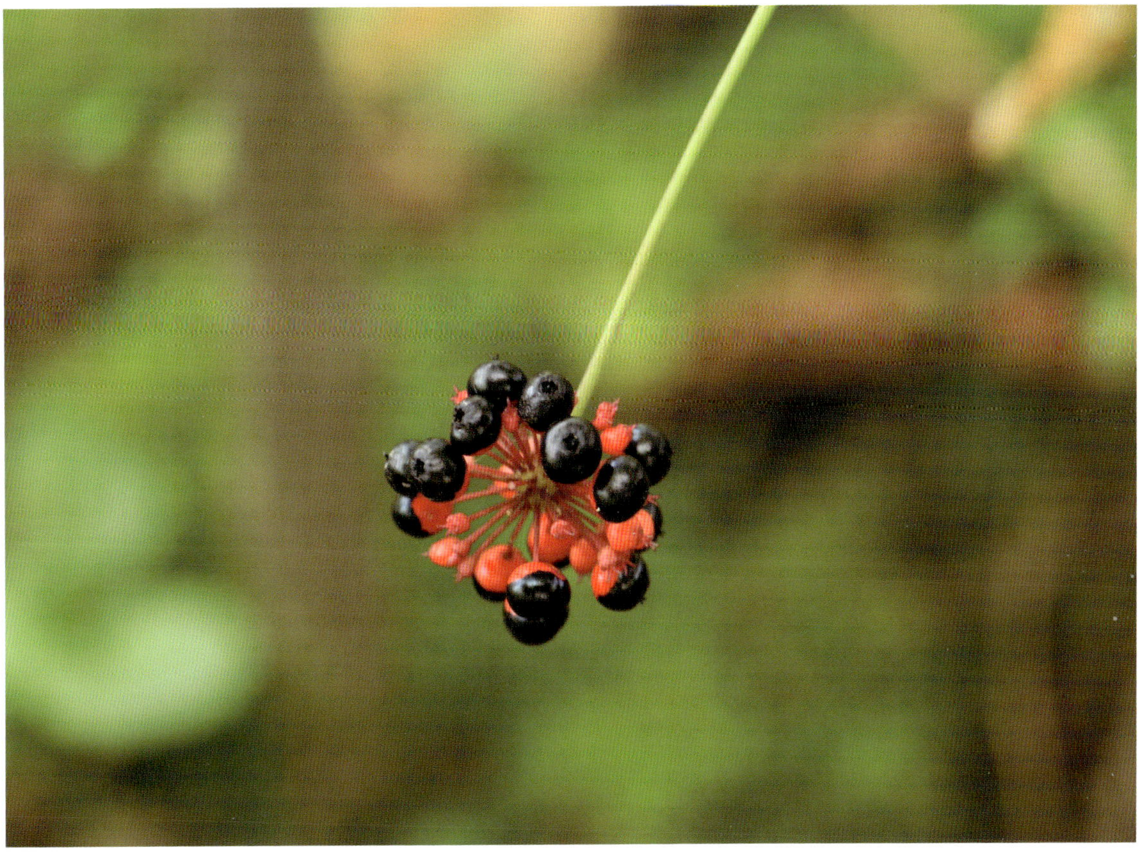

竹节参

药材鉴别

本品略呈圆柱形，稍弯曲，有的具肉质侧根。长 5 ~ 22 cm，直径 0.8 ~ 2.5 cm。表面黄色或黄褐色，粗糙，有致密的纵皱纹及根痕。节明显，节间长 0.8 ~ 2 cm，每节有 1 凹陷的茎痕。质硬，断面黄白色至淡黄棕色，黄色点状维管束排列成环。气微，味苦，后微甜。

功效主治

补元阳，强体魄，理气补血，止血，化瘀，活血。主治咳嗽多痰，劳伤吐血，跌打损伤，痈肿，外伤出血。

用法用量

内服：10 ~ 15 g，煎汤；或研末，作丸、散服，每服 3 ~ 6 g。

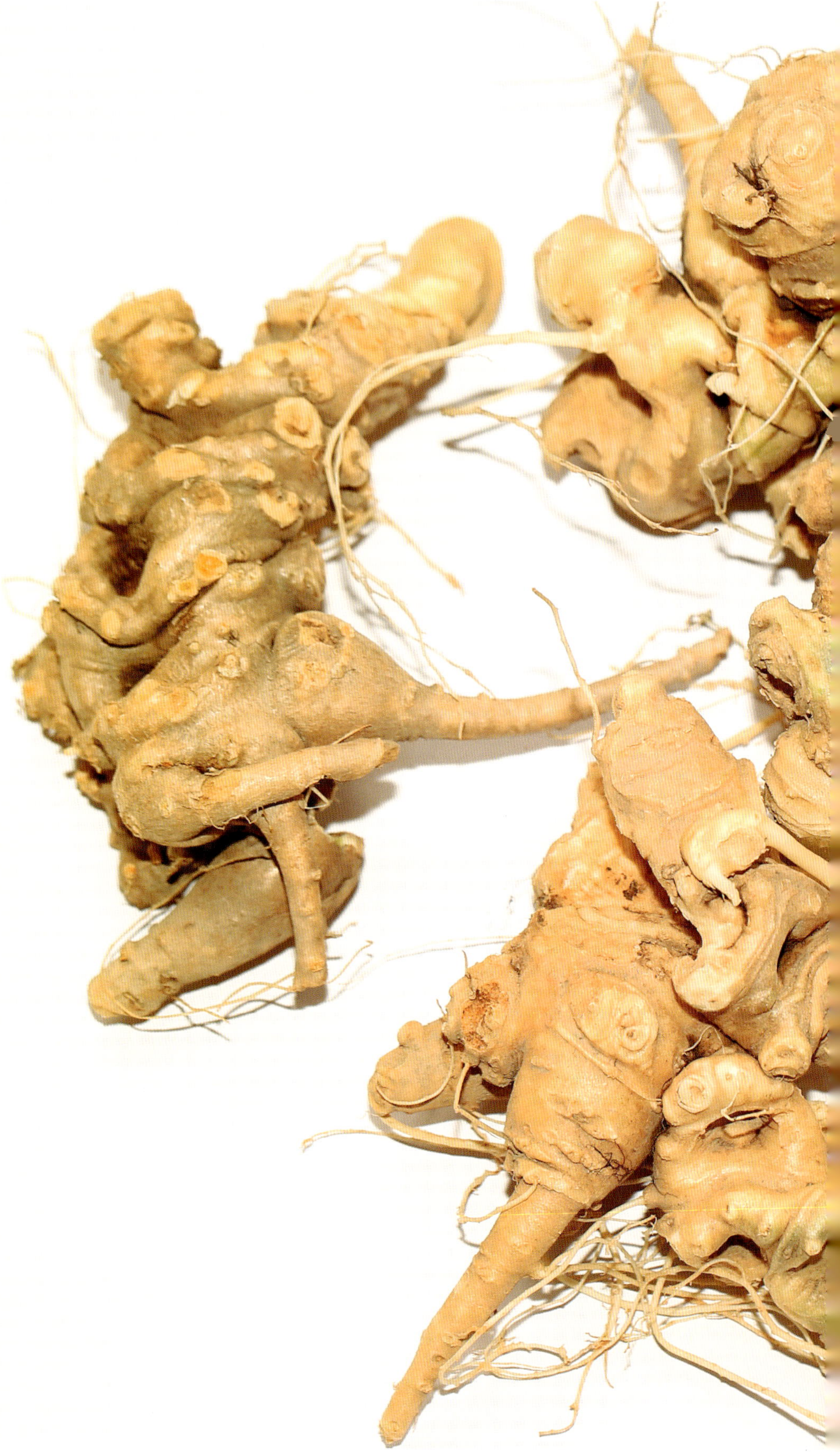

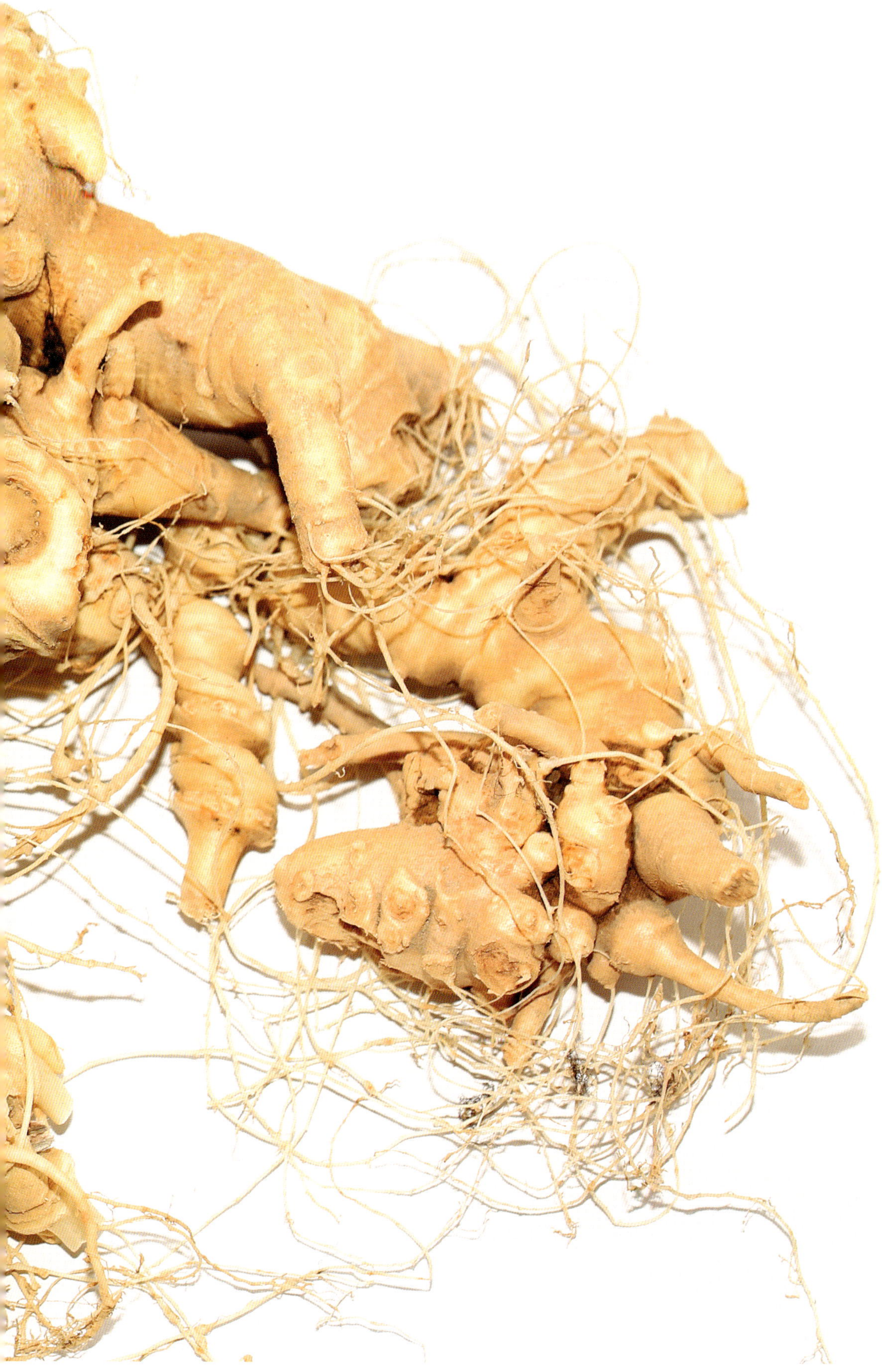

竹节参根

民族药方

1. 白血病 竹节参、鸭角莲各 10 g，四叶参、地杉丫各 15 g，生地黄 30 g。水煎服。

2. 鼻流血不止 竹节参（焙干研末）5 g，人乳 50 mL。冲服。

3. 滋补强壮，高血压 竹节参 15 g，鹿药、四叶参、黄精各 30 g。泡酒 1750 mL，每晚服 25 mL。

4. 虚劳 竹节参、党参各 9 g，当归 6 g。水煎服。

5. 虚劳咳嗽 竹节参 15 g。煎水当茶饮。

6. 吐血 竹节参、丝毛根各 9 g，麦冬 6 g。水煎服。

7. 倒经，功能性子宫出血 竹节参适量。研细粉，每次 1.5 ~ 3 g，水煎服。

使用注意

无虚无瘀者和孕妇忌服。

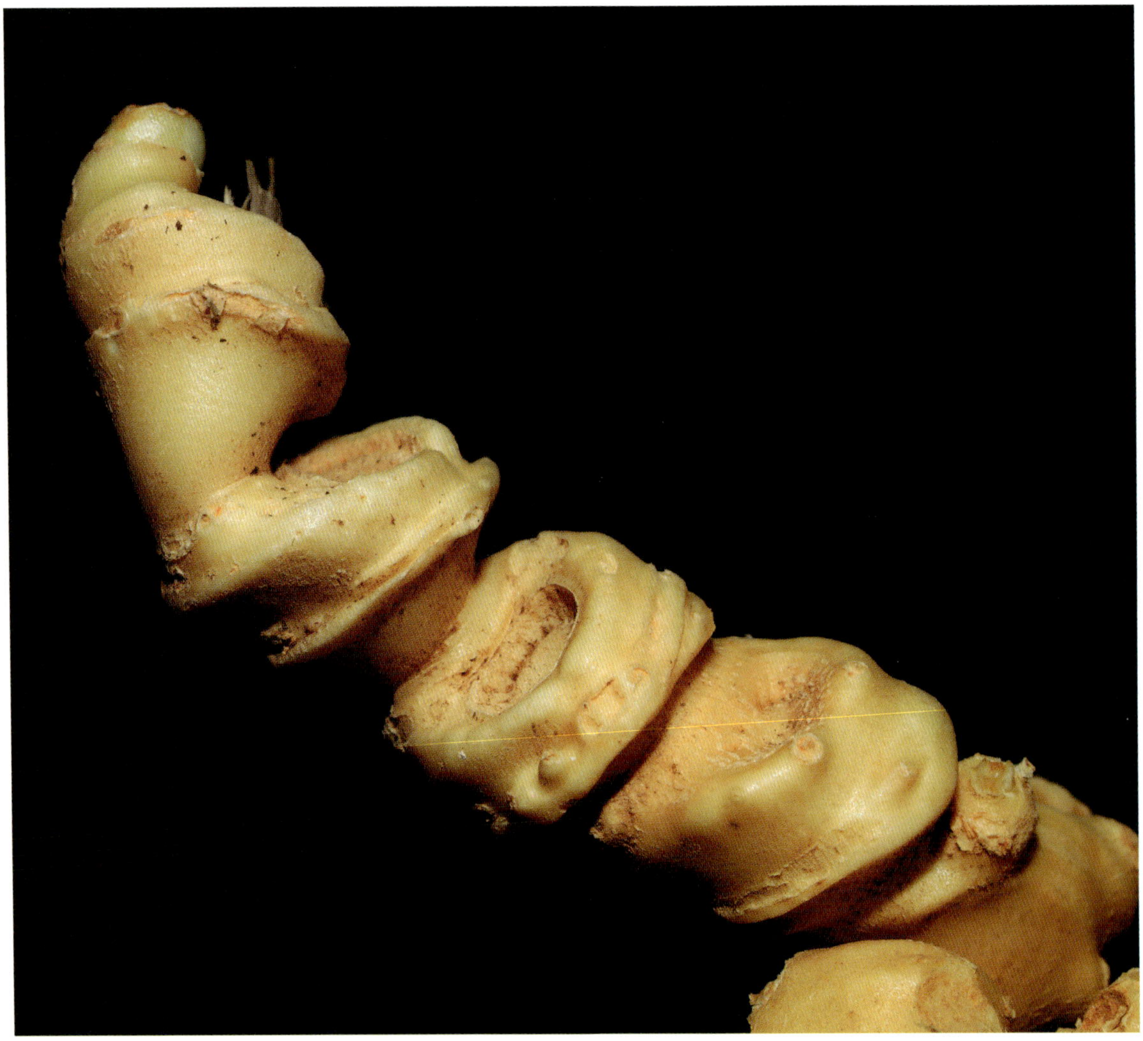

竹节参

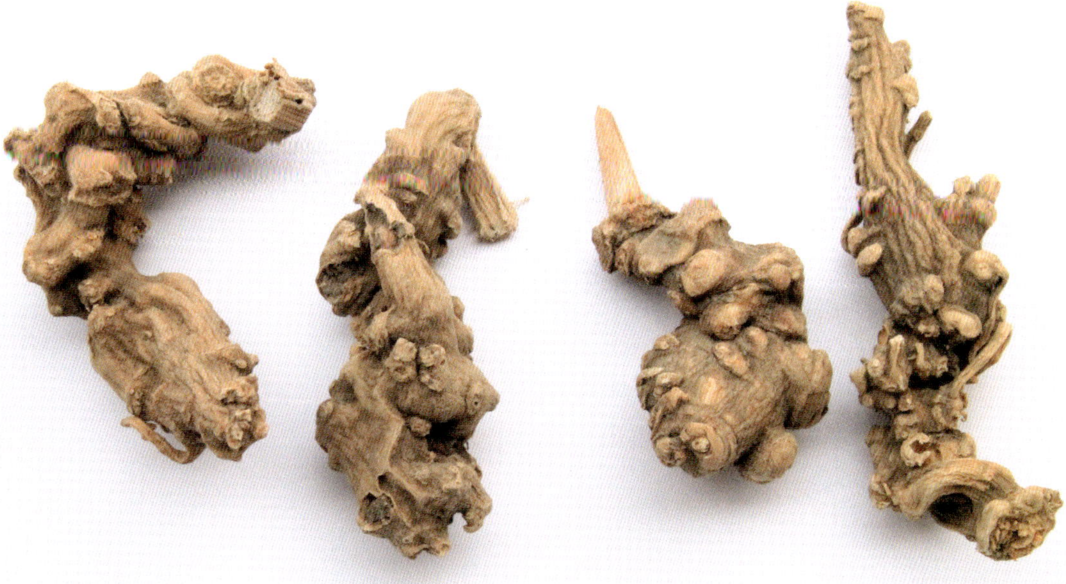

竹节参药材

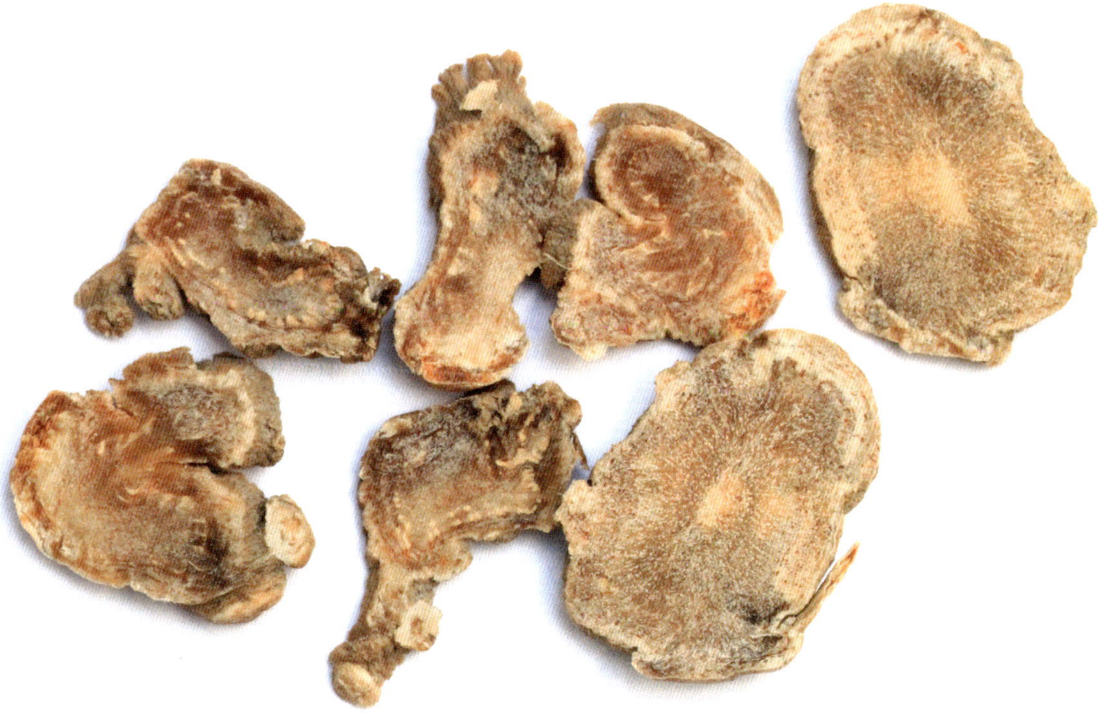

竹节参饮片

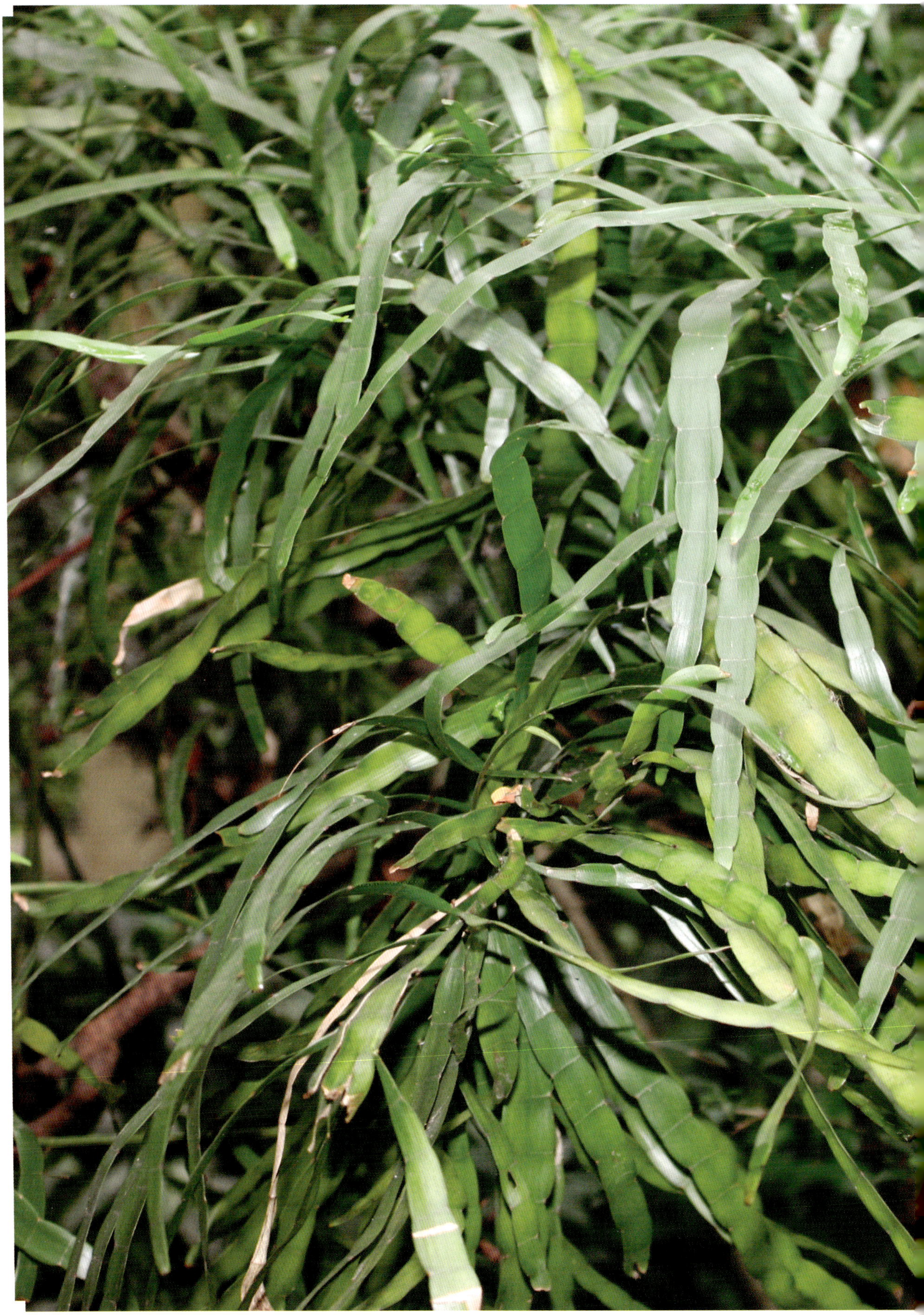

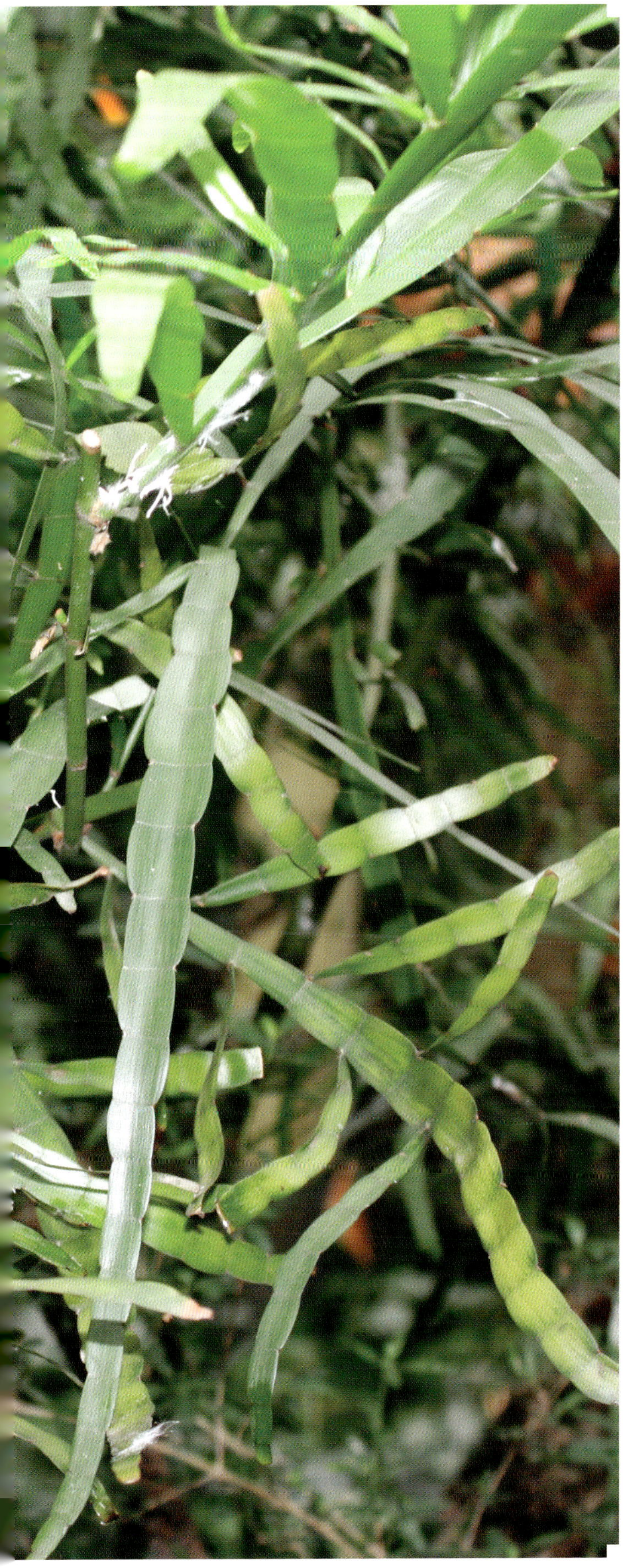

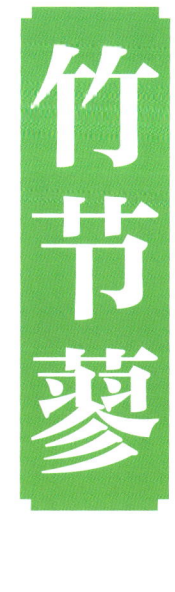

竹节蓼

【水药名】骂再低。

【别　名】百足草、观音竹、扁竹花、斩蛇剑。

【来　源】本品为蓼科植物竹节蓼 *Homalocladium platycladum* (F.Muell.) Bailey 的全草。

【性味归经】味苦、酸，性微寒。归心、肝、脾经。

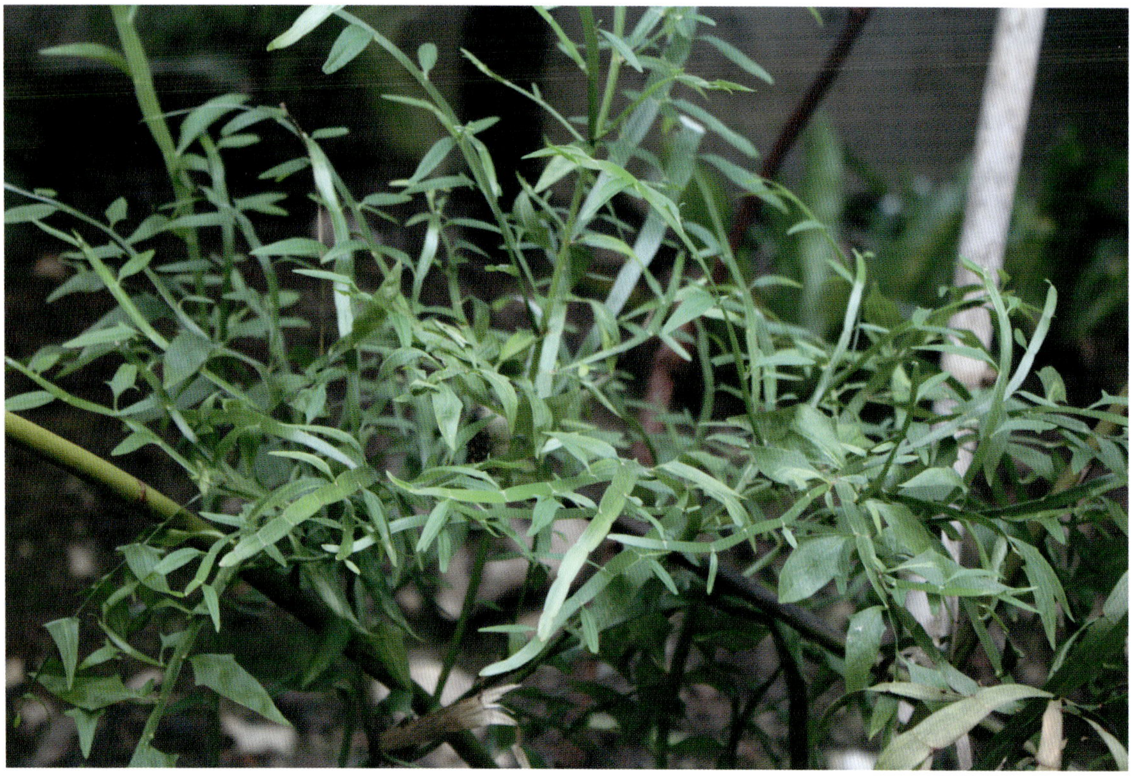

竹节蓼

识别特征

多年生直立草本，高 0.6 ~ 2 m。茎基部圆柱形，木质化，上部枝扁平，呈带状，深绿色，具光泽，有显著的细线条，节处略收缩，托叶鞘退化成线状，分枝基部较窄，先端锐尖。叶多生长于新枝上，互生，菱状卵形，先端渐尖，基部楔形，全缘或在近基部有一对锯齿，羽状网脉，无柄。花小，两性，具纤细柄；苞片膜质，淡黄棕色；花被 4 ~ 5 深裂，裂片矩圆形，淡绿色，后变红色。瘦果三角形，包于红色肉质的花被内。花期 9—10 月，果期 10—11 月。

生境分布

多栽培于庭园、苗圃。分布于全国各地。

采收加工

全年均可采取，晒干或鲜用。

药材鉴别

本品带叶茎较平滑无毛。枝扁平，宽 7 ~ 12 mm，节明显，节间长 1 ~ 2 cm，表面有细密平行条纹，浅绿色或褐绿色，质柔韧。叶片菱状卵形，长 0.4 ~ 2 cm，宽 0.2 ~ 1 cm，先端长渐尖，基部楔形，全缘；叶柄极短；托叶鞘退化为一横线条纹。气微，味微涩。

功效主治

清热解毒，散瘀消肿。主治痈疽肿毒，跌打损伤，蛇虫咬伤。

用法用量

内服：10 ~ 15 g（鲜品 60 ~ 120 g），煎汤。外用：捣敷。

民族药方

1. 跌打损伤　竹节蓼 30 g。以酒代水煎服。

2. 蜈蚣咬伤　竹节蓼适量。捣烂，擦伤口周围。

3. 毒蛇咬伤　竹节蓼、乌柏木、苏木、假苏各 60 g，千斤拔 30 g。共捣烂，以 1/3 冲酒服，2/3 浸醋外涂伤口周围。

使用注意

不可过量使用。

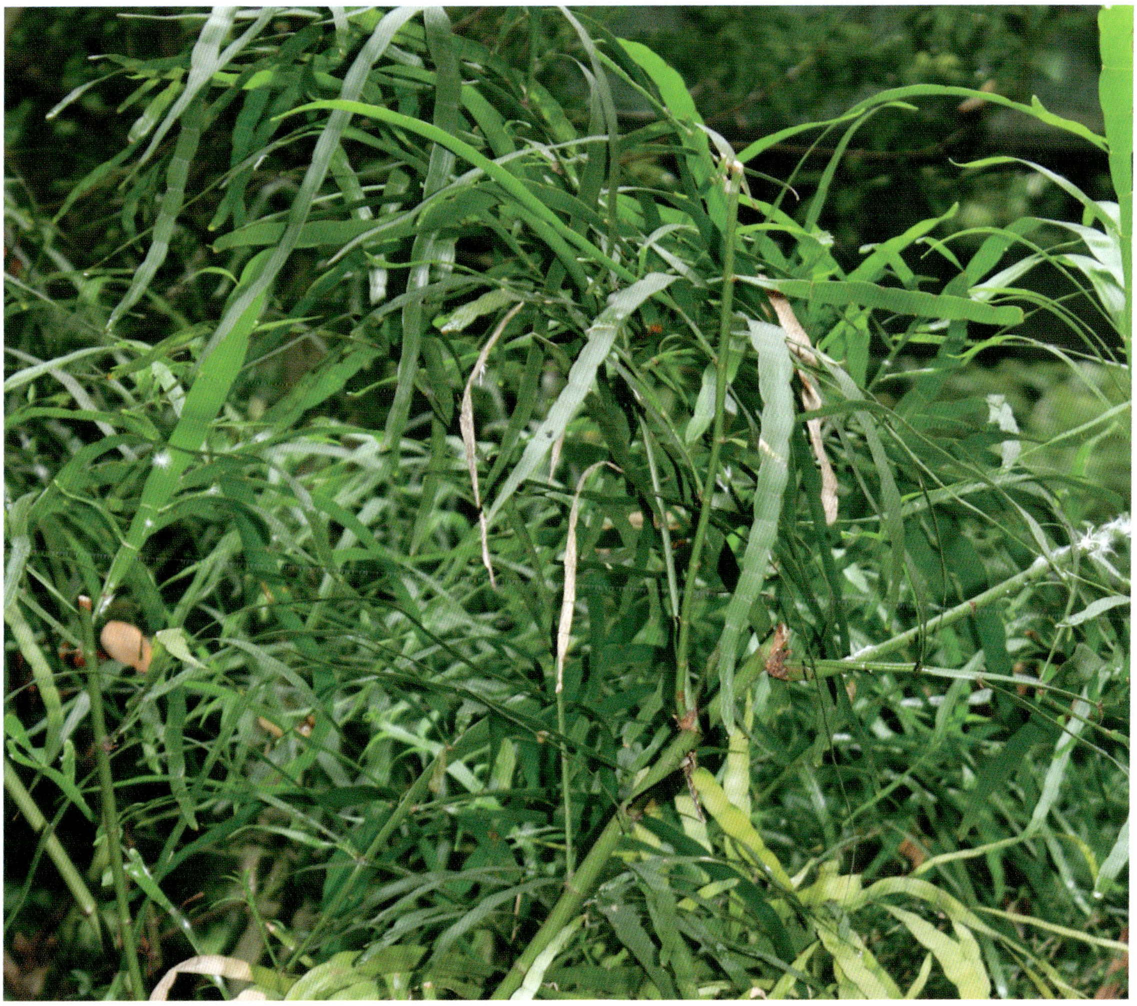

竹节蓼

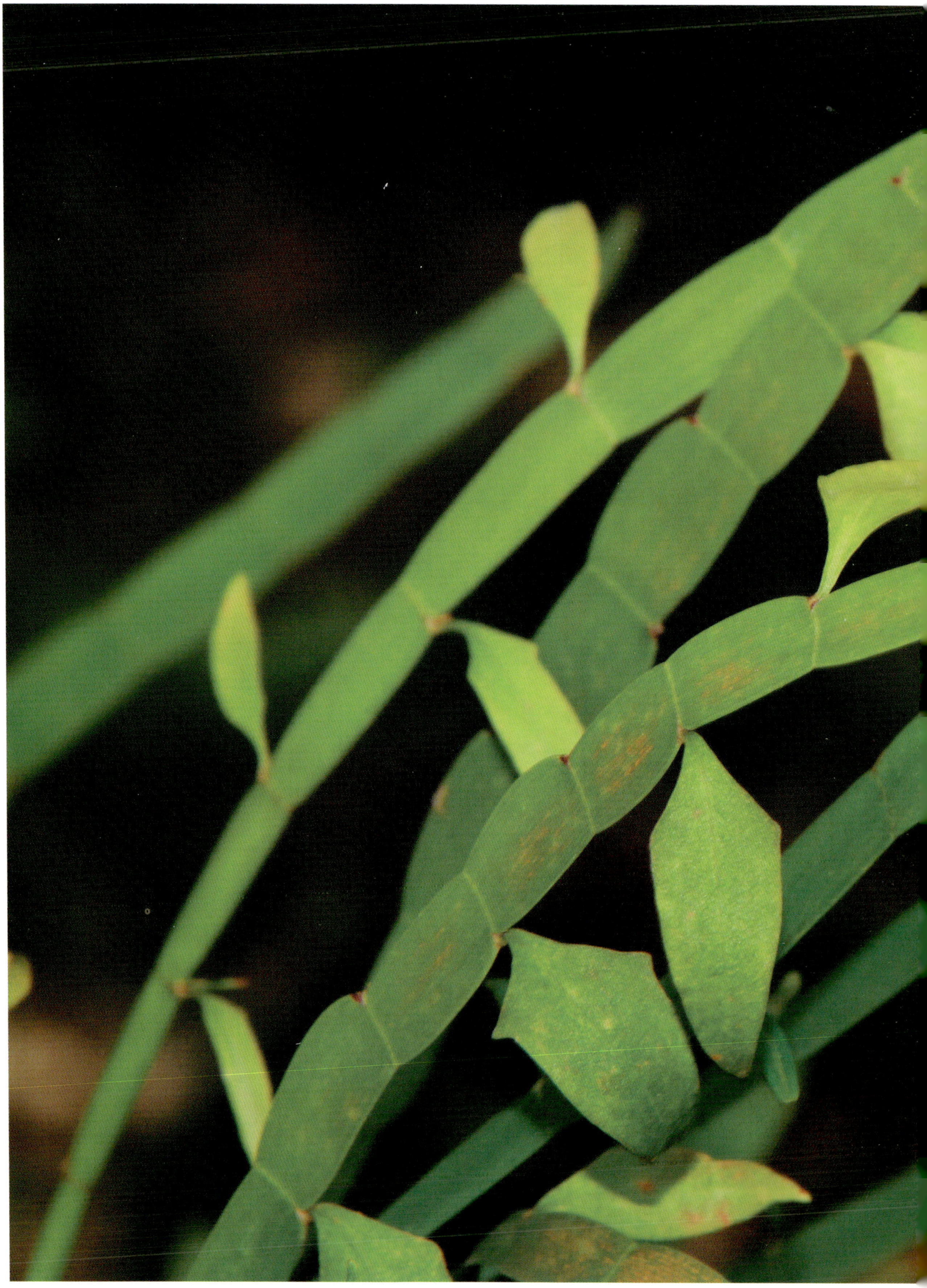

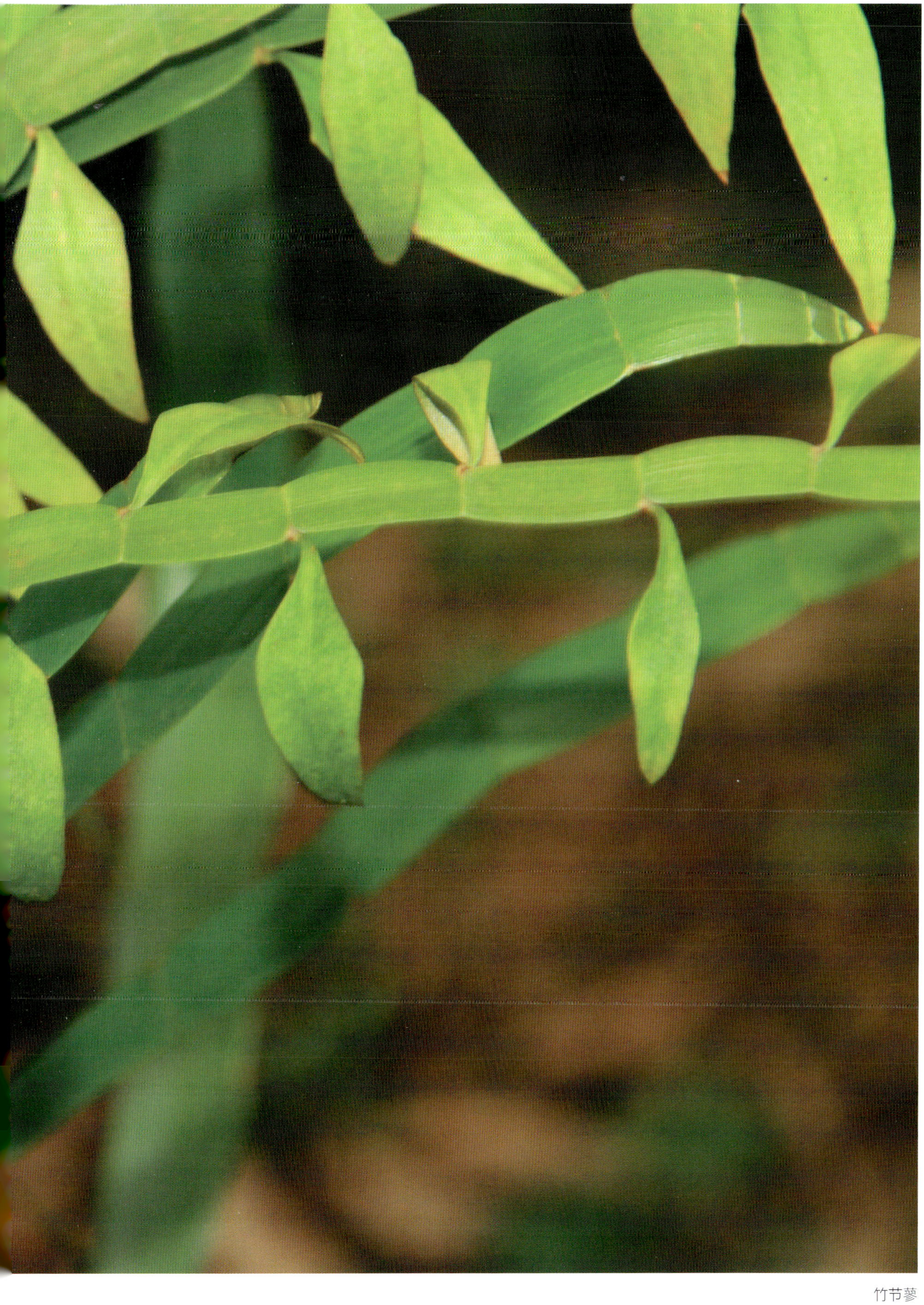

竹节蓼

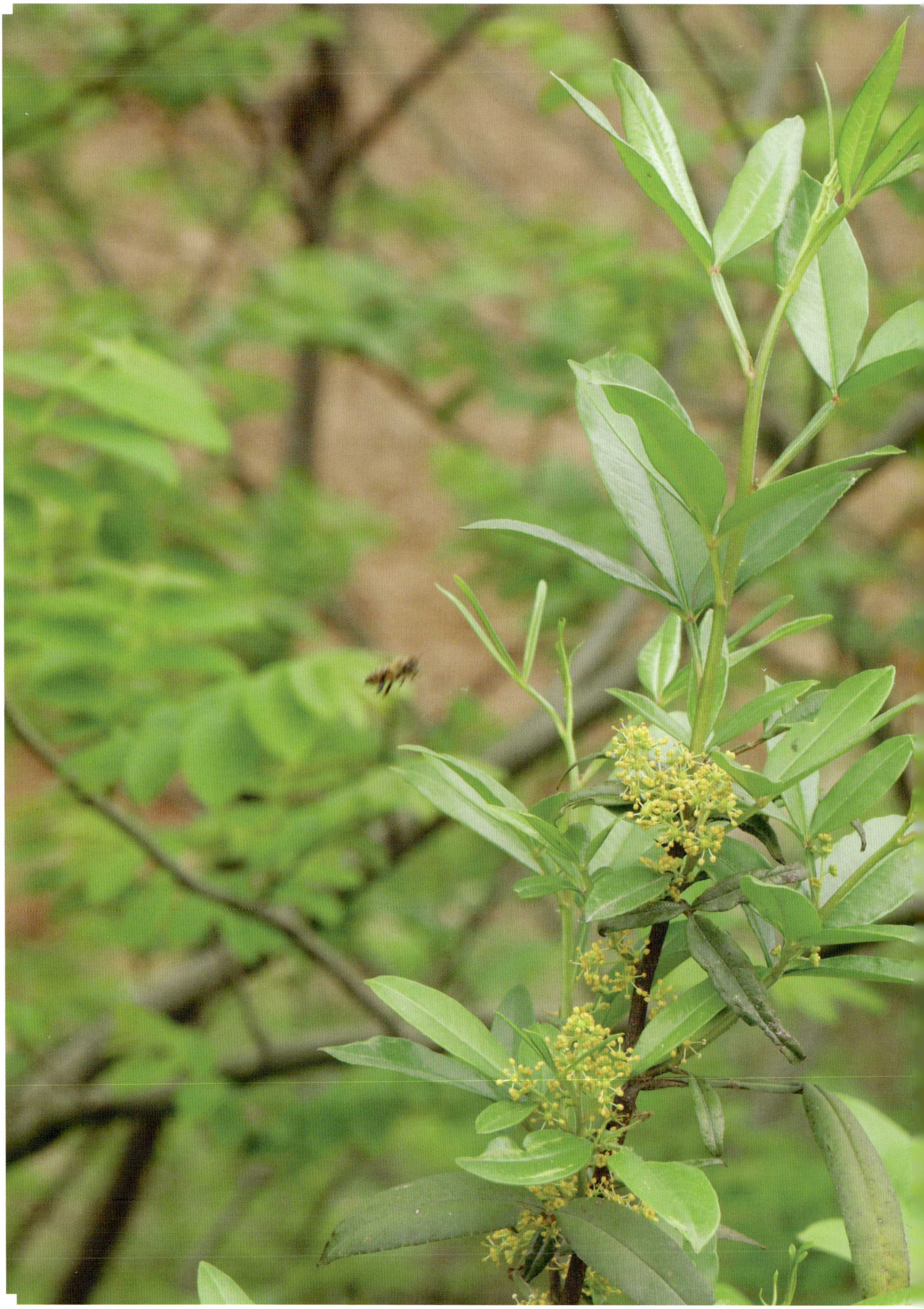

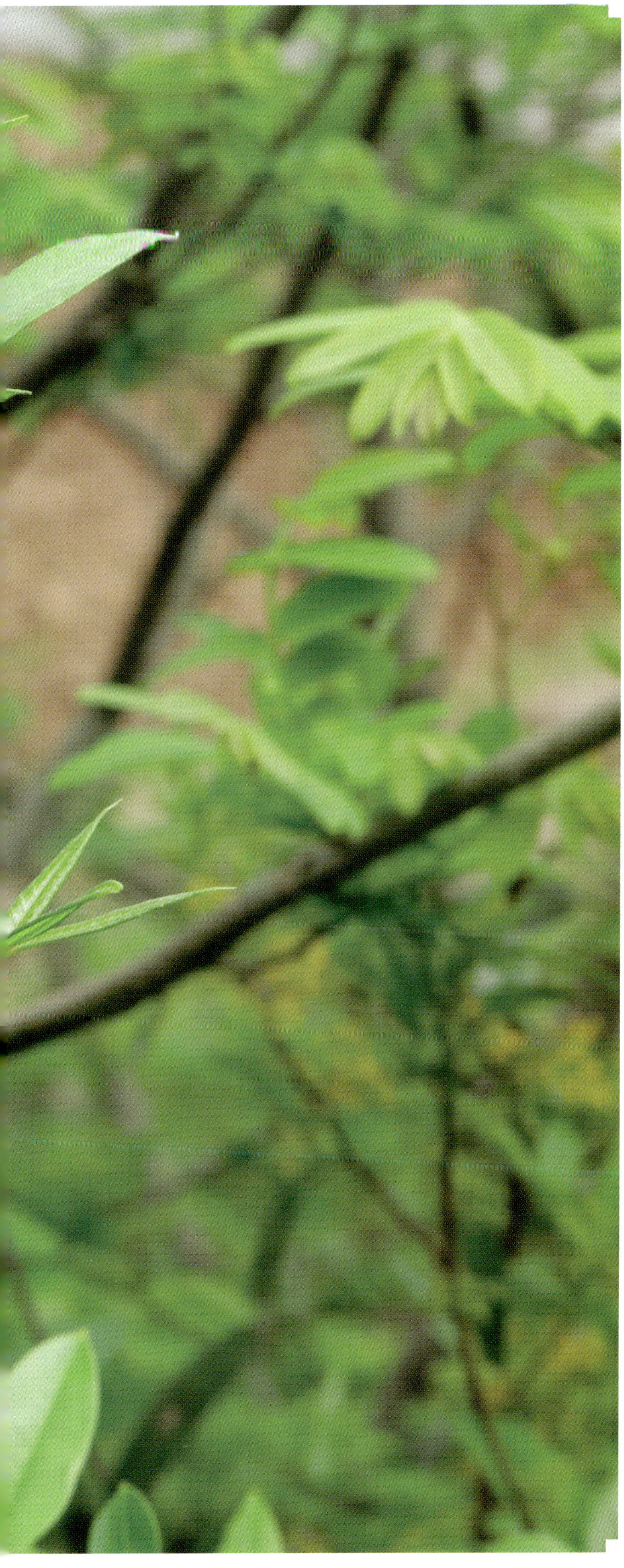

竹叶椒

【水药名】梅秀。

【别　名】狗花椒、搜山虎、野花椒、臭花椒、山花椒、鸡椒、白总管、万花针、岩椒。

【来　源】本品为芸香科植物竹叶椒 *Zanthoxylum planispinum* Sieb.et Zucc. 的根、果实、叶和茎。

【性味归经】味辛，性温。归脾、肺、胃、大肠经。

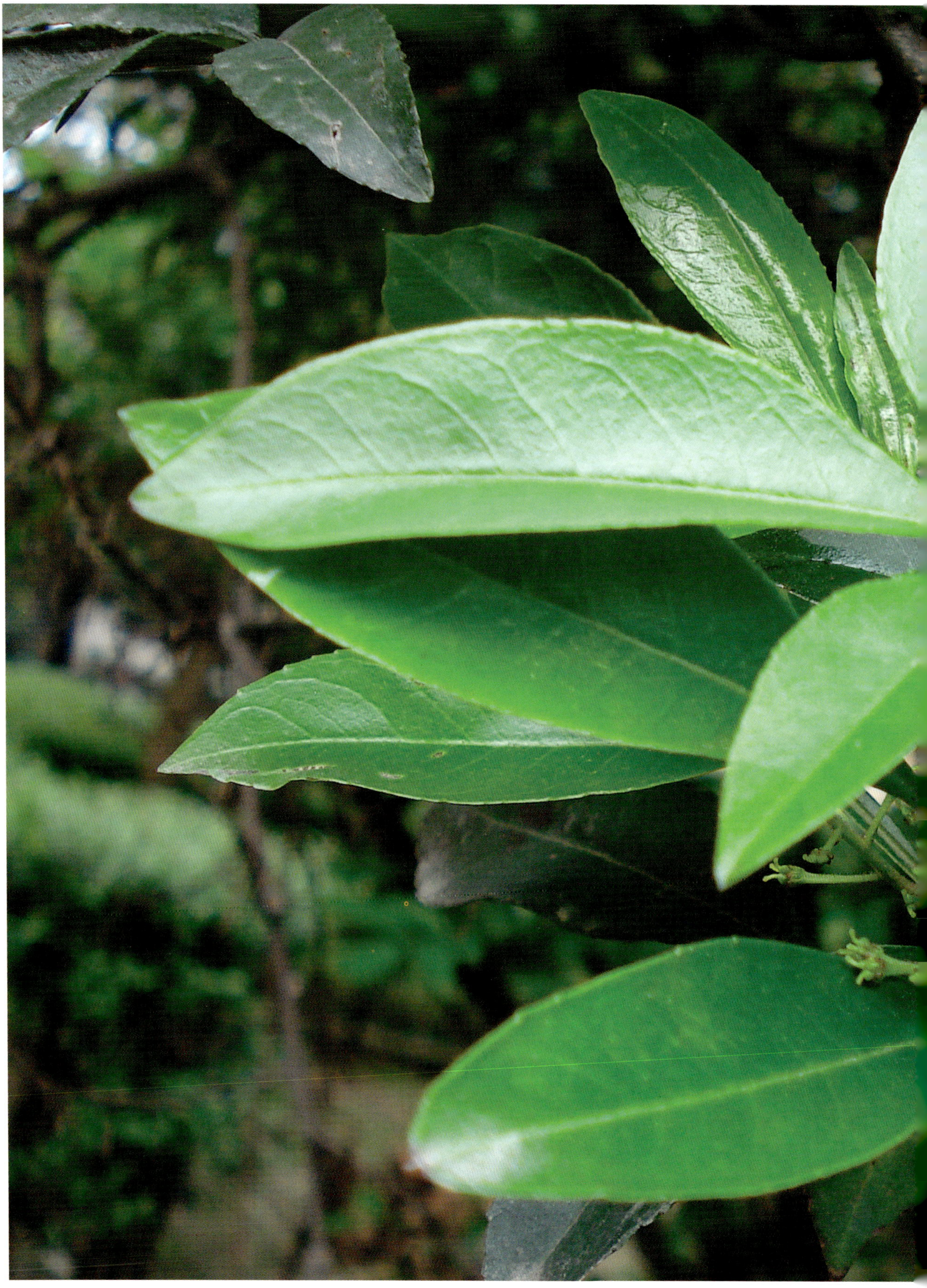

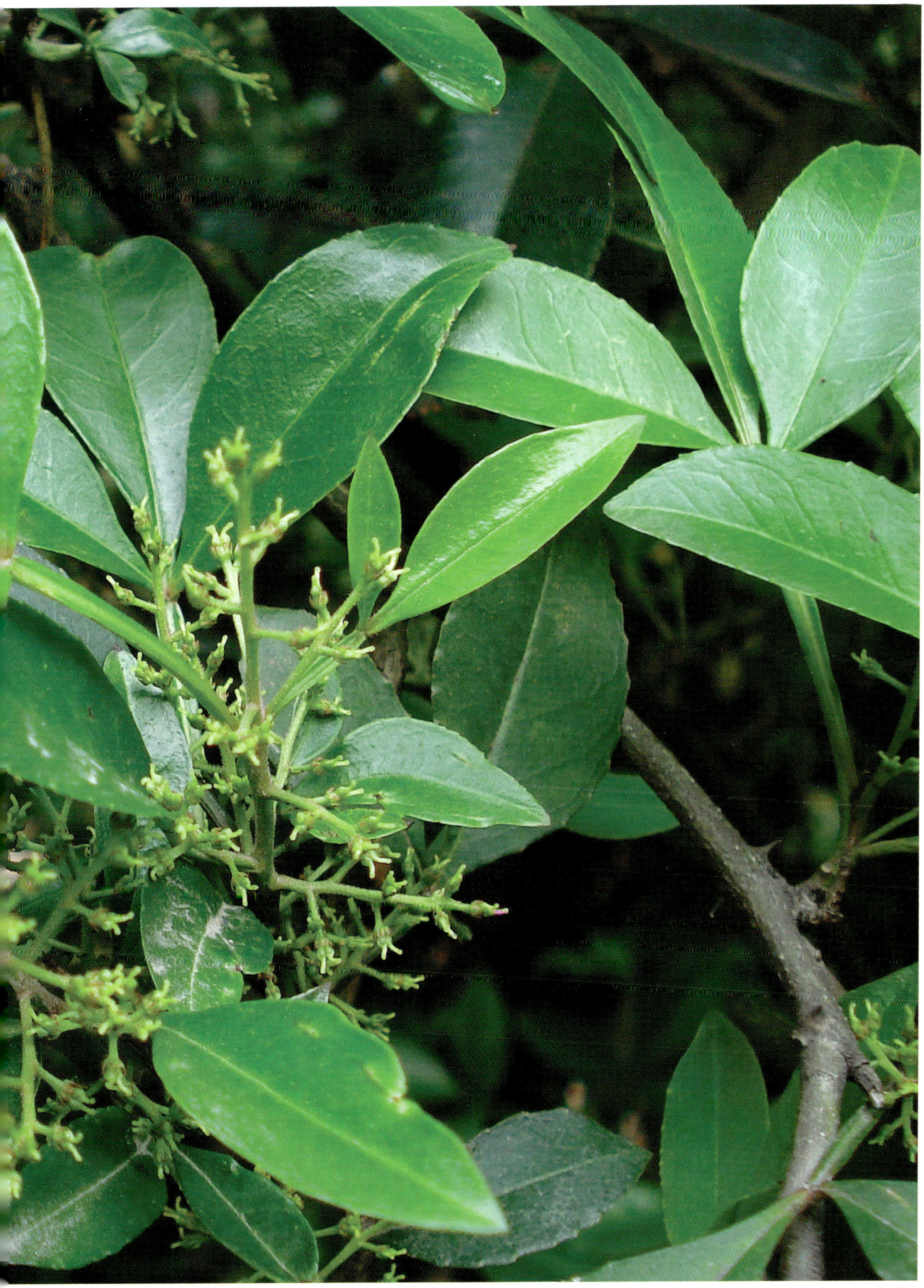

竹叶椒

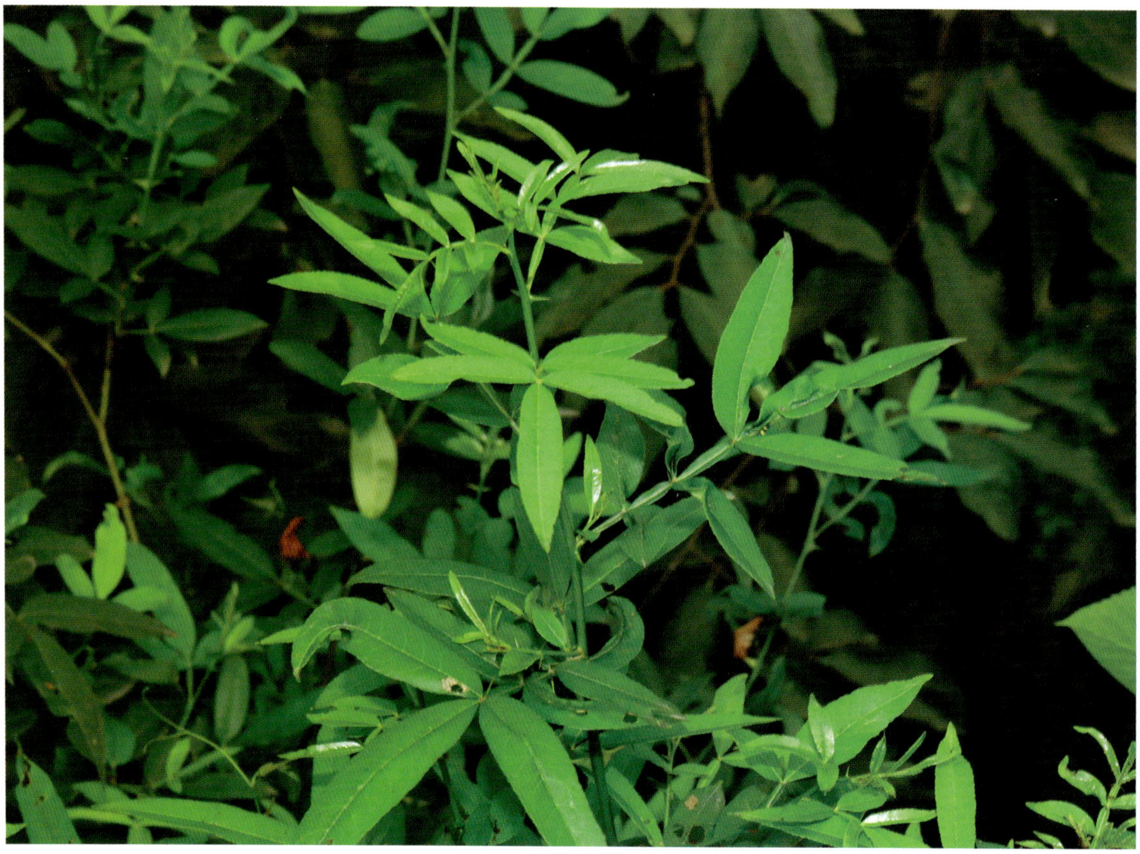

竹叶椒

识别特征

灌木或乔木，高可达 4 m。枝暗紫色，有对生的皮刺，老枝上的刺基部木栓化，暗灰褐色。单数羽状复叶，互生；叶轴无毛，具宽翼和皮刺；小叶 3 ~ 9，对生，无柄或具极短的柄；小叶片披针形或椭圆状披针形，稀为卵形，长 5 ~ 9 cm，先端尖，基部楔形，边缘有小圆齿，纸质，两面无毛而疏生透明腺点，主脉上具针刺，侧脉不明显。聚伞状圆锥花序腋生；花小，青绿色；花被片 6 ~ 8，三角形或钻形；雄花具雄蕊 6 ~ 8，药隔顶部有腺点 1 颗；雌蕊心皮 2 ~ 4，通常 1 ~ 2 个发育。蓇葖果 1 ~ 2 瓣，稀 3 瓣，红色，表面有凸起的腺点，果皮薄。种子黑色，光泽，直径 3 ~ 4 mm。花期 3—5 月，果期 6—8 月。

生境分布

生长于低山疏林、灌丛中及路旁。分布于华东、中南、西南及陕西、甘肃、台湾等地。

采收加工

6—8 月果实成熟时采收，将果皮晒干，除去种子备用。

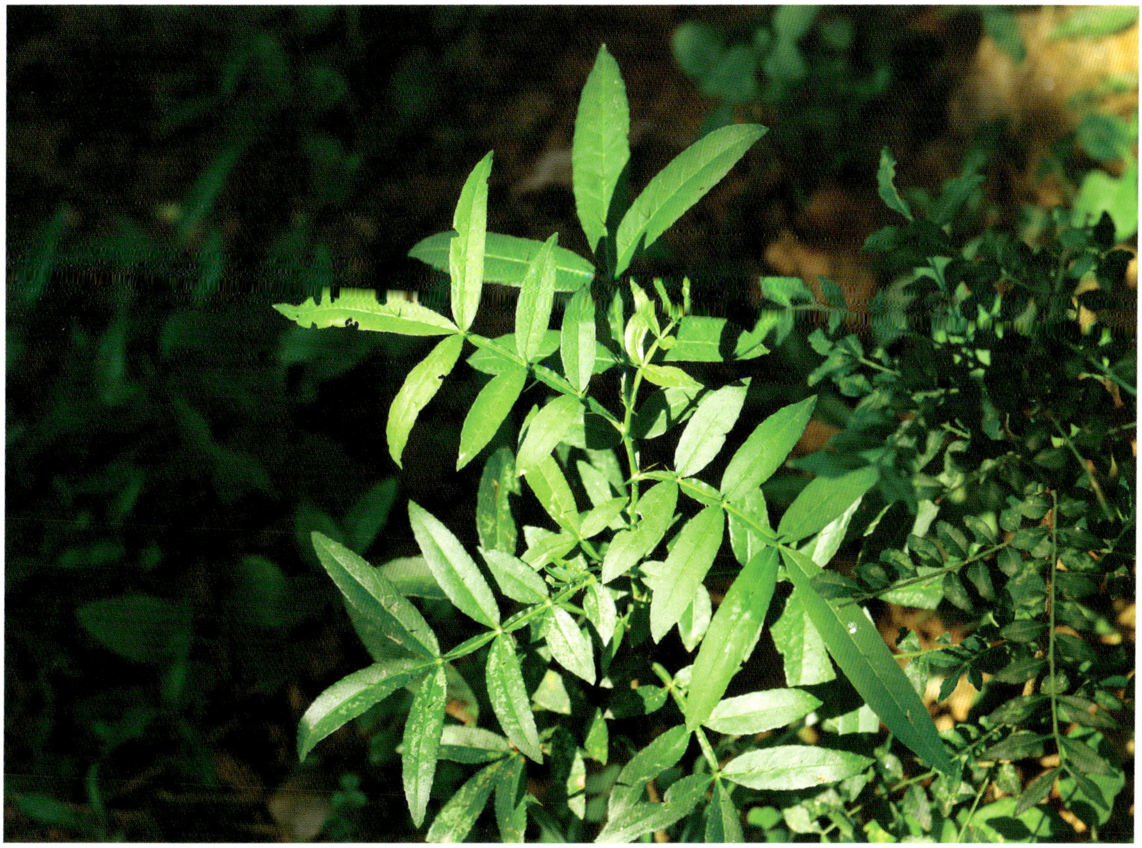

竹叶椒

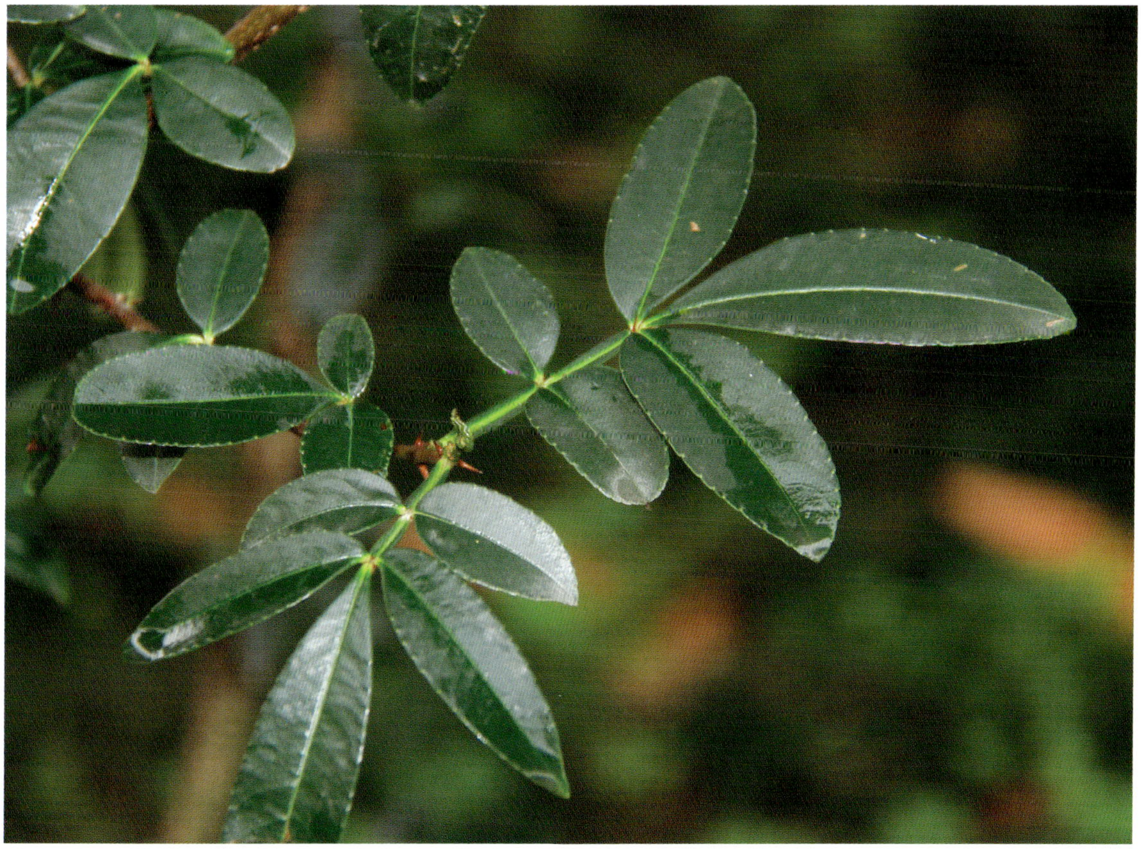

竹叶椒

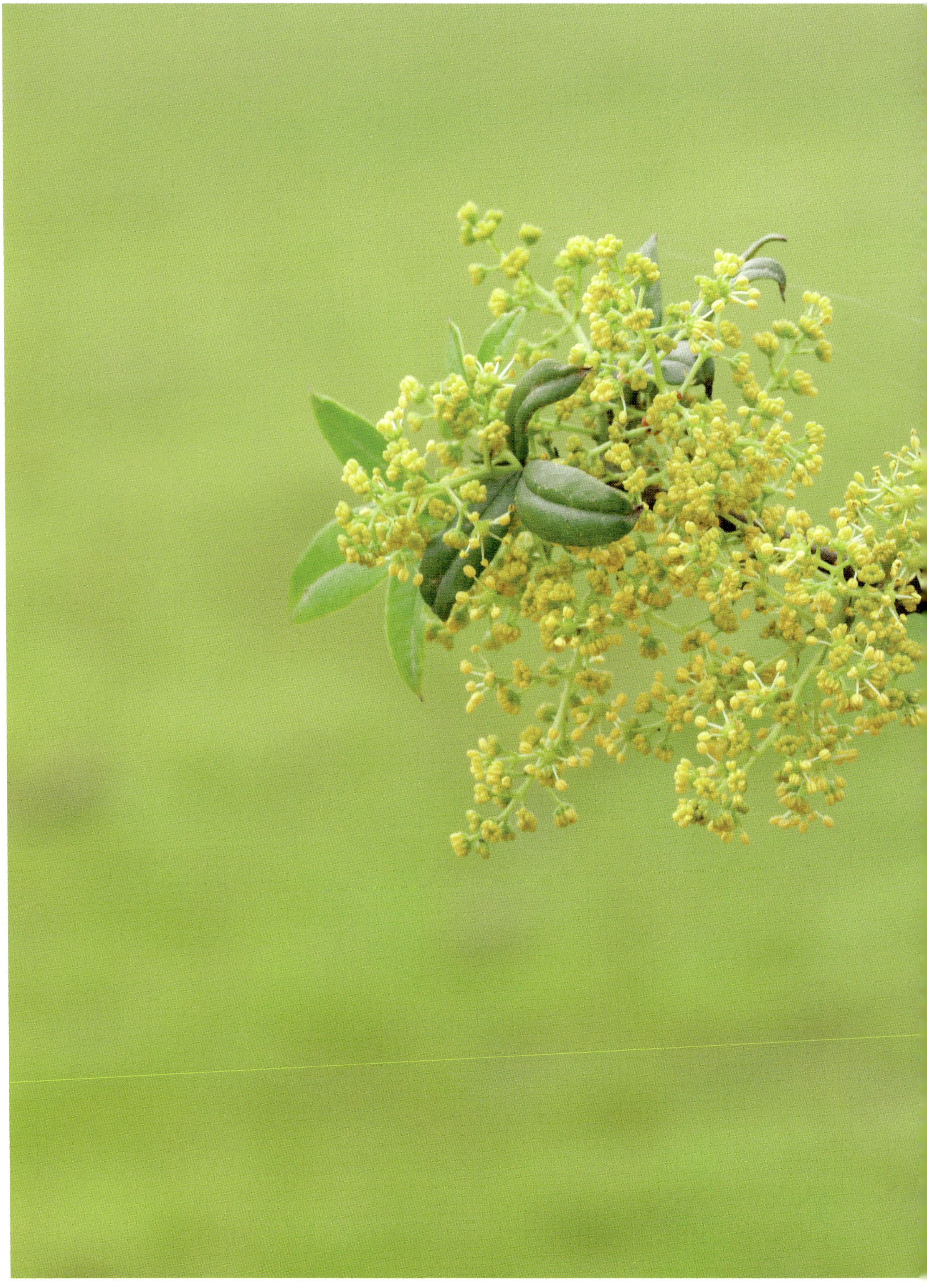

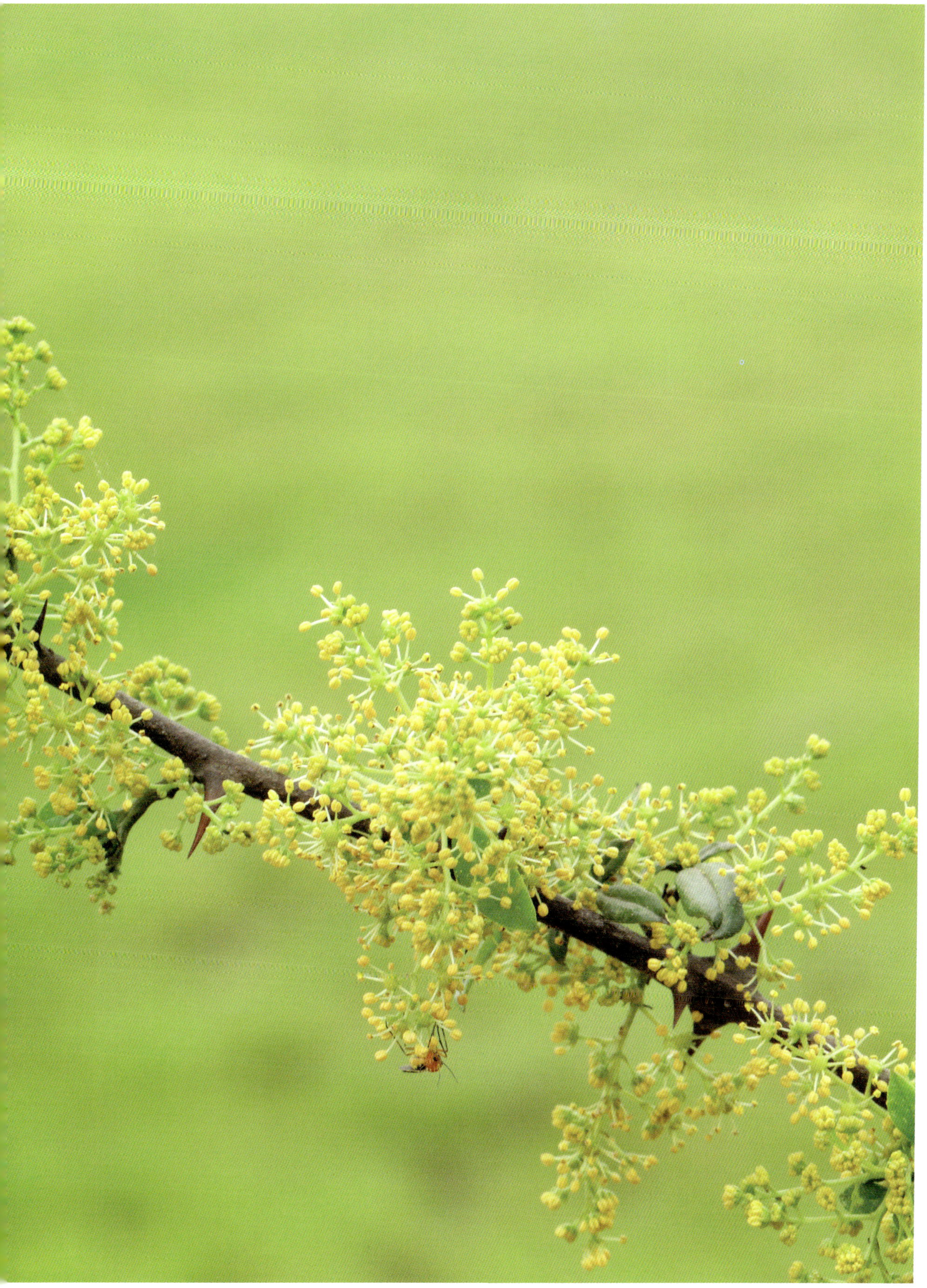

竹叶椒

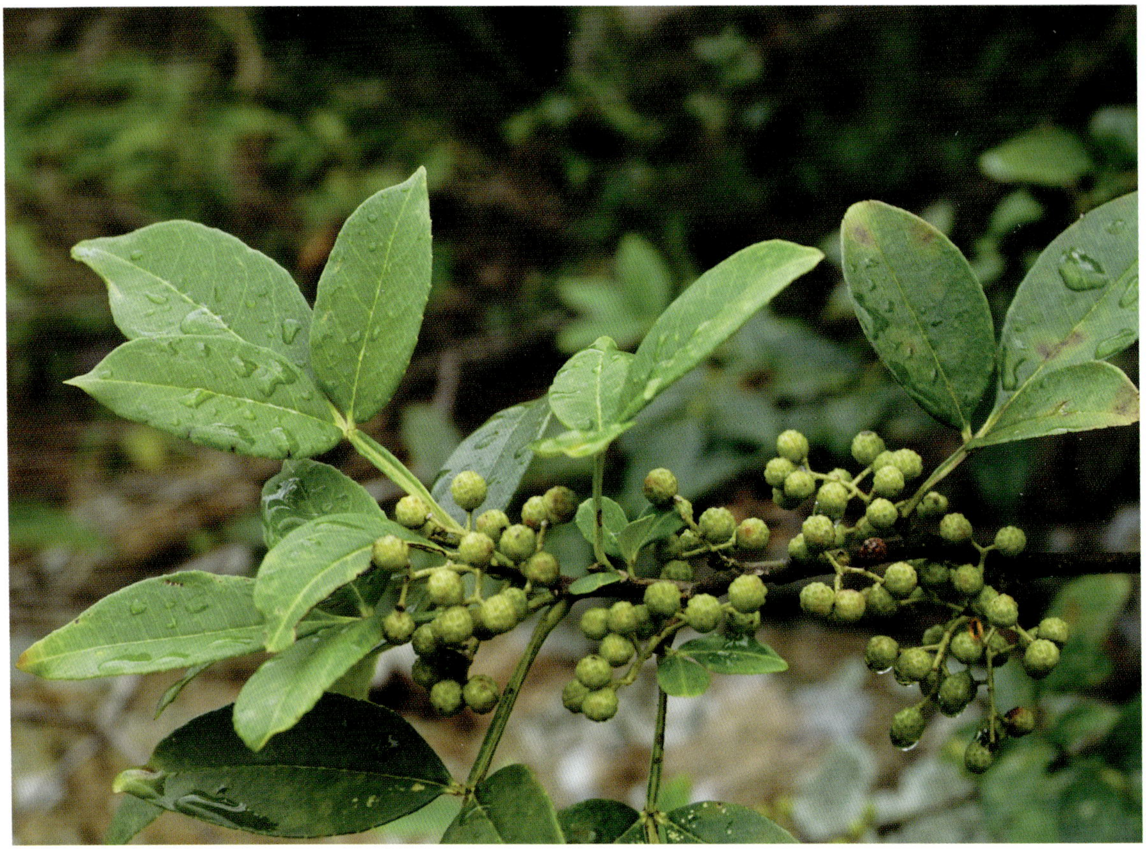

竹叶椒

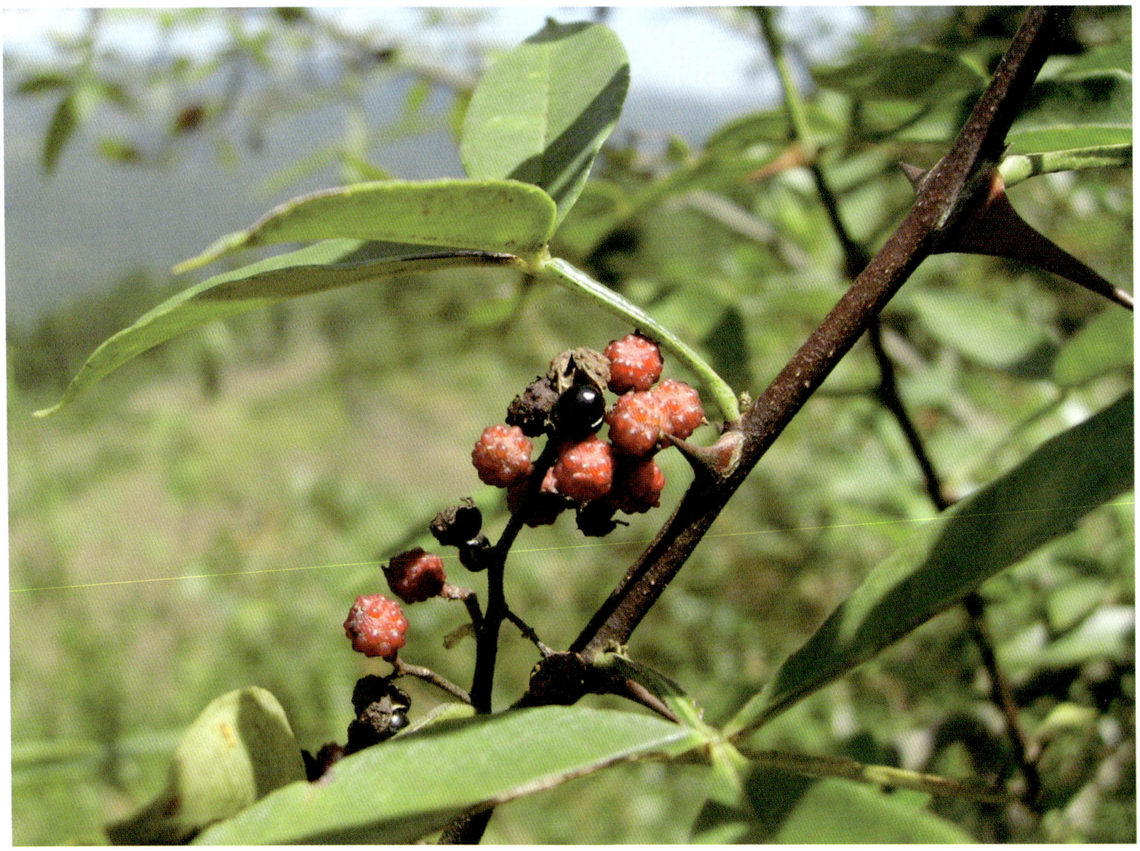

竹叶椒

药材鉴别

球形小分果1～2枚，直径4～5 mm，顶端具细小喙尖，基部具未发育离生心皮，距基部约0.7 mm处小果柄顶部具节，稍膨大。外表面红棕色至褐红色，稀疏散布明显凸出成瘤状的油腺点。内果皮光滑，淡黄色，薄革质。果柄被疏短毛。种子圆珠形，直径约3 mm，表面深黑色，光亮，密布小疣点，种脐圆形，种脊明显。果实成熟时珠柄与内果皮基部相连，果皮质较脆。气香，味麻而凉。以色红棕、味麻有凉感者为佳。

功效主治

散寒，止痛，祛蛔，祛湿解毒。主治胸腹冷痛，风寒牙痛，湿毒痒疮，蛔虫症。

用法用量

内服：10～15 g，煎汤；或研末，入丸、散服；或泡酒30～60 g，每服25～50 mL。

民族药方

1. 胃痛、牙痛 竹叶椒果5～10 g，山姜根15 g。研细末，温开水送服。

2. 痧症腹痛 竹叶椒果15～25 g，水煎服；或研末，每次0.25～5 g，黄酒送服。

3. 虚寒胃痛 竹叶椒果3～6 g，水煎服。或竹叶椒果6 g，生姜9 g。水煎服。

4. 腹痛泄泻 竹叶椒6～9 g。水煎服。

5. 蛔虫性腹痛 竹叶椒6 g，苦楝皮9 g。水煎服，服时兑醋适量。

使用注意

孕妇忌用。

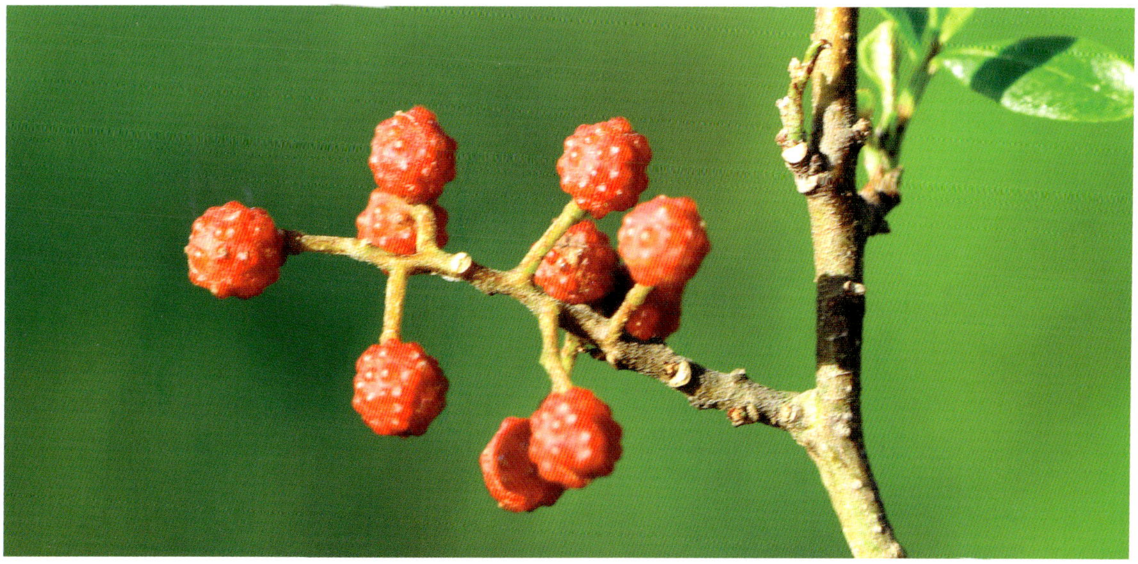

竹叶椒

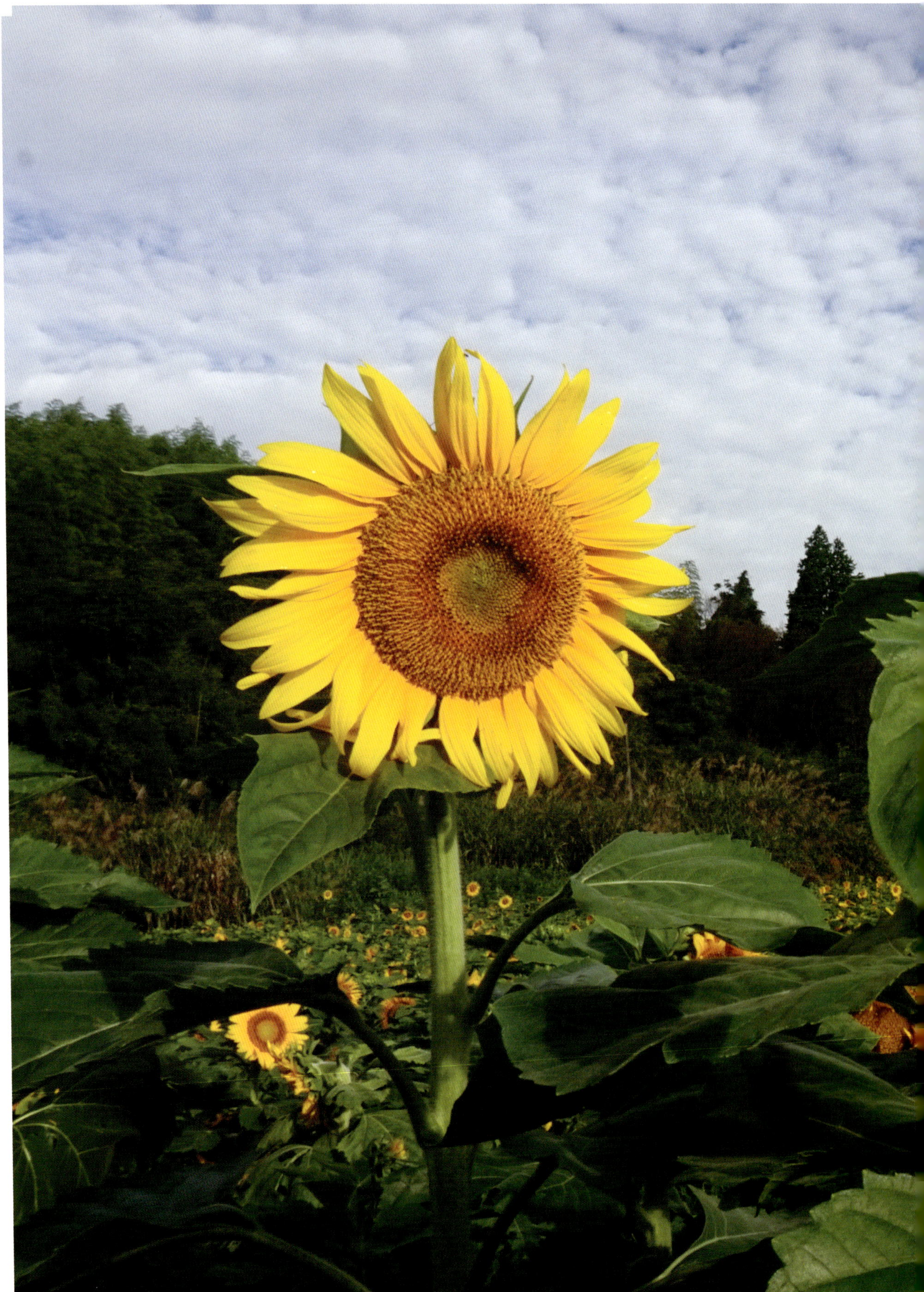

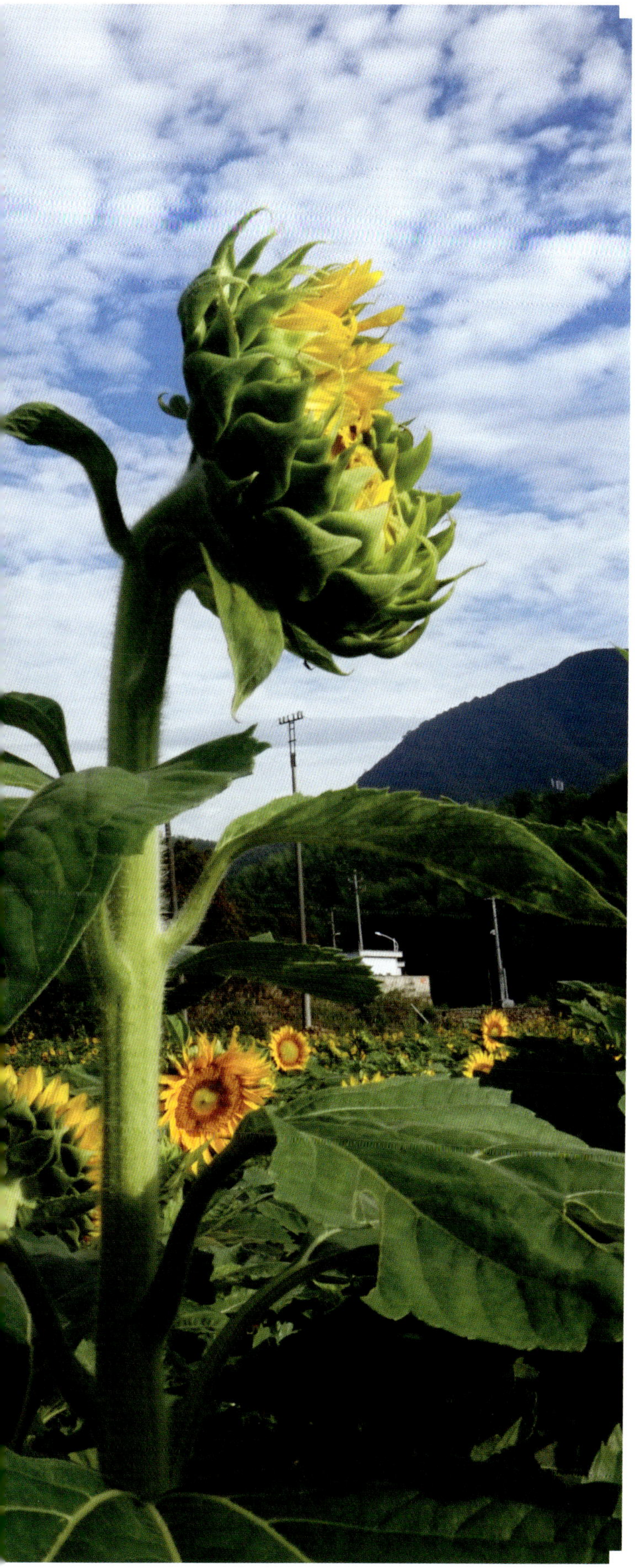

向日葵

【水药名】打万。

【别　名】西番菊、迎阳花、丈菊、草天葵、向阳花、葵花、望日葵。

【来　源】本品为菊科植物向日葵 *Helianthus annuus* L. 的花托、种子和茎髓。

【性味归经】味甘、淡，性微温。归肺、胃、肝、膀胱经。

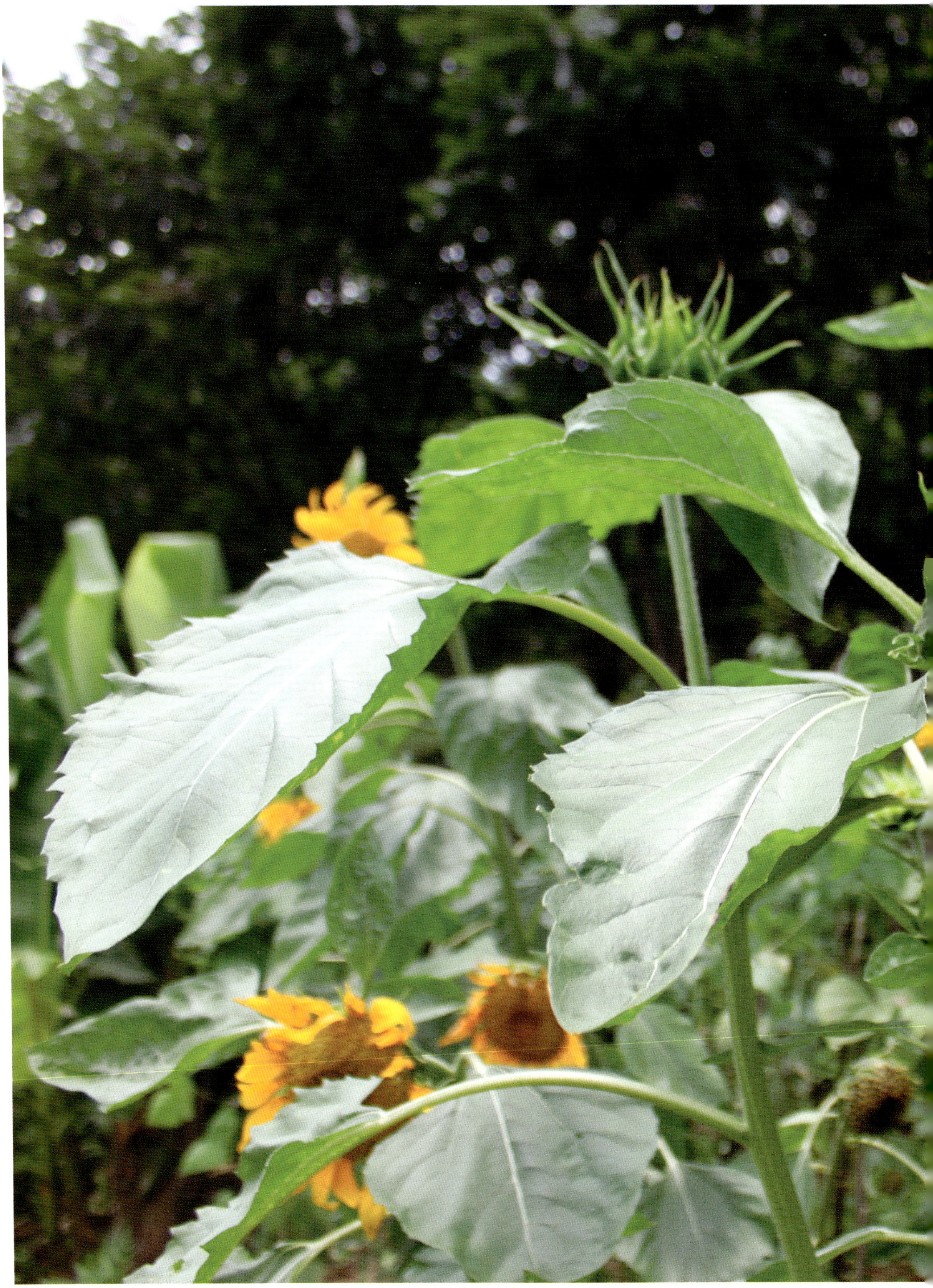

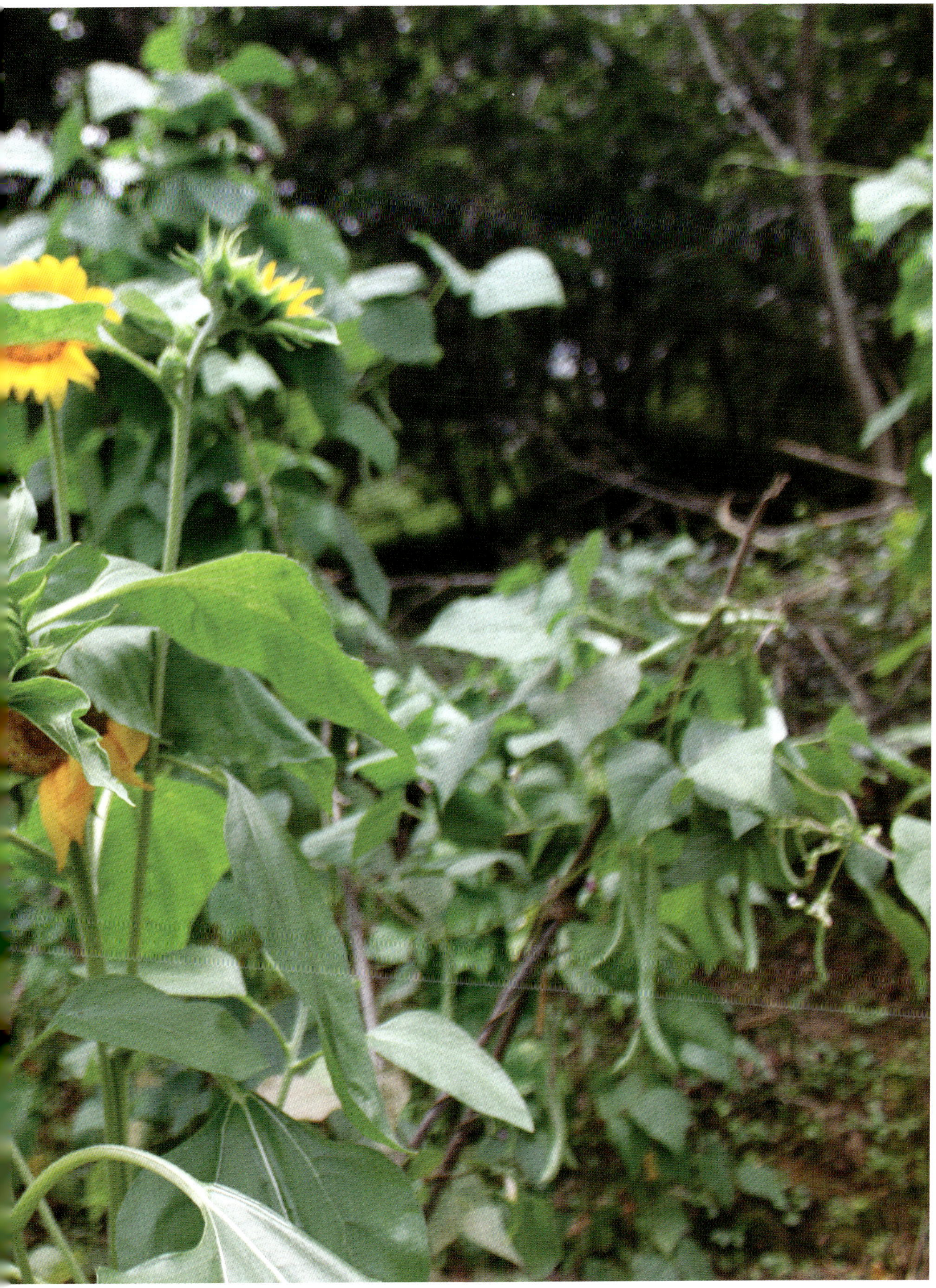

向日葵

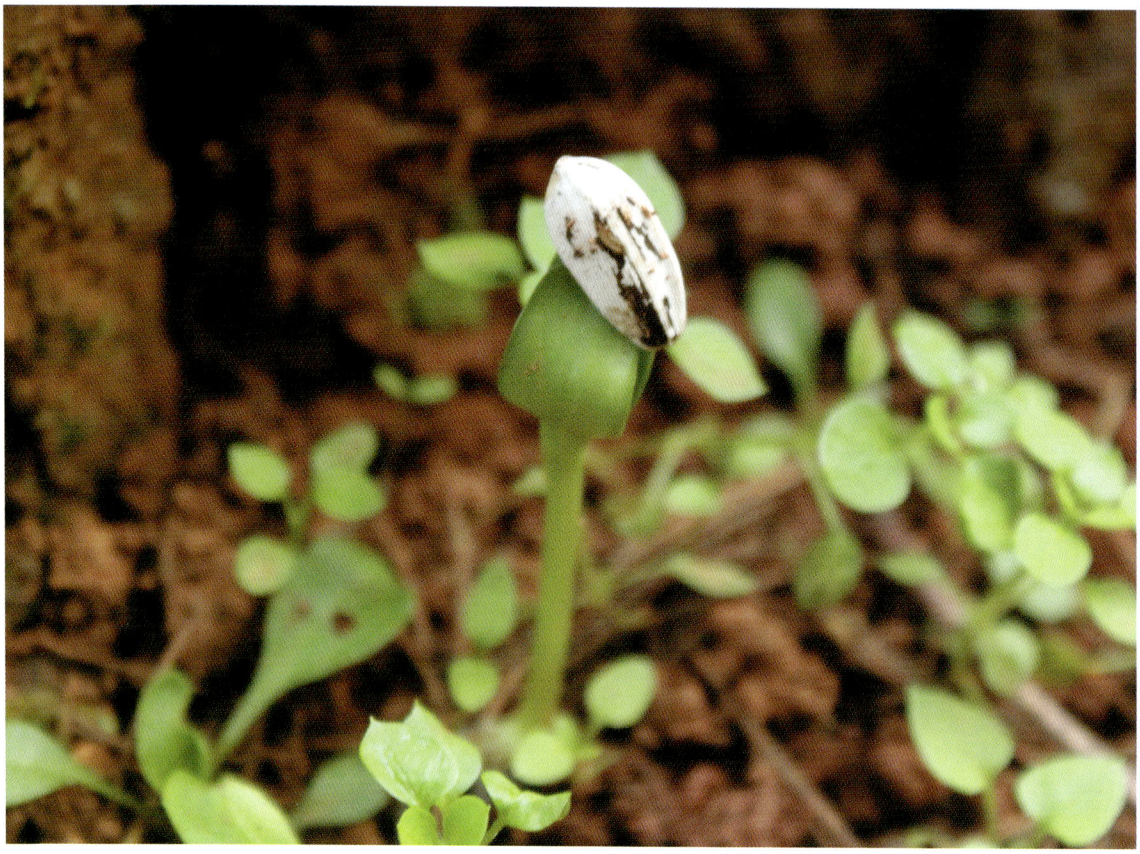

向日葵

识别特征

一年生草本，茎直立，粗壮，高可达 3.5 m，中心髓部发达，外具粗毛和斑点。叶互生，具长柄，叶片广卵圆形，长 20 ~ 30 cm，宽 15 ~ 25 cm，先端急尖或渐尖，边缘具锯齿，基部截形或心脏形，两面粗糙。头状花序单生，直径可达 35 cm；总苞具苞片多层，苞片卵圆形或卵状披针形，先端尾状长尖，有缘毛，花托扁平，具膜质托片；周围一轮舌状花，中性，黄色，中央筒状花，两性，紫棕色，先端 5 齿裂。瘦果浅灰色或黑色，扁长卵形或椭圆形，内藏种子 1 颗，淡黄色，富含脂肪油。花期春、夏二季。

生境分布

均为栽培。分布于全国各地。

采收加工

果实成熟时，取种子、花盘和根晒干备用。

药材鉴别

本品为头状花序，生长在茎的顶端，俗称花盘。其形状有凸起、平展和凹下三种类型。花盘上有两种花，即舌状花和管状花。颜色和大小因品种而异，有橙黄、淡黄和紫红色。

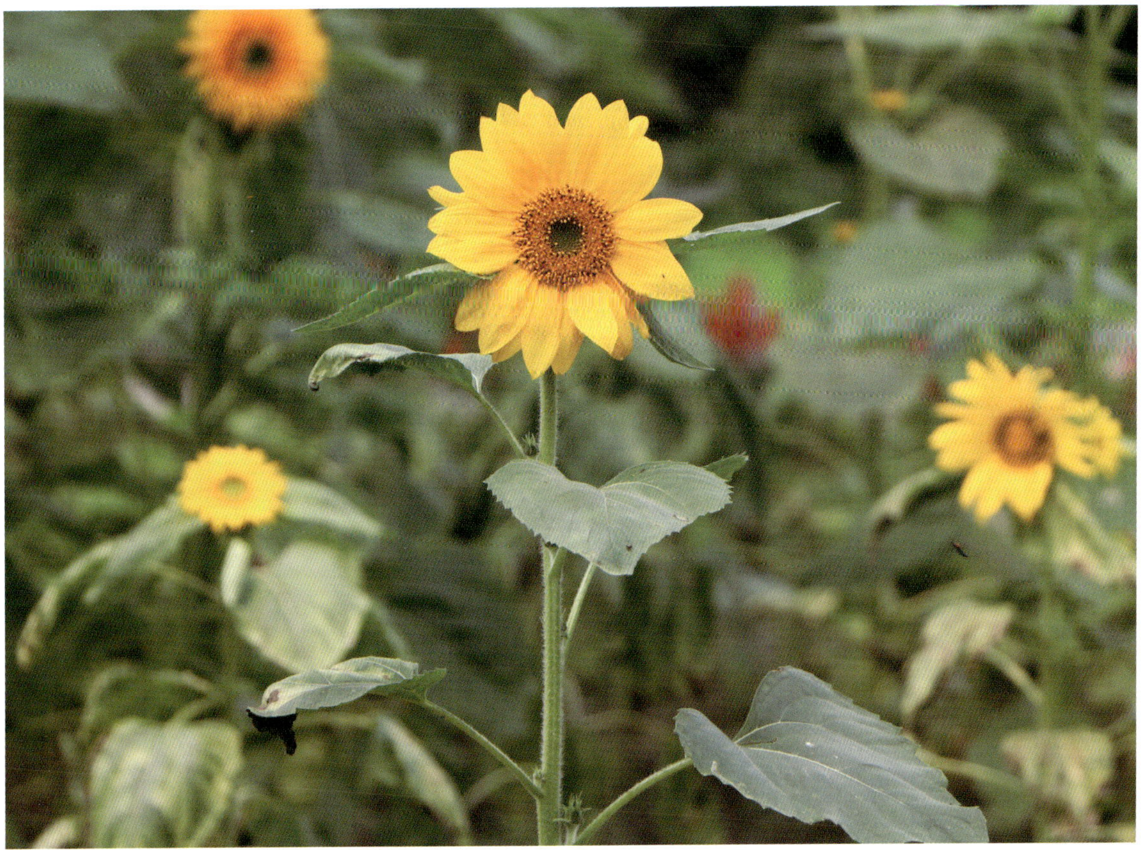

向日葵

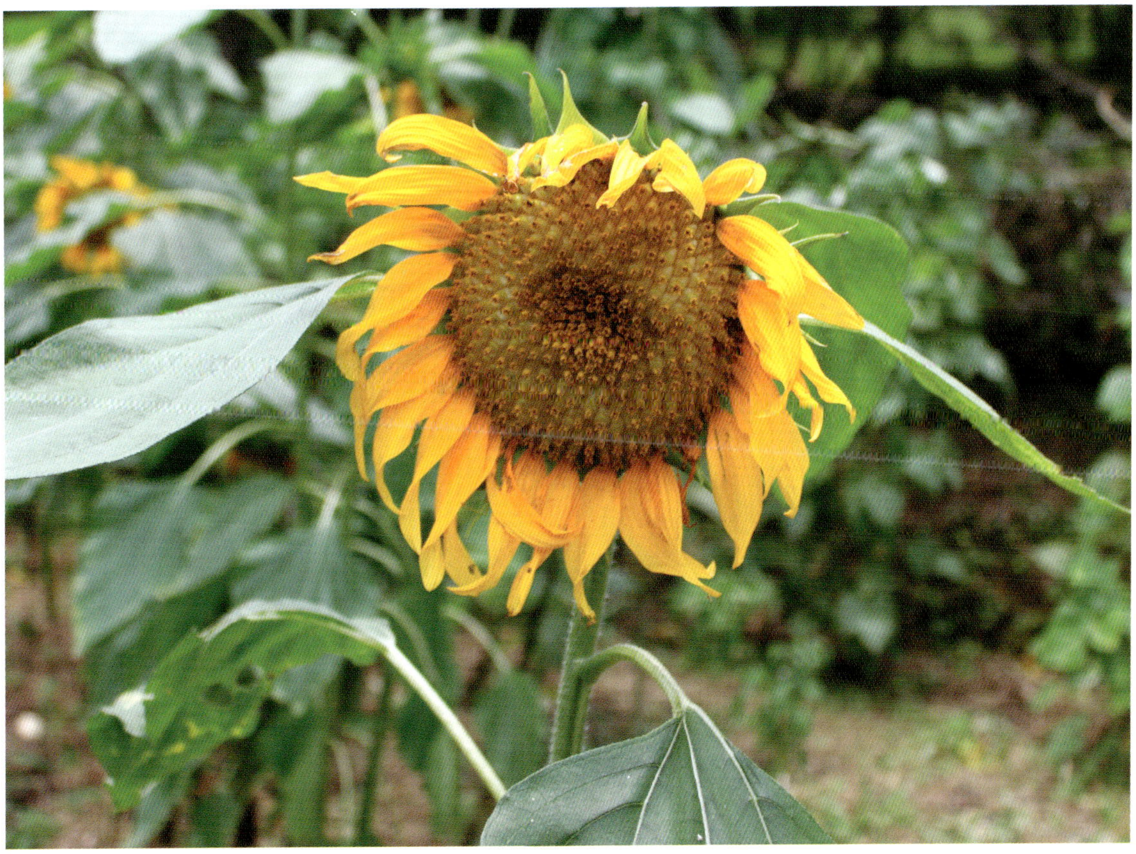

向日葵

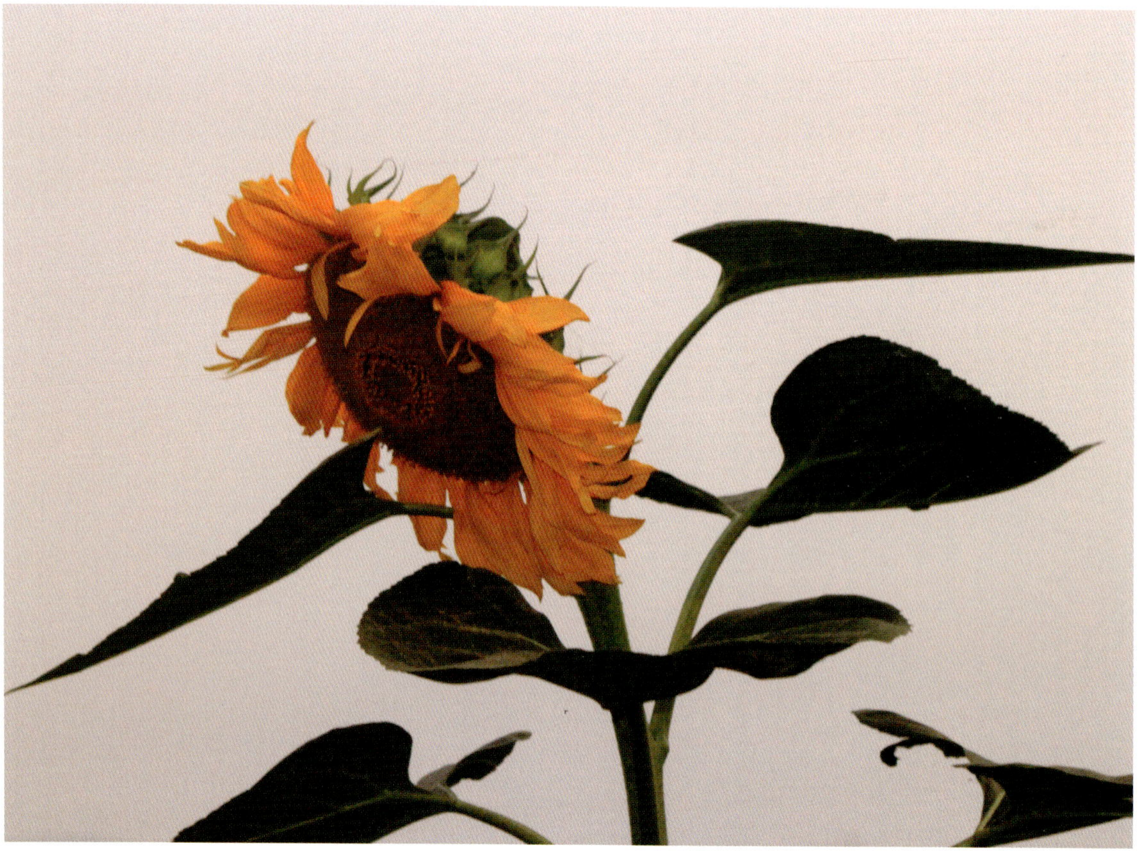

向日葵

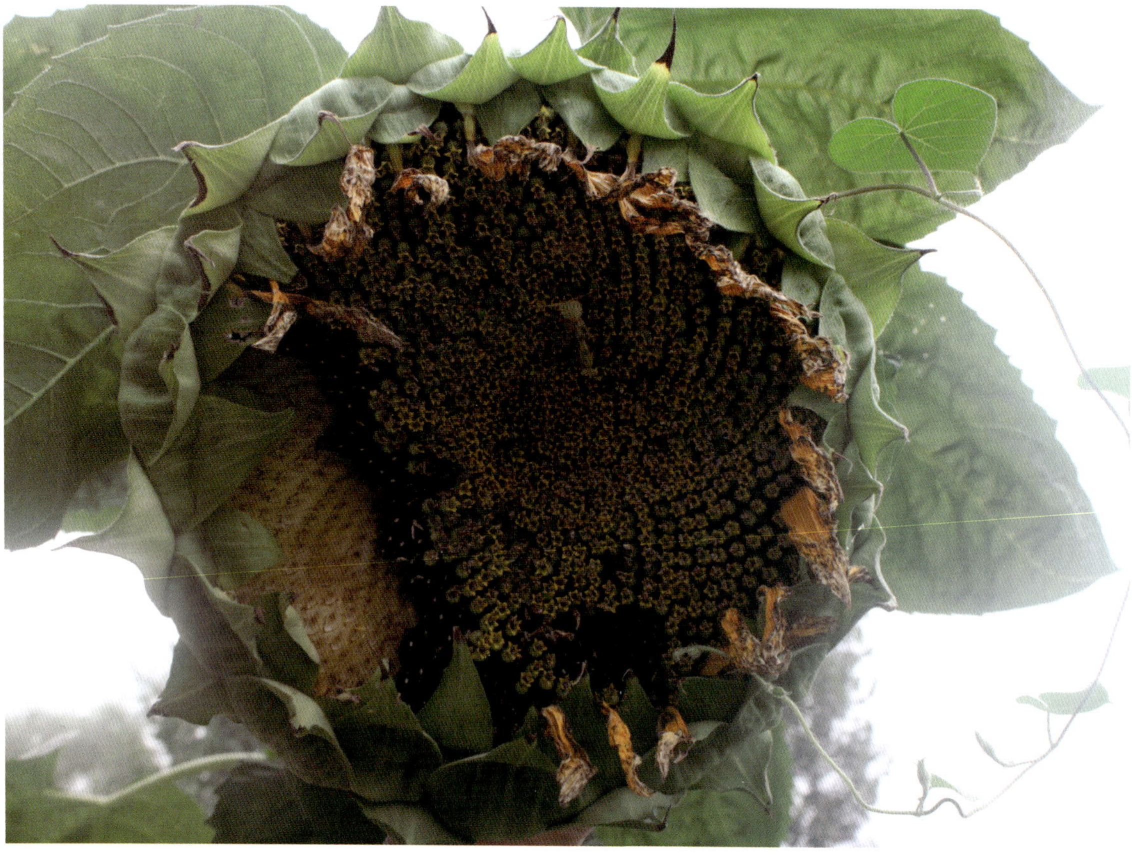

向日葵

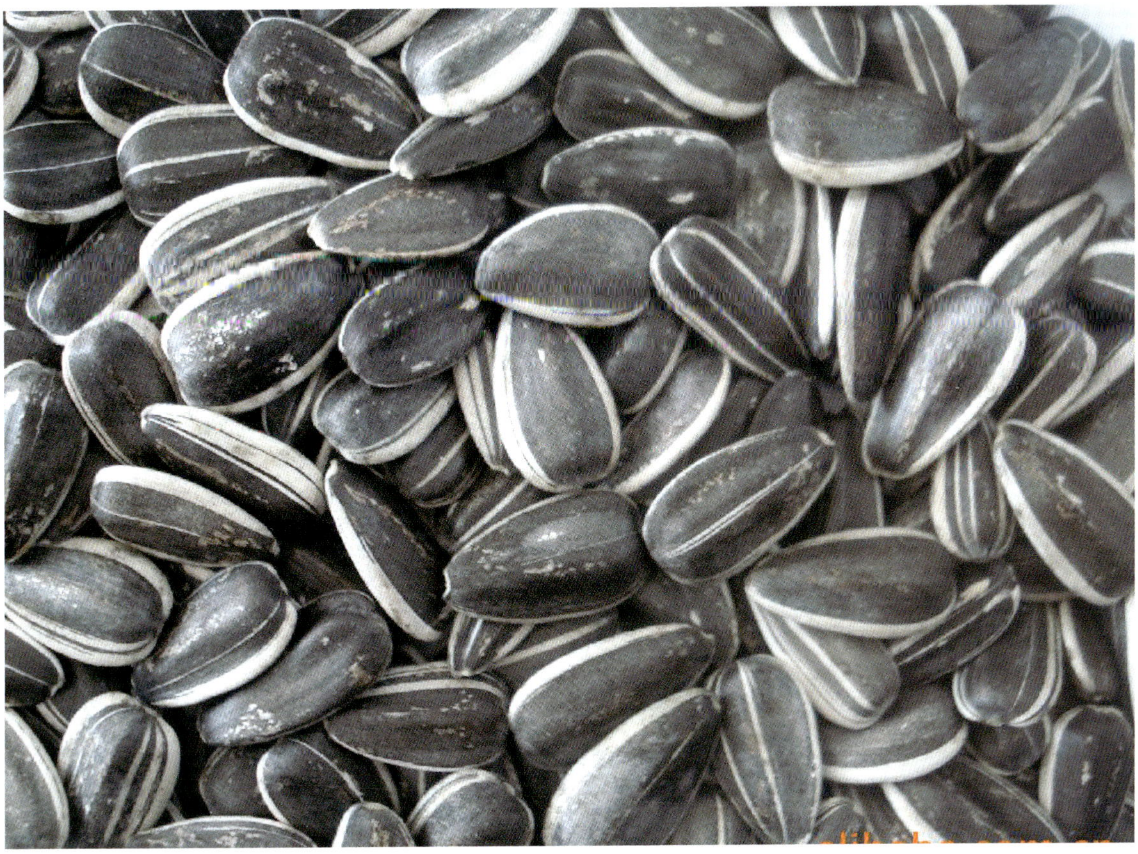

向日葵子

功效主治

利小便，清湿热，通窍，逐风。主治头痛，目昏，牙痛，胃腹痛，痛经，疮肿。

用法用量

内服：30 ~ 60 g，煎汤。

民族药方

1．乳糜尿，小便不利 葵花杆心 25 g，水芹菜 30 g。水煎服。

2．乳腺炎 向日葵托盘适量。焙干研末，白糖开水冲服，每次服 10 ~ 15 g。

3．高血压 向日葵花盘、玉米须各 30 g。水煎服。或取向日葵根 30 g。水煎服。

4．不思饮食，腹痛腹泻，赤白下痢，麻疹透发不畅 向日葵种子 30 g。水煎服。

5．头痛眩晕，失眠 向日葵种子 30 g。水煎服。

6．带下量多，小便热涩疼痛 向日葵根茎适量。炒炭研细，温开水送服，每次 5 ~ 10 g。

7．风热感冒，咳嗽 向日葵根 30 g。水煎服。

使用注意

不宜过量服用，孕妇慎用。

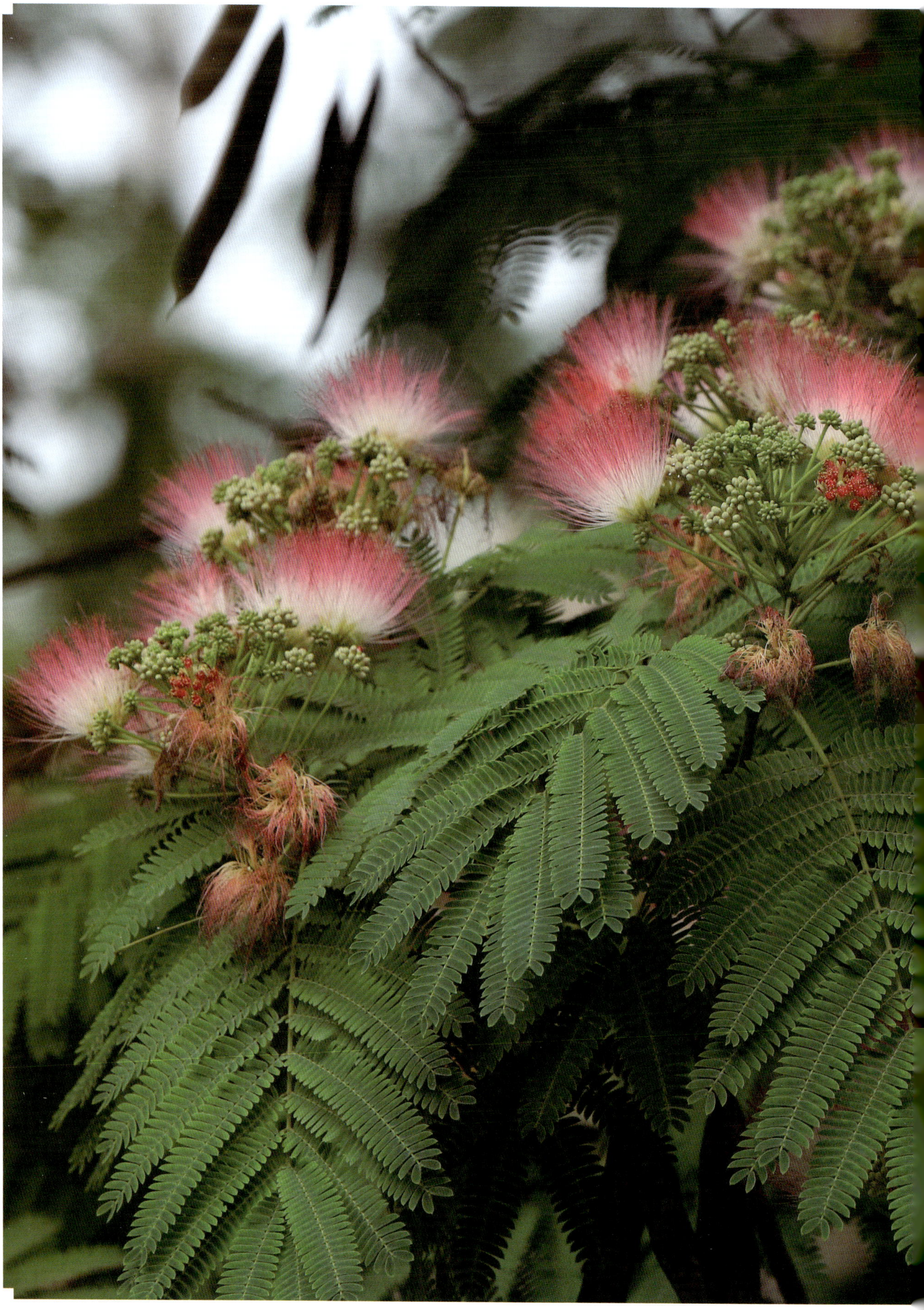

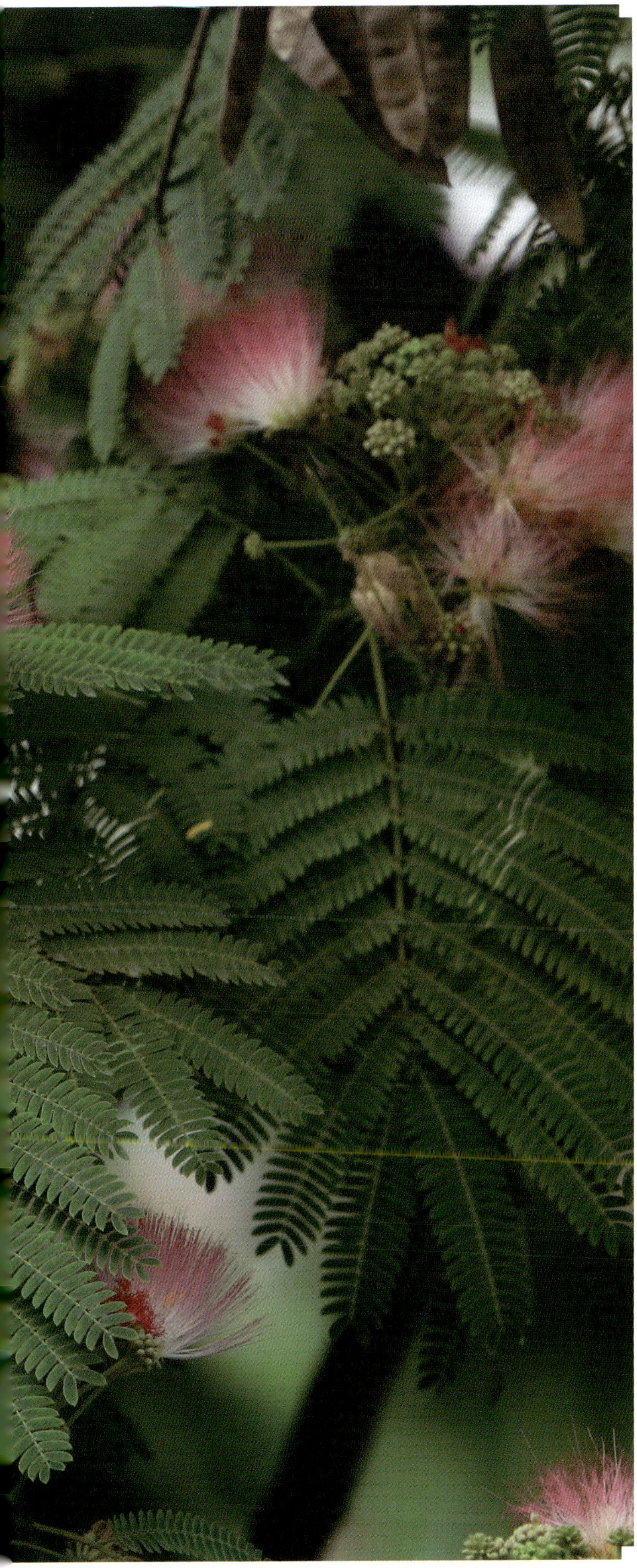

合欢皮

【水药名】梅萼来。

【别　名】夜关门、夜合槐、黄昏、合昏、宜男、青堂。

【来　源】本品为豆科植物合欢 *Albizia julibrissin* Durazz. 的树皮。

【性味归经】味甘，性温。归心、肝经。

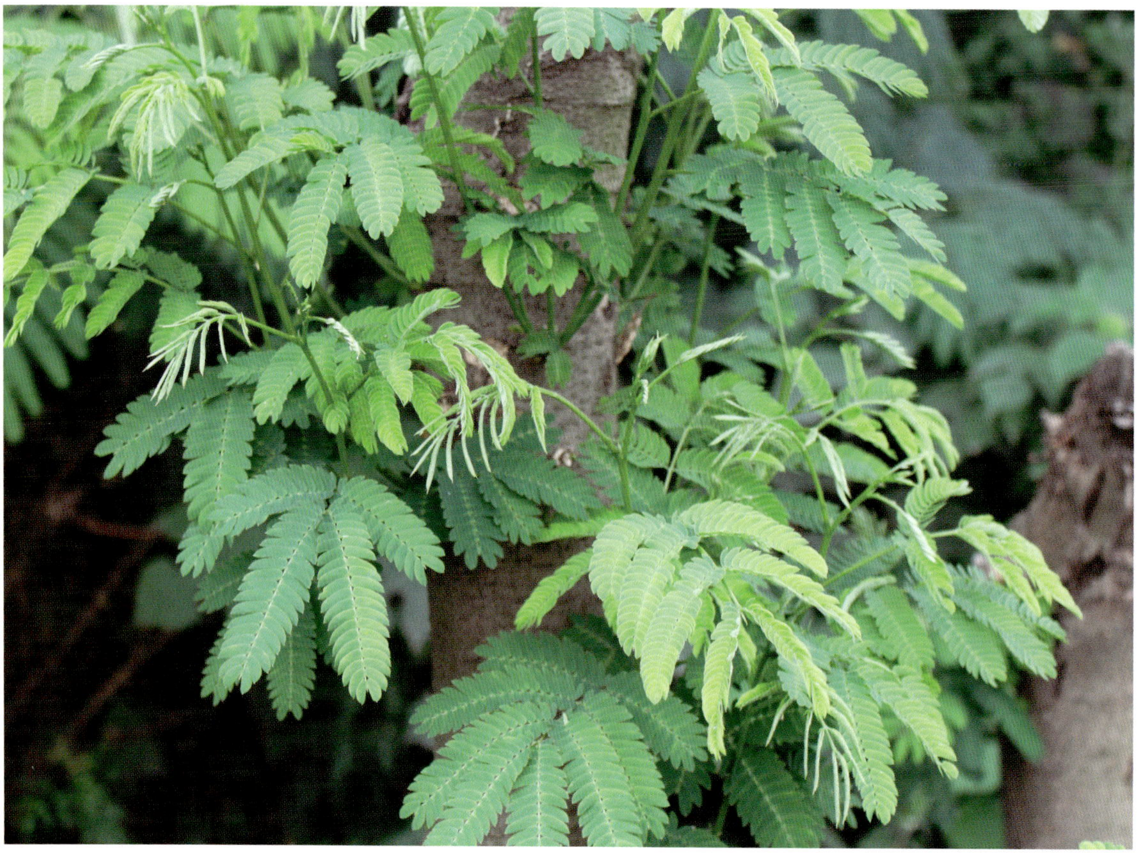

合欢

识别特征

落叶乔木。树干灰黑色；小枝无毛，有棱角。二回双数羽状复叶，互生，小叶片镰状长方形，先端短尖，基部截形，全缘，有缘毛，小叶夜间闭合。头状花序生长于枝端，总花梗被柔毛，花淡红色或白色。荚果扁平，种子椭圆形而扁，褐色。花期 6—8 月，果期 8—10 月。

生境分布

生长于山坡、路旁。分布于华南、西南、华东、东北及河北、河南、湖北等地。

采收加工

夏、秋间剥皮，切断，晒干或炕干。

药材鉴别

本品呈浅槽状或卷成单筒状，长 40 ~ 80 mm，厚 1 ~ 3 mm。外表面灰褐色，稍粗糙，皮孔红棕色，椭圆形。内表面平滑，淡黄白色，有纵直的细纹理。质硬而脆，易折断，折断面裂片状。气微香，味微涩，稍刺舌，而后喉部有不适感。

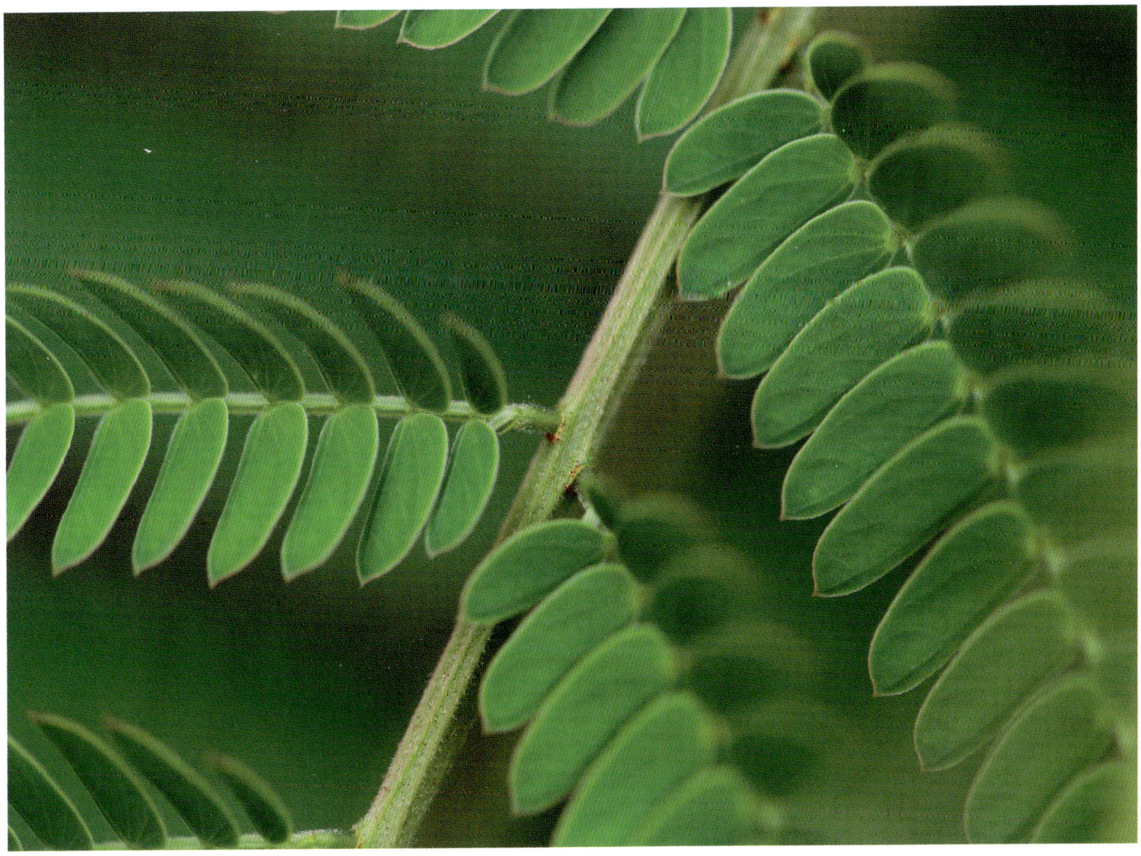

合欢

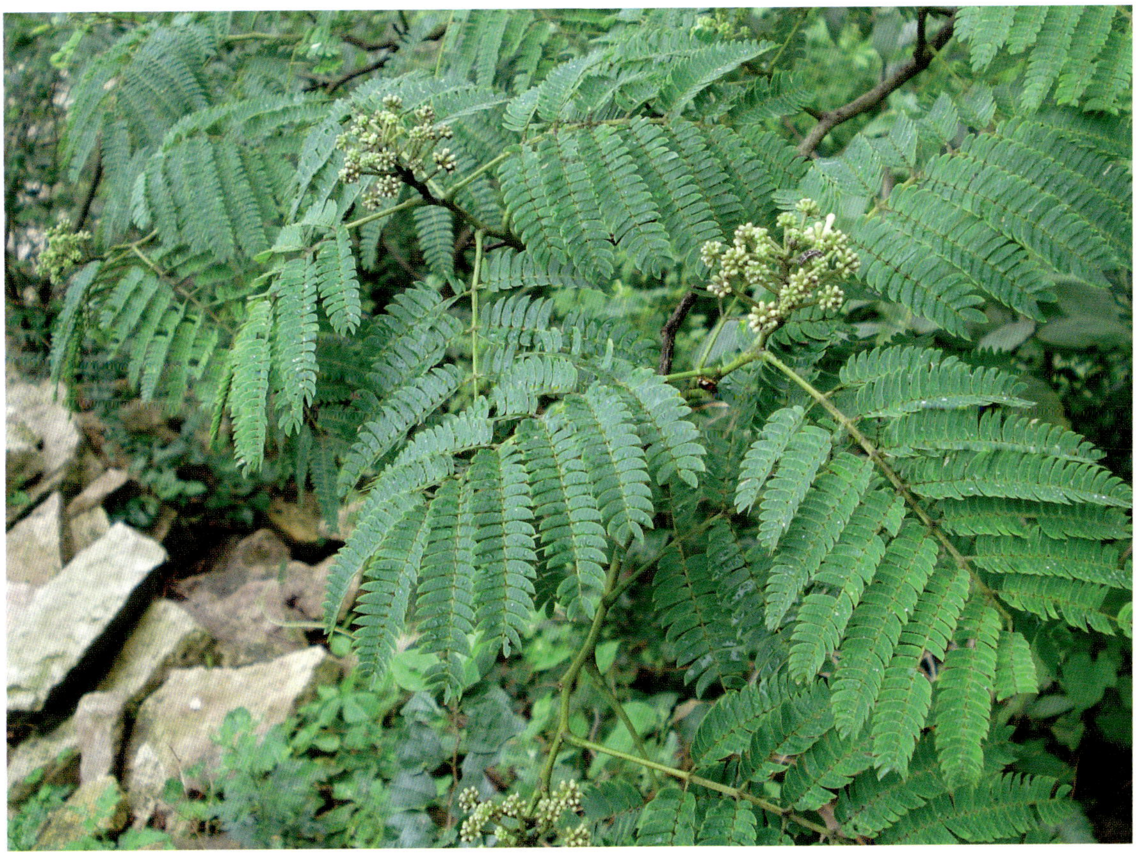

合欢

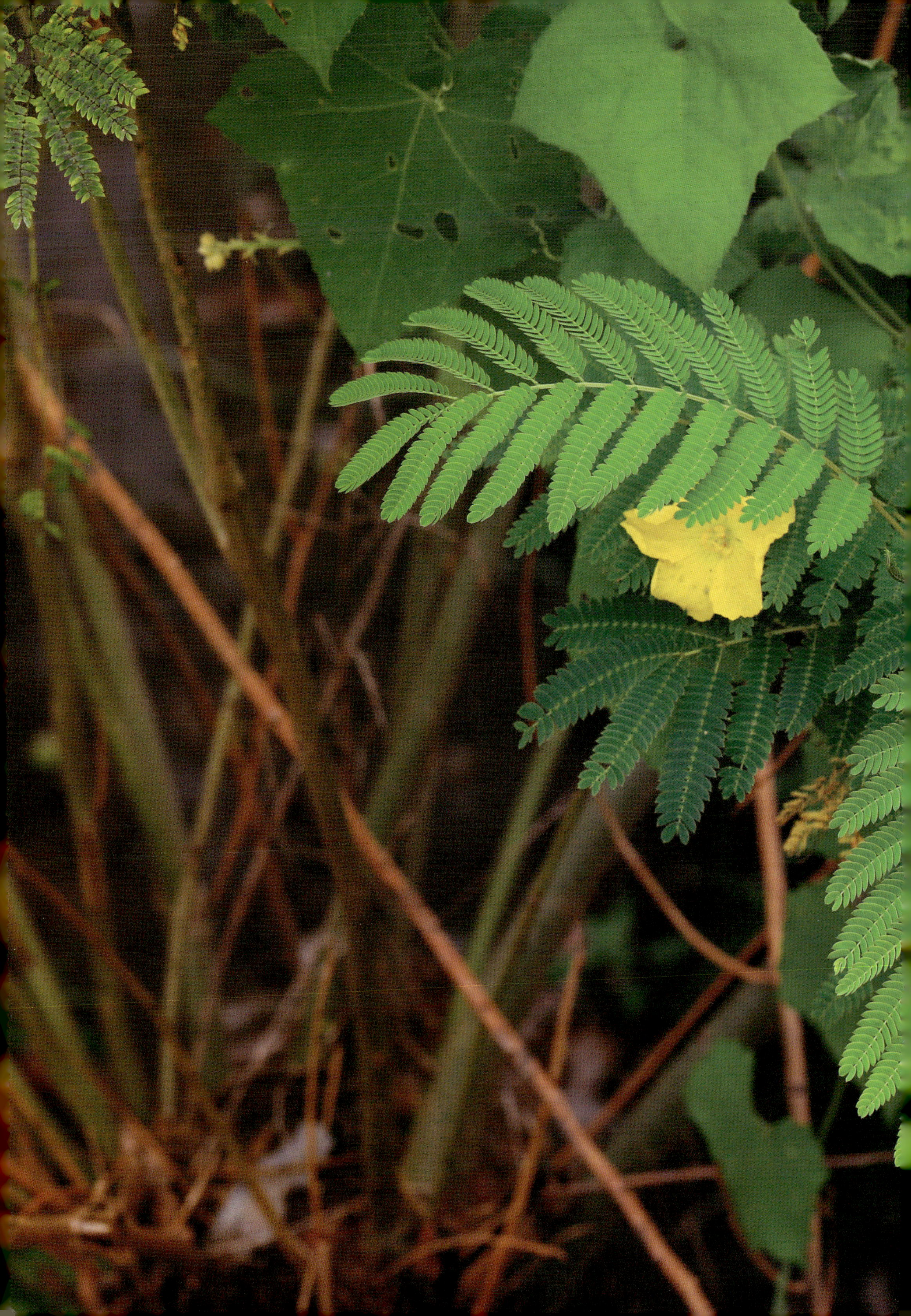

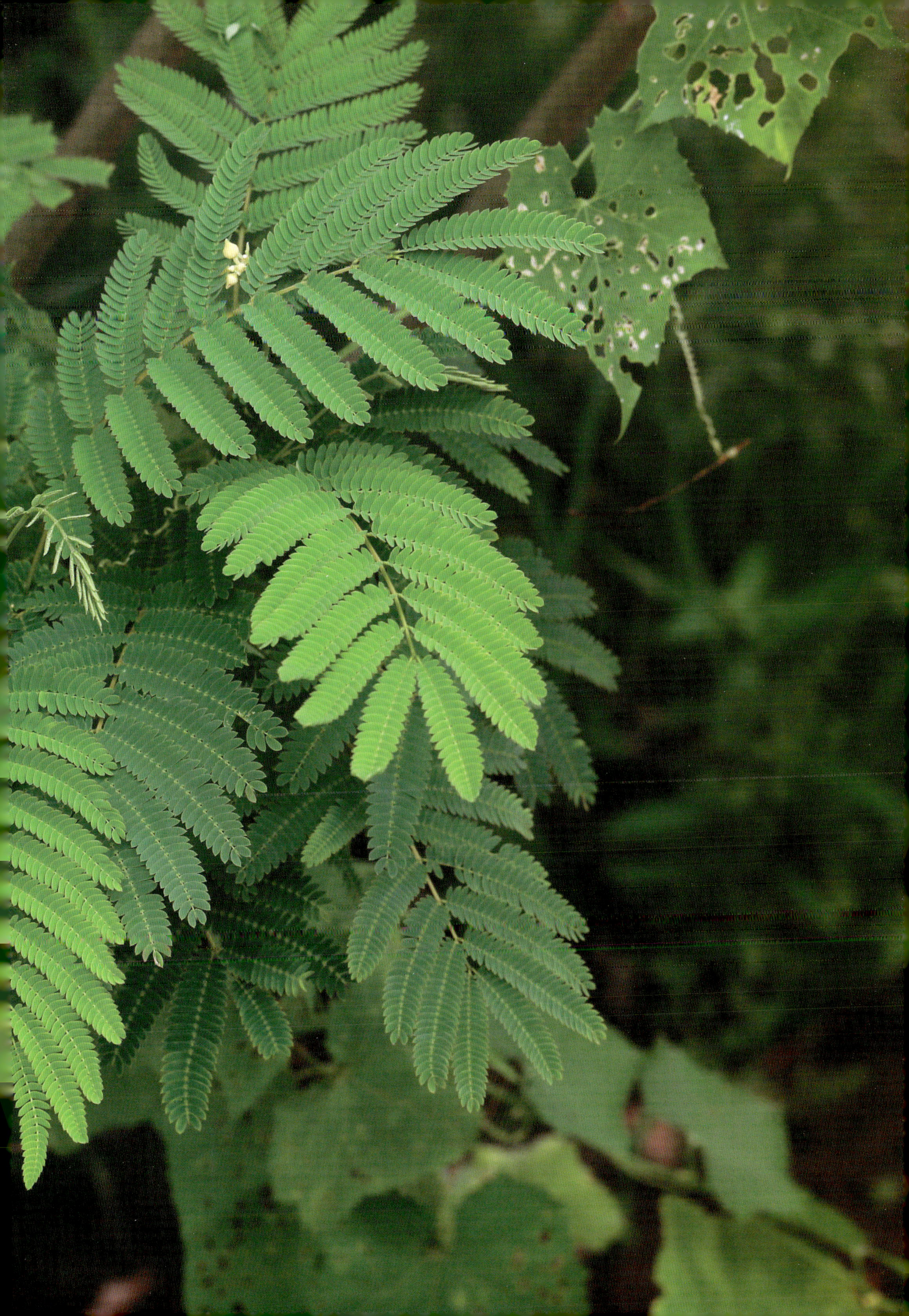

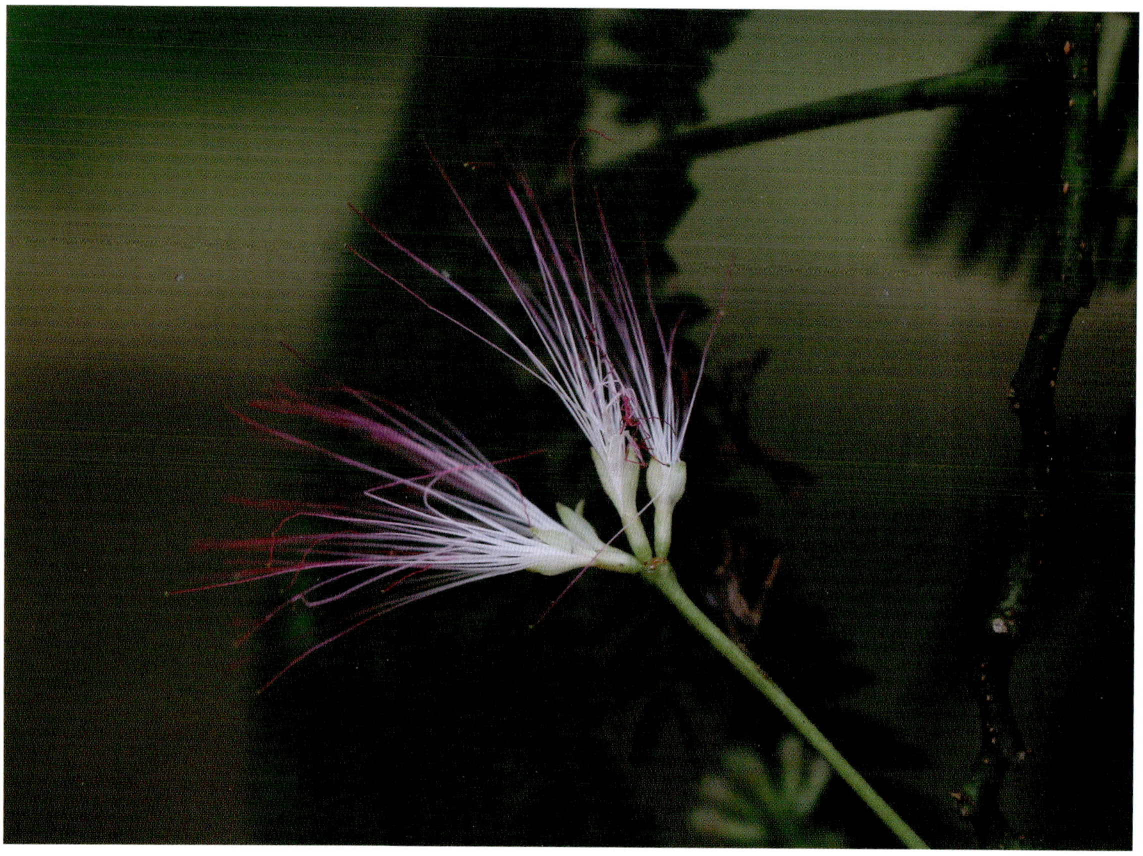

合欢

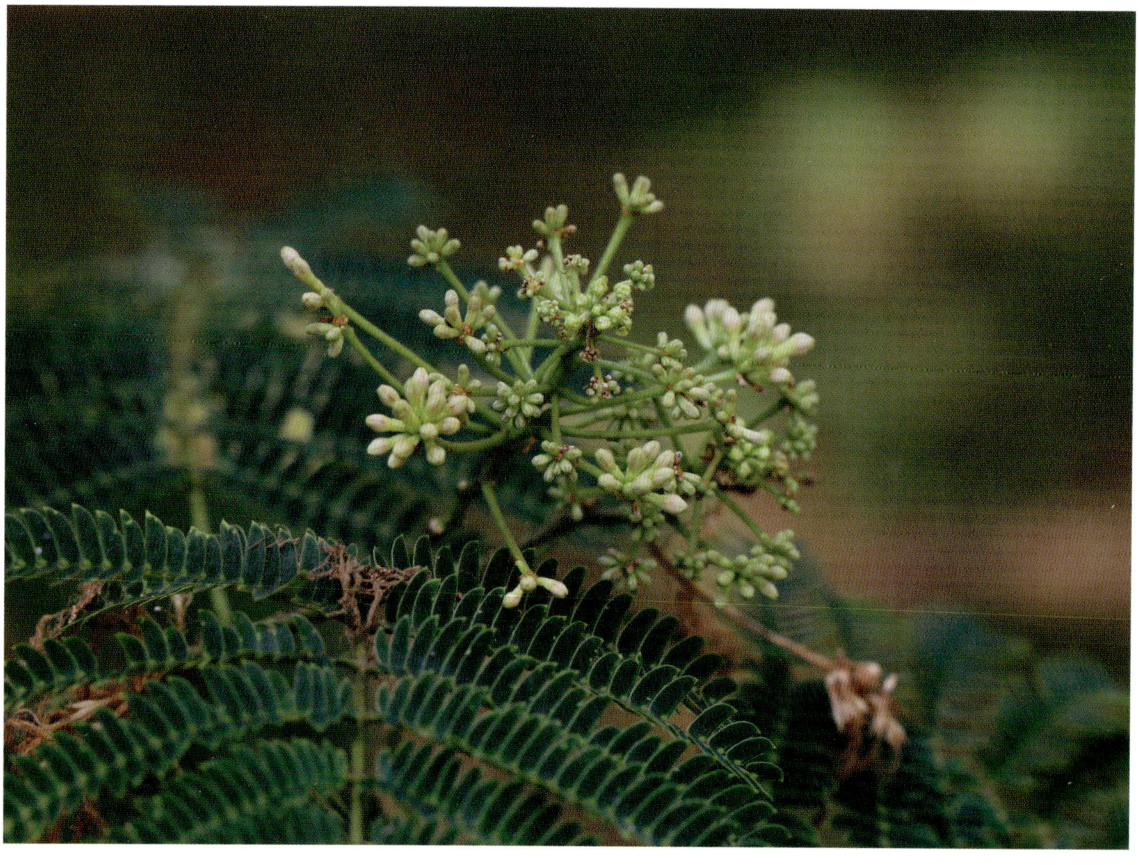

合欢

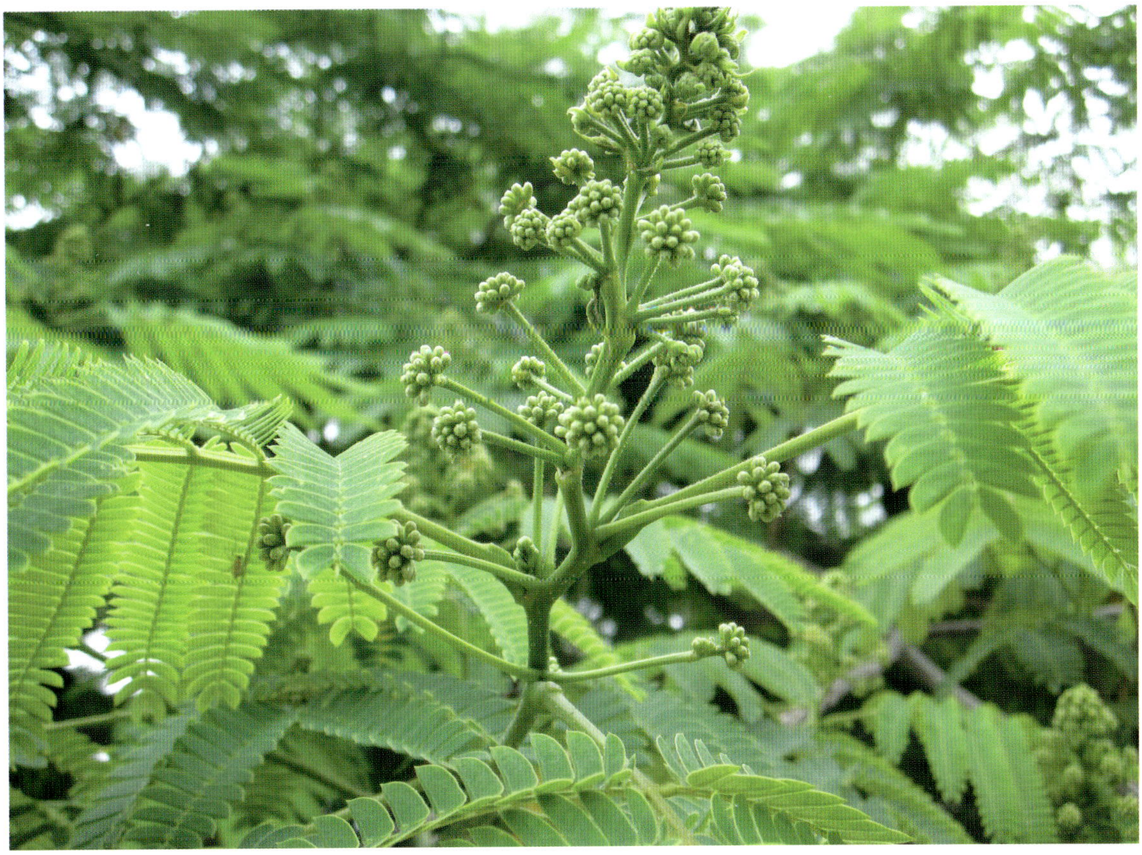

合欢

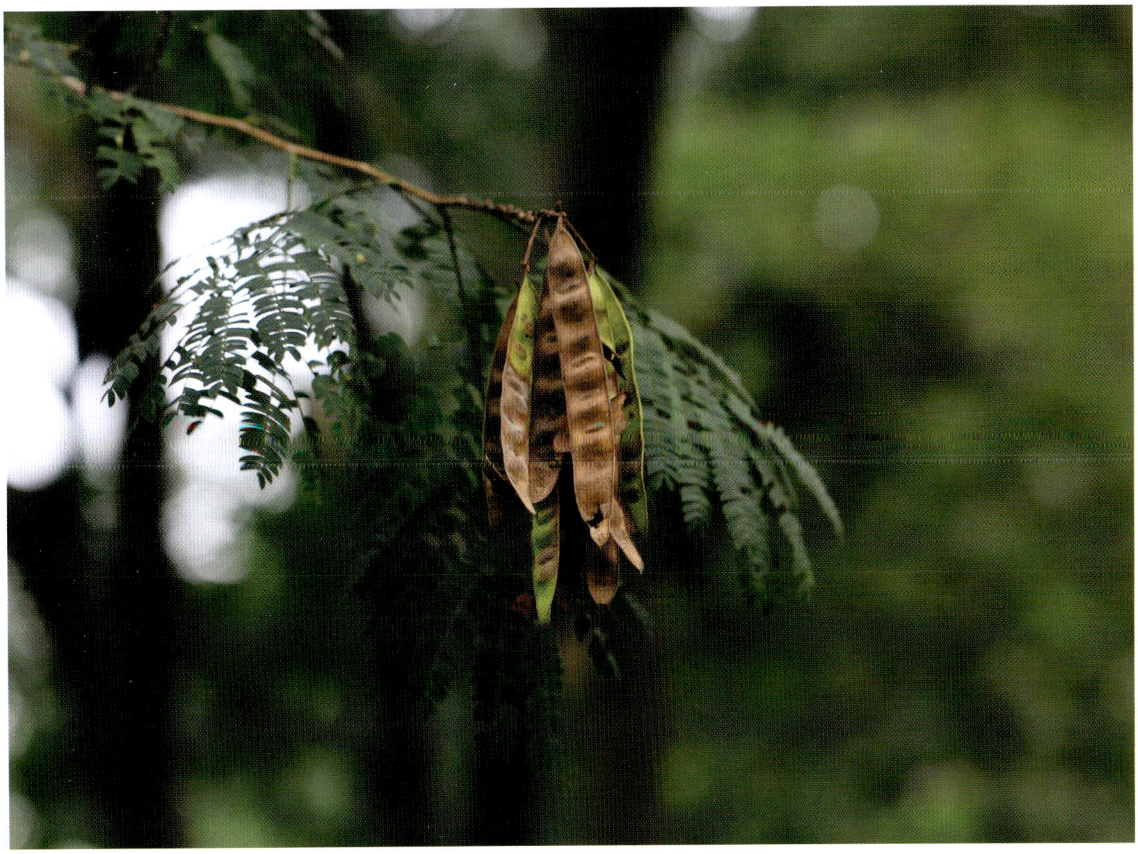

合欢

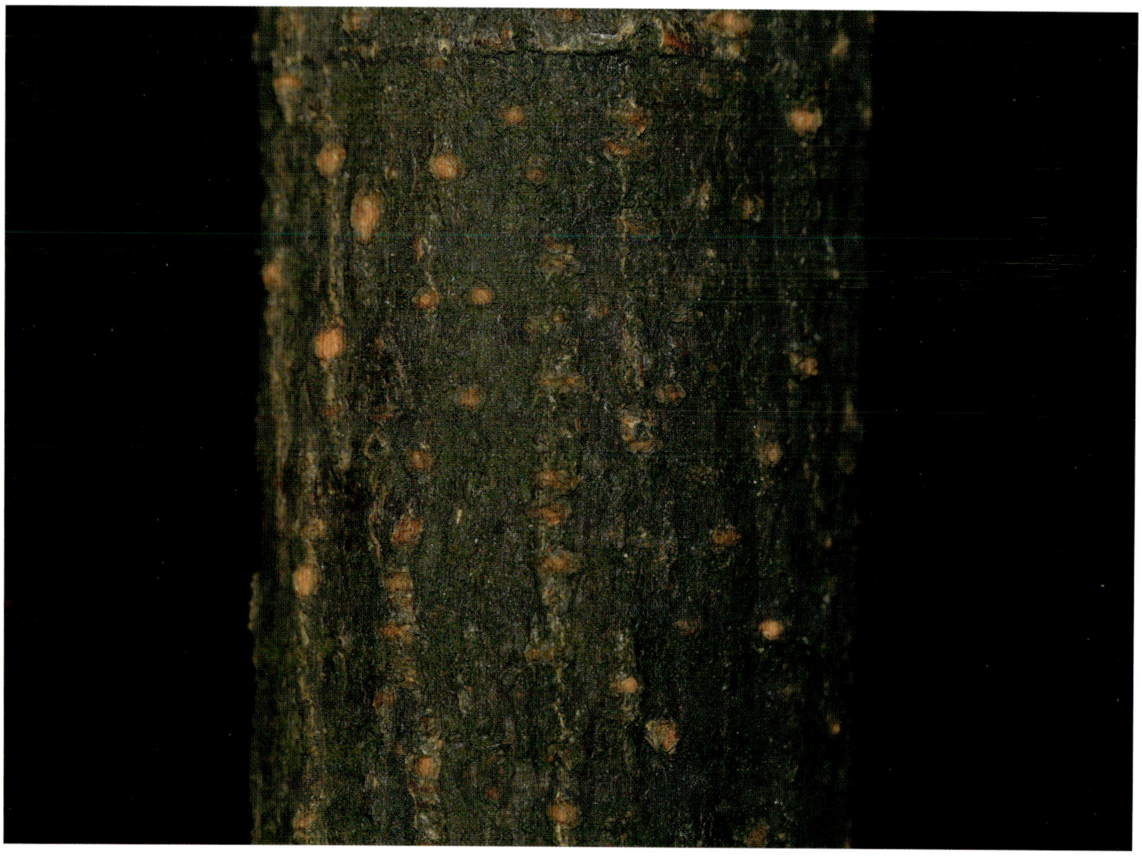

合欢

功效主治

解郁，和血，宁心，消痈肿。主治心神不安，忧郁失眠，肺痈，痈肿，瘰疬，筋骨折伤。

用法用量

内服：5 ~ 10 g，煎汤；或入散剂。外用：研末调敷。

民族药方

1．肺痈，咳有微热，烦满，心胸不舒 合欢皮手掌大 1 片。切细，以水 3000 mL 煎取 1000 mL，分 3 次服。

2．心烦失眠 合欢皮 9 g，首乌藤 15 g。水煎服。

3．夜盲 合欢皮、千层塔各 9 g。水煎服。

4．疮痈肿痛 合欢皮、紫花地丁、蒲公英各 10 g。水煎服。

5．神经衰弱，郁闷不乐，失眠健忘 合欢皮（花）、首乌藤各15 g，酸枣仁10 g，柴胡9 g。水煎服。

6．跌打损伤，瘀血肿痛 合欢皮15 g，川芎、当归各10 g，没药、乳香各8 g。水煎服。

7．肝郁气滞型子宫内膜癌 合欢皮、白芍、山药、白花蛇舌草、夏枯草各30 g，柴胡、青皮、枳壳各10 g，郁金、茯苓、白术、当归各15 g。水煎取药汁，每日1剂，分2次服用。

8．顽固性失眠 合欢皮、墨旱莲、生地黄、白芍、女贞子、丹参各15 g，法半夏、夏枯草各10 g，生牡蛎、首乌藤各30 g。加水煎2次，每次所得药汁分置，备用。睡前1小时服用头煎，夜间醒后服用二煎。如果夜间不醒，则第二天早晨服二煎。

9．百日咳 合欢皮、白前、炙枇杷叶各6 g，百部、沙参各8 g，贝母5 g，杏仁、葶苈子各3 g。水煎取药汁，每日1剂，分3次服用。

使用注意

孕妇慎用。

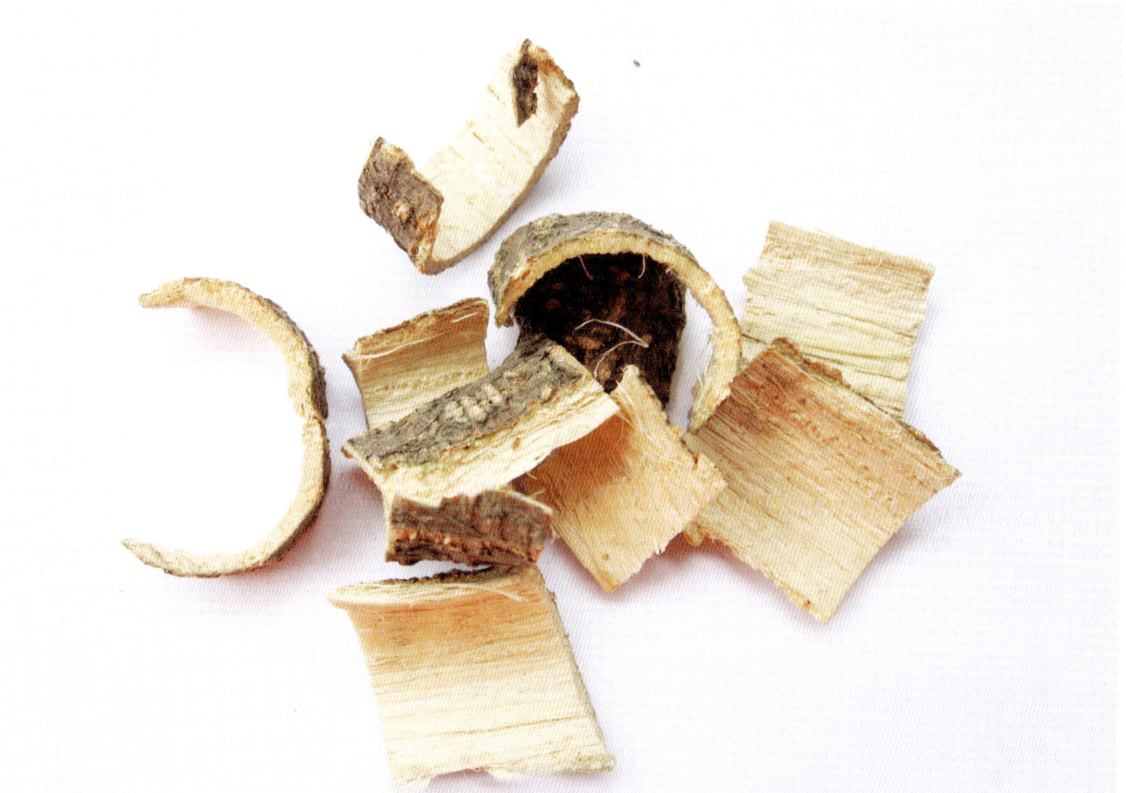

合欢皮药材

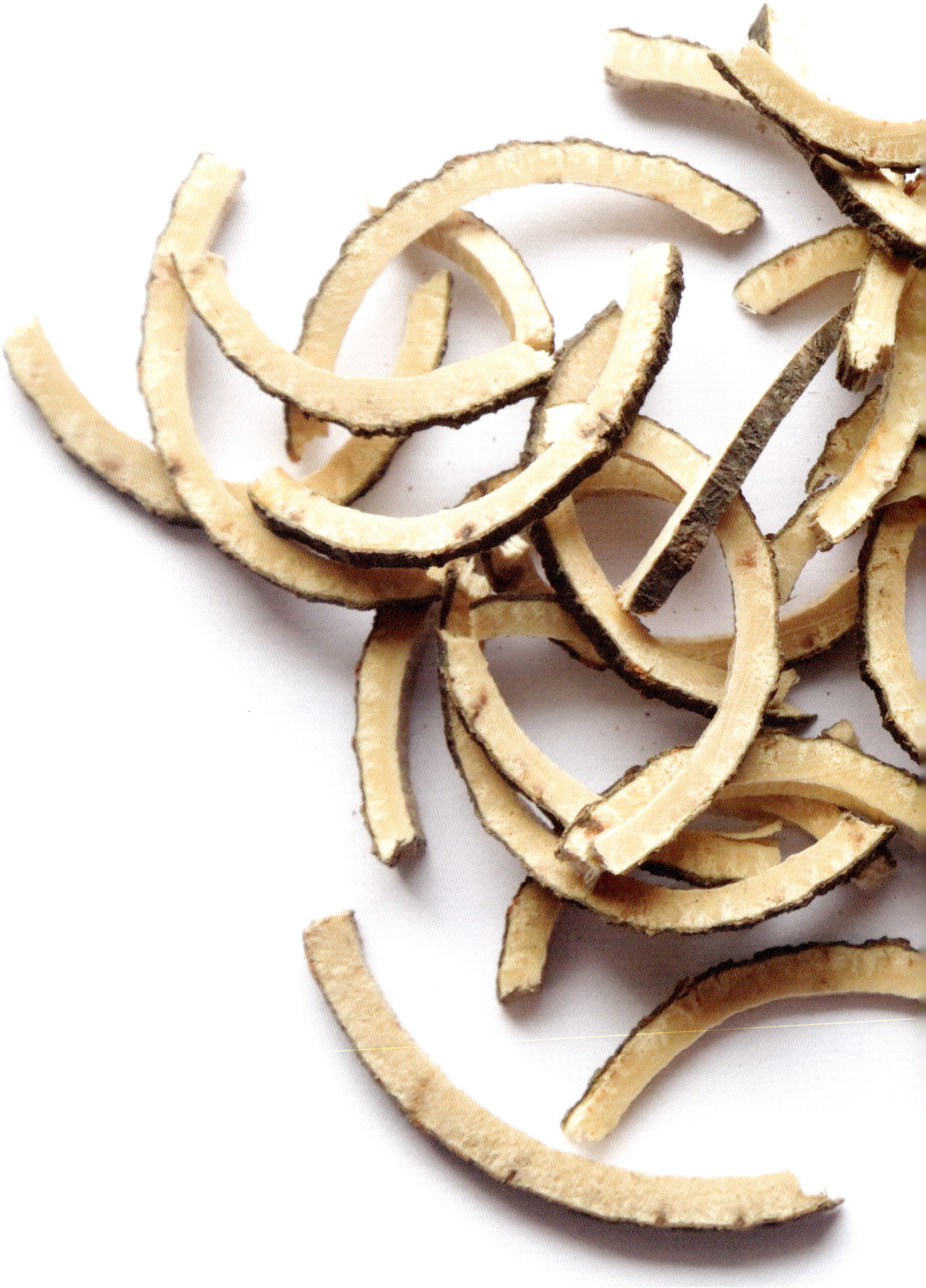

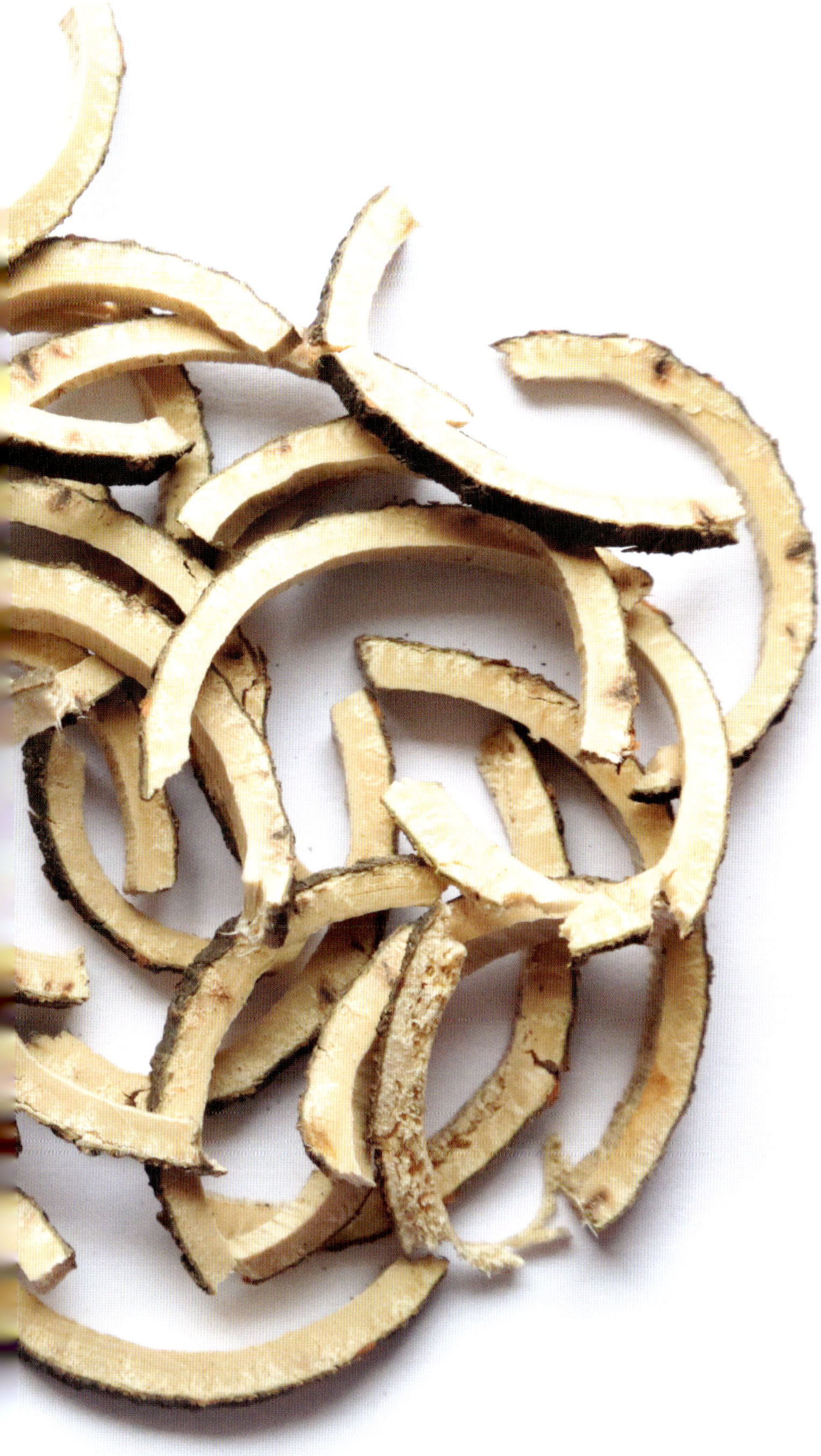

合欢皮饮片

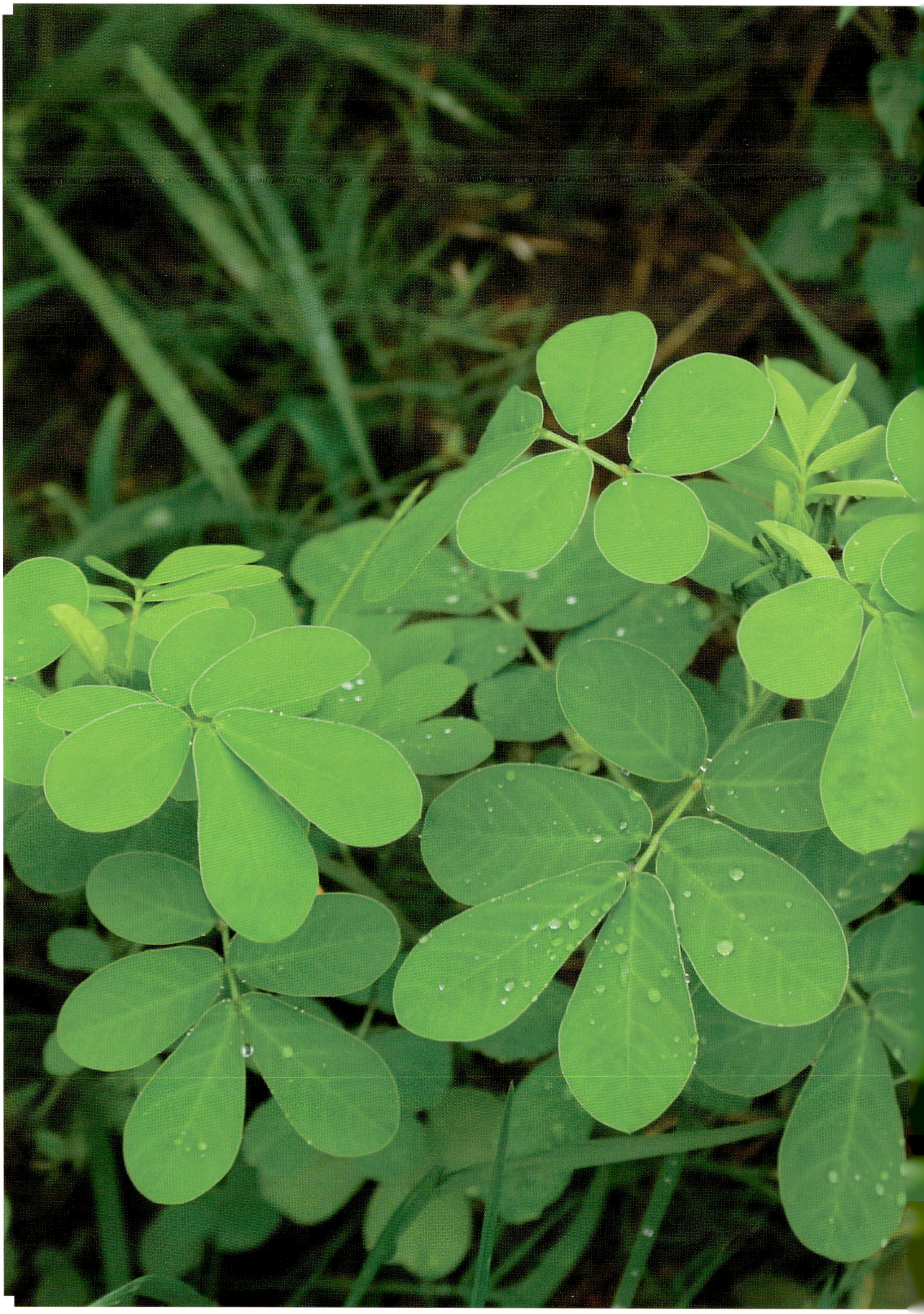

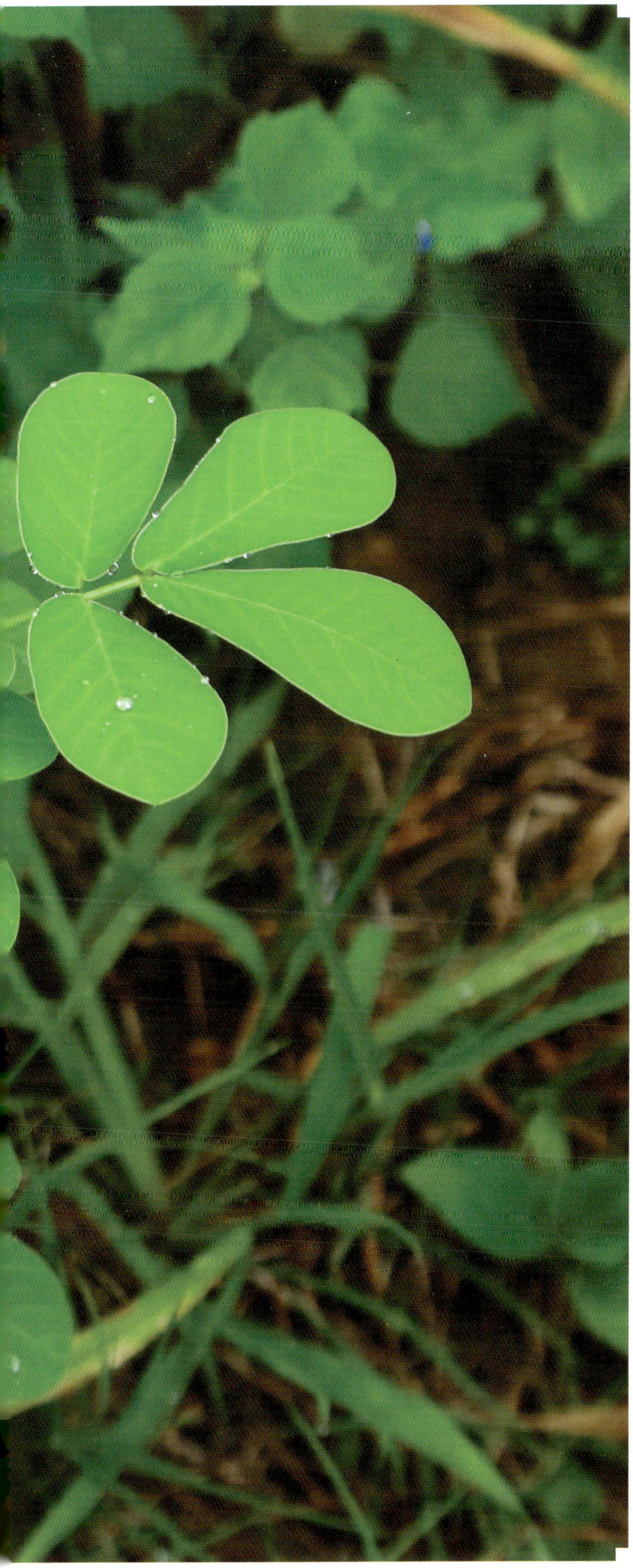

决明子

【水药名】朵很段。

【别　名】草决明、羊明、羊角、马蹄决明、还瞳子、狗屎豆、假绿豆、芹决、羊角豆、猪骨明、猪屎蓝豆、细叶猪屎豆、羊尾豆。

【来　源】本品为豆科植物决明 *Senna tora* (L.) Roxb. 的干燥成熟种子。

【性味归经】味甘、微咸，性凉。归肝、肾、大肠经。

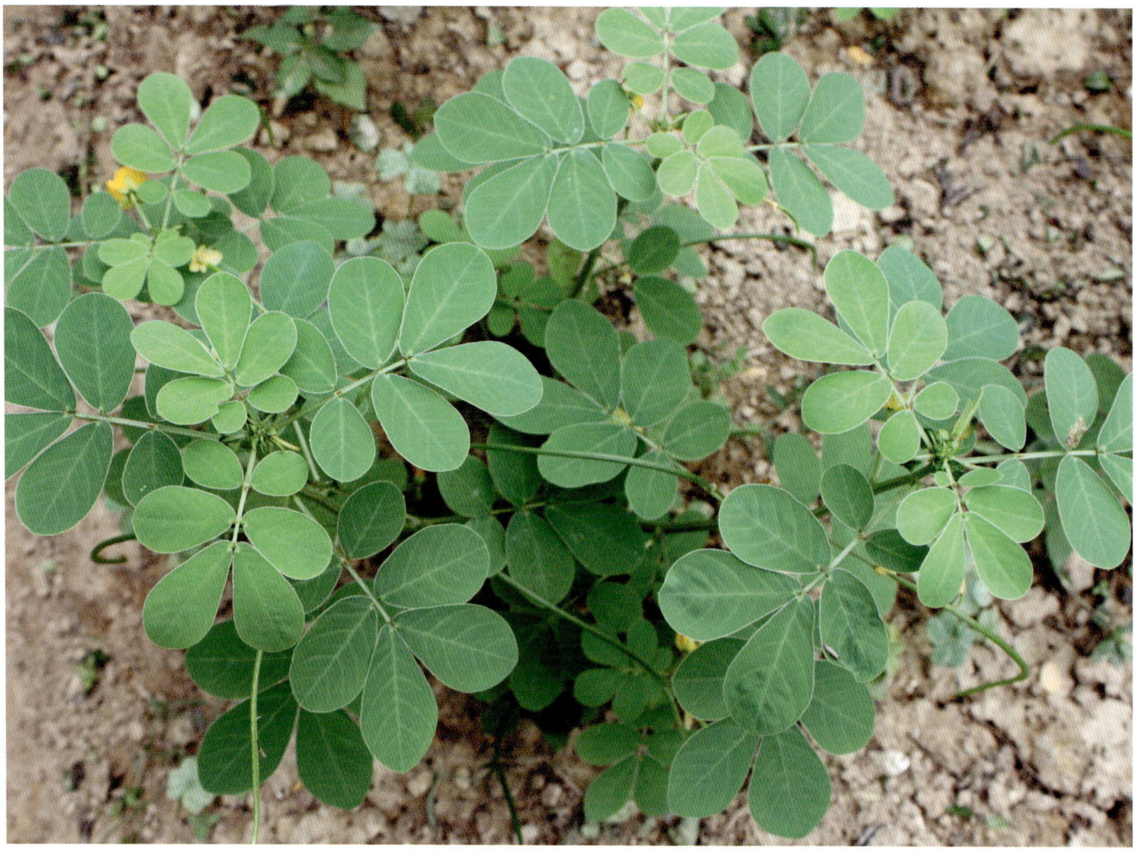

决明

识别特征

一年生草本，高 0.5 ~ 1 m。茎直立，上部多分枝，全体被短柔毛。叶互生，双数羽状复叶，叶柄上面有沟，叶轴上 2 小叶间有腺体；托叶线状，早落；小叶 3 对，倒卵状长椭圆形，长 3 ~ 5 cm，宽 1.5 ~ 2.5 cm，顶端钝而有小尖头，基部渐狭，偏斜，全缘。花秋季开放，腋生，通常 2 朵聚生，总梗长 6 ~ 10 mm，花梗长 1 ~ 1.5 cm，丝状，萼片 5 枚，膜质，下部合生成短管，外面被柔毛，长约 8 mm，花瓣 5，黄色，下面二片略长，发育雄蕊 7 枚，子房无柄，被白色柔毛。荚果纤细，近线形，有四直棱，两端渐尖，长达 5 cm，宽 3 ~ 4 mm，种子菱形，光亮。

生境分布

生长于村边、路旁、旷野，栽培。分布于华东、中南、西南及吉林、辽宁、河北、山西等地。

采收加工

秋末果实成熟，荚果变黄褐色时采收，将全株割下晒干，打下种子，除去杂质即可。

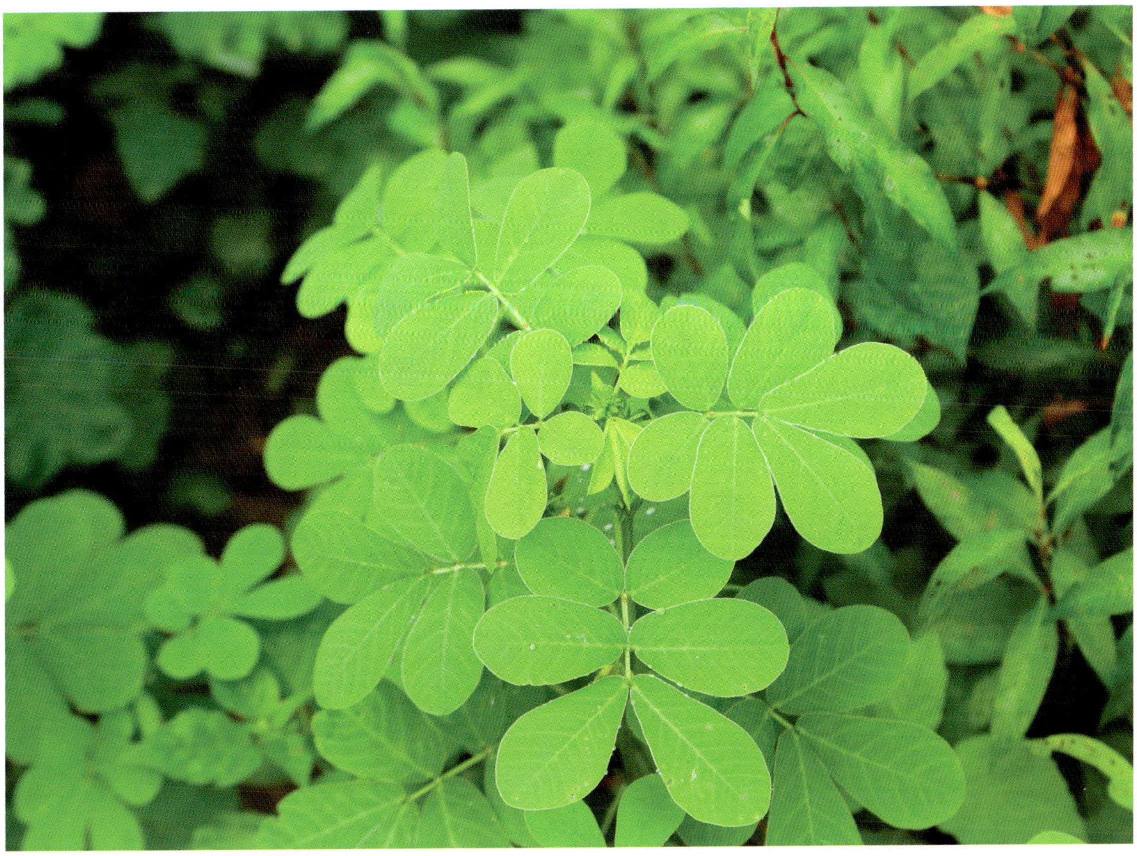

决明

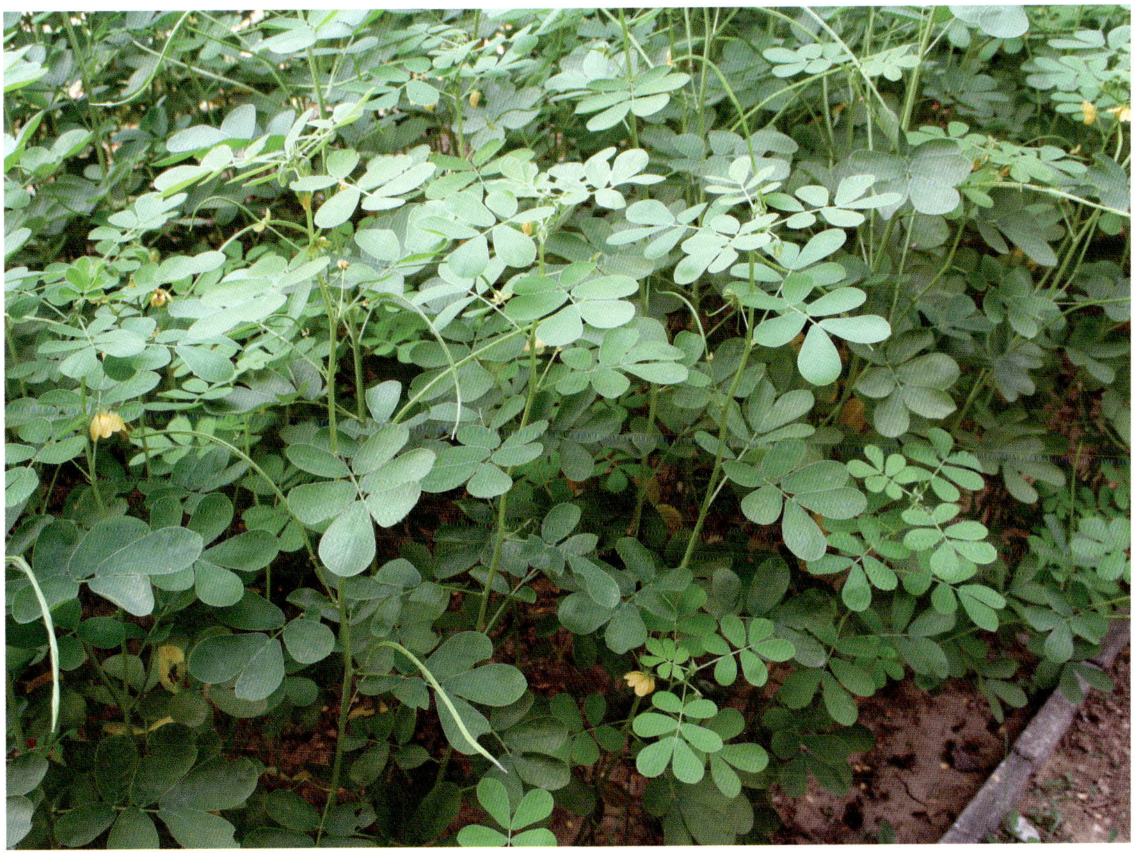

决明

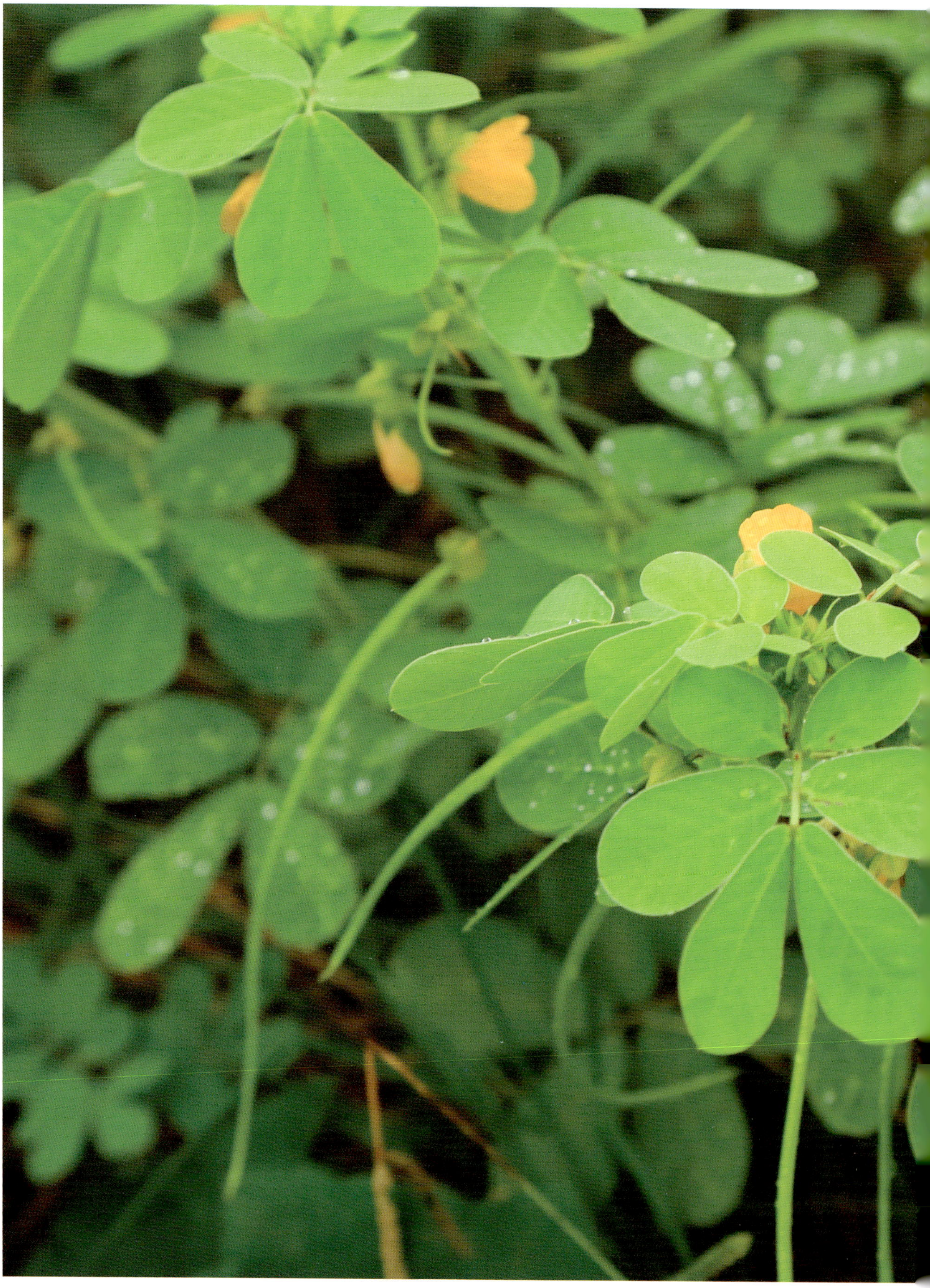

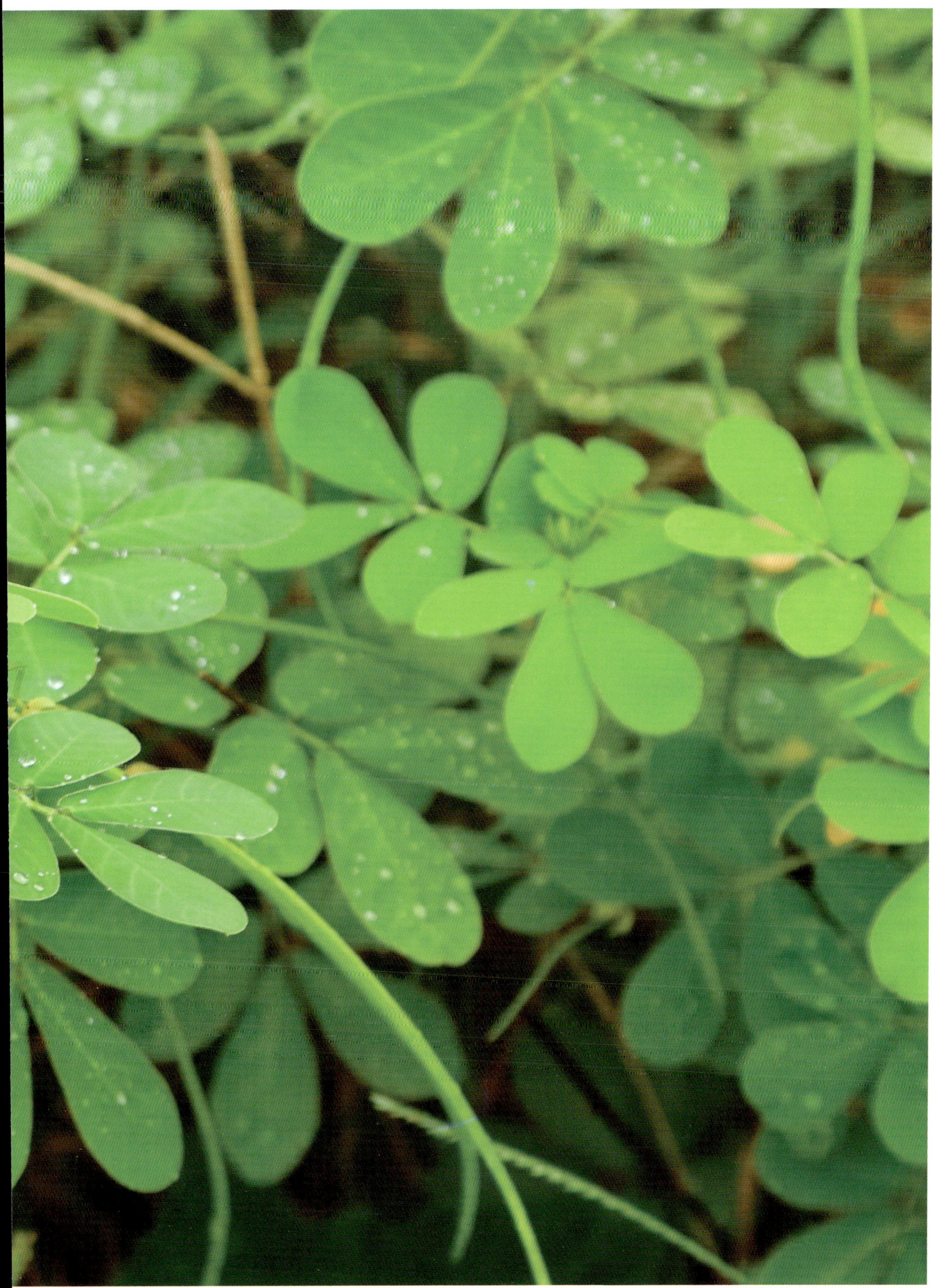

决明

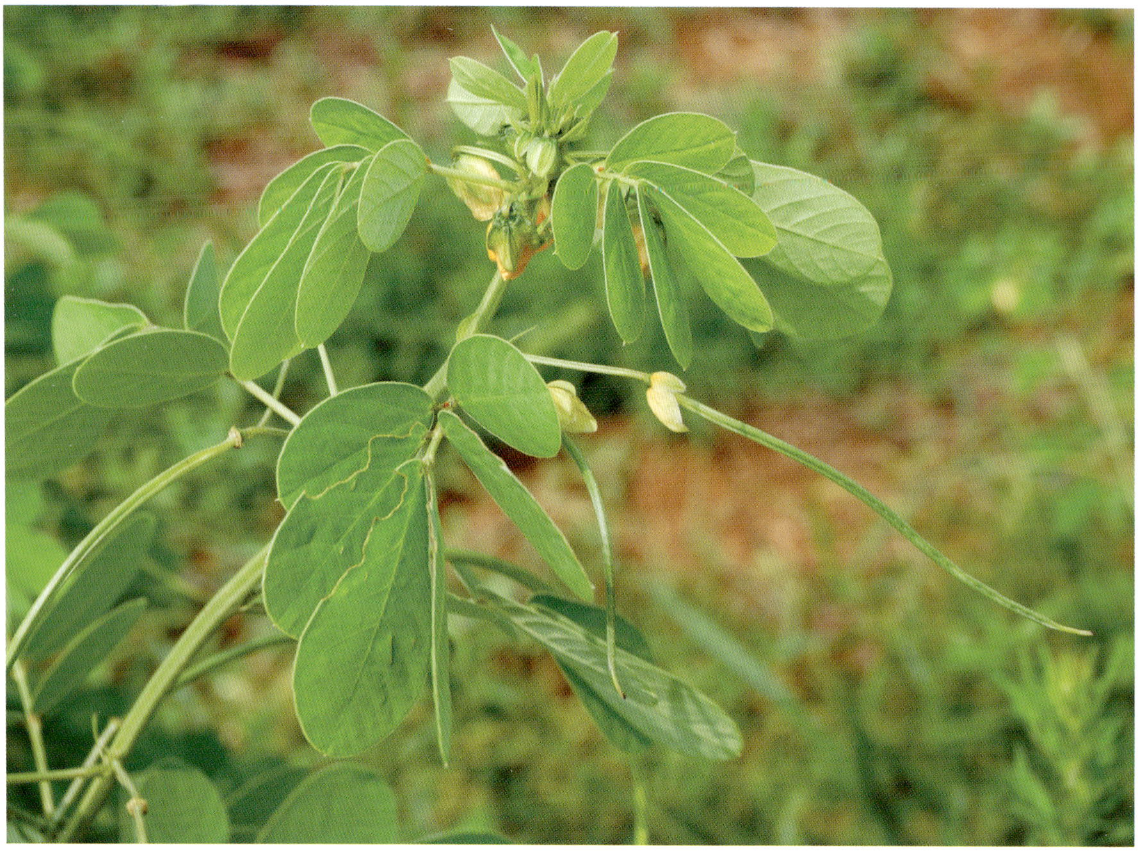

决明

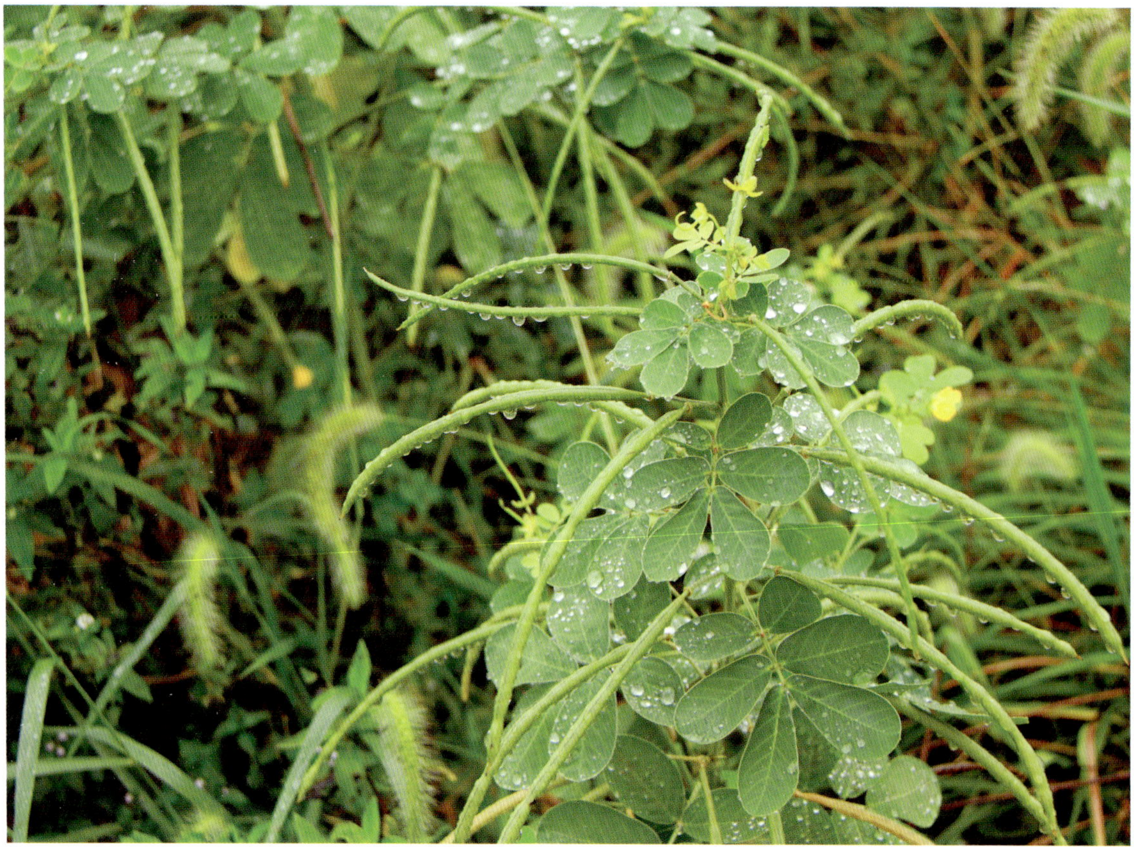

决明

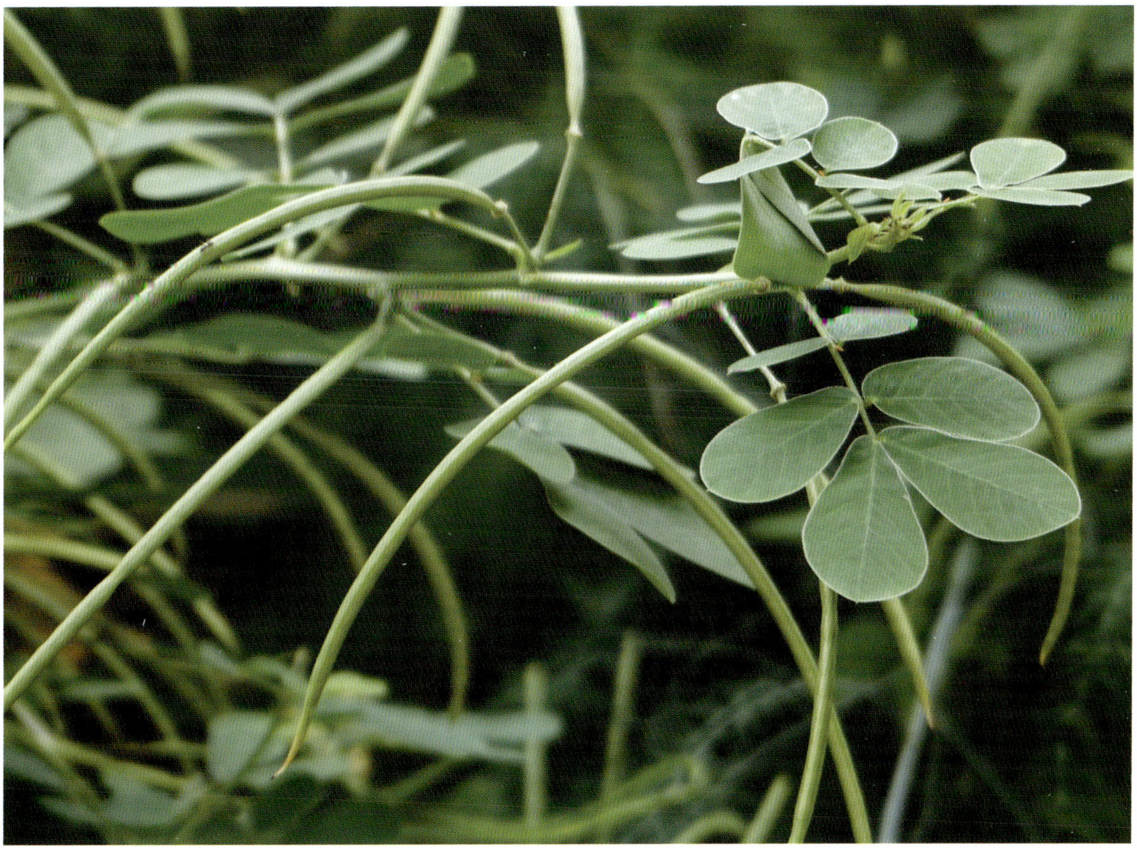

决明

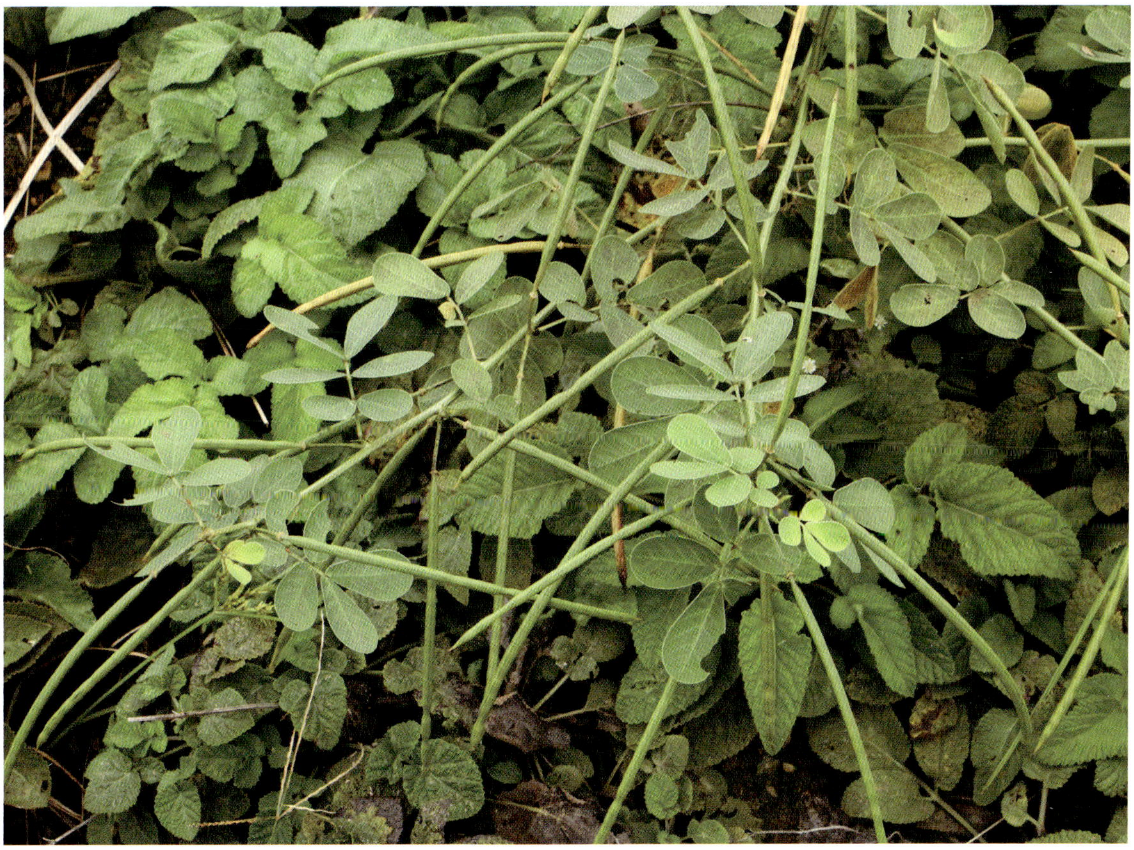

决明

药材鉴别

本品为干燥种子，呈菱方形，状如马蹄，一端稍尖，一端截状，长 5 ~ 8 mm，宽 2.5 ~ 3 mm。表面黄褐色或绿褐色，平滑光泽，两面各有一凸起的棕色棱线，棱线两侧各有一条浅色而稍凹陷的线纹，水浸时由此处胀裂。质硬不易破碎横切面皮薄，可见灰白色至淡黄色的胚乳，子叶黄色或暗棕色，强烈折叠而皱缩。气无，味微苦，略带黏液液性。以颗粒均匀、饱满、黄褐色者为佳。

功效主治

清热明目，润肠通便。主治于目赤涩痛，羞明多泪，头痛眩晕，目暗不明，大便秘结。

用法用量

内服：10 ~ 15 g，煎汤；或研末，作丸、散服。外用：调敷。

民族药方

1. 风热上冲眼目，或因外受风邪疼痛，视物不明 决明子（炒）、细辛、青葙子、蒺藜（炒、去角）、茺蔚子、川芎、独活、羚羊角（镑）、川升麻、防风各 15 g，玄参、枸杞子、黄连各 90 g，菊花 30 g。共研为末，炼蜜为丸，如梧桐子大，每服 20 ~ 30 丸，

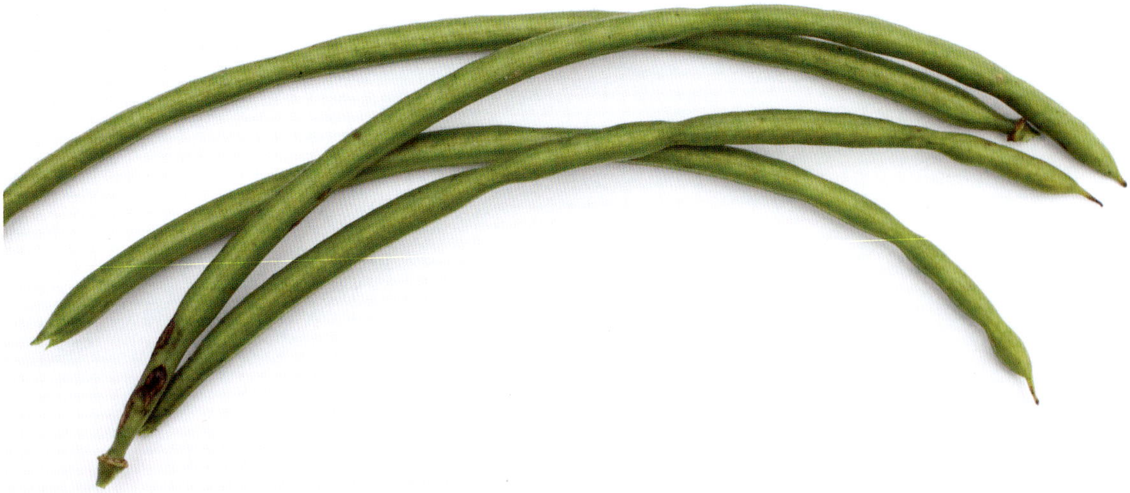

决明

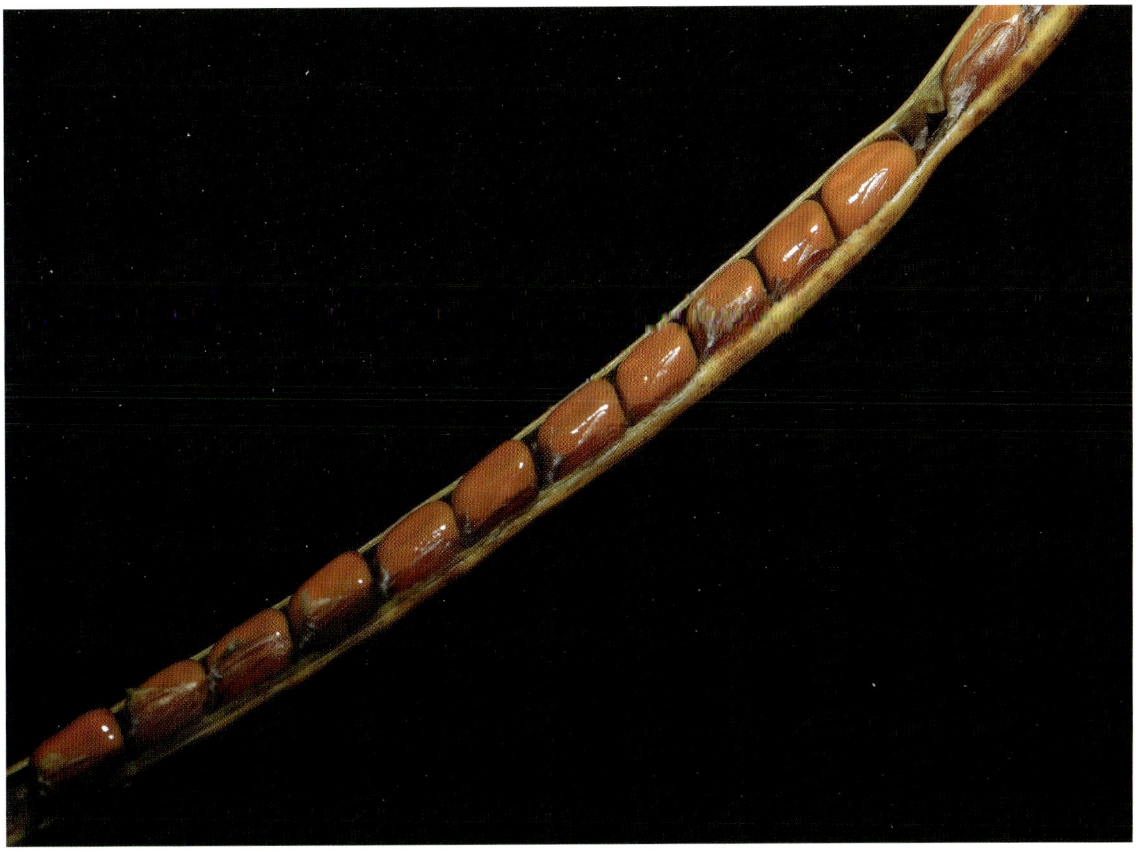

决明子药材

淡竹叶煎汤送下。

2. 习惯性便秘 决明子 15 g。水煎服。

3. 热结便秘及轻者肝热目赤涩痛 决明子 15 g。水煎服。

4. 外感风寒头痛 决明子 50 g。用火炒后研成细粉，然后用凉开水调和，涂在头部两侧太阳穴处。

5. 口腔炎 决明子 20 g。煎汤，一直到剩一半的量为止，待冷却后，用来漱口。

6. 妊娠合并高血压综合征 决明子、夏枯草、白糖各 15 g，菊花 10 g。水煎取汁，加入白糖，煮沸即可，随量饮用。

7. 肝郁气滞型脂肪肝 决明子 20 g，陈皮 10 g。切碎，放入砂锅，加水浓煎 2 次，每次 20 分钟，过滤，合并 2 次滤汁，再用小火煨煮至 300 g 即成，代茶饮，可连续冲泡 3 ~ 5 次，当日饮完。

8. 热结肠燥型肛裂 决明子 30 g，黄连 3 g，绿茶 2 g。放入大号杯中，用沸水冲泡，加盖焖 10 分钟即成，代茶频饮，可冲泡 3 ~ 5 次，当日饮完。

使用注意

气虚便溏者慎用。

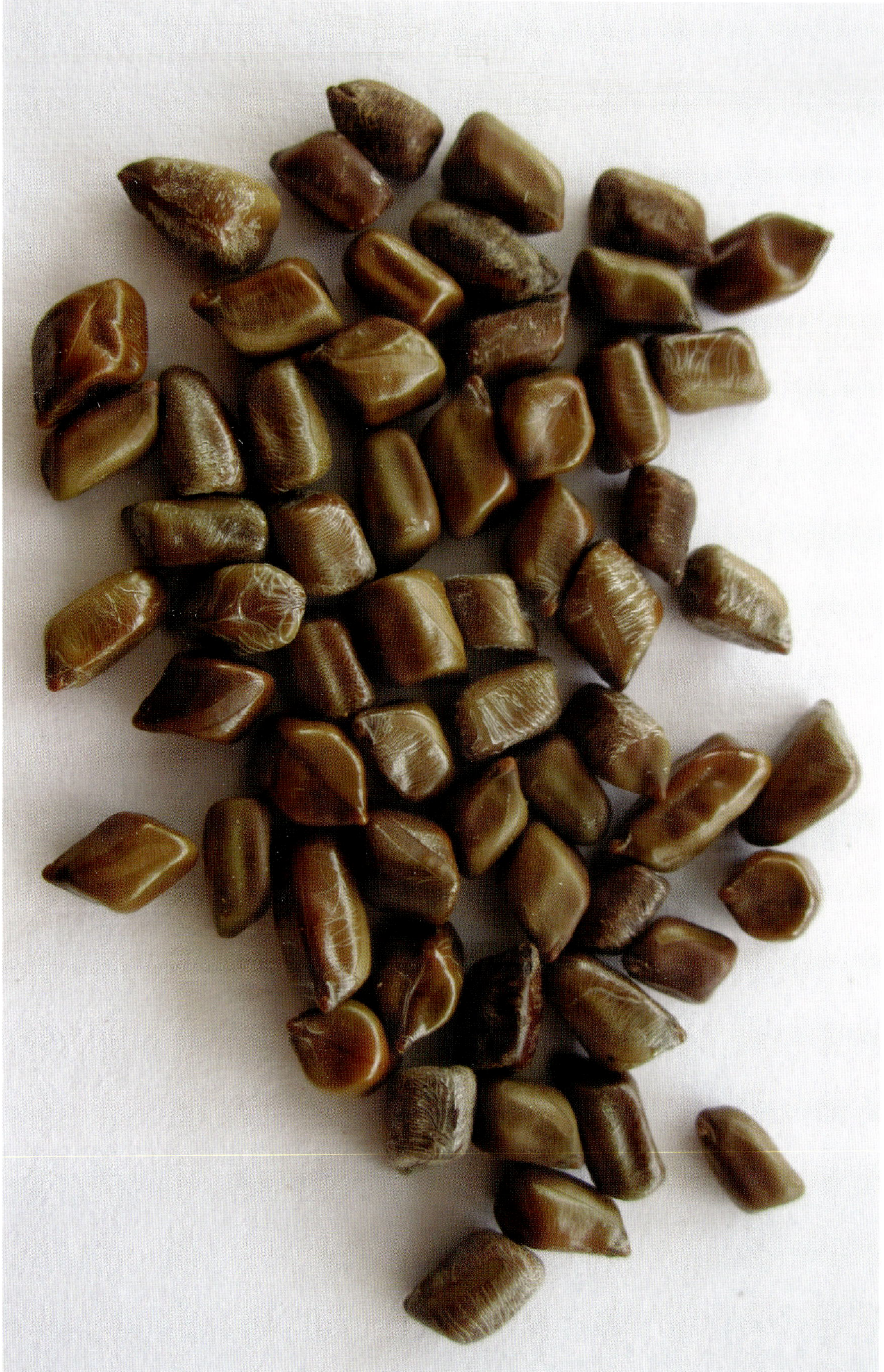

决明子饮片

图书在版编目（C I P）数据

中国民族药用植物图典. 水族卷 / 肖培根, 诸国本总主编. -- 长沙 : 湖南科学技术出版社, 2023.12
ISBN 978-7-5710-2533-5

Ⅰ. ①中… Ⅱ. ①肖… ②诸… Ⅲ. ①民族地区—药用植物—中国—图集②水族—中草药—图集 Ⅳ. ①R282.71-64

中国国家版本馆 CIP 数据核字(2023)第 196869 号

“十四五”时期国家重点出版物出版专项规划项目
ZHONGGUO MINZU YAOYONG ZHIWU TUDIAN SHUIZUJUAN DI-LIU CE
中国民族药用植物图典 水族卷 第六册
总 主 编：肖培根　诸国本
主　　编：司有奇
出 版 人：潘晓山
责任编辑：李　忠　杨　颖
出版发行：湖南科学技术出版社
社　　址：长沙市芙蓉中路一段 416 号泊富国际金融中心
网　　址：http://www.hnstp.com
湖南科学技术出版社天猫旗舰店网址：
　　　　http://hnkjcbs.tmall.com
邮购联系：0731-84375808
印　　刷：长沙鸿发印务实业有限公司
　　　　（印装质量问题请直接与本厂联系）
厂　　址：长沙县黄花镇工业园 3 号
邮　　编：410137
版　　次：2023 年 12 月第 1 版
印　　次：2023 年 12 月第 1 次印刷
开　　本：889mm×1194mm　1/16
印　　张：20.25
字　　数：359 千字
书　　号：ISBN 978-7-5710-2533-5
定　　价：2580.00 元(共十册)